Physiotherapie Basics

Die Reihe *Physiotherapie Basics* macht praktisch anwendbares Wissen anschaulich. Die reich bebilderten Lehrbücher führen Sie in Grundlagen und Praxis der **wichtigsten Teilbereiche der Physiotherapie** ein. Sie möchten Ihre Grundkenntnisse mit der praktischen Patientenbehandlung verknüpfen können? Wie das geht, zeigen Ihnen die *Basics* - Lehrbücher:

- Schritt für Schritt,
- zielorientiert,
- mit zahlreichen Abbildungen verdeutlicht.

In der Ausbildung bieten Ihnen die *Basics*:

- **praxis- und prüfungsorientierte** Inhalte,
- eine Gliederung nach **Behandlungszielen**,
- alle Behandlungsbeispiele in 4farbigen **Fotoserien veranschaulicht**,
- mehr **Spaß beim Lernen** mit durchgehend farbig gestalteten didaktischen Hilfen.

Und für die **praktisch tätigen PhysiotherapeutInnen** sind die *Basics* genau das Richtige, um:

- schon erworbene **Praxiskenntnisse aufzufrischen**,
- mit **praxisorientierter Anleitung** Methoden selbst zu erarbeiten,
- in Fort- und Weiterbildungskursen gelerntes **Wissen vor- und nachzubereiten**,
- Detail-Informationen **gezielt nachzuschlagen**.

Weitere Bände in der Reihe: http://www.springer.com/series/5198

Kay Bartrow

Untersuchen und Befunden in der Physiotherapie

Untersuchungstechniken und Diagnoseinstrumente

3. Auflage

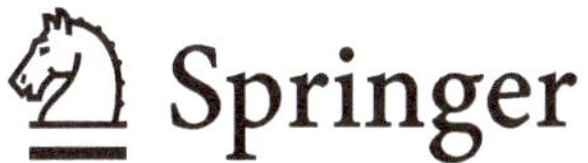

Kay Bartrow
Balingen, Deutschland

ISSN 2627-3179 ISSN 2627-3187 (electronic)
Physiotherapie Basics
ISBN 978-3-662-58297-8 ISBN 978-3-662-58298-5 (eBook)
https://doi.org/10.1007/978-3-662-58298-5

Die Deutsche Nationalbibliothek verzeichnet diese Publikation in der Deutschen Nationalbibliografie; detaillierte bibliografische Daten sind im Internet über http://dnb.d-nb.de abrufbar.

Springer

Fotonachweis Umschlag: © Bartrow
Umschlaggestaltung: deblik Berlin

Springer ist ein Imprint der eingetragenen Gesellschaft Springer-Verlag GmbH, DE und ist ein Teil von Springer Nature.
Die Anschrift der Gesellschaft ist: Heidelberger Platz 3, 14197 Berlin, Germany

Vorwort zur 3. Auflage

Für eine effektive und sichere Befundaufnahme habe ich mich in den letzten Jahren sowohl in meinen Fortbildungen für examinierte Kolleginnen und Kollegen, als auch in meinen Unterrichtsstunden im Rahmen der Physiotherapieausbildung stets eingesetzt. Umso mehr freut es mich, dass mein Befundbuch in die dritte Runde startet und es Platz für neue Inhalte gibt. Zur Auswahl dieser neuen Inhalte haben mich unter anderem zahlreiche Rückmeldungen meiner Schülerinnen und Schüler – und auch meiner engagierten Leserinnen und Leser – inspiriert. Dafür bedanke ich mich an dieser Stelle.

Die neuen Inhalte verteilen sich diesmal auf das ▶ Kap. 2 mit einer Übersicht der Flaggensystematik in der Physiotherapie, einem erweiterten Kapitel zur Dokumentation der Befundergebnisse und zur professionellen Erstellung von Therapieberichten. Diese sind mehr als nur Mittel zum Zweck und dienen der Kommunikation, dem versierten Therapeuten aber auch als Marketingtool und nicht zuletzt auch einer juristischen Absicherung in schwierigen Zeiten.

Ein neues Kernstück meines Befundbuches nimmt nun auch ein Kapitel mit Patientenbeispielen ein. Hier wird eine effektive Dokumentation mit entsprechenden Clinical-Reasoning-Gedanken unterfüttert dargestellt.

Fazit: Befund und Untersuchen sind wichtige Bestandteile der physiotherapeutischen Behandlung.

Ich wünsche euch allen viel Spaß mit der dritten Auflage.

Herzliche Grüße aus Balingen im Winter 2018,

Kay Bartrow

Zusätzliches Online-Material

Die in ▶ Kap. 12 vorgestellten Befundbögen finden Sie zum Ausdrucken auch im Internet. Gehen Sie dazu auf http://extras.springer.com und geben Sie im Suchfeld die ISBN 978-3-662-58297-8 ein.

Vorwort zur 1. Auflage

Liebe Leserinnen und Leser,

es ist mir eine große Freude, Sie als Leser dieses Buchs zu begrüßen. Dieses Buch ist aus zwei wichtigen Gründen entstanden:

- Erstens sollte es mir helfen, meine eigenen Gedanken bzgl. der Befunderhebung zu sortieren und auszuarbeiten, Wichtiges von Zweitrangigem zu trennen und auch meinen Unterricht im Fach „Befund" neu und besser zu strukturieren.
- Zweitens sollte das Buch den Anforderungen, die Physiotherapieschüler und Berufseinsteiger, aber auch Physiotherapeuten mit klinischer Berufserfahrung an ein solches Werk stellen, gerecht werden.

Den ersten Punkt – das egoistische Ziel des Autors, sich selbst zu strukturieren – habe ich erreichen können. Während der Entstehung dieses Buchs haben sich meine Gedanken zum Thema weiterentwickelt und in manchen Punkten akribisch erweitert (meine Schüler werden nun nicken). Was den zweiten Punkt angeht, so sind die Leser selbst gefragt, herauszufinden, ob dieses Ziel erreicht wurde. Urteilen Sie selbst, ob dieses Werk dazu beiträgt, den klinischen Alltag zu sortieren und zu strukturieren. Zu diesem Punkt würde ich mich über ein Feedback freuen. Die Mailadresse steht zur Kommunikation bereit.

In diesem Buch zur physiotherapeutischen Befunderhebung ist sowohl das aktuelle Curriculum für das Fach „Physiotherapeutische Befund- und Untersuchungstechniken" enthalten als auch weiterführende Inhalte der physiotherapeutischen Arbeit in Praxis und Klinik. Ausführlich werden die Lernziele des Curriculums erarbeitet und darüber hinaus ein für bereits examinierte Physiotherapeuten interessanter, praxistauglicher und gangbarer Weg des Patientenmanagements aufgezeigt.

Befunden und Untersuchen sind für mich die grundlegenden Techniken in der physiotherapeutischen Behandlung. Ohne Befund ist keine adäquate Therapie möglich. Auch bei mir hat es einige Jahre an klinischer Erfahrung gebraucht, ehe sich diese Überzeugung in meinem Arbeitsalltag vollständig zur Routine entwickelte. Diese Arbeitseinstellung und dieses Denkmodell zu vermitteln, sehe ich mitunter als die größte Herausforderung in meinem schulischen Arbeiten mit den Schülern. Der Stellenwert einer ausführlichen Untersuchung und des daraus erst möglichen Clinical-Reasoning-Prozesses kann im physiotherapeutischen Denk- und Behandlungsprozess nicht hoch genug eingeschätzt werden.

Ein Buch entsteht zuerst mit der Idee im Kopf. Wenn der Gedanke weiterverfolgt werden kann und die nötige Zeit und Unterstützung bekommt, um zu reifen, kann ein Buchprojekt gelingen. Die Reifezeit, in der sich dieses Buch entwickelte, dauerte drei Jahre. An dieser Stelle möchte ich mich bei all meinen Schülern bedanken, die mir mit ihren zahlreichen Wissens- und Verständnisfragen in vielen Themenbereichen halfen, die Perspektive und den Fokus anzupassen und die Lerninhalte zu überdenken. Sie haben viel dazu beigetragen, die Grundidee zu entwerfen und diese durch ihr vielfältiges Hinterfragen weiterzuentwickeln.

Doch von der Idee zum Buch ist es ein langer Weg, der von vielen Personen begleitet werden muss. Ein Buch entsteht immer durch die gute und konstruktive Zusammenarbeit vieler Personen Zuerst sind die Menschen zu nennen, die es einem Autor überhaupt ermöglichen, eine Idee zu veröffentlichen und sie einem breiten Leserpublikum zugänglich zu machen. Dafür bedanke ich mich beim Springer Verlag, besonders bei Marga Botsch, die das Abenteuer mit mir eingegangen ist und viel Vertrauen in meine Arbeit und meine Fähigkeit gesetzt hat. Allen an diesem Buchprojekt Beteiligten danke ich für ihre hervorragende Arbeit und die Unterstützung.

Der größte Dank gilt meiner Familie, die mich auch bei diesem zweiten Buchprojekt vorbehaltlos unterstützte und bestärkte, diese arbeitsreiche Zeit durchzustehen. Meiner Frau danke ich für ihr grenzenloses Verständnis in dieser Zeit, in der sie wieder viele Dinge des täglichen Lebens (auch hier sind die ADL vertreten) alleine bewältigen musste, neben einem Mann, der in vielen Situationen mit seinen Gedanken ganz woanders war. Meinen Söhnen Noah und Joshua schulde ich 115 Stunden Legospiel und 659 Runden Memory. Während der Arbeit an diesem Buch mussten sie auf diese gemeinsame Zeit mit mir verzichten und oft genug wurden sie für eine manische Schreibphase (wenn ich meinte, eine grandiose Idee zu Papier bringen zu müssen, bevor sich der Gedanke in Luft auflösen konnte) aus dem Arbeitszimmer gescheucht. Ich danke Euch für Euer Verständnis und Eure Unterstützung!

Kay Bartrow
Balingen 2011

P.S.: In der Medizin geht es weniger darum, alle Antworten auf Anhieb zu kennen, als vielmehr darum, diese Antworten zu finden. In diesem Sinne: Bleiben Sie neugierig und stellen Sie gute Fragen!

Inhaltsverzeichnis

Über den Autor

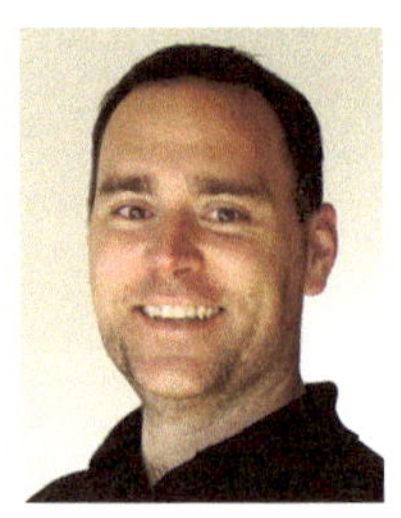

Kay Bartrow

Kay Bartrow ist seit 1997 Physiotherapeut, seit 2002 Lehrbeauftragter an einer Physiotherapieschule für die Fächer Manuelle Therapie, Befund- und Untersuchungstechniken und Skoliosetherapie. Von 1999 bis 2006 absolvierte er die Ausbildung in Manueller Therapie nach dem Maitland-Konzept. Von 2004 bis 2006 bildete er sich im PNF-Konzept fort, seit 2004 besucht er außerdem regelmäßig Fortbildungen im Bereich Kiefertherapie und führte in seiner Praxis als weiteren Arbeitsschwerpunkt die Behandlung von Kiefergelenksbeschwerden ein. Seit 2004 liegt sein Tätigkeitsschwerpunkt auf der neuro-muskulo-skelettalen Therapie von Patienten mit unterschiedlichsten Beschwerdebildern.

Seine Tätigkeit als Autor hat Kay Bartrow seit 2009 kontinuierlich ausgeweitet. So entstanden im Lauf der Zeit mehrere Gesundheitsratgeber, Fachbücher und eine Vielzahl von Artikeln für physiotherapeutische Fachzeitschriften.

Befund

K. Bartrow, *Untersuchen und Befunden in der Physiotherapie*, Physiotherapie Basics,
https://doi.org/10.1007/978-3-662-58298-5_1

1

Grundlegendes

Die Befunderhebung bzw. die physiotherapeutische Diagnostik ist die **initiale Arbeit** für eine physiotherapeutische Behandlung. Bevor der Therapeut „Hand an den Patienten legt", sollte er sich über Folgendes im Klaren sein:

- Welche Beschwerden hat der Patient?
- Wie schränken sie den Patienten in seiner Mobilität ein und wie wirken sie sich im Alltag aus?
- Wie sind die Beschwerden – mit physiotherapeutischen Interventionen – zu behandeln?

Um sich über diese Punkte Klarheit zu verschaffen, werden **diagnostische Werkzeuge** – die Bestandteile der Befunderhebung – vor der ersten Behandlung am Patienten eingesetzt. Erst wenn alle Informationen über den Patienten und dessen Erkrankung erhoben und mit geeigneten Mitteln überprüft wurden, ist eine effektive Therapie möglich.

1.1 Befund: Zielsetzungen

Wandel der Wertigkeit des Befunds

Die Befunderhebung in der Physiotherapie hat sich in den letzten Jahren stark gewandelt. Der Befund hat sich professionell an die erweiterten Anforderungen, die an die Physiotherapie gestellt werden, adaptiert. War die Befunderhebung früher eher ein leidiges und ungeliebtes „Muss" mit einem regelrechten Schattendasein in der Therapie, kann der Befund heute unter anderem **wissenschaftlichen Beweis** über die Wirksamkeit einzelner Therapieinterventionen führen und die Therapie effektiver und zielgerichteter gestalten. Vor allem ist durch eine geplante Befunderhebung eine **patientenzentrierte Therapie** möglich, im Sinne eines multimodalen Patientenmanagements.

Die moderne Physiotherapie hat es in den letzten Jahren tendenziell versäumt, sich um **Wirksamkeitsnachweise** zu bemühen und diese auf annähernd wissenschaftlichem Niveau zu präsentieren und zu publizieren. Für Physiotherapeuten war es bisher immer oberstes Ziel, den Patienten „irgendwie" zu helfen. Nach dem Motto: „Hauptsache es hilft" wird häufig eher intuitiv (aus dem Bauch heraus) gearbeitet. Im Sinne eines professionellen und damit gefestigten Berufsstands soll es jedoch **Ziel** werden, den Patienten zu helfen, und diese Hilfe, die wirksamen Therapieinterventionen bei den jeweiligen Funktionsstörungen, in Form von Wirksamkeitsnachweisen für Therapeuten, Patienten und auch für offizielle Stellen (Kostenträger [Kranken- und Gesundheitskassen], Versicherungsträger [Renten-, Unfall- oder Berufsunfähigkeitsversicherungen] oder die direkte Kommunikation mit dem behandelnden Arzt) zu dokumentieren. An diesem Punkt wird ein **strukturierter Befund** unerlässlich und es bietet sich die Chance, das früher Versäumte nachzuholen. Wie der gesamte Berufsstand, so hat sich auch die physiotherapeutische Diagnostik in den letzten Jahren zunehmend professionalisiert und strukturiert.

Ein Befund sollte praxistauglich sein:

- **ökonomisch betreffend Durchführung,**
- **effektiv betreffend Informationsgehalt und**
- **hilfreich betreffend Interpretation und resultierendem Patientenmanagement.**

Funktion des Befunds

Mit der Befunderhebung werden unterschiedliche Ziele verfolgt (► Übersicht 1.1).

Übersicht 1.1. Ziele einer Befunderhebung

- Erstellen von einem exakten, **umfassenden Bild** über die aktuellen Beschwerden, Funktionsstörungen, Beeinträchtigungen oder Schmerzen des Patienten
- Erkennen der **Zusammenhänge** bzgl. Ursachen, Quellen, begleitenden Faktoren etc.
- Erkennen von **Kontraindikationen**/Gründen für Vorsichtsmaßnahmen – zur eigenen Sicherheit und zur Sicherheit des Patienten
- Effektives **Planen** von Untersuchungen und Therapiemaßnahmen in Bezug zur Belastbarkeit des Patienten in der aktuellen Episode
- **Prozedurales Arbeiten**, mit dem Ziel des Vorher-Nachher-Vergleichs anhand eines Denkmodells (Befund – Wiederbefund)
- Erfassen von **begleitenden Faktoren** wie z. B. Hobby, berufliche Belastung, fehlende sportliche Aktivität und daraus resultierende Konsequenzen für die Therapie (multimodaler Therapieansatz)
- Optimales **Dokumentieren** der Therapieinterventionen und damit verbunden Kontrollmöglichkeiten und Aussagefähigkeit über die Effektivität der angewandten Therapiemaßnahmen
- Erkennen der geeigneten **Behandlungsmöglichkeiten** und Gefahrenquellen
- Aufdecken von **Ressourcen** des Patienten

Der Therapeut muss sich ein umfassendes Bild von den Beschwerden des Patienten machen können. Dazu benötigt er so viele Informationen wie möglich. Je größer der „Informationsberg", desto exakter und effektiver können Planung und Durchführung der Therapie erfolgen.

Wichtig ist es, den „roten Faden" in der physiotherapeutischen Diagnostik nicht zu verlieren und die Inhalte der Befunderhebung strukturiert und planvoll anzuwenden. Wenn alle Bausteine ineinandergreifen, entfaltet der Befund seine optimale Wirkung: Er befähigt den Therapeuten, eine effektivere Therapie zu entwickeln, und die Gefahr, etwas zu übersehen oder zu vergessen, wird deutlich reduziert.

Regeln für eine Befunderhebung

Generell gilt der **Grundsatz** „Ein Schritt nach dem anderen", der als Aufforderung zur sorgfältigen Arbeit am Patienten verstanden werden möchte. Für die Befunderhebung bedeutet dies:

- Vor jeder ersten Behandlung steht eine **konsequente Untersuchung**.
- Eine **schlüssige Reihenfolge** in der Anwendung und Durchführung der Untersuchungstechniken ist einzuhalten, um die bestmöglichen Ergebnisse bzgl. Erkennen der Problematik, Entwickeln geeigneter Bewertungskriterien bis hin zur effektiven Anwendung der Behandlungstechniken zu erreichen.
- Der erste Schritt in der Diagnostikkaskade ist die Befragung des Patienten, die **Anamnese**. Anschließend folgt die **Evaluation von Arbeitshypothesen**, die durch eine körperliche Untersuchung bewiesen werden sollte und dann in die Therapie übergeht.

► Übersicht 1.2 gibt eine Checkliste für die praktische Vorgehensweise bei der Befunderhebung an die Hand.

Übersicht 1.2. Checkliste: Vorgehensweise bei der Befunderhebung

- Patientenbefragung generell zuerst (Informationen sammeln, bewerten und gezielt anwenden)
- Aus den Informationen der Anamnese werden erste Hypothese(n) erstellt
- Planen der körperlichen Untersuchung
- Durchführung der körperlichen Untersuchung, um die aufgestellten Hypothesen zu beweisen
- Hypothesen auf Richtigkeit prüfen
- Planen der Behandlung(en)
- Durchführung der geplanten und gezielten Therapieinterventionen
- Konsequenter Wiederbefund in jeder Therapiesitzung

In der Befundaufnahme kommt der Zeitpunkt, optimalerweise am Ende der Anamnese, an dem die **Therapieziele** von Patient und Therapeut gemeinsam festgelegt werden sollten. Es ist durchaus sinnvoll, den Patienten nach seinen Therapiewünschen und seinen Erwartungen zu befragen. Damit wird der Patient aktiv in den Therapieprozess eingebunden und es kann sichergestellt werden, dass Therapeut und Patient dasselbe Ziel verfolgen.

1.2 Befundaufbau

Der grundlegende Aufbau eines Befunds sollte einem **logischen Muster** folgen und ein in sich schlüssiges Ergebnis durch das Sammeln von therapierelevanten Daten und Informationen ermöglichen. Das bestmögliche Ergebnis ist das **Verstehen der Problematik** des Patienten (◘ Abb. 1.1), das auch die konkrete Idee eines möglichen und aktuell anwendbaren Lösungswegs beinhaltet. Infolge sollte es machbar sein, aus dem logischen Aufbau und den Befundergebnissen einen **effektiven Therapieplan** zu entwickeln. Der Therapeut sollte mit dem Sammeln von Informationen aus erster Hand beginnen, also mit den Informationen, die er vom Patienten selbst bekommt. Als **Ziel** wird anvisiert, basierend auf den Angaben des Patienten

- eine oder mehrere Arbeitshypothesen aufzustellen und
- diese durch eine geplant durchgeführte körperliche Untersuchung zu bestätigen.

Dieses Vorgehen wird den Erfordernissen einer **Beweisführung** gerecht. Bestätigen sich die evaluierten Hypothesen durch objektivierbare Befundergebnisse aus der körperlichen Untersuchung, erhält der Therapeut ein positives Feedback, die richtigen Gedanken und Ideen bzgl. der Problematik entwickelt zu haben. In diesem Sinne liefern Befundergebnisse dem Therapeuten eine erweiterte Kontrollmöglichkeit seines klinischen Denkens.

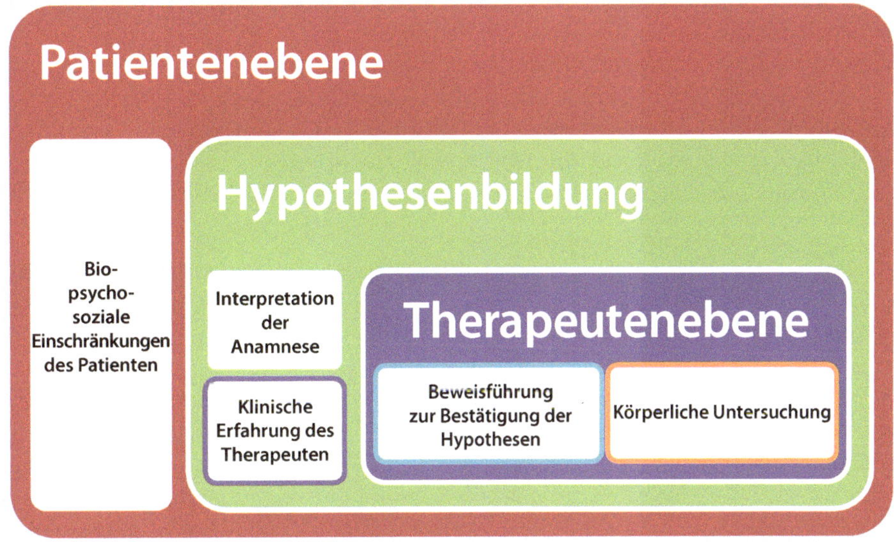

◘ **Abb. 1.1** Aufbau des Befunds: zwei Ebenen

1.2.1 Befundebenen

Es gibt viele denkbare Wege, einen Befund aufzubauen und zu strukturieren. Das in diesem Buch vorgestellte Befundschema und der zugrunde liegende Aufbau zeigen eine auf Basis jahrelanger klinischer Erfahrung gewachsene Möglichkeit, einen physiotherapeutischen Untersuchungsgang zu strukturieren.

> **Strukturell lässt sich ein Befund in zwei Ebenen (Abb. 1.1) einteilen,**
> 1. **die Patientenebene (Anamnese) und**
> 2. **die Therapeutenebene.**

Patientenebene

In der Anamnese erzählt der Patient von seiner Problematik. Auf dieser Ebene geht es um die Erhebung aller therapierelevanten Informationen aus Patientensicht.

Die **Patientenebene** ist durch folgende Aspekte charakterisiert:

- Die Informationen werden aus Sicht des Patienten erhoben (**subjektive Befunderhebung**). Der Patient erzählt mit seinen eigenen Worten, wie sich die Beschwerden auswirken und inwieweit er davon beeinträchtigt wird.
- Erwartet wird eine klinische Präsentation des Patientenproblems aus Sicht des Patienten durch **Erfragen der Hauptproblematik** und aller auftretenden Symptome.
- Der Patient wird ohne Vorkenntnisse (d. h. möglichst ohne Informationen aus Therapie- oder Arztberichten) **unvoreingenommen** über seine Beschwerden befragt.
- Die erhaltenen Informationen werden strukturiert in **schriftlicher Form** dokumentiert.
- Primäres Ziel ist das Erstellen von Hypothesen, die als erste **Arbeitshypothesen** helfen, die anschließende körperliche Untersuchung und die daraus resultierend angewandten Therapiemaßnahmen (Interventionen) exakt zu planen und klinisch begründet durchzuführen.

Die Sichtweise und Erzählungen des Patienten liefern die wesentlichen Informationen für das weitere Vorgehen und erleichtern es dem Therapeuten, klinische Entscheidungen bzgl. der weiteren Untersuchungen und anschließenden Therapie zu treffen. Nur über das Erzählen des Patienten lassen sich Beeinträchtigungen in seinem Arbeits- oder Hobbybereich feststellen (Abb. 1.2 und 1.3).

> **Das Erzählen des Patienten aus seiner Sicht (Abb. 1.3) hilft dem Therapeuten, Funktionsstörungen oder Schmerzen des Patienten zu verstehen und einzuordnen, inwieweit der Patient im täglichen Leben (z. B. Beruf, Hobby, Freizeitgestaltung) eingeschränkt wird. Die Anamnese spiegelt die persönlichen Eindrücke und Empfindungen des Patienten wider und erlaubt eine erste Arbeitshypothese bzgl. Ursachen/Quellen der Funktionsstörungen oder Schmerzen (Abb. 1.4).**

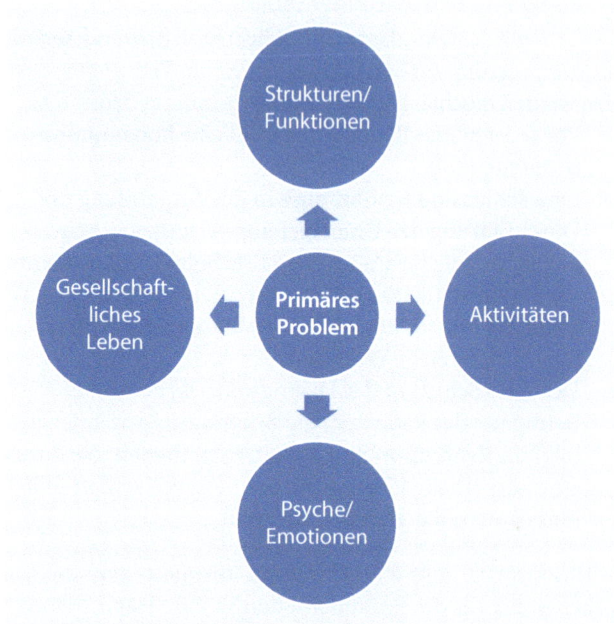

Abb. 1.2 Durch ein Patientenproblem beeinträchtigte Bereiche

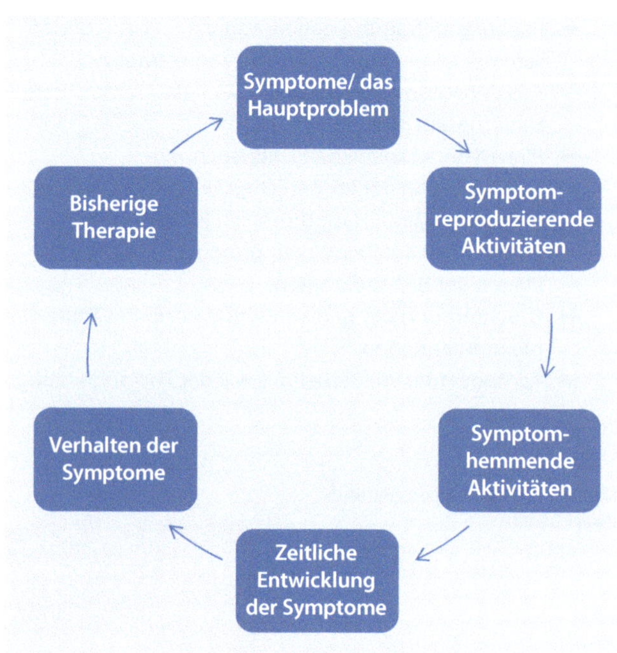

Abb. 1.3 Patient-Therapeut-Beziehung auf Patientenebene

Hauptziele der subjektiven Befunderhebung

Die allgemeinen Ziele der Befunderhebung aus Patientensicht sind in Tab. 1.1 definiert.

Therapeutenebene

Mittels allgemeiner Untersuchungen und spezieller Testverfahren werden die Symptome des Patienten objektiviert, um die in der Anamnese evaluierten Hypothesen zu bestätigen und ggf. zu modifizieren oder zu erweitern.

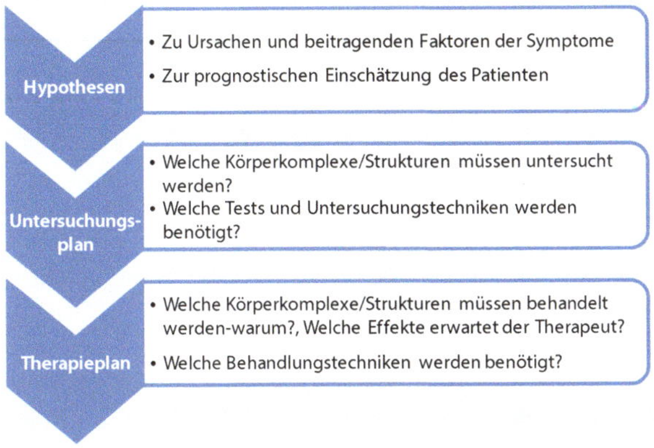

Hypothesen
- Zu Ursachen und beitragenden Faktoren der Symptome
- Zur prognostischen Einschätzung des Patienten

Untersuchungsplan
- Welche Körperkomplexe/Strukturen müssen untersucht werden?
- Welche Tests und Untersuchungstechniken werden benötigt?

Therapieplan
- Welche Körperkomplexe/Strukturen müssen behandelt werden-warum?, Welche Effekte erwartet der Therapeut?
- Welche Behandlungstechniken werden benötigt?

Abb. 1.4 Physiotherapeutisches Schema für die Hypothesenevaluation

Die **Therapeutenebene** ist durch die folgenden Aspekte charakterisiert:
- Es ist eine **objektive** Befunderhebung (geprägt von therapeutischem Fachwissen und der klinischen Erfahrung des Therapeuten).
- Es werden **messbare** und somit nachprüfbare **Befunde** erhoben und später mit dem Wiederbefund verglichen.
- Die körperliche Untersuchung kann mittels **spezieller Tests** erweitert werden.
- Das Hauptziel ist das **Beweisen** der in der Anamnese evaluierten Hypothesen (oder, wenn in der körperlichen Untersuchung keine Beweise gefunden wurden, das Verwerfen der Hypothesen. Dann muss das Prozedere komplett neu gestartet und neue Hypothesen entwickelt werden).

Tab. 1.1 Hauptziele der Anamnese

Hauptziel	Inhalte
Hauptproblem des Patienten lokalisieren	Was ist aus Sicht des Patienten sein Hauptproblem? Gibt es mehrere Hauptprobleme? Existieren sekundäre Probleme? Subjektive Befunde aus dem Alltag des Patienten finden
Kontraindikationen entdecken Kontraindikationen sind temporäre und lokal begrenzte Bedingungen, die eine Therapie an einer Struktur oder Region nicht zulassen bzw. nicht erlauben	Unerträgliche, sehr starke Schmerzen Erkrankungen mit unklarer Genese Starke Entzündungsreaktion Offene Verletzungen Nicht versorgte Frakturen Alles, was dem Therapeuten Angst macht
Gründe für Vorsichtsmaßnahmen erkennen Vorsichtsmaßnahmen beinhalten Bedingungen vonseiten des Patienten, die vom Therapeuten eine Rücksichtnahme bei Untersuchung und Behandlung erfordern	Kopfschmerzen unklarer Genese Schwindel unklarer Genese Starke Schmerzen Zustand nach OP Akute Symptomatik Leichte Irritierbarkeit der Symptome
Planung der körperlichen Untersuchung Anhand der Angaben des Patienten über Symptome, Funktionsstörungen, Defizite oder Schmerzen ergibt sich die Notwendigkeit einer körperlichen Untersuchung verschiedener Körperregionen oder -strukturen	Es wird entschieden, welche Strukturen/Regionen oder Funktionen untersucht werden müssen Es wird eine Reihenfolge (nach der Wahrscheinlichkeit) erarbeitet Es werden Theorien erarbeitet, was in den einzelnen Körperregionen festgestellt werden kann
Planung der Dosierung von Untersuchungs-/Behandlungstechniken Anhand der Angaben des Patienten über Auftreten (Auslösen) und Heftigkeit der Symptome kann der Therapeut Intensität und Dosierung der jeweiligen Untersuchungs- und Behandlungstechniken anpassen	Anhand der Heftigkeit von Schmerzen oder Störungen wird entschieden, wie intensiv die betroffenen Regionen/Strukturen untersucht werden können, ohne eine Verschlechterung zu erzielen Wenn leichte Aktivitäten oder kleine Bewegungen einen starken Schmerz auslösen, sollte die Intensität gering gehalten werden Bleiben die Symptome auch dann noch für lange Zeit bestehen, ist eine geringere Dosierung bei Untersuchung und Therapie ebenfalls anzuraten Sind die Symptome des Patienten hingegen nur durch sehr hohe Belastungen oder lang andauernde Belastungen auszulösen, können die betroffenen Strukturen intensiver untersucht oder behandelt werden Sind die Symptome nur während einer Bewegung oder in einer Belastungssituation persistent, kann die Intensität während Untersuchung und Therapie höher gewählt werden Dadurch wird beurteilt, wie stabil ein Patientenproblem ist Eine Überlastung oder verstärkte Reizung (Verschlechterung von Symptomen) der betroffenen Strukturen kann vermieden werden

(Fortsetzung)

Tab. 1.1 (Fortsetzung)

Hauptziel	Inhalte
Evaluation von Hypothesen Hypothesen sind Annahmen bzw. Mutmaßungen des Therapeuten über die Ursachen der Störungen des Patienten. Sie werden aufgrund der Informationen aus der Anamnese entwickelt	Es wird beurteilt, welche Strukturen für die Symptome des Patienten verantwortlich gemacht werden können Initiierende und unterhaltende Ursachen werden ermittelt Funktionelle Zusammenhänge werden erarbeitet Evtl. Schmerzmechanismen werden in Betracht gezogen (eine einfache Unterscheidung ist z. B. mechanisch oder entzündlich)

Auf Therapeutenebene kann der Therapeut die Patienteninformationen mit seinen Untersuchungsergebnissen abgleichen. Die ersten Erklärungen (Hypothesen), die der Therapeut eruiert, beeinflussen maßgeblich den weiteren Verlauf der Therapie.

Therapeutische Fachkenntnis

> Für den Prozess der Erklärungsfindung sind zwei Punkte von großer Bedeutung:
> 1. zum einen das Fachwissen des Therapeuten und
> 2. zum anderen seine persönliche klinische Erfahrung.

Fachwissen muss sich der Therapeut selbst aneignen, in einem genau genommen nie endenden Prozess des Lernens. Das medizinische Wissen nimmt rasant zu und neue Erkenntnisse aus Forschung und Wissenschaft lassen den Lernprozess nie ins Stocken geraten. Wer auf dem Laufenden bleiben will, ist voll beschäftigt, sein Wissen kontinuierlich zu erneuern bzw. zu ergänzen. Zu **physiotherapeutischem Fachwissen** zählen

- die Fachbereiche der Medizin (Anatomie, Physiologie, Neurologie, Biomechanik etc.) und
- spezielle physiotherapeutische Methoden oder Denkmodelle (Manuelle Therapie, PNF, Bobath, FBL, MTT etc.).

Ob durch Fortbildungen, Selbststudium aus aktuellen Fachbüchern oder Fachartikeln aus dem Internet – die Möglichkeiten, das eigene Fachwissen zu mehren, waren noch nie so vielfältig wie in der heutigen Zeit. Fachwissen kann also guten Gewissens als die **theoretische Seite** des physiotherapeutischen Berufs bezeichnet werden. Zu dieser theoretischen Seite muss immer wieder „Kontakt" aufgenommen werden, wenn es darum geht, Symptome und Krankheitsgeschichte des Patienten in klinische Bilder einzuteilen.

Klinische Erfahrung gewinnt man auf praktischem Weg: Der tägliche Umgang mit Patienten und deren Beschwerden lässt den Erfahrungsschatz eines Therapeuten stetig ansteigen. Dadurch wächst seine Fähigkeit, Patientenprobleme – Symptome – besser und schneller beurteilen und einschätzen zu können. Auch die Erfahrungswerte bzgl. der Anwendung effektiver Therapieinterventionen – bezogen auf bestimmte Krankheitsbilder oder Funktionsstörungen – werden zwangsläufig größer und umfangreicher. Erfahrung hilft, schneller und sicherer zu einer richtigen Therapieentscheidung zu finden.

Bei kontinuierlicher Entwicklung der beiden Bereiche (Fachwissen als theoretische Basis und klinische Erfahrung als praktische Basis) und einer steten kritischen Auseinandersetzung mit dem eigenen therapeutischen Handeln (Clinical Reasoning ▶ Abschn. 1.5 und ▶ Kap. 3) wird die Fähigkeit, die **richtige Entscheidung** in Form der effektiven Behandlungsmethode oder der optimalen Behandlungstechnik für den Patienten zu finden, von Behandlung zu Behandlung besser werden.

Die Hypothese

Das **Zwei-Ebenen-Modell** strukturiert die Befunderhebung und macht sie planbar. Durch das Einholen therapierelevanter Informationen kann der Therapeut etwaige Untersuchungen und Behandlungsinterventionen entsprechend der Gegebenheiten des Patienten entwickeln und gezielt durchführen.

Die beiden Ebenen können **nicht isoliert voneinander** betrachtet werden, sondern sie müssen in Einklang gebracht werden. Das heißt, sie müssen durch umfassende Denkprozesse auf die Störungen und Pathologien des Patienten hin zentriert werden. Nur durch die **Verbindung** beider Ebenen kann eine Therapie effektiv geplant und durchgeführt werden. Verbunden werden die beiden Ebenen über die Entwicklung einer oder mehrerer Arbeitshypothesen. Derart wird sichergestellt, dass von Anfang an eine zielgerichtete Therapie geplant und auch durchgeführt wird.

> Die Hypothese ist das zentrale und verbindende Element zwischen den beiden hierarchischen Ebenen im physiotherapeutischen Denkprozess.

Hauptziele der körperlichen Untersuchung

Die Hauptziele der körperlichen Untersuchung auf Therapeutenebene sind in Tab. 1.2 zusammengefasst.

1.3 Befundschema: Untersuchungswerkzeuge für die physiotherapeutische Diagnostik

> Das Befundschema (Abb. 1.5) sieht eine strikte Trennung der Untersuchungswerkzeuge (Untersuchungsgänge) vor:
> - subjektive und
> - objektive Werkzeuge.

Tab. 1.2 Hauptziele der körperlichen Untersuchung

Hauptziel	Spezifische Inhalte
Reproduktion von Symptomen entdecken	Möglichst alle Bewegungen, Haltungen, Funktionen und Aktivitäten entdecken oder erkennen, die die Symptome des Patienten reproduzieren: – Ungewöhnliche Körperhaltungen – Belastungshaltungen – Muskelaktivitäten – Gelenkbewegungen – Spannungspositionen für Nerven oder Muskeln – Sportart- bzw. berufsspezifische Auslöser
Abnorme Bewegungen oder Ausweichmechanismen erkennen	Beurteilung von Schmerz und Bewegungseinschränkungen (da erhöhter Widerstand bei Hypomobilität oder pathologisch vergrößertem Bewegungsausmaß), bedingt durch Verletzungen der gelenkstabilisierenden Kapsel-Band-Strukturen, Instabilität oder Hypermobilität Gelenkspezifische Bewegungsauffälligkeiten Funktionelle Bewegungsauffälligkeiten (in der Bewegungskette oder bei weiterlaufenden Bewegungen)
Beitragende Komponenten erkennen	Es sollen möglichst alle direkt oder indirekt an der Problematik des Patienten beteiligten Komponenten erkannt und dokumentiert werden: – Körperhaltung (Belastungshaltungen) – Arbeitshaltung (Zwangshaltungen) – Sport- (bzw. Freizeit-)belastungen – Vorerkrankungen/Operationen – Evtl. erbliche Komponenten (familiäre Häufung von Erkrankungen) – Gewohnheitshaltung (z. B. die „Lümmelhaltung" auf dem Sofa) – Zusätzliche Funktionsstörungen angrenzender Gelenke oder Körperregionen
Differenzierungen vornehmen	Durch ein Schnelltestverfahren (sog. Screening) sollen Beteiligungen einzelner Körperregionen/-strukturen bzw. Gelenkkomplexe am Krankheitsgeschehen des Patienten ermittelt werden: – Beteiligung der neuralen Strukturen: neurologische und neurodynamische Untersuchungen – Gelenkbeteiligung: Gelenktests – Muskuläre Beteiligung: Muskelfunktionsprüfung – Kapsel-Band-Apparat: Stabilitätstests – Tests der angrenzenden Gelenkkomplexe – Überprüfen der variablen Körperhaltung und deren Beteiligung an der Problematik

1.3.1 Subjektive Werkzeuge

Zu den subjektiven Werkzeugen zählt die **Anamnese** (▶ Kap. 2), in der primär Informationen gesammelt und bewertet werden. Die Anamnese ist somit der erste Schritt in der physiotherapeutischen Diagnostik.

Die Bewertung der gesammelten Informationen geht direkt in einen Entscheidungsprozess (**Clinical Reasoning**, ▶ Abschn. 1.5 und ▶ Kap. 3) über, in dem die nächsten Schritte in Therapie, Untersuchung und Behandlung geplant werden.

Die **ersten Entscheidungen** sind bzgl. der für den Patienten erforderlichen Untersuchungen zu treffen:

- Welche Strukturen bzw. Gelenke oder Körperregionen sind zu untersuchen?
- Welche Befunde sind zu erwarten?
- Wie intensiv darf untersucht werden? Wie stark kann der Patient belastet werden?
- Ist mit Komplikationen zu rechnen?
- Welche Prognose kann gestellt werden?
- Sind Veränderungen in der Symptomatik (Präsentation des klinischen Bilds) zu erwarten? Verbesserungen? Verschlechterungen? In welchem Zeitraum sind die Veränderungen zu erwarten?
- Welche Standardverfahren werden für die Untersuchung benötigt (z. B. Bewegungsprüfung, Winkel-/Längenmessungen, Muskelfunktionstest)?
- Welche speziellen Testverfahren werden gebraucht (z. B. Meniskustests, Stabilitätstests)?
- Sind weitere apparative Untersuchungen notwendig?

In Form einer ersten Arbeitshypothese geht die Bewertung zunächst in die Planung der körperlichen Untersuchung über und danach in die Planung der erforderlichen Therapieinterventionen.

> Die Hypothesenbildung ist die direkte Verbindung von der subjektiven zur objektiven Befunderhebung.

1.3.2 Objektive Werkzeuge

Die objektiven Werkzeuge sind vielfältig und orientieren sich an den zu untersuchenden Gewebearten (auch an den Pathologien dieser Gewebearten) und Körperfunktionen bzw. deren Störungen.

1

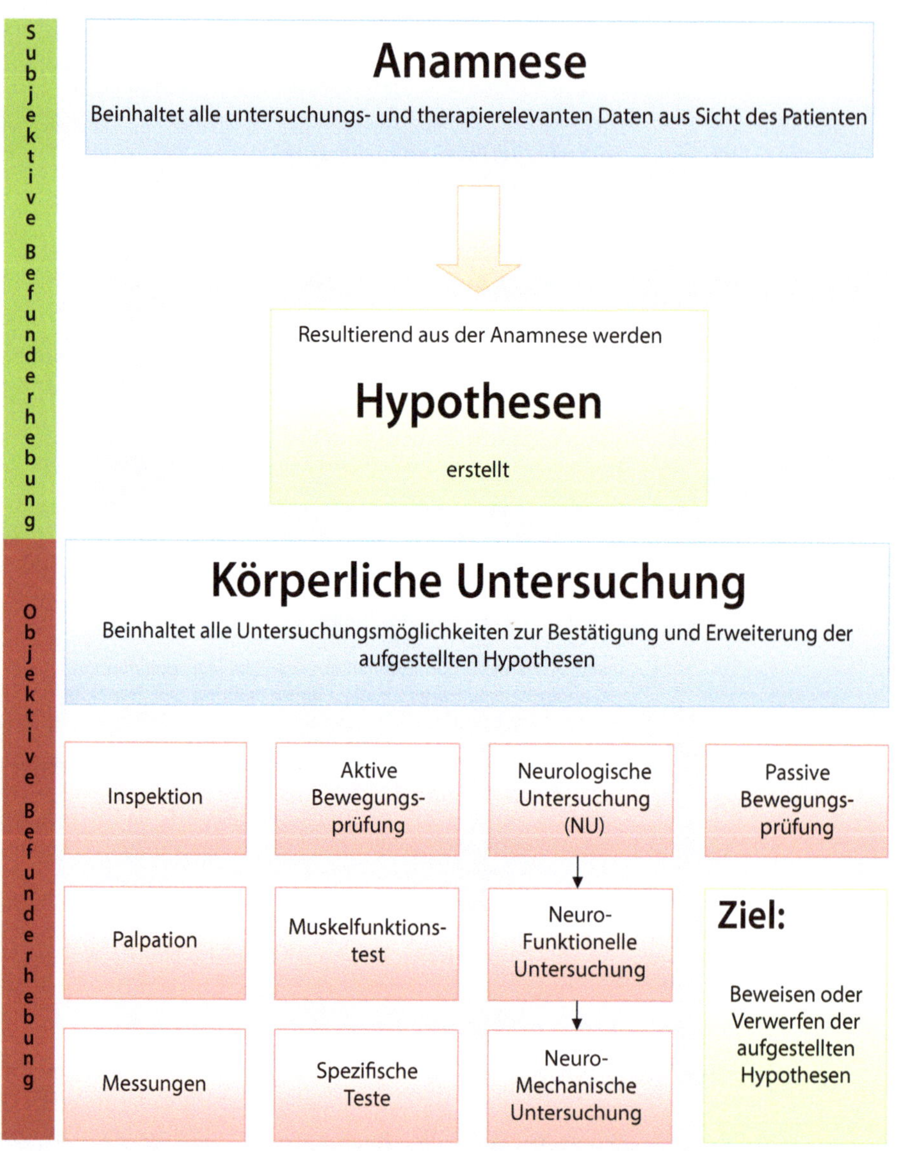

Abb. 1.5 Befundschema und Befundwerkzeuge

Messungen

Zur Objektivierung der Anamnesebefunde werden in der physiotherapeutischen Diagnostik Messungen durchgeführt:

- Längenmessungen,
- Umfangmessungen,
- Winkelmessungen und
- Temperaturmessungen.

Anhand der **Längen-** und **Winkelmessungen** werden Körpersymmetrie und -proportionen im Rechts-Links- und Oben-Unten-Vergleich geprüft. Gleichsam lassen sich die mechanischen Hebel beurteilen und damit die einwirkenden Kräfte und deren potenzielle Auswirkungen auf die jeweiligen Gelenke.

Umfang- und **Temperaturmessungen** lassen Rückschlüsse auf die aktuellen Stoffwechselzustände (z. B. akute Entzündungen) zu. Anhand der Temperaturmessung (Thermometrie) können die Wundheilungsphasen und deren Verlauf beurteilt werden.

Inspektion

Alle optisch erkennbaren Veränderungen am Körper (**Bewegungsapparat** und **Körperfunktionen**) werden auf ihre Beteiligung an der primären Problematik des Patienten hin untersucht und bewertet.

Aktive Bewegungsprüfung

Bei der aktiven Bewegungsprüfung wird das **aktive Bewegungsausmaß** des Patienten im betroffenen Gelenk oder den angrenzenden Gelenken mit der nicht betroffenen Seite und den sog. Normwerten für die Mobilität verglichen. Auffälligkeiten (Hypo-/Hypermobilität) werden auf eine mögliche Beteiligung an der primären Patientenproblematik hin

Tab. 1.3 Kriterien für die Bewertung einer aktiven Bewegung

Kriterium	Bewertung
Quantität	Ausmaß (Amplitude) der Bewegung?
Qualität	Ausweichbewegungen: Werden Achsen und Ebenen eingehalten?
Schmerz	Tritt auf dem Bewegungsweg ein Schmerzempfinden auf?

bewertet. Kriterien für die Bewertung einer aktiven Bewegung sind in Tab. 1.3 zusammengefasst.

Bei der aktiven Bewegungsprüfung wird die physiologische Funktionsfähigkeit des Arthrons (Gelenks) und seiner umgebenden Gewebe getestet.

Neurologische Untersuchung

Eine neurologische Untersuchung ist eine „**Wenn-nötig**"-**Untersuchung** und beinhaltet

- die neurofunktionelle Untersuchung (NFU) und
- die neuromechanische Untersuchung (NMU).

Sie ist immer **erforderlich**, wenn

- der Patient akute (in der aktuellen Episode persistente) neurologische Symptome angibt (z. B. Kribbeln, Taubheit, Kraftlosigkeit oder ausstrahlende Schmerzen) und
- der Patient in der Anamnese (▶ Kap. 2) neurologische Symptome angibt, die aber aktuell nicht mehr persistent sind.

Bei der neurologischen Untersuchung werden Funktionsfähigkeit und mechanische Belastbarkeit der Nervenstrukturen getestet.

Passive Bewegungsprüfung

Das **passive Bewegungsausmaß** und das **Endgefühl** einer Bewegung werden auf eine mögliche Beteiligung an der Gesamtproblematik hin bewertet. Kriterien für die Bewertung einer passiven Bewegung sind in Tab. 1.4 aufgelistet.

Bei der passiven Bewegungsprüfung werden Bewegungsfähigkeit des Gelenks und funktionelle Stabilität des unmittelbar umgebenden Gewebes (Kapsel-Band-Apparat) getestet.

Palpation

Bei der Tastuntersuchung werden **Gewebeveränderungen** wahrgenommen und dokumentiert und sie werden auf einen möglichen Zusammenhang mit der Patientenproblematik hin bewertet.

Untersucht werden alle palpablen Gewebe: Muskeln, Nerven, Knochen, Bänder, Sehnen, Blutgefäße, Bindegewebe, Haut etc.

Tab. 1.4 Kriterien für die Bewertung einer passiven Bewegung

Kriterium	Bewertung
Quantität	Bewegungsausmaß (Amplitude der passiven Bewegung) bis an die anatomische Bewegungsgrenze
Qualität	Verläuft die Bewegung achsen- und ebenengerecht oder findet auf dem Bewegungsweg ein Ausweichmechanismus statt?
Schmerz	Auftretende Schmerzsensation
Endgefühl	Das Endgefühl kann hart-, fest- oder weichelastisch sein. Bewertet werden Zustand und Funktionsfähigkeit der periartikulären (Kapsel-Band-Apparat) Strukturen sowie der Zustand der intraartikulären Strukturen (Gelenkknorpel)

Manueller isometrischer Muskelfunktionstest (MFT)

Der MFT dient der Beurteilung und Bewertung der **Funktionsfähigkeit** der Muskulatur. Der Test beinhaltet

- die Kraftentwicklung der Muskeln,
- die Entspannungsfähigkeit der Muskeln und
- das Erfüllen funktioneller Anforderungen bei komplexen Aktivitäten der Muskelkette (Verhalten der Agonisten, Antagonisten, Synergisten).

Mittels Muskelfunktionstest werden die Muskulatur und das Muskel-Nerv-Zusammenspiel überprüft.

Spezielle Tests

Spezielle (oder spezifische) Tests sind meist **struktur-** oder **funktionsorientiert**, z. B.:

- Meniskustests,
- Kreuzbandtests oder
- Stabilitätstests.

Zusammenfassung

Die objektiven Befundwerkzeuge können als **Schritte** („steps") auf dem Weg zu einem umfassenden Gesamtbefund bezeichnet werden:

- Mit jedem Untersuchungsgang, der abgeschlossen bzw. durchgeführt wird und ein Ergebnis liefert, kommt der Therapeut dem Gesamtbefund und damit einer physiotherapeutischen Diagnose einen Schritt näher.
- Mit jeder durchgeführten Untersuchung wird das Bild, das sich der Therapeut von den Beschwerden des Patienten macht, exakter und umfassender.

Kenntnis und Verstehen der Funktionsstörungen befähigen den Therapeuten, eine effektive Therapie auszuarbeiten und die Therapieinterventionen aufgrund klinisch begründeter Beweise auszuwählen.

Nach diesem Befundschema lassen sich zudem gute **Aussagen** bzgl. der Effektivität der angewendeten Therapieinterventionen machen. Das heißt, der Therapeut kann bei konsequentem Vorgehen nach dem Befundschema genaue Aussagen über die erreichten Therapieziele machen und die Zusammenhänge zwischen eingesetzten Therapietechniken und erreichten Therapiezielen besser darstellen.

Nach jedem Untersuchungsschritt ergibt sich die Möglichkeit zur (Plausibilitäts-)Kontrolle. Der Therapeut sollte nach jedem einzelnen Step die zuvor gemachten Hypothesen auf **Plausibilität** und **Richtigkeit** prüfen. Bei Übereinstimmung kann der beschrittene Weg fortgesetzt werden, bei Unstimmigkeiten ergeben sich für die weitere Untersuchung und Therapie entsprechende Notwendigkeiten zur Adaption.

1.4 Physiotherapeutisches Denkmodell: Befunderhebung in 12 Kontrollschritten

Die Befunderhebung anhand der 12 Kontrollschritte („steps") bietet die Möglichkeit, das therapeutische Vorgehen zu kontrollieren und klinisch zu begründen.

1.4.1 Subjektive vs. objektive Befunderhebung

Das dargestellte Befundmodell besteht aus **zwei Teilen**, einem subjektiven und einem objektiven Teil:

- Der **subjektive Teil**, die Befragung des Patienten (Anamnese), bringt dem Therapeuten meist alle erforderlichen Informationen für die notwendige Therapie. Die objektive Befundung liefert die entsprechenden Beweise für die Stimmigkeit der Hypothesen in Bezug auf die Symptome und die folgenden Behandlungen. Gibt sich der Therapeut mit nur einer Seite (subjektiver oder objektiver Befund) zufrieden und baut die Therapie nur auf einem dieser beiden Standbeine auf, begibt er sich in eine sehr unsichere Ausgangslage. Bei ausschließlicher Befundung der subjektiven Seite fehlen die Beweise für die Therapie und die Behandlung gründet eher auf einer Art „Bauchgefühl".
- Lässt sich der Therapeut ausschließlich von den **objektiven Befundergebnissen** leiten und lässt die subjektiven Informationen außer Acht, fehlen die Hinweise des Patienten und die daraus resultierenden Hypothesen. Dies bedeutet, dem Therapeuten fehlen wertvolle Hinweise, um die körperliche Untersuchung und die Behandlungen zielgerichtet planen zu können. Im schlimmsten Fall müsste der Therapeut alle ihm bekannten Tests und Untersuchungen durchführen, um die mögliche Ursache der Patientenbeschwerden herauszufinden, da er keine richtungsweisenden anamnestischen Informationen zur Hand hat.

Die folgenden Ausführungen verdeutlichen diese Gedanken nochmals anhand klinischer Patientenbeispiele.

Ausschließliches Arbeiten nach dem subjektiven Befund: Konsequenzen für die Therapie

Wird der Informationsgehalt der Anamnese auf die Goldwaage gelegt, kann der Therapeut allein mit diesen Informationen eine Therapie planen und durchführen. Theoretisch könnte also ein mutiger Therapeut direkt nach der Anamnese mit der Therapie beginnen (Fallbeispiel: linksseitiger lumbaler Schmerz). Grundvoraussetzung ist natürlich eine erste **Arbeitshypothese**, die die Beschwerden des Patienten erklären kann. Ohne diese Hypothese wäre jede angewendete Behandlungsmaßnahme/-technik (im Sinne einer Therapie) ein höchst spekulatives Unterfangen mit eher geringen Erfolgsaussichten. Selbst mit einer passenden Hypothese würde letztlich die objektive Überprüfung der Hypothese fehlen und die Therapie stünde weiterhin auf sehr unsicheren Beinen.

Fallbeispiel: Reines Arbeiten nach dem subjektiven Befund

Anamnese: Patient klagt über einen **linksseitigen lumbalen Schmerz** beim Bücken. Der Schmerz lässt sich manchmal bis ins linke Bein verfolgen, der Patient gibt Ausstrahlungen bis an den vorderen Oberschenkel (oberhalb der Kniescheibe) und in die Vorderkante des Schienbeins (knapp unterhalb der Kniescheibe) an. Denselben Schmerz spürt er beim Heben und Tragen einer Kiste Mineralwasser. Der Patient kann den Schmerz auf eine Handbreit im Bereich L3–L5 linksseitig lokalisieren.

- Allein aus diesen wenigen Angaben lässt sich bereits eine **therapierelevante Hypothese** bilden, die Möglichkeiten zur Therapie beinhaltet.

Hypothese: Schmerzen bei Flexionsbewegung der LWS (Bücken) können ein Hinweis auf eine **lumbale Bandscheibenproblematik** sein. Bei der Flexion der LWS verlagert sich der Nucleus pulposus der Bandscheibe (Gallertkern) nach dorsal und kann dort gegen den dorsalen Faserring (Anulus fibrosus) drücken. Bei Rupturen der Faserringstruktur kann ein durch den mechanischen Druck verursachtes Durchdringen des Nukleus (entspricht der Pathologie von Bandscheibenprolaps/-protrusion) und infolge eine Reizung der Nervenwurzel den vom Patienten angegebenen Schmerz auslösen.

Für diese Hypothese spricht auch die Schmerzprovokation beim Heben und Tragen der Mineralwasserkiste. Diese Aktivität bringt mechanischen Druck auf das Bandscheibenfach und könnte bei einem Bandscheibenprolaps eine Verlagerung des Nukleus mit entsprechender Schmerzprovokation verursachen. Aufgrund der Schmerzlokalisation kann auch eine linksseitige Bandscheibenproblematik vermutet werden. Die Ausstrahlungen des Patienten lassen auf das Dermatom L3/4 schließen und weisen auf eine Beteiligung des N. femoralis hin.

- Die vom Patienten beschriebenen Symptome zeichnen das klinische Bild eines **dorsolateralen Bandscheibenprolaps**.

Therapieziele/-maßnahmen: Aus dieser ersten Arbeitshypothese lassen sich nun wiederum **erste Therapiegedanken** bzgl. Therapiezielen und Behandlungstechniken herleiten:

- Entlastung des Bandscheibenfachs durch intermittierenden Zug,
- moderate Mobilisation in Flexion (im schmerzfreien Bereich) zur Stoffwechselsteigerung und mechanischen Überlagerung der Schmerzreize,
- neurale Mobilisation des N. femoralis,
- rotatorische Mobilisation im Bereich L3/4 zur Entlastung des Facettengelenks und damit zur Entlastung der Nervenwurzel (durch Vergrößerung des intervertebralen Foramens).

Klinische Konsequenzen: Diese ersten Therapiegedanken könnten ohne vorherige Überprüfung mittels körperlicher Untersuchung am Patienten in die Tat umgesetzt und angewandt werden. Jedoch sind alle in der Hypothese aufgestellten „Vermutungen" rein spekulativer Natur, da ihnen noch keine objektiven Untersuchungsergebnisse zugrunde liegen. Das heißt, bis zu diesem Zeitpunkt fehlen jegliche objektiven Beweise für die Richtigkeit der Therapeutengedanken.

Fazit: Ein Therapieerfolg wäre bei diesem Vorgehen lediglich ein Zufallsprodukt. Für **größtmögliche Sicherheit** in der Therapie ist es unbedingt erforderlich, die aufgestellten Hypothesen durch objektive Untersuchungstechniken zu untermauern und klinisch begründete Therapiemaßnahmen, die speziell auf die Problemstellungen des Patienten hin entwickelt wurden, einleiten zu können.

Eine Grundvoraussetzung, um aus der Anamnese diese oder ähnliche Schlussfolgerungen ziehen zu können, ist ein wenig klinische Erfahrung und die **Motivation**, diese zu erweitern. Je öfter ein Therapeut nach dieser Methode befragt, bewertet und prognostiziert, desto einfacher wird das Prozedere durchzuführen sein. Der Haken an dieser etwas aufwändigen Art der Patientenuntersuchung ist sicherlich

- zum einen die strikte Anwendung von strukturierten Denkprozessen und
- zum anderen die konsequente Weiterführung der eingangs aufgestellten Hypothesen über die körperlichen Untersuchungen bis zur Anwendung gezielter Techniken in den Behandlungen.

Ausschließliches Arbeiten nach dem objektiven Befund: Konsequenzen für die Therapie

Verlässt sich der Therapeut komplett auf die objektiven Untersuchungsgänge und ignoriert die wichtigen Informationen, die eine Anamnese bieten kann, fehlen Hinweise und Hypothesen für eine von Beginn an zielgerichtete Untersuchung und Behandlung, was zu einer „wahren Untersuchungsschlacht" ausarten kann. Wenn alle Hypothesen erst aus der körperlichen Untersuchung entwickelt werden, arbeitet der Therapeut nach dem fatalen und zeitraubenden System von „Versuch und Irrtum" (Fallbeispiel: Patient mit lumbalen Rückenschmerzen).

Fallbeispiel: Reines Arbeiten nach objektiven Befunden

Angabe des Patienten: Patient klagt über **lumbale Rückenschmerzen**.

Untersuchungsprozedere: Startet der Therapeut von diesem Ausgangspunkt aus sofort in die körperliche (objektive) Untersuchung, könnte das Prozedere folgendermaßen aussehen:Der Therapeut wird den Patienten zuerst an der Stelle (Körperregion) untersuchen, an der er die größten Beschwerden hat.

- Evtl. wird der Therapeut zuerst die **LWS** des Patienten untersuchen. Mit etwas Glück findet er reproduzierbare Symptome und kann weiterführend mit ausgewählten Techniken behandeln.
- Sind die Beschwerden des Patienten jedoch etwas schwieriger zu finden und zu reproduzieren, wird der Therapeut die Untersuchung evtl. auf das Iliosakralgelenk (**ISG**) ausweiten müssen und vielleicht in dieser Region fündig werden. Ist dies wieder nicht der Fall, bleibt dem Therapeuten eine Untersuchung der **BWS** oder der **Hüfte** als weitere potenzielle Quellen für die Symptome/Störungen des Patienten nicht erspart.
- Eine körperliche Untersuchung kann sich als **mühsame Kleinarbeit** entpuppen, wenn sie nicht sorgfältig – auf Basis klinischer Fakten (Anamnese) – geplant wurde.

Klinische Konsequenzen: Übergeht der Therapeut zu Beginn der Therapie eine eingehende Anamnese, hat er **keine eingrenzenden Informationen**. Damit ist es ihm unmöglich, weiterführende erklärende Hypothesen zu entwickeln und die körperliche Untersuchung auf die am wahrscheinlichsten involvierten Strukturen oder Körperregionen einzugrenzen. Um der Ursache der Beschwerden auf die Spur zu kommen, ist er gezwungen, die objektive Befunderhebung auf alle Körperregionen auszuweiten, die im Entferntesten infrage kommen könnten. Im schlechten Fall kommt der Therapeut der eigentlichen Ursache einer Problematik erst im dritten oder vierten Untersuchungsgang auf die Spur und verliert wertvolle Zeit für die Therapie.

> Keine Anamnese → keine Hypothesen → keine vorherige Analyse der Möglichkeiten bzgl. des weiteren Vorgehens (keine Planung der Untersuchung, keine Planung der Behandlungen → dadurch gestalten sich therapeutische Maßnahmen und Interventionen entsprechend schwierig).

Zusammenfassung

Der Gralsweg führt wie so oft durch die Mitte und trägt das Beste aus beiden Befundteilen zur Therapie bei, zum Wohl des Patienten. Durch die **Anwendung beider Befundteile** gewinnt die Therapie an Sicherheit und Effektivität. Der schnellere und meist auch deutlich größere Therapieerfolg kommt dem Patienten direkt zugute.

1

Tab. 1.5 Physiotherapeutisches Denkmodell

Befundwerkzeuge	Denkebene	Management
Anamnese (untersuchungs- und therapierelevante Informationen vom Patienten)	Subjektive Befunderhebung: Patientenebene: klinische Präsentation des Problems (der Symptome) durch den Patienten	**Physiotherapeutischer Interventionsplan** Behandlungsmaßnahmen Behandlungstechniken Überprüfung der Effizienz (Wiederbefunde nach jeder Anwendung oder Therapiesitzung) Arbeitsplatzökonomie Modifikation der Körperhaltung Anleitung zu Eigenübungen Anordnung zur temporären Schonung bestimmter Strukturen Hilfsmittel (Gehstützen, Schienen, Korsagen, Tape Verbände etc.) Planen der weitergehenden Diagnostik
Hypothese(n)	Verbindung zwischen Befragung und Untersuchung bzw. Therapie	
Körperliche Untersuchung: – Inspektion – Aktive Bewegungsprüfung – Neurologische Untersuchung – Passive Bewegungsprüfung – Palpation – Muskelprüfung – Messungen – Spezielle Tests etc.	Objektive Befunderhebung: Therapeutenebene: nachprüfbare, messbare Ergebnisse und somit Beweisführung und Untermauerung der Hypothese(n)	

Bei Einhaltung eines konsequenten Kontrollschemas können beide Befundteile zu einer effektiveren Therapie beitragen. Tab. 1.5 gibt zusammenfassend das Denkmodell der Befunderhebung wider.

> **Bei konsequenter Einhaltung von Befundregeln und Befundschema kann eine größtmögliche Sicherheit in der Behandlung für den Patienten erreicht werden.**

1.4.2 Befunderhebung: 12 Kontrollschritte

Die Checkliste in ► Übersicht 1.3 gibt einen Überblick eines möglichen Ablaufs der physiotherapeutischen Befundaufnahme und verdeutlicht die 12 Kontrollmöglichkeiten.

Übersicht 1.3. Checkliste Befunderhebung: 12 Kontrollschritte

1. Anamnese (Patienten befragen und alle relevanten Infos zur Problematik sammeln) → Hypothesen bilden
2. Inspektion (Beobachten und Vergleichen von Symmetrie und Proportionen, Dokumentation optisch erkennbarer Auffälligkeiten) → Hypothesen prüfen
3. Aktive Bewegungen (physiologische Bewegungsprüfung) → Hypothesen prüfen
4. Neurologische Untersuchung (1. Funktion, 2. mechanische Spannungstoleranz) → Hypothesen prüfen
5. Passive Bewegungen (physiologische Bewegungen + Zusatzbewegungen) → Hypothesen prüfen
6. Messungen (Längen-, Umfang-, Winkelmessungen) → Hypothesen prüfen
7. Muskeltests (Kraft, Innervation, Funktion) → Hypothesen prüfen
8. Palpation (Gewebe-, Bewegungspalpation) → Hypothesen prüfen
9. Spezielle Tests (Meniskus-, Stabilitäts-, Impingementtests etc.) → Hypothesen prüfen
10. Apparative Untersuchungen (bildgebende Verfahren, Elektrodiagnostik, Laboruntersuchungen etc.) → Hypothesen prüfen
11. Arztberichte → Hypothesen prüfen
12. Behandlungsberichte aus früheren physiotherapeutischen Behandlungen und allen involvierten medizinischen Fachbereichen → Hypothesen prüfen

1.5 Clinical Reasoning: der zentrale Entscheidungsfindungsprozess

1.5.1 Clinical Reasoning: Definition

Clinical Reasoning ist in der modernen Physiotherapie ein gängiges und geläufiges Schlagwort geworden. Was steckt dahinter? Die Physiotherapie ist seit geraumer Zeit bestrebt, Erklärungen für die klinische Wirksamkeit (Effektivität) einzelner Behandlungsinterventionen bei bestimmten Krankheitsbildern oder Funktionsstörungen zu finden und dadurch die Professionalisierung des Berufsstands zu verbessern. Ein **primäres Ziel** des Therapeuten muss es beim Clinical Reasoning sein, sein Handeln vor einem klinischen Hintergrund zu beleuchten und selbstkritisch zu erklären, was er tut und warum er es tut. Das heißt, der Therapeut erklärt, warum er in einer bestimmten Situation (bei einem bestimmten Patientenproblem) genau jene Untersuchungs- oder Behandlungstechniken ausgewählt hat, die er am Patienten anwendet. Der Prozess des Clinical Reasoning zieht sich bestenfalls durch eine gesamte Behandlungsserie und ist erst beendet, wenn alle angestrebten Therapieziele erreicht wurden. Nach dieser Charakterisierung kann der Begriff **Clinical Reasoning** in **klinische Begründung** übersetzt werden.

Beim Clinical Reasoning geht es um die Begründung des Therapeuten für sein Handeln, sein Tun, seine gewählten Interventionen und seine weiterreichenden Managementmaßnahmen am Patienten (z. B. Anleitung zu Eigenübungen, Eisapplikation, Elektrotherapie etc.) im klinischen Kontext.

Im **klinischen Kontext** bedeutet:

- Durch die gewählten Untersuchungsmaßnahmen müssen wirklich diejenigen Informationen und Ergebnisse erzielt werden, die eine therapierelevante Aussage haben und dem Therapeuten bei der Wahl der Behandlungsmaßnahmen und -techniken helfen.
- Alle am Patienten angewandten Interventionen sollten die gewünschte Wirkung, möglichst in Richtung Verbesserung der Symptome, erzielen.

1.5.2 Clinical Reasoning: Formen

Ein Clinical Reasoning kann in verschiedenen Formen zu unterschiedlichen Zeitpunkten und in variablen Absichten in einem Behandlungsprozess eingesetzt werden. Therapeuten wenden die unterschiedlichen Formen des Clinical Reasoning häufig **unbewusst** an, ohne in diesem Moment speziell an eine klinisch begründete Vorgehensweise zu denken.

In Tab. 1.6 sind die möglichen Formen des Clinical Reasoning beschrieben (ohne Anspruch auf Vollständigkeit).

1.5.3 Clinical Reasoning: Einflussfaktoren

Der Prozess des Clinical Reasoning wird von den beteiligten Parteien – von Patient und Therapeut – maßgeblich beeinflusst und permanent an die sich verändernden Gegebenheiten angepasst. Die **Effektivität** des dual gesteuerten Clinical-Reasoning-Prozesses ist von den unterschiedlichsten Faktoren abhängig, die sowohl auf Therapeutenebene (Faktoren sind beeinflusst von Voraussetzungen, die der Therapeut mitbringt) als auch auf Patientenebene (Faktoren hängen direkt von den Eigenschaften des Patienten ab) zu finden sind (► Übersicht 1.4).

Übersicht 1.4. Einflussfaktoren eines Clinical-Reasoning-Prozesses

Einflussfaktoren auf Patientenebene

- Sozialer Status
- Emotionale Entwicklung
- Individuelles Wissen (Bildungsstand)
- Lebensumstände
- Lebenseinstellung
- Motivation
- Individuelles Krankheitserleben

Einflussfaktoren auf Therapeutenebene

- Persönlicher kultureller Hintergrund
- Erarbeitetes Fachwissen
- Gemachte klinische Erfahrung
- Fähigkeit zur Reflexion
- Lebenserfahrung
- Lebenseinstellung
- Verständnis für die Situation des Patienten

Um ein strategisches Handeln begründen zu können, müssen bestimmte Vorbedingungen erfüllt werden. Der Therapeut muss in der Lage sein, das ausgewählte Vorgehen kritisch zu analysieren und er muss eine gehörige Portion Selbstkritik an den Tag legen, um diesen Prozess konsequent und kontinuierlich in der Zusammenarbeit mit dem Patienten anzuwenden.

Tab. 1.6 Formen des Clinical Reasoning im Therapieprozess

Form	Praktische Ausführung
Prozedurales Clinical Reasoning	Kennzeichnend für den prozeduralen Prozess eines Clinical Reasoning ist ein festes Bezugssystem, d. h. ein planmäßiger Befundablauf. Der Anamnese folgt meist ein hypothesengesteuertes Planungsdenken für Untersuchung und Therapie auf der Basis von klinischen Mustern, z. B. strukturierte Befundaufnahme in den zwei Ebenen (Patienten- und Therapeutenebene)
Praktisches Clinical Reasoning	Orientiert sich an den klinischen Symptomen des Patienten und den daraus resultierenden Möglichkeiten für die Therapie, z. B. wenn die Mobilisation in die eine Richtung nicht den gewünschten Erfolg bringt, wird in eine andere Richtung mobilisiert
Theoretisches Clinical Reasoning	Ausschlaggebend sind theoretische Denkmodelle aus den Fachbereichen der Medizin, z. B. Biomechanik, Anatomie, Physiologie. Darauf basierend werden Erklärungen für die Symptome des Patienten gesucht, die in eine theoretisch begründete Therapie münden
Pragmatisches Clinical Reasoning	Orientiert sich an den tatsächlich anwendbaren Möglichkeiten der Untersuchung und Behandlung
Kollaboratives Clinical Reasoning	Zugrunde liegt eine gemeinsame Zielsetzung von Patient und Therapeut nach Absprache bzgl. Untersuchung und Behandlungsinterventionen

1.5.4 Clinical Reasoning: Denkprozesse zu Beginn einer Behandlungsserie

Die **ersten Schritte** innerhalb des Clinical-Reasoning-Prozesses sind in ► Übersicht 1.5 zusammengefasst und in ◘ Abb. 1.6 nach den wichtigsten Schlagworten dargestellt.

Übersicht 1.5. Clinical Reasoning zu Beginn einer Behandlungsserie

- Informationen sammeln (Anamnese)
- Situation des Patienten und deren Auswirkungen analysieren und bewerten
- Erklärungsmodelle für die Beschwerden des Patienten entwerfen: Hypothesen erstellen
- Bestmögliche Behandlungsstrategien auswählen und begründen
- Selbstkritische Analyse des eigenen Vorgehens starten (Reflexion) und bei allen anstehenden Entscheidungen kontinuierlich durchführen

Als **zweiter Schritt** kommt die permanente konstruktive **Kritik am eigenen Handeln**. Der Therapeut sollte sich bei jeder Behandlungsintervention (betreffend Untersuchungen, Behandlungstechniken oder Anleitungen zu Eigenübungen) die in ◘ Tab. 1.7 aufgelisteten Fragen stellen.

In der Patientenbehandlung kommt dem Clinical-Reasoning-Prozess zunehmend mehr Bedeutung zu. Ein organisiertes Clinical Reasoning kann durch die selbst angeregten Denkprozesse für viele **konstruktive Kontrollmechanismen** in der Therapie sorgen, die letztendlich dem Patienten in Form einer effektiveren Behandlung zugutekommen.

Informieren → Erkennen → Bewerten → Reflektieren → Begründen

◘ **Abb. 1.6** Schritte im Clinical-Reasoning-Denkprozess

◘ **Tab. 1.7** Weiterreichende Clinical-Reasoning-Gedanken

Fragen	Weiterreichende Denkprozesse
Was tue ich gerade? Welche Technik wende ich an?	Was erhoffe ich mir für den Patienten? Welche Effekte werden eintreten?
Warum benutze ich gerade diese Technik?	Gibt es bessere Behandlungsmöglichkeiten? Andere Techniken? Ein anderes Denkmodell? Ein anderes Therapiekonzept?
Warum behandle ich das Gelenk in dieser Position und Ausgangsstellung?	Bin ich noch am aktuellen Problem des Patienten? Hat sich das Problem verändert? Muss ich meine Behandlungstechnik anpassen?
Soll der Patient bestimmte Eigenübungen machen?	Wenn ja – welche? Und warum? Wie oft? Wie lange? Welche Effekte erhoffe ich mir davon?

1.5.5 Clinical Reasoning: Entscheidungsfindungsprozess

Das Clinical Reasoning ist in seiner Gesamtheit ein klinischer, handlungsorientierter Entscheidungsfindungsprozess, der den Therapeuten bei konsequenter Anwendung der Denkprozesse zu einer effektiveren Therapie führen kann. Im Laufe einer Behandlungsserie sind vom Therapeuten unzählige Beurteilungen und Bewertungen bzgl. des Patientenproblems zu machen und darauf aufbauend sind viele **Entscheidungen bzgl. des weiteren Vorgehens** (Untersuchung und Behandlung) zu treffen (◘ Abb. 1.7). Jede neu gewonnene Information, ob aus der Befragung oder der körperlichen Untersuchung, bringt dem Therapeuten neue Erkenntnisse über das aktuelle Krankheitsgeschehen des Patienten. Die neuen Erkenntnisse müssen in den Gesamtkontext eingebunden werden und erweitern das **Bewertungsspektrum** von Symptomzusammenhängen, bestehenden Dysfunktionsketten und individuellen bio-psycho-sozialen Auswirkungen des Patientenproblems. Der Therapeut hat eine deutlich größere Aussicht, die richtige Wahl (die richtigen therapeutischen Entscheidungen) passend zum Problem des Patienten zu treffen, wenn seine Entscheidungen aufgrund einer klinisch begründeten Beweisführung und nicht aufgrund eines „eigenartigen Bauchgefühls" getroffen werden.

> Das klinische Trio „Bewerten – Entscheiden – Handeln" zieht sich konsequent durch den gesamten Clinical-Reasoning-Prozess und kennzeichnet einen geplanten Therapieablauf (◘ Abb. 1.8).

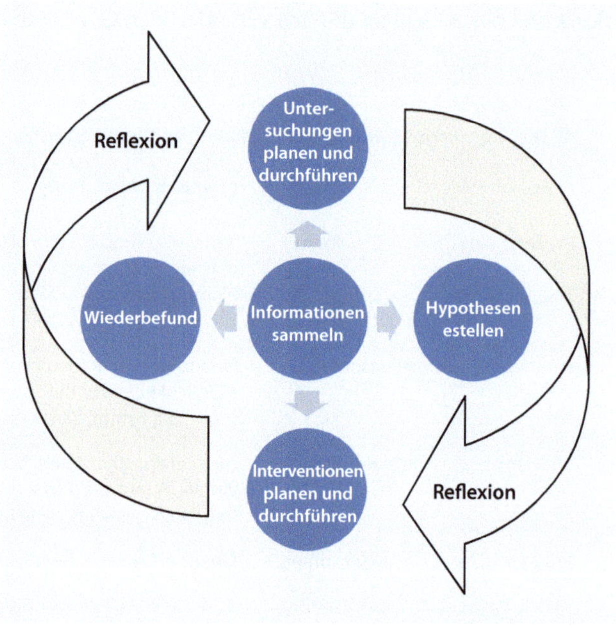

◘ **Abb. 1.7** Clinical Reasoning: Kurzschema

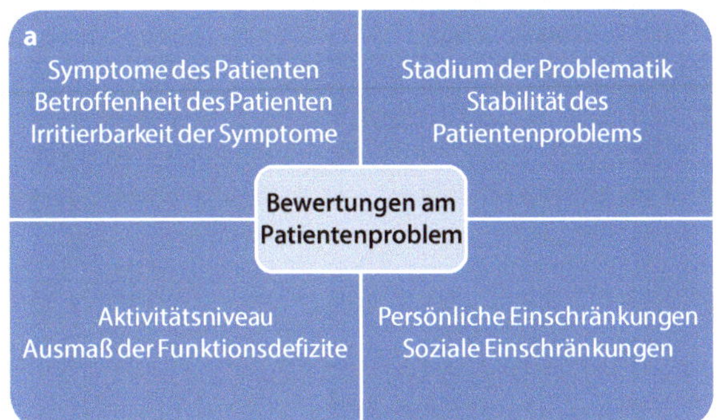

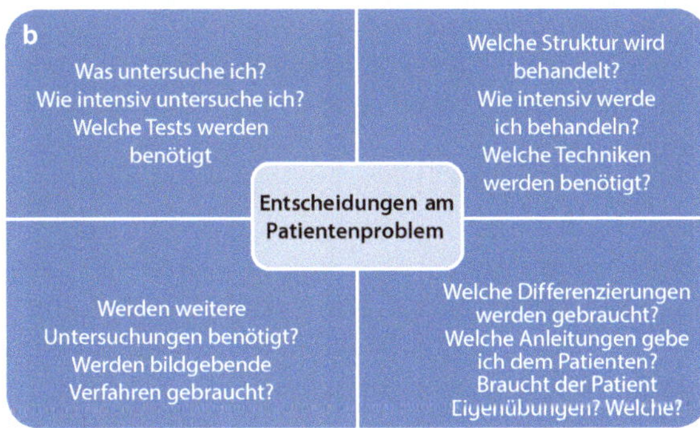

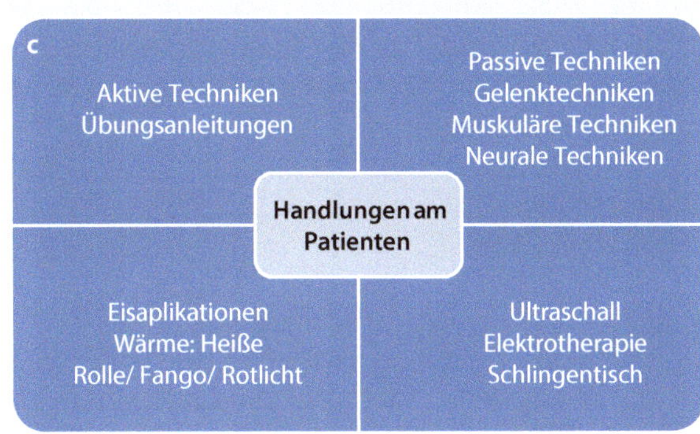

Abb. 1.8 a–c Clinical-Reasoning-Prozess. Klinisches Trio: **a** Bewertungsfaktoren, **b** Entscheidungsebenen, **c** klinisch orientierter Handlungsansatz

1.5.6 Clinical Reasoning: Wiederbefundung

Wiederbefund: Sammeln von Information

Ein weiterer wichtiger Aspekt des Clinical Reasoning ist der **Wiederbefund**, ein permanenter Kontrollmechanismus während der Untersuchung und Behandlung. Als Teil eines ordentlich geplanten Clinical Reasoning liefert der Wiederbefund dem Therapeuten die wichtigsten Informationen im gesamten Untersuchungs- und Behandlungsprozess, nämlich die Information über die Effektivität der angewandten Interventionen.

Im Wesentlichen liefert der Wiederbefund drei Informationen:

1. **Tritt mit einer Intervention auch der gewünschte Effekt für den Patienten ein?**
2. **Haben Behandlungsinterventionen eine negative Auswirkung für den Patienten und tritt eine Verschlechterung der Symptomatik ein?**
3. **Verpufft die Wirkung der Behandlung einfach nur und an der Symptomatik des Patienten ändert sich nichts?**

Wiederbefund: Analyse des Status quo

Im Laufe einer Behandlungsserie sollte der Therapeut bestrebt sein, überwiegend Techniken (Interventionen) anzuwenden, die eine positive und vor allem eine **anhaltende positive Wirkung** haben und die Symptomatik des Patienten effektiv verbessern. Der Wiederbefund ist ein Mittel, um den Clinical-Reasoning-Prozess weiter voranzutreiben, die therapeutischen Interventionen immer am aktuellen Stand der Beschwerden des Patienten auszurichten und ggf. **zeitnahe Adaptionen** (z. B. bei fehlendem Behandlungserfolg oder Verschlechterung der Symptomatik) vornehmen zu können.

Wiederbefund: Effektivität der Behandlung

Die deutlichsten subjektiven und objektiven Befunde (häufig sind 2–3 Befunde aus Anamnese und körperlicher Untersuchung ausreichend) sollten nach jeder Behandlung vorgenommen werden (Tab. 1.8 und 1.9). Damit kann eine exakte Aussage zur unmittelbaren Wirkung von Behandlungstechniken auf die Symptome des Patienten gemacht werden.

Tab. 1.8 Subjektive Aussagen für den Wiederbefund

Subjektiver Befund	Wiederbefund
Rückenschmerz beim Schuhe binden	Zu Behandlungsende nachfragen, ob sich der Rückenschmerz beim Schuhe binden verändert hat. Mögliche Veränderungen sind: – Weniger Schmerz (niedrigere Intensität)? – Veränderte Qualität des Schmerzes: von stechenden zu drückenden Schmerzen – Lokalisation: Schmerz könnte an einer anderen Stelle auftreten
Schmerz im rechten Hüftgelenk beim Aussteigen aus dem Auto (Fahrerseite)	Vor der Behandlung nachfragen, ob sich der Schmerz beim Aussteigen aus dem Auto verändert hat
LWS-Schmerz beim Heben und Tragen von schweren Gegenständen (z. B. ein gefüllter Wäschekorb)	Erfragen, wie sich das Heben/ Tragen im Haushalt entwickelt hat, oder in der Therapiesitzung die entsprechende Belastung simulieren und überprüfen

1

Tab. 1.9 Objektive Befunde für den Wiederbefund

Objektiver Befund	Wiederbefund
LWS-Schmerz bei Flexion: Finger-Boden-Abstand (FBA) = 65 cm	Reproduzierende Bewegung (LWS-Flexion) zur Kontrolle verwenden und den FBA nachmessen, um Veränderungen festzuhalten (diese auch dem Patienten gegenüber kommunizieren)
LWS-Schmerz mit Ausstrahlung in das rechte Bein beim Straight Leg Raise (SLR) SLR = 24 cm (gemessener Abstand von der Ferse des abgehobenen Beins zur Bankkante)	Erneute Untersuchung des SLR mit Messung zum Vergleich
Schulterschmerz bei passiver Abduktion ab 85°	Regelmäßige Kontrolle der passiven Abduktionsbewegung nach Anwendung der passiven Mobilisation oder nach Durchführung von Übungen
Mediale Knieschmerzen beim Treppen aufwärts gehen	Regelmäßiger Wiederbefund, um Veränderungen in der Präsentation dieses funktionellen Problems zeitnah zu erkennen

Wird der Wiederbefund aus Unwissenheit über seine Relevanz oder aus Bequemlichkeit übergangen, entgehen dem Therapeuten natürlich wichtige Informationen über die Effektivität der von ihm angewandten Behandlungstechniken. Letztendlich entgeht dem Therapeuten die Möglichkeit, aus jeder durchgeführten Behandlung direkt und unmittelbar zu lernen.

Diesen praktisch orientierten Lernschritt nennt man **klinische Erfahrung**. Mit jeder Patientenbehandlung wächst die klinische Erfahrung und wird durch eine bewusste Wahrnehmung des Therapeuten (wenn der Therapeut diese Lernschritte im Bewusstsein des Clinical-Reasoning-Aspekts vollzieht) noch verstärkt. Das angesammelte klinische Wissen eines Therapeuten (seine klinische Erfahrung) hat einen wesentlichen Einfluss auf den Prozess des Clinical Reasoning und kann ihn positiv beeinflussen.

Wiederbefund: Transparenz

Der Wiederbefund ist noch aus einem weiteren Grund unersetzlich in der physiotherapeutischen Behandlung. Er macht dem Patienten die erreichten **positiven Veränderungen** transparent und deutlich. Kleinste Veränderungen, die sich während einer Behandlung einstellen, oder Veränderungen, die sich in der Zeit von einer Behandlung zur nächsten ergeben, werden dem Patienten vor Augen geführt. Damit ist der Patient permanent in die Entwicklung seiner Genesung eingebunden und kann die Therapieschritte besser nachvollziehen.

1.6 Bedeutung der ICF in der Physiotherapie

Die ICF ist ein internationales universelles Klassifikationssystem der World Health Organisation (WHO 2005) zur/m Beurteilung, Vergleich und Erfassung von Krankheit und deren Folgen für jeden Menschen.

1.6.1 Das bio-psycho-soziale Krankheitsmodell

Die therapeutische Sichtweise für den Begriff „Krankheit" hat sich in der Physiotherapie mit den hinzugefügten Aspekten aus der Medizin gemeinsam weiterentwickelt. Der Begriff **Krankheit** wird nicht mehr nur als das **Fehlen von Gesundheit** definiert und nicht mehr isoliert betrachtet, sondern es werden viele Faktoren, die die Gesundheit des Menschen betreffen, in diese neue Betrachtungsweise einbezogen. Das heißt, auch die unmittelbaren Folgen und Auswirkungen von Gesundheitsstörungen auf den gesamten Organismus werden in der modernen Physiotherapie betrachtet und in die Therapie aufgenommen. Nicht mehr das Fehlen von Gesundheit steht im Fokus, sondern das **persönliche Krankheitserleben** und die Folgeauswirkungen.

In diesem Sinne beschränkt sich Krankheit nicht nur auf die körperliche Ebene. Das sog. **bio-psycho-soziale Krankheitsmodell**, das Störungen der Gesundheit auf drei Ebenen betrachtet, auf

- der körperlichen Ebene,
- der psychischen Ebene und
- der soziale Ebene,

hat die Entwicklung der ICF mitbeeinflusst.

Im Fall einer 75-jährigen Patientin mit Hüft-TEP sind folgende Störungen auf den drei Ebenen des bio-psycho-sozialen Krankheitsmodells denkbar.

Gesundheitliche Störungen auf allen Ebenen des bio-psycho-sozialen Krankheitsmodells

Eine 75-jährige Patientin mit Z. n. Oberschenkelhalsfraktur und **Hüft-TEP**-Versorgung hat nicht nur krankheits- oder verletzungsbezogene Probleme auf Ebene der Körperstrukturen. Zusätzlich zeigen sich Störungen verschiedener miteinander gekoppelter Körperfunktionen, psychische Veränderungen und Einschränkungen im sozialen Leben.

Bio (körperliche Ebene)

- Strukturelle Probleme:
  - Fraktur des Femur,
  - Weichteilverletzung (Muskeln, Bänder etc.),
  - evtl. Nervenverletzung.
- Funktionelle Defizite:
  - Mobilitätsverlust,
  - Kraftverlust,
  - Schmerzen bei bestimmten Bewegungen,

- Probleme beim Anziehen der Kleidung,
- Probleme beim Autofahren,
- problematische Körperpflege.

Psycho (psychische Ebene)
- Resignation,
- Angst vor Belastung der verletzten Strukturen,
- Angst vor erneuter Verletzung,
- Vermeidungsverhalten,
- Probleme mit dem Selbstwertgefühl,
- evtl. Depressionsneigung.

Sozial (soziale Ebene)
- Kein intensiver Kontakt mehr zu Freunden,
- weniger Freizeitaktivitäten (Hobby),
- evtl. Kontaktverlust aufgrund des Mobilitätsverlusts.

1.6.2 Bewertungskategorien der ICF

Die ICF liefert Beschreibungen der Funktionsfähigkeit und Beeinträchtigung des Menschen durch ein Krankheitsgeschehen. Daher gibt sie auch im physiotherapeutischen Bereich Orientierung für die Bewertung der befundeten Defizite eines Patienten. In die Bewertung fließen verschiedene Kategorien mit ein (▶ Übersicht 1.6).

Übersicht 1.6. Bewertungskategorien der ICF

1. **Funktionsfähigkeit/Behinderung**
   - Körperstrukturen/-funktionen
   - Aktivitäten
   - Partizipation
2. **Kontextfaktoren**
   - Umweltfaktoren
   - Personenbezogene Faktoren

Die einzelnen Bereiche der ICF haben im Kontext mit einer Schädigung oder einem Krankheitsgeschehen vielseitige **Wechselwirkungen** und gegenseitige Beeinflussungsmöglichkeiten. Das heißt, es entsteht ein Kreislauf, der sich unter bestimmten Bedingungen selbst unterhalten kann, was es dem Patienten mitunter schwer macht, sich selbst zu helfen. In ◘ Abb. 1.9 wird nochmals deutlich, dass sich ein Krankheitsproblem auf viele Bereiche des menschlichen Lebens nachteilig auswirken kann. Diesen Umstand gilt es in der physiotherapeutischen Behandlung zu berücksichtigen.

1.6.3 ICF-Klassifikation

Die ICF bietet in den in ◘ Abb. 1.9 dargestellten Bereichen verschiedene Klassifikationen an (◘ Tab. 1.10).

Diese Kategorien werden im ICF-Modell noch verfeinert und detaillierter dargestellt und können somit individuell für jeden Menschen in seiner aktuellen Situation zur Bewertung der gesundheitlichen Situation verwendet werden.

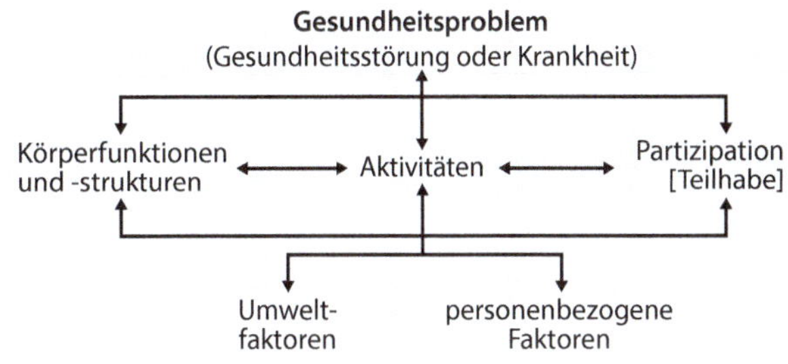

◘ Abb. 1.9 Wechselwirkungsprinzip nach der ICF

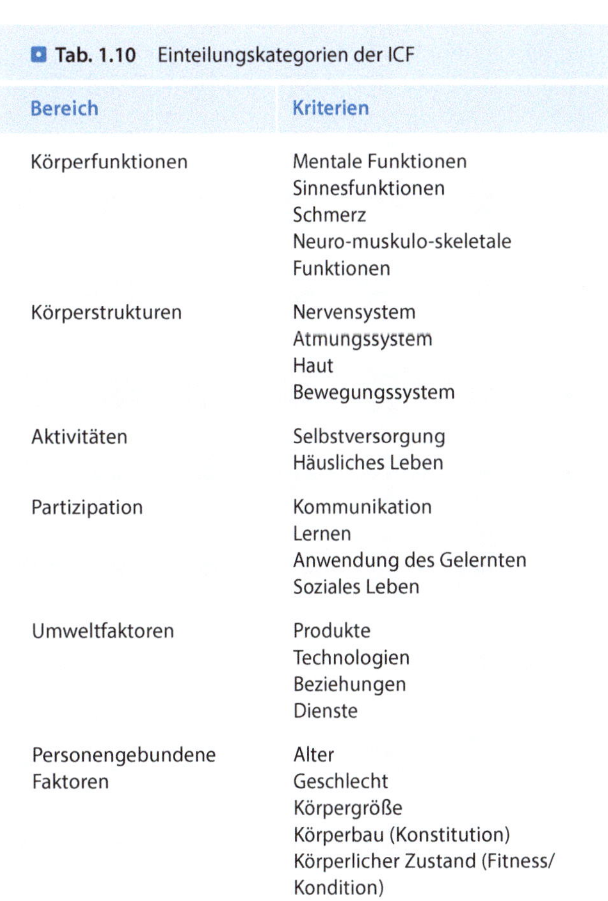

◘ Tab. 1.10 Einteilungskategorien der ICF

Bereich	Kriterien
Körperfunktionen	Mentale Funktionen Sinnesfunktionen Schmerz Neuro-muskulo-skeletale Funktionen
Körperstrukturen	Nervensystem Atmungssystem Haut Bewegungssystem
Aktivitäten	Selbstversorgung Häusliches Leben
Partizipation	Kommunikation Lernen Anwendung des Gelernten Soziales Leben
Umweltfaktoren	Produkte Technologien Beziehungen Dienste
Personengebundene Faktoren	Alter Geschlecht Körpergröße Körperbau (Konstitution) Körperlicher Zustand (Fitness/Kondition)

1.7 Gütekriterien standardisierter Ergebnismessung in der Physiotherapie

Was ist eigentlich ein Test oder eine Messung? In einem Test- oder Messverfahren werden Zahlen oder Begriffe den gemachten Beobachtungen zugeordnet. Dadurch werden diese Beobachtungen (in der Physiotherapie: Befunde) quantifizierbar – d. h., durch einen Zahlenwert erfassbar und vergleichbar. In der Physiotherapie und auch allgemein in der Medizin finden solche Quantifizierungen in unterschiedlichen Bereichen statt. Hier einige Beispiele dafür:
- Blutdruck: mmHg,
- Herzfrequenz: Bpm (Schläge pro Minute),

1

- Kniestabilität: Schublade „ja" oder „nein",
- Selbständigkeit (ADL): Barthel-Index,
- Muskelfunktion: Muskelfunktionswert 0 bis 6,
- Längenmessung der unteren Extremität: cm,
- aktive Mundöffnung: mm,
- aktive Mobilität der Schulterflexion: Angabe in Winkelgraden (°).

Quantifizierungen ergeben sich zwangsläufig, wenn man Ergebnisse aus Tests, Assessments, Messverfahren oder auch aus Fragebögen zahlenmäßig erfasst, ausdrückt und für spätere Vergleiche und für eine Verlaufsbeschreibung dokumentiert.

In der physiotherapeutischen Praxis wird eine Vielzahl von Tests, klinischen Untersuchungsmethoden und Fragebögen angewandt, um damit Abweichungen von einer Norm oder andere besondere Auffälligkeiten zu erkennen, zu messen und sichtbar zu machen. Damit sind diese Tests und Assessmentinstrumente Teil der physiotherapeutischen Messverfahren. Aber sind diese Testverfahren auch sicher in der Anwendung und messen diese Tests wirklich das, was sie sollen? Lassen sich mit den Ergebnissen der Untersuchung auch tatsächlich therapierelevante Rückschlüsse ziehen?

Eine Möglichkeit, sich mit der Effektivität von physiotherapeutischen Untersuchungs- und Befundmethoden auseinanderzusetzen, besteht u. a. in der kritischen Beurteilung der Testverfahren und der einzelnen Untersuchungsgänge. Mitunter ist es zu diesem Zweck sinnvoll, sich mit einem Testverfahren und mit dem geplanten Einsatzgebiet auseinanderzusetzen und die Zusammenhänge auch kritisch zu hinterfragen. Im Optimalfall werden bei der Untersuchung von Patienten standardisierte Untersuchungsmethoden angewandt, um damit die Beschwerden unserer Patienten zu beurteilen. Je einheitlicher Testverfahren eingesetzt werden, desto größer sollte auch die Testsicherheit und damit auch letztlich die Aussagekraft dieser Tests sein. Nach welchen Kriterien Tests beurteilt werden können, soll im Folgenden erarbeitet und aufgezeigt werden.

1.7.1 Was sind Gütekriterien im physiotherapeutischen Kontext?

Der Begriff der „Gütekriterien" stammt u. a. aus den Gebieten der Wirtschaft, der Industrie und der wissenschaftlichen Forschung. Dabei handelt es sich um Kriterien zur Beurteilung der Qualität, der Genauigkeit oder der Aussagekraft von erhobenen Daten, wie sie auch bei der physiotherapeutischen Patientenuntersuchung ermittelt werden. Gütekriterien und das erweiterte Verständnis im klinischen Zusammenhang sind damit grundlegend wichtig, um die Genauigkeit und die Aussagekraft von physiotherapeutischen Untersuchungs- und Messverfahren beurteilen zu können. Dies ist ein nicht zu vernachlässigender und nicht zu unterschätzender Teil der physiotherapeutischen Qualitätssicherung. Nur wenn Tests und deren Aussagefähigkeit richtig beurteilt und interpretiert werden können, ist es möglich, diese Tests und die damit ermittelten Ergebnisse in einem Patientenkontext zielführend für die Therapie einzusetzen.

Als Hauptkriterien zur Beurteilung von durch Testverfahren erhaltenen Daten (medizinisch-physiotherapeutischen Testergebnissen) stehen dabei die Gütekriterien **Objektivität**, **Reliabilität** und **Validität** im Erklärungsraum. **Sensitivität** und **Spezifität** sind wiederum erweiternde Kriterien für die Beurteilung von speziellen (auch strukturspezifischen) Testverfahren im physiotherapeutischen Untersuchungskontext (◘ Abb. 1.10). Alle Gütekriterien sind dabei von einer standardisierten Ausführung/Durchführung der Messverfahren abhängig. Es müssen für alle Untersucher und möglichst alle Untersuchten dieselben Ausgangsbedingungen geschaffen werden.

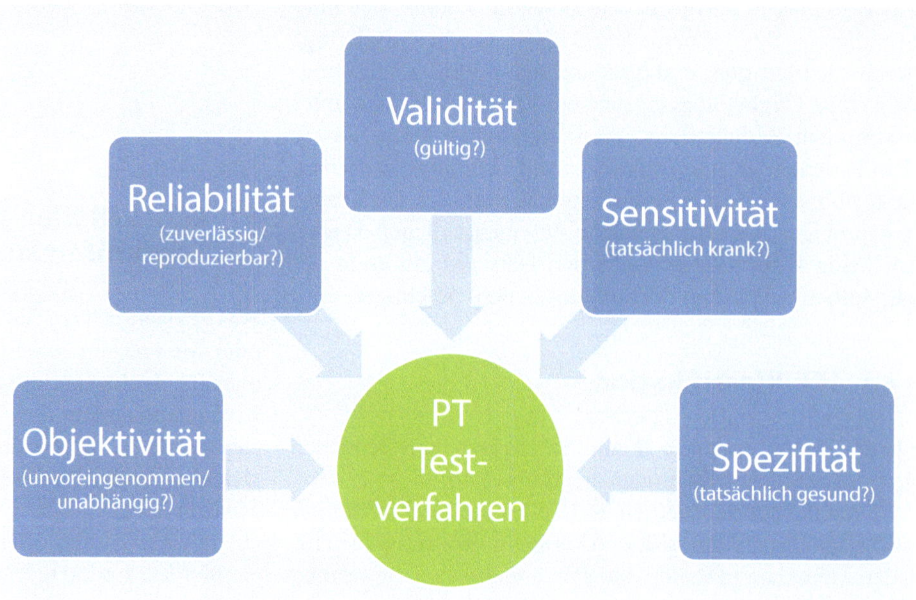

◘ **Abb. 1.10** Gütekriterien standardisierter physiotherapeutischer Ergebnismessung

1.7.2 Begriffserklärung

▪ Objektivität

Ein physiotherapeutisches Untersuchungsverfahren unterliegt dann einer hohen Objektivität, wenn vor der Durchführung des Tests eine unvoreingenommene Unabhängigkeit besteht. Das heißt, dass zwei Tester völlig unabhängig voneinander bei der Durchführung des physiotherapeutischen Untersuchungsverfahrens auf dasselbe Ergebnis kommen können.

Ein physiotherapeutisches Test- oder Untersuchungsverfahren muss dabei auch in den folgenden drei Teilkriterien der Objektivität einer kritischen Überprüfung standhalten:

▪▪ 1. Durchführungsobjektivität (Ist die Durchführung standardisiert?)

Ein Testverfahren muss in der Durchführung so konzipiert sein, dass zwei Untersucher den Test auf dieselbe Art und Weise durchführen können. Die Durchführung des Testverfahrens darf nicht von der Körperkraft, der Armlänge oder anderen Beschränkungen abhängig gemacht werden, um das richtige Ergebnis zu erhalten. Bei der Durchführung klinischer Tests in der physiotherapeutischen Diagnostik ist es u. a. essentiell, dass eine möglichst einheitliche Ausgangsstellung für die einzelnen Untersuchungsgänge eingehalten wird. Nur so kann sichergestellt werden, dass in den Tests (bei mehreren Untersuchern oder beim Vergleich Test: Re-Test) die Ergebnisse auch miteinander vergleichbar sind.

▪▪ 2. Auswertungsobjektivität (Ist die Auswertung standardisiert?)

Die Auswertung der Ergebnisse und das Auswertungssystem eines Testverfahrens müssen für alle Untersucher bekannt, nachvollziehbar und transparent sein, beispielsweise die Beurteilung des manuellen Muskelfunktionstest-Verfahrens in den Muskelfunktionswerten 0 bis 6. Alle Untersucher müssen dasselbe Bewertungssystem verwenden.

▪▪ 3. Interpretationsobjektivität (Lassen die Ergebnisse eine einheitliche und standardisierte Interpretation zu?)

Dieser Teil der Objektivität ist der wahrscheinlich strittigste im physiotherapeutischen Untersuchungskontext. Die Interpretation der Testergebnisse sollte – im Optimalfall – bei allen Untersuchern zu demselben Ergebnis führen. Bei der Interpretation von Ergebnissen aus medizinisch-klinischen Tests spielen allerdings auch noch andere Faktoren eine entscheidende Rolle:

- der Wissensstand der Untersucher,
- die klinische Erfahrung der beteiligten Untersucher.

Mit diesen zusätzlichen Variablen verändern sich auch die Interpretationsergebnisse bei den Untersuchern. Eine gefundene Muskelschwäche bei einem Muskelfunktionstest kann sowohl auf eine lokale Muskelschwäche aufgrund einer Muskelläsion als auch auf eine Störung der innervierenden Nervenstruktur hindeuten. Entscheidend für die Interpretation des Muskeltestergebnisses ist die differenzierende Betrachtung anderer Untersuchungsverfahren und deren Ergebnisse oder auch die klinische Erfahrung und das theoretische und praktische Wissen der Untersucher.

Längenmessung

Bei einer Längenmessung müssen die Distanzpunkte zuverlässig palpiert und lokalisiert werden. Das Maßband muss möglichst standardisiert genutzt werden (auch sollte es möglichst dasselbe Maßband sein, das von zwei Untersuchern benutzt wird). Doch selbst wenn diese Vorbedingungen geschaffen werden, wird es immer noch schwierig sein, bei zwei Messungen von zwei Untersuchern (z. B. die funktionelle Beinlänge) denselben Messwert zu erhalten. Dies bedeutet, dass die Objektivität bei diesem Messverfahren nicht als sehr hoch einzuschätzen ist.

Lachman-Test

Der Lachman-Test dient der Überprüfung der Stabilität des Kniegelenkes (vorderes Kreuzband). Wenn hierbei dieselbe Ausgangsstellung und Gelenkposition des zu untersuchenden Kniegelenkes benutzt wird, sollte bei zwei Untersuchern auch dasselbe Ergebnis herauskommen. Denn ein Kreuzband ist entweder intakt oder traumatisiert.

Ähnlich verhält es sich mit diesen Beispielen beim Gütekriterium der Reliabilität.

▪ Reliabilität

Reliabilität kann mit „Zuverlässigkeit“ oder „Genauigkeit“ übersetzt werden. Klinische Testverfahren und Untersuchungen haben dann eine hohe Reliabilität, also eine hohe Zuverlässigkeit/klinische Verlässlichkeit, wenn sie bei mehrmals wiederholter Messung denselben Messwert, also dasselbe Ergebnis liefern.

Eine mehrfach durchgeführte Längenmessung kann immer wieder verschiedene Messergebnisse liefern (1–3 mm Varianz), im Gegensatz zum Lachman-Test, der bei einem rupturierten vorderen Kreuzband auch bei mehrfacher Anwendung immer dasselbe Ergebnis liefern wird.

▪ Validität

Unter dem Begriff „Validität“ versteht man die „Gültigkeit“ eines physiotherapeutischen Messverfahrens oder einer physiotherapeutischen Untersuchung. Es geht also um die Feststellung, ob die angegebene Untersuchung auch tatsächlich das untersucht, was sie untersuchen soll.

Beispielsweise ist eine Umfangmessung am Kniegelenk nicht geeignet, um eine Aussage über den Zustand der Kreuzbänder machen zu können. Dieser Test wäre damit nicht „valide“ – also ungültig für die klinische Beurteilung der Kreuzbänder. Eine Umfangmessung würde einer wissenschaftlichen Untersuchung in Bezug auf die strukturelle Unversehrtheit eines vorderen Kreuzbandes niemals standhalten. Der Lachman-Test hingegen hat für die klinische Beurteilung des vorderen Kreuzbandes eine hohe Validität, da er die Funktionalität des Kreuzbandes mit der „vorderen Schublade“ aussagekräftig testet.

Praxistipp

Prüfen Sie die von Ihnen am häufigsten im physiotherapeutischen Arbeitsalltag angewandten klinischen Test- und Untersuchungsverfahren einmal kritisch bezüglich der hier dargestellten Kriterien Objektivität, Reliabilität und Validität und beurteilen Sie deren Aussagekraft auf therapierelevante Informationen und Messergebnisse hin.

Für die Beurteilung von speziellen Testverfahren - sog. strukturspezifischen oder krankheitsspezifischen Tests - sind weitere Gütekriterien und erforderlich. Um durch einen speziellen Test eine Aussage über die Wahrscheinlichkeit machen zu können, damit einen tatsächlich Erkrankten oder einen tatsächlich Gesunden zu entdecken, benötigen wir die sog. „Sensitivität" (SEN) und die „Spezifität" (SPE).

Grundlegende Vorüberlegungen

Bei speziellen klinischen Tests sind grundlegend zwei Antworten bzw. zwei Testergebnisse zu erwarten:

- positives Ergebnis: d. h., die Erkrankung wird durch das Testverfahren erkannt,
- negatives Ergebnis: d. h., die Erkrankung wird mit dem Testverfahren nicht erkannt.

Jedes dieser Testergebnisse kann nun wiederum „richtig" oder „falsch" sein (im Vergleich zum realen Wert der Untersuchung, also dem tatsächlich vorherrschenden Zustand). Daraus ergeben sich weitere Aussagemöglichkeiten aus den Testergebnissen wie folgt (◻ Abb. 1.11):

- Richtig positiv = die Erkrankung konnte im Testverfahren erkannt werden und dieses Ergebnis ist auch noch richtig. Das heißt, der Test hat die Erkrankung erkannt, die Erkrankung ist tatsächlich vorhanden und damit haben wir einen tatsächlich erkrankten Patienten.
  Klinisches Beispiel: Der Test erkennt einen tatsächlich vorhandenen Meniskusriss am Patient.
- Falsch positiv = die Erkrankung konnte im Testverfahren erkannt werden, aber leider ist dieses Ergebnis falsch. Das heißt, die Erkrankung ist tatsächlich **nicht** vorhanden, wurde aber vom Testverfahren fälschlicherweise trotzdem erkannt.**Klinisches Beispiel:** Bezogen auf den Meniskusriss bedeutet dies: Der Test erkennt einen Meniskusriss bei einem Patienten, der eigentlich keinen Meniskusriss hat.
- Richtig negativ = die Erkrankung konnte im Testverfahren nicht erkannt werden und dieses Ergebnis ist auch noch richtig. Das heißt, der Test hat die Erkrankung nicht erkannt, die Erkrankung ist tatsächlich nicht vorhanden und damit haben wir einen tatsächlich nicht erkrankten Patienten, also einen tatsächlich Gesunden.
  Klinisches Beispiel: Der Patient ist gesund (hat völlig intakte Menisken) und der Test erkennt auch keinen Meniskusriss.
- Falsch negativ = die Erkrankung konnte im Testverfahren nicht erkannt werden, aber leider ist dieses Ergebnis falsch. Das heißt, die Erkrankung ist tatsächlich vorhanden, wurde aber vom Testverfahren fälschlicherweise trotzdem nicht erkannt.
  Klinisches Beispiel: Der Meniskusriss konnte vom Test nicht erkannt werden, ist am Patienten aber leider dennoch vorhanden.

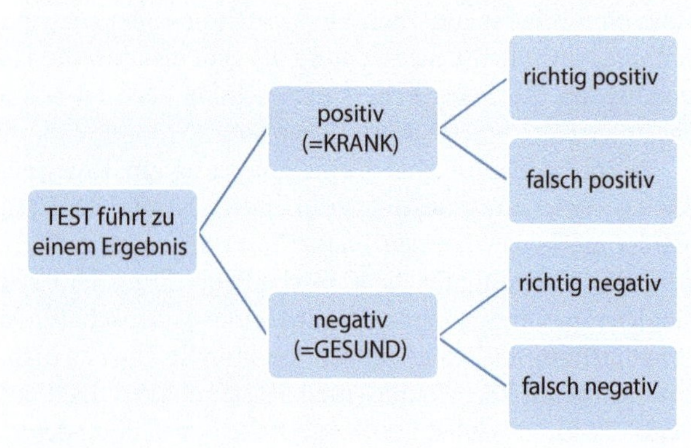

◻ **Abb. 1.11** Mögliche Ergebnisse von speziellen klinischen Testverfahren

Jedes dieser Ergebnisse zieht in der Medizin und in der physiotherapeutischen Praxis eine Kette von Bewertungen, Entscheidungen und Handlungen (auch Behandlungen) nach sich, die sicherlich nicht ohne direkte Konsequenzen für den betroffenen Mensch (potenzieller Patient) bleiben.

Klinische Konsequenzen bei positiven Testergebnissen Im besten Fall wird eine richtige Behandlung bei einem tatsächlich von der Erkrankung betroffenen Patienten durchgeführt (richtig positives Ergebnis). Im schlechteren Fall wird eine nicht vorhandene Erkrankung vermeintlich erkannt und der Patient darauf behandelt. Die Erkrankung ist aber gar nicht vorhanden und müsste damit auch nicht behandelt werden (falsch positives Ergebnis). Der Patient wird also völlig unnötig behandelt.

Klinische Konsequenzen bei negativen Testergebnissen Im besten Fall erfolgt auf eine nicht vorhandene Erkrankung auch keine Behandlung (richtig negatives Ergebnis). Der Patient hat das untersuchte Krankheitsproblem tatsächlich nicht und benötigt auch keine Behandlung. Im schlechteren Fall wird eine vorhandene Erkrankung nicht im Testverfahren erkannt und damit auch nicht adäquat behandelt (falsch negatives Ergebnis). Damit bekommt der Patient nicht die eigentlich erforderliche Behandlung.

> **Test- und Messverfahren sollten vor dem Einsatz gründlich hinterfragt und geprüft werden, damit keine falschen Schlüsse daraus gezogen werden.**

Sensitivität

Die Sensitivität beschreibt die Wahrscheinlichkeit, mit einem Testverfahren tatsächlich Erkrankte zu erkennen.

- Es geht darum, tatsächlich Erkrankte zu erkennen.

- Je höher die Sensitivität eines Tests, desto exakter werden tatsächlich „Erkrankte" erkannt.
- Testergebnis: **richtig positiv.**

Die Sensitivität eines Testverfahrens kann wie folgt berechnet werden:

Sensitivität (SEN) = richtig positive Ergebnisse: falsch negative Ergebnisse + richtig positive Ergebnisse

Spezifität

Die Spezifität beschreibt die Wahrscheinlichkeit, mit einem Testverfahren tatsächlich Gesunde zu erkennen.

- Es geht darum, „Nicht-Erkrankte" zu erkennen.
- Je höher die Spezifität eines Tests, desto besser werden tatsächlich „Nicht-Erkrankte" erkannt
- Testergebnis: **richtig negativ.**

Die Spezifität eines Testverfahrens wird wie folgt berechnet:

Spezifität (SPE) = richtig negative Ergebnisse : falsch positive Ergebnisse + richtig negative Ergebnisse

Bei allen Testverfahren, die wir im klinischen Praxisgeschehen benutzen, um damit Patienten zu untersuchen und die Ergebnisse dann für unsere klinischen Interpretationen einsetzen, sollten wir uns immer wieder kritisch hinterfragen, ob das verwendete Testverfahren:

- standardisiert eingesetzt und durchgeführt wird (immer in derselben Ausgangsstellung, im Optimalfall vom selben Untersucher oder mit demselben Messgerät etc.),
- objektive Ergebnisse liefert,
- auch das prüft/testet, was es prüfen/testen soll,
- dazu geeignet ist, „tatsächlich Erkrankte" zu erkennen,
- dazu geeignet ist, „tatsächlich Gesunde" zu erkennen.

Letztlich hängt die optimale Behandlung eines Patienten immer von unserer Untersuchung und der darauf aufbauenden Bewertung der Ausgangssituation ab. Denn diese Erkenntnisse prägen die anschließend folgende Behandlung.

1.8 Systematik des Aufbaus und Reihenfolge der einzelnen Befundwerkzeuge in diesem Buch

Die Systematik und damit der Aufbau des Buches (die Reihenfolge der einzelnen Bestandteile der physiotherapeutischen Befunderhebung), folgen einem in der Praxis über Jahre erprobten Schema. Dies dient vor allem der Ökonomisierung und der Absicherung der Testergebnisse und soll gleichzeitig größtmögliche klinische Sicherheit für Patient und Therapeut herstellen.

Die exakte Einhaltung der Reihenfolge der Diagnostikkaskade im Buch ist nicht obligatorisch zu sehen, sie erleichtert jedoch das therapeutische Vorgehen immens und gewährt dem Untersucher einen nicht unerheblichen Sicherheitsaspekt während der gesamten Befundaufnahme. So ist dies lediglich als ein gut gemeinter Vorschlag zur (für mich) optimalen Reihenfolge einer physiotherapeutischen Untersuchung zu verstehen.

Mit dieser Vorgehensweise ergeben sich im Verlauf der Untersuchung 12 Kontrollschritte für den Therapeuten, die bei dem jeweils individuell auszurichtenden Prozess der Entscheidungsfindung dabei helfen, von den Untersuchungsergebnissen zu einer effektiven Therapie zu gelangen – ohne dabei wesentliche Details zu übersehen oder gar zu vergessen. Auch kann der Therapeut seine Untersuchungsergebnisse immer wieder (nach jedem einzelnen Untersuchungsschritt) einer sog. Plausibilitätsprüfung unterziehen. Damit kann überprüft werden, ob die Ergebnisse der einzelnen Untersuchungsgänge auch ein einheitliches klinisches Bild ergeben und zusammenpassen oder ob es Unstimmigkeiten oder gar Fehler gibt. Diese müssen dann weiter analysiert und in einer erweiterten Untersuchung dann ausgeräumt werden. Nun zur Begründung dieser Systematik:

Anamnese (1. Schritt) Die physiotherapeutische Diagnostikkaskade beginnt in der Regel mit einer strukturierten (auf das Hauptproblem des Patienten fokussierten) Befragung – der Anamnese. Hier werden alle therapierelevanten Daten erfasst und die weitere Vorgehensweise geplant. Aus den Ergebnissen der Anamnese erstellt der Therapeut eine oder mehrere vorläufige Arbeitshypothesen bezüglich der Ursache für die Beschwerden des Patienten, eventuell beteiligte Strukturen werden aufgelistet und so für die weitere körperliche Untersuchung vorgemerkt. Diese Hypothesen werden im optimalen Fall während der gesamten Therapie immer wieder hinterfragt und an den neuen Kenntnisstand angepasst.

Danach beginnt die körperliche Untersuchung des Patienten. Hierbei sollen vor allem die erstellten Hypothesen bestätigt werden, abnorme Bewegungsrichtungen oder andere körperliche Auffälligkeiten (Abweichungen von der Norm) gefunden und eine erste Planung für die Therapie erstellt werden.

Inspektion (2. Schritt) Die allgemeine Beobachtung des Patienten kann sofort begonnen werden, wenn der Patient die Praxis oder den Behandlungsraum betritt. Die Inspektion kann auch jederzeit und ohne Probleme während der gesamten Untersuchung immer wieder erweitert und ergänzt werden. Es ist jedoch von großem praktischem Wert, sich noch vor der aktiven Bewegungsprüfung einen ersten „Überblick" zu verschaffen.

Aktive Bewegungsprüfung (3. Schritt) Es hat sich in der Praxis bewährt, hier mit einer aktiven Bewegungsprüfung zu beginnen. Hier zeigt uns der Patient, inwieweit er bereit oder überhaupt fähig ist, sich und seine betroffene Körperregion zu bewegen und damit zu belasten. Eine aktive Bewegungsprüfung zeigt dem Therapeuten also ganz klar die Einschränkungen, die Störungen und die bestehenden Schmerzen des Patienten und warnt den Untersucher damit auch vor ungünstigen Handlungen und vor zu belastenden Tests. Zeigt der Patient in der aktiven Bewegungsprüfung bereits schmerzhaft eingeschränkte Bewegungsrichtungen, Limitationen oder auch mechanisches Ausweichverhalten, so sind diese Erkenntnisse im weiteren Verlauf zu berücksichtigen. Auch sollten diese Symptome bei anderen Untersuchungsgängen besonders gesucht werden. Diese ersten Symptome legen den ersten roten Faden in die gesamte Befundung, an dem sich der Therapeut entlanghangeln kann.

Neurologische Untersuchung (4. Schritt) Der 4. Schritt ist eine sog. „Wenn-nötig-Untersuchung" und wird nicht standardisiert bei jedem Patient an dieser Stelle durchgeführt. Gibt der Patient in der Anamnese oder der aktiven Bewegungsprüfung jedoch neurologische Symptome wie z. B. Kribbeln, ausstrahlende Schmerzen, Taubheitsgefühle etc. an, so ist eine neurologische Untersuchung (NU) zwingend erforderlich. Es ist dann auch sehr sinnvoll, diese NU noch vor der passiven Bewegungsprüfung durchzuführen, um ungewollte Reaktionen oder eine Reproduktion von neurologischen Symptomen zu vermeiden. Es handelt sich dabei auch um einen nicht unerheblichen Sicherheitsaspekt. Neurale Strukturen können manchmal starke Reaktionen auf mechanische Belastung (auch bereits in der Untersuchung) zeigen. So kann durch eine zu stark belastende passive Bewegungsprüfung oder eine intensive Palpation der neuralen Strukturen dann auch letztlich die neurologische Symptomatik des Patienten immens verstärkt werden, was in dieser ersten Phase der Untersuchung sicherlich nicht sehr zweckdienlich oder zielführend wäre.

Passive Bewegungsprüfung (5. Schritt) Nach der neurologischen Untersuchung (wenn sie denn nötig war) kommt der 5. Schritt – die passive Bewegungsprüfung: Hier erhält der Untersucher direkte Informationen über die Bewegungs- und Funktionsfähigkeit des untersuchten Gelenkkomplexes. Mit den Informationen aus den vorangegangenen Untersuchungen kann die passive Prüfung auch besonders sicher und schonend für den Patient gestaltet werden. Der Untersucher kann damit die Ergebnisse fast schon vorausahnen.

Messungen, manueller Muskelfunktionstest und Palpation (Schritte 6–8) Die Schritte 6 (Messungen), 7 (manueller Muskelfunktionstest) und 8 (Palpation) können in der Reihenfolge beliebig durchgeführt werden. Zu empfehlen ist jedoch auch hier eine strukturierte Vorgehensweise. Routine hat manchmal etwas Beruhigendes und Analytisches. Zudem reduziert eine gute Struktur auch Fehlerquellen. Die Messungen (6. Schritt) geben dann hartes Zahlenmaterial für die weiteren Untersuchungsgänge, zum Seitenvergleich, zur Verlaufskontrolle und zum Wiederbefund. Messungen (Längen- und Umfangmessungen) geben auch mechanische Informationen, die zur Bewertung der Bewegungsfähigkeit oder der vorherrschenden Hebelkräfte hilfreich sein können. Die Winkelmessung kann auch bereits in die aktive Bewegungsprüfung integriert werden.

Spezielle Testverfahren (9. Schritt) Spezielle Testverfahren (9. Schritt) geben dann bereits differenzialdiagnostische Informationen über die besondere Funktionsfähigkeit oder Belastbarkeit einzelner Strukturen. Dieser Schritt ist gewöhnlich nach der standardisierten allgemeinen Untersuchung sinnvoll.

Bewertung apparativer Untersuchungsverfahren, Miteinbeziehen von Arztberichten und Bewertung von Berichten aus bisherigen Behandlungen (Schritte 10–12) In den Schritten 10 (Bewertung apparativer Untersuchungsverfahren), 11 (Miteinbeziehen von Arztberichten) und 12 (Bewertung von Berichten aus bisherigen Behandlungen) erhält der Untersucher weitergehende Informationen und kann diese mit den eigenen Ergebnissen vergleichen. Die Bewertung anderer Berichte steht bewusst am Ende der physiotherapeutischen Diagnostikkaskade. So ist gewährleistet, dass sich der Physiotherapeut ein eigenes, unabhängiges und vor allem objektives (unvoreingenommenes) Urteil über die Patientensituation bilden kann.

Nach jedem einzelnen Untersuchungsgang geht es darum, die in der Anamnese aufgestellten Hypothesen zu überprüfen. So bleibt der Therapeut seiner aufgebauten Therapie treu und kann auch schnell reagieren und korrigieren, wenn neue Sachverhalte hinzukommen.

Literatur

Bucher-Dollenz G, Wiesner R (2008) Therapiekonzepte in der Physiotherapie – Maitland. Thieme, Stuttgart

Butler DS, Moseley GL (2004) Schmerzen verstehen. Springer, Berlin/Heidelberg

Diemer F, Sutor V (2007) Praxis der medizinischen Trainingstherapie, Bd 1. Thieme, Stuttgart

Frisch H (2009) Programmierte Untersuchung des Bewegungsapparates, 9. Aufl. Springer, Berlin/Heidelberg

Horst R (Hrsg) (2008) Therapiekonzepte in der Physiotherapie – PNF. Thieme, Stuttgart

Horst R (2005) Motorisches Strategietraining und PNF. Thieme, Stuttgart

Kisner C, Colby LA (2010) Grundlagen der Physiotherapie – Vom Griff zur Behandlung, 3. Aufl. Thieme, Stuttgart

List M (2008) Physiotherapie in der Traumatologie, 5. Aufl. Springer, Berlin/Heidelberg

Maitland GD (1994) Manipulation der Wirbelsäule, 2. Aufl. Springer, Berlin/Heidelberg

Maitland GD (1996) Manipulation der peripheren Gelenke, 2. Aufl. Springer, Berlin/Heidelberg

Pfund R, Zahnd F (2001) Leitsymptom Schmerz – Differenzierende ManualtherapeutischeUntersuchung und Therapie bei Bewegungsstörungen 1: Oberer Abschnitt. Thieme, Stuttgart

Pfund R, Zahnd F (2003) Leitsymptom Schmerz – Differenzierende Manualtherapeutische Untersuchung und Therapie bei Bewegungsstörungen 2: Unterer Abschnitt. Thieme, Stuttgart

Pschyrembel (1994) Klinisches Wörterbuch, 257. Aufl. de Gruyter, Berlin

Trennczek K (2001) Problem basedlearning als Unterrichtskonzept in der Ausbildung von Physiotherapeuten, Teil 3. Zeitschrift 53(4):13–16

Zalpour C (Hrsg) (2010) Springer Lexikon Physiotherapie. Springer, Berlin/Heidelberg

Anamnese

K. Bartrow, *Untersuchen und Befunden in der Physiotherapie*, Physiotherapie Basics,
https://doi.org/10.1007/978-3-662-58298-5_2

Das Gespräch mit dem Patienten ist in der heutigen Medizin und somit auch in der Physiotherapie durch kein anderes Instrument oder Werkzeug der Diagnostik zu ersetzen. Nur durch den **direkten Dialog** mit dem durch ein gesundheitliches Problem betroffenen Menschen selbst lassen sich alle relevanten Informationen, die für eine umfassende und effektive physiotherapeutische Behandlung erforderlich sind, in Erfahrung bringen.

2.1 Anamnese: das Gespräch

Gesprächssetting

Um einem Patienten während der Befragung die nötige **Sicherheit** und das nötige **Vertrauen** in die fachliche und persönliche Kompetenz des Therapeuten zu geben, ist es empfehlenswert, gewisse **Grundvoraussetzungen** zu erfüllen.

Angenehme Atmosphäre schaffen

Die Erstbefragung des Patienten sollte möglichst in einem geschlossenen Raum (nicht unbedingt in einer durch Vorhänge abgetrennten Behandlungskabine) und unter vier Augen stattfinden. Dies ermöglicht eine bestmögliche und respektvolle Wahrung der **Privatsphäre** des Patienten und vermittelt eine professionelle Vorgehensweise des Therapeuten, die Vertrauen schafft.

Sich Zeit nehmen – Ruhe vermitteln

Zu einem angenehmen, **ruhigen Gespräch** gehört die entsprechende Zeit, die sich beide Parteien (Patient und Therapeut) nehmen sollten. Eine erste Patientenbefragung wird in der Praxis normalerweise innerhalb der ersten Behandlungssitzung durchgeführt und sollte in diesem Rahmen zeitlich voll ausgeschöpft werden, um alle relevanten Informationen in Ruhe zu erheben. Ein Hektik verbreitendes „Durch-die-Befragung-Rennen" dient niemandem. Der Patient bekommt das Bild vermittelt, ein Störfaktor zu sein, für den sich niemand Zeit nimmt, und der Therapeut kann mit dieser Vorgehensweise nicht alle für die Therapie wichtigen Details erhalten.

Offenheit und Unvoreingenommenheit ausstrahlen

Nur wenn der Therapeut sich seine Meinung über den Patienten und sein Problem frei und unabhängig bildet, kann eine angenehme und produktive Zusammenarbeit während der Behandlungen entstehen. Der Therapeut tut gut daran, sich von Anfang an nach der Devise „Der Patient hat ein echtes gesundheitliches Problem" zu verhalten. Er sollte dem Patienten und seinen Schilderungen in jedem Fall **Glauben schenken**, so unstimmig und wirr sich die Informationen eines Patienten auch manchmal anhören mögen. Weiterhin empfiehlt es sich, Arzt- und Therapieberichte von dritter Seite erst nach dem Aufnehmen der Patientenanamnese und den danach gestellten ersten Hypothesen zu lesen und die gebildete Meinung durch die Berichte zu ergänzen.

Schwächen und Stärken des Patienten erfassen

Die Patientenbefragung (Anamnese) soll dem Therapeuten alle therapierelevanten Informationen liefern, um eine möglichst zielgerichtete und effektive Therapie zu ermöglichen. Im Gesamtmanagement ist die bestmögliche Therapie, auch die bestmögliche Behandlungseinheit immer ein Produkt aus einer zielgerichteten und planvoll durchgeführten Untersuchung und einer am Patientenproblem orientierten Behandlung. Am wichtigsten ist es daher, das **primäre Hauptproblem** des Patienten zu erfassen und genauer zu analysieren. Das heißt, alle Umstände und Begebenheiten, die zu diesem Problem des Patienten geführt haben könnten, müssen in Erfahrung gebracht werden. Neben dem primären Hauptproblem können weitere **Nebenprobleme** (sekundäre oder tertiäre Probleme) bestehen, deren Erhebung für die exakte Beurteilung und Bewertung des Patientenproblems, die Betroffenheit des Patienten im Alltag und die nachfolgende Therapie ebenfalls eine bedeutende Rolle spielen. Über das **Befragen des Patienten** soll der Therapeut herausfinden,

- wie stark der Patient durch seine Beschwerden im Alltag (Arbeit, Hobby, Freizeit, Sport etc.) eingeschränkt wird, und
- welche Ressourcen er hat, um diese Defizite auszugleichen.

> **Die Aufmerksamkeit zielt nicht ausschließlich darauf, die Schwachpunkte des Patienten zu erkennen, sondern auch seine Stärken/Ressourcen festzustellen und für die Therapie nutzbar zu machen.**

Der Therapeut ist bestrebt, die Stärken des Patienten aufzudecken. Unter „Stärken" fällt alles, was die Beschwerden des Patienten lindert, z. B. den Schmerz, die Funktionsstörungen oder eine Schwellung. Beide Aspekte, Einschränkungen und entwickelte Ressourcen, sind für die Therapie weitgehend wichtig.

Durch die Befragung des Patienten erhält der Therapeut diese Informationen aus erster Hand und hat bei Unklarheiten sofort die Möglichkeit nachzufragen und die Informationen weiter zu ergänzen. Nur wenn alle Informationen zu Verfügung stehen und in die Bewertung mit einfließen können, ist es möglich, eine effektive Therapie zu entwickeln.

2.2 Entwicklung der Anamnese: historischer Überblick

Der Begriff **Anamnese** kommt ursprünglich aus dem Griechischen und bedeutet **Erinnerung**. Der Patient soll sich an die Entstehung, die Ursachen und die Entwicklung seiner Funktionsstörung oder allgemein an seine Krankengeschichte erinnern. Im **Gespräch** mit dem Therapeuten werden die wichtigsten Informationen aus der Patientengeschichte sortiert aufgenommen und vom Therapeuten in geeigneter Art und Weise in der Patientenkartei (in einem Befundbogen) dokumentiert. Bei der Anamnese, aus der heutigen Perspektive, handelt es sich um eine **subjektive Untersuchung**, bei der sich alles um die Sichtweise des Patienten dreht. Das heißt, der Patient erzählt mit eigenen Worten seinen persönlichen Eindruck der Problematik: seine Beschwerden, Schmerzen oder Funktionsdefizite. Dabei gilt es herauszufinden, inwieweit der Patient von seinen Beschwerden im Alltag, in der Freizeit oder auch bei Hobbys beeinträchtigt oder behindert wird, und was er selbst dagegen unternommen hat.

Dies war nicht immer so in der Geschichte der medizinischen Entwicklung. In der antiken Heilkunst wurde der Patient nicht direkt befragt, sondern der Arzt befragte **Angehörige** nach dem Befinden und den Störungen des Patienten, um dann eine auf Grundlage einer **Blickdiagnose** eine Prognose abzugeben. Diese Prognose bestand häufig nur aus den Möglichkeiten: „Tod oder Leben". Heute werden Prognosen glücklicherweise um einiges differenzierter formuliert, und die Medizin benutzt primär das Mittel der Diagnose (dabei handelt es sich um ein definiertes Krankheitsbild, das nach einer differenzialdiagnostischen Bewertung in ein Klassifikationssystem eingeordnet werden kann), um eine Beurteilung des Patientenproblems vorzunehmen.

Das prognostische Vorgehen wurde erstmals ausführlich in den Schriften des **Hippokrates** (um 400 v. Chr.), genauer im „Prognosticon", beschrieben. In dieser Abhandlung kommt der Prognose eine umfassende Bedeutung in der Gesamtbeurteilung des Kranken zu. Die Prognose beschränkte sich nicht nur auf die zukünftige Krankheitsentwicklung, wie es der heutige Begriff der Prognose vorgibt; vielmehr beinhaltete die **Prognose der Antike** auch eine rückblickende Bewertung über die Entwicklung und Entstehung der Krankheit sowie den aktuellen Zustand und die Beeinträchtigungen des Kranken. Allerdings wurde die Prognose damals vom Arzt bereits gestellt, bevor der Kontakt mit dem Kranken selbst aufgenommen wurde. Dazu wurden die Familie und Personen des näheren Umfelds des Kranken befragt.

Die Anamnese, in annähernd der Art, wie sie heute verstanden und eingesetzt wird, wurde erstmals in der Antike von **Rufus von Ephesos** formuliert und als probates Mittel der Informationsgewinnung am Patienten propagiert. Rufus von Ephesos lebte gegen Ende des 1. Jahrhunderts und vertrat als einer der ersten Mediziner die Meinung, man müsse **dem Kranken direkt** Fragen stellen. Mit seiner anamnestischen Schrift „Die Fragen an den Kranken" (1962) legte er den Grundstein unserer heutigen medizinischen Patientenbefragung. Einhellige Meinung der antiken medizinischen Welt in der damaligen Zeit war eher, die Krankheit könne an den äußeren Anzeichen besser erkannt und behandelt werden, und Fragen an den Kranken seien gänzlich unnötig.

> **Die Arbeiten und das Werk von Rufus von Ephesos, „Die Fragen an den Kranken", waren der initiale Start für die Entwicklung der Anamnese bis zum heutigen Stand.**

Der zündende Gedanke der Anamnese stammt also aus dem Beginn unserer Zeitrechnung, und es hat es fast 2000 Jahre gedauert, um die heute allgemein gültige und anerkannte Art der Patientenbefragung zu etablieren. Die **Entwicklung der Patientenbefragung** vollzog sich von einer eher schwammig gestellten Prognose aufgrund einer Blickdiagnose, über die wissenschaftliche Integration klinischer Untersuchungsmethoden zur gezielten und strukturierten Befragung via Anamnese, wie sie in der heutigen Medizin standardisiert eingesetzt wird. Um dieses neuere Verstehen der Anamnese geht es im folgenden Kapitel.

Die Zeittafel in ◘ Tab. 2.1 gibt eine kurze Zusammenfassung der Anamneseentwicklung.

2.3 Anamneseerhebung: Leitgedanken

Die Anamnese soll den Therapeuten befähigen, anhand der erfragten subjektiven Informationen des Patienten bereits **Leitsymptome** zu erkennen, die im Weiteren schon eine kleine Differenzialdiagnostik möglich machen. Aus der Anamnese können erste leitende Informationen gewonnen werden,

◘ Tab. 2.1 Zeittafel der anamnestischen Entwicklung

Zeitraum	Ärztlicher Vertreter	Form der Anamnese (aktuelle Theorie)
460–370 v. Chr.	Hippokrates	In dieser Zeit existierte in der Medizin lediglich eine Prognose. Es wurde keine Anamnese, also keine direkte Befragung des Kranken durchgeführt
100–150 n. Chr.	Rufus von Ephesos	Erste Erwähnung der heutigen Anamnese. In seinem Werk „Fragen des Arztes an den Kranken" wurde die Anwendung einer direkten Befragung des Erkrankten (Patienten) zum ersten Mal öffentlich vertreten und verbreitet
1498–1551	Johannes Baptista Montanus	Gilt als einer der Mitbegründer der klinischen Medizin. An den medizinischen Akademien führte er als einer der Ersten eine klinisch begründete Diagnosestellung und einen klinischen Unterricht mit Patientendemonstrationen während der ärztlichen Ausbildung ein
1668–1738	Herman Boerhaave	Führte eine erste Integration der chronologischen Krankengeschichte in der Patientenuntersuchung und der resultierenden Beurteilung der Erkrankung ein, ferner einen klinischen Unterricht am Krankenbett der Patienten (heutige Visite)
1815–1877	Carl Reinhold August Wunderlich	Aus seinen Studien kam die erste Integration von klinischer Beobachtung des Patienten und einer streng methodischen und überprüfbaren klinischen Untersuchung (erstes Clinical Reasoning in den Kinderschuhen). Er unterrichtete an Physiotherapie- und Psychiatrieschulen

die für eine bestimmte Pathologie oder ein bestimmtes klinisches Muster charakteristisch sind. Anhand dieser Informationen kann eine **spezifische** weiterführende **körperliche Untersuchung** geplant und durchgeführt werden. Das Ziel der körperlichen Untersuchung ist es, Symptome zu finden, die für diese bestimmte Pathologie oder das vermutete klinische Muster sprechen.

> **Aus der Anamnese können erste leitende Informationen gewonnen werden, die für eine bestimmte Pathologie oder ein bestimmtes klinisches Muster charakteristisch sind.**

In Abb. 2.1 ist ein mögliches Grundgerüst des Anamneseverfahrens dargestellt. Die Inhalte geben die großen **Ziele** einer Anamnese vor sowie die **Leitgedanken**, die der Therapeut verinnerlicht haben sollte. Primär geht es darum, möglichst umfassende Informationen über den Patienten und seine Problematik (Schmerz, Bewegungseinschränkung etc.) zu sammeln. Diese Informationen werden für weitergehende Gedanken und Überlegungen genutzt.

2.3.1 Leitsymptome erkennen

Sehr wichtig für die Therapieplanung und die Effizienz der angewandten Techniken ist es, die primären Probleme, das oder die Hauptproblem(e) des Patienten (**subjektive Hauptprobleme**) zu kennen. Es gilt herauszufinden, was den Patienten am deutlichsten in seiner Lebensführung oder in seinem Alltag einschränkt oder behindert.

> **Die häufigsten Leitsymptome sind**
> - **Schmerz und**
> - **Bewegungseinschränkung.**

Lediglich die **klinische Präsentation** variiert von Patient zu Patient. Es soll geklärt werden, ob
- der Patient primär als **Schmerzpatient** zu beurteilen ist (d. h., der Schmerz ist das führende Symptom), oder
- der Patient primär unter einer **Bewegungsstörung** leidet, und die Beurteilung dahingehend zu machen ist (d. h., die führende Symptomatik ist im Bereich der Bewegungsstörung zu finden).

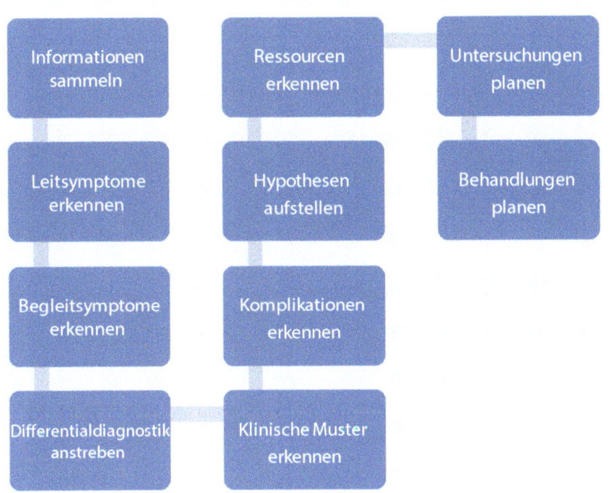

Abb. 2.1 Gedanken zur Anamnese: ein möglicher Aufbau

Nach dieser ersten Information wird das Hauptproblem differenzierter abgefragt und analysiert.

> **Aufgabe des Therapeuten ist es herauszufinden, bei welchen Aktivitäten, Bewegungen oder Haltungen die Hauptsymptome des Patienten auftreten, und welche Faktoren darauf einwirken.**

Patienteneinteilung nach dem Leitsymptom : Patient mit Schmerzen

Der Patient hat ein führendes Hauptproblem: den Schmerz. Dieser kann in seinen **Charakteristika** unterschiedlich auftreten:
- Dauerschmerz,
- Ruheschmerz,
- Bewegungsschmerz,
- intermittierender Schmerz (variabler Schmerz) etc.

Ebenso sind Variationen in der **Schmerzqualität** zu erkennen:
- stechend,
- bohrend,
- ziehend,
- brennend,
- drückend etc.

Der Schmerz eines Patienten wird möglichst exakt und detailliert erfragt und für die Therapie und die folgenden Kontrollen per Wiederbefund schriftlich dokumentiert

Patient mit Bewegungseinschränkung

Der Patient hat eine Bewegungseinschränkung als führendes Symptom. Die Beweglichkeit kann entweder in einem Gelenk oder in einer funktionellen Bewegungskette eingeschränkt sein. Um dieses herauszufinden, bedarf es einer exakten Analyse.

Die Sensation der Bewegungseinschränkung (Bewegungshindernis) kann in unterschiedlichen Phasen einer Bewegung auftreten. Teilt man eine **Gesamtbewegung** in drei Drittel auf, kann eine Bewegungseinschränkung wie folgt definiert werden:
- Zu **Beginn** der Bewegung (= **initial**): Nahezu komplette Bewegungseinschränkung, da der Bewegungsstopp gleich zu Beginn einsetzt und die gesamte Bewegung verhindert (fast 3/3 der Bewegung sind eingeschränkt).
- In der **Mitte** der Bewegung (= **intermediär**): Mittlere Bewegungseinschränkung. Das Bewegungshindernis liegt im mittleren Drittel der Bewegung auf und behindert Drittel 2 und 3.
- Am **Ende** der Bewegung (= **terminal**): Leichte Bewegungseinschränkung, da das Bewegungshindernis erst im letzten Bewegungsdrittel liegt. Dem Patienten bleiben 2 der 3 Drittel der Bewegung zur Mobilität.

2

Patient mit Schmerz und Bewegungseinschränkung

Der Patient hat eine führende Schmerzsymptomatik mit einer sekundären Bewegungseinschränkung. Die Bewegungseinschränkung (Schmerzhemmung in der Bewegungsausführung oder -planung) kann infolge des Schmerzes oder auch als separate Symptomatik auftreten.

> **Bei einem Patienten mit Schmerzen und Bewegungseinschränkung ist immer die Schmerzsymptomatik führend. Die Bewegungseinschränkung kann entweder**
> - **durch die Schmerzsymptomatik verursacht werden oder**
> - **gleichzeitig, jedoch unabhängig von der Schmerzsymptomatik bestehen.**

Patient mit Bewegungseinschränkung und Schmerz

Bei diesem Patienten ist die Hauptproblematik eine Bewegungseinschränkung, mit sekundärer Schmerzsymptomatik. Der Schmerz kann aufgrund der Bewegungseinschränkung bestehen oder auch eine separate Symptomatik sein:

> **Bei einem Patienten mit Bewegungseinschränkung und Schmerzen, wobei die Bewegungseinschränkung führend ist, kann die Schmerzsymptomatik entweder**
> - **durch die Bewegungseinschränkung ausgelöst werden oder**
> - **gleichzeitig, unabhängig von der Bewegungseinschränkung bestehen.**

2.3.2 Begleitsymptome erkennen

Auch zusätzliche Symptome, die den Patienten nicht primär benachteiligen, oder die er **subjektiv** (noch) **nicht als schlimm** einstuft, sind für den Therapeuten ein wichtiger Hinweis auf weitere mögliche Komplikationen in der Therapie. Zusätzlich zeigen sie weitere evtl. behandlungsbedürftige Strukturen oder Körperregionen im gesamten Behandlungsplan auf und ergänzen die Zahl der zu untersuchenden Strukturen/Körperregionen. Zusammen mit der Leitsymptomatik geben die Begleitsymptome einen möglichen Rahmen für die Untersuchung und Behandlung des Patienten vor und helfen dem Therapeuten, an alle möglicherweise beteiligten Komponenten zu denken.

> **Begleitsymptome sind Sensationen, die um das eigentliche Hauptproblem herum zu finden sind.**

Begleitsymptome

Hauptproblem des Patienten: Schmerz an der Innenseite des rechten Kniegelenks.

- Mögliche Begleitsymptomatik:
  - Spannungsgefühl im rechten Oberschenkel, verstärkt knapp oberhalb der Kniescheibe des rechten Knies,
  - ziehendes Gefühl in der rechten Hüftregion (in der Leiste am deutlichsten),
  - sporadisch auftretender leichter Schmerz in der LWS rechtsseitig (über das Gesäß in die Lendenwirbelsäule rechtsseitig),
  - Spannung in der rechten Wade – von der Kniekehle bis in die Mitte des Unterschenkels,
  - manchmal „Schwellungsgefühl" in der rechten Kniekehle (deutliche Druckerhöhung in der Kniekehle spürbar).

2.3.3 Differenzialdiagnostik anstreben

Die erhaltenen Informationen aus Leit- und Begleitsymptomatik geben einen Überblick der potenziell gestörten Körperregionen und Strukturen. Nun kann der Therapeut die gefundenen Informationen dahingehend nutzen, alle für eine Struktur sprechenden Symptome und Informationen zusammenzutragen und die Wahrscheinlichkeit der Betroffenheit der einzelnen Körperregionen zu ermitteln. Es findet eine **kleine Differenzialdiagnostik** statt, mit dem **Ziel**, die unwahrscheinlicheren Komponenten von den auffälligen und eher infrage kommenden zu unterscheiden. Sprechen viele Symptome und subjektive Befunde für eine Struktur, so ist die Wahrscheinlichkeit, dass diese Struktur mit der Patientenproblematik zu tun hat, als sehr hoch einzuschätzen.

Dieses Verfahren wird auf alle möglicherweise beteiligten Körperbereiche angewandt: Es müssen für **alle Regionen** entsprechende Befunde oder Symptome gefunden werden, um ein weiteres Vorgehen bzgl. dieser Strukturen im Untersuchungs- und Behandlungsplan zu rechtfertigen und klinisch zu begründen. Hilfreich ist diese Überlegung vor allem bei Patienten mit mehreren Symptombereichen, die sich gegenseitig beeinflussen. Auch der Grad der gegenseitigen Beeinflussung der Symptombereiche und der angrenzenden Körperregionen kann direkt mitbeurteilt werden.

Differenzialdiagnostik

Der Patient klagt über Schmerzen in der rechten Schulter. Es geht darum, mit gezielten Fragen herauszufinden, ob angrenzende Körperregionen an der Problematik beteiligt sind, und ob sie ein Irritationspotenzial in der symptomatischen Schulter haben.

Hauptproblem des Patienten: Der Patient gibt einen ziehenden Schulterschmerz rechts an: beim Anheben nach vorne, seitlichem Abspreizen des Arms und bei Über-Kopf-Arbeiten.

- Mögliche differenzialdiagnostische Fragen:
  - Bleibt der Schmerz in der Schulter, oder strahlt er in den Arm oder in den Nacken/Kopf?
  - Hat die Kopfposition etwas mit dem Schmerz zu tun? Kann mit der Kopfstellung der Schmerz verändert werden?
  - Kann mit einer veränderten Körperhaltung der Schmerz verändert werden?
  - Hat die Ellenbogenstellung etwas mit dem Schmerz zu tun? Macht es einen Unterschied, wenn Sie ihren rechten Arm mit gebeugtem oder gestrecktem Ellenbogen seitlich abspreizen?
  - Hat die Handposition etwas mit dem Schmerz zu tun? Spüren Sie einen Unterschied, wenn Sie eine schmerzhafte Bewegung mit einer anderen Handposition (Faustschluss – geöffnet – in Extension oder in Flexion) machen?

2.3.4 Klinisches Muster erkennen

Das gehäufte Auftreten von bestimmten Symptomen bei einem Patienten kann den Therapeuten in eine bestimmte Richtung – an ein bestimmtes klinisches Bild – denken lassen und damit das weitere Vorgehen in der Untersuchung und Behandlung maßgeblich beeinflussen bzw. wesentlich steuern. Wenn bestimmte Symptome, subjektive Befunde und Hinweise des Patienten zusammenkommen, ergibt sich für den aufmerksamen Therapeuten ein **Gesamtbild der Problematik** (Fallbeispiel: Erkennen eines klinischen Musters). Damit ein solches Gesamtbild entstehen kann, sind viele einzelne Mosaiksteinchen aus der Anamnese zusammenzutragen und zusammenzufügen.

Zu einem klinischen Muster gehören folgende Faktoren:
- **Epidemiologie,**
- **Ätiologie,**
- **Symptome und deren**
- **klinische Präsentation.**

Unter dem Begriff **Epidemiologie** versteht man die Verteilung einer Erkrankung in einer Bevölkerungsgruppe. Die **Ätiologie** beschreibt die ursächliche Entstehung einer Erkrankung, und Symptome sind Krankheitszeichen. Unter der **klinischen Präsentation** versteht man das Auftreten von bestimmten Symptomen bei spezifischen Aktivitäten/Bewegungen.

Fallbeispiel: Erkennen eines klinischen Musters

Anamnese: Patient, 43 Jahre alt – sitzende Schreibtischarbeit (Computerarbeitsplatz), keine sportlichen Hobbys – gibt in der Anamnese stets wiederkehrende linksseitige **lumbale Rückenschmerzen** an.

Seit 4 Wochen jedoch akute und starke Schmerzen in der Lumbalregion, mit ausstrahlenden Schmerzen in das linke Bein (bis Mitte des Oberschenkels auf der Rückseite) und spontanem Kribbeln im Oberschenkel, nachdem der Patient bei einem Umzug eine schwere Kiste getragen hatte. Er wollte die Kiste vom Boden anheben und mit einer Drehbewegung in den Kofferraum eines Kombis verfrachten. Beim Drehen sei es ihm in den Rücken „geschossen" und die Irritation in den linken Oberschenkel war auch sofort vorhanden. Die Beschwerden steigerten sich in folgenden 2 Wochen zu einem Dauerschmerz mit Ausstrahlung ins linke Bein, die ebenfalls immer schlimmer wurde.

Nun gibt der Patient einen lokalen **LWS-Dauerschmerz** mit Ausstrahlung in das linke Bein an. Beim Bücken, Socken oder Hose anziehen verstärken sich Schmerzen und Ausstrahlung. Gegenstände heben oder tragen verursacht ebenfalls stärkere Beschwerden (Schmerz und Ausstrahlung). Langes Sitzen (beim Autofahren, bei der Arbeit, zuhause am Mittagstisch, abends vor dem Fernseher etc.) von mehr als 10 Minuten erhöht den Schmerz inkl. Ausstrahlung ebenfalls. Gehen entlastet die Situation und reduziert Schmerz und Ausstrahlung vorübergehend. Längeres Stehen auf einer Stelle (in einer Position) – von mehr als 15 Minuten – verstärkt den Schmerz ebenfalls.

Tab. 2.2 gibt das typische klinische Muster bei einem **Bandscheibenvorfall** wieder.

Tab. 2.2 Klinisches Bild bei einem Bandscheibenvorfall

Epidemiologie	Ätiologie	Symptome	Klinische Präsentation
Patient im mittleren Lebensalter (43 Jahre) Sitzende Tätigkeit im Beruf Kein sportlicher Ausgleich	Rezidivierende Rückenschmerzen Vor 4 Wochen starke und ungewohnte Belastung bei einem Umzug Schnelle, rückartige Bewegung mit starkem Kraftaufwand als mechanischer Auslöser vorhanden Flexions-, Extensions- und Rotationskomponenten in der schädigenden Bewegung	Linksseitige lokale Schmerzen in der LWS Irritation in das linke Bein (Oberschenkelrückseite) Kribbeln im linken Oberschenkel	Schmerzen beim Heben, Tragen, Sitzen und bei langem Stehen Schmerz und Ausstrahlung beim Bücken, Socken oder Hose anziehen Gehen (Bewegung) entlastet und reduziert die Beschwerden
Weitere Hypothesen			
Schlechter körperlicher Zustand (Dekonditionierung) Vorschädigung der Bandscheibe durch permanente Fehlbelastung ohne adäquaten Ausgleich	Bei der Art der mechanischen Belastung (Heben der Kiste) ist eine Verletzung der Bandscheibe durchaus denkbar	Lokale Irritation einer schmerzempfindlichen Struktur der LWS (Facettengelenk, Bandscheibe oder Nervenwurzel) Mögliche Irritation des N. ischiadicus	Flektierende Bewegungen reproduzieren die Beschwerden des Patienten, was für eine Bandscheibenproblematik sprechen könnte Statische Belastungen (Sitzen, Stehen) reproduzieren die Beschwerden, was ebenfalls für eine Bandscheibenproblematik sprechen könnte Rotatorische Bewegungen der LWS (Gehen) reduzieren den Schmerz etwas

2

2.3.5 Komplikationen erkennen

In diese Rubrik gehört alles, was den Therapeuten misstrauisch werden lässt, oder was ihn in der Therapie **vorsichtig** macht, z. B. das Erkennen einer ausartenden Entzündungsreaktion oder einer verlangsamten Heilungstendenz (Wundheilungsstörungen) anhand bestimmter **Angaben des Patienten** wie z. B.:
- „Nachts sind die Schmerzen nahezu unerträglich."
- „Ich wache nachts immer gegen 3:30 h an den Schmerzen auf."
- „Abends fühlt sich das Bein heiß und prall gefüllt an, und der Schmerz beginnt zu pochen und wird schlimmer."
- „Ich habe einen konstanten Dauerschmerz seit 5 Wochen, der eher immer schlimmer wird und deutlich zunimmt."

Gibt ein Patient **mehr als drei Beschwerdebereiche** in der Anamnese an, ist dies ebenfalls ein Grund, etwas misstrauischer zu sein. Hat ein Patient mehrere Beschwerdebereiche (z. B. Patient mit lumbalen Rückenschmerzen, Hüftschmerzen rechts, Knieschmerzen links und Schulter-Nacken-Beschwerden mit Ausstrahlungen in den rechten Arm bis zum Ellenbogen), so ist von vorneherein eher mit einer langwierigen und komplizierten Behandlungsserie zu rechnen, in der evtl. manche Überraschung auf den Therapeuten wartet.

Auch **abnorme Reaktionen** des Patienten auf normale Aktivitäten oder Bewegungen (z. B. starke und lang anhaltende Schmerzen nach einer einfachen Bewegung wie dem Bücken nach einem Gegenstand) sind generell mit Vorsicht zu genießen. Je umfangreicher und komplizierter sich ein Patientenproblem darstellt, und je mehr Komponenten es in Bezug auf Symptome, beteiligte Körperregionen oder beitragende Faktoren aufweist, desto schwieriger gestaltet sich erfahrungsgemäß die Therapie (vgl. Red und Yellow Flags in ► Abschn. 2.10.3).

Red und Yellow Flags (► Abschn. 2.10.3)

Red Flags (Hinweise auf körperliche Komplikationen):
- Sehr starke Schmerzen
- Sehr leicht irritierbare Beschwerden
- Übermäßig starkes Abnehmen in kurzer Zeit
- Extreme Schwellungsneigung
- Entartete Entzündung (Rötung, Schwellung, Schmerz, Hyperthermie, Funktionsverlust jeweils stark gesteigert)
- Fraktur oder offene Fraktur (Frakturversorgung: Z. n. OP)
- Dauerschmerz seit längerer Zeit
- Ausstrahlende Schmerzen
- Z. n. Operation etc.

Yellow Flags (Hinweise auf psychische Komplikationen):
- Patient klagt immer wieder über Lustlosigkeit, Motivationslosigkeit oder Antriebslosigkeit.
- Patient beklagt sich wiederholt über seine Arbeitssituation (Arbeitslosigkeit).
- Patient klagt über seine private Situation in der Familie (Ausweglosigkeit – Scheidung).
- Bemerkungen wie „Mit den Schmerzen werde ich wenigstens wahrgenommen" o. Ä fallen des Öfteren.

2.3.6 Hypothesen aufstellen

Nach und während eingehender Prüfung und Bewertung aller Informationen aus der Anamnese muss der Therapeut in der Lage sein, einige Hypothesen über z. B. Ursachen, Hauptkomponenten, evtl. beitragende Faktoren, möglicherweise betroffene Strukturen bzw. Körperregionen, Betroffenheit des Patienten von seiner Problematik und Prognose machen zu können. Hypothesen sind in diesem Stadium der Befunderhebung sehr wichtig, da sie helfen, den **Fokus** des Therapeuten zuerst auf die wesentliche **Problematik** zu richten und ihm somit ein zielgerichtetes und planvolles Vorgehen ermöglichen. Im weiteren Verlauf der Befunderhebung und der Therapie müssen dann alle aufgestellten Hypothesen auf Richtigkeit und Anwendbarkeit am Patienten hin überprüft werden.

Wichtig sind Hypothesen über
- **Entstehungsmechanismus (traumatisch bedingt, entzündlich oder mechanisch),**
- **unterhaltende Faktoren (konstante Überlastung durch Sport, Arbeitshaltung etc.) und**
- **Auswirkungen der Beschwerden auf den Patienten (Arbeits-/Sportunfähigkeit, Versorgungsproblem etc.).**

Hypothesenevaluation

Hypothese	Häufige Angaben in der Anamnese
Mechanische Ursache des Problems	Schmerz lässt sich durch bestimmte Bewegungen oder Aktivitäten reproduzieren Schmerz ist bewegungsabhängig Eher kein Ruheschmerz Eher kein Dauerschmerz Schmerz lässt nach der Bewegung (nach der Rückführung in die Ausgangsposition) wieder nach
Entzündliche Ursache der Beschwerden	Z. n. direktem Trauma Nachts zunehmender Ruheschmerz Konstanter Dauerschmerz Lokale Hyperthermie an der Problemstelle Schmerz ist eher nicht bewegungsabhängig Deutliche Schwellungsneigung im betroffenen Gebiet
Problem unterhaltende Faktoren: z. B. Arbeitshaltung	Während der Arbeit nimmt der Schmerz stetig zu Kleine Bewegungspausen reduzieren den Schmerz Abends nach 30 Minuten Liegen lassen die Beschwerden spürbar nach

2.3.7 Ressourcen erkennen

Die Ressourcen eines Patienten zu beurteilen, ist eine positive Herangehensweise in der physiotherapeutischen Untersuchung. Dabei geht es um die Möglichkeiten, die ein Patient in die Therapie miteinbringt, um seine Situation bzw. seine Symptome zu verbessern. Diese können verschiedenste **therapierelevante Aspekte** sein, z. B.:

- Motivation, zuhause selbständig Übungen durchzuführen oder zusätzlich in die Trainingstherapie zu kommen,
- Verständnis für bestimmte Bewegungslimitationen/-restriktionen in einer speziellen und vielleicht kritischen Therapiephase (z. B. eine kurzfristig notwendige Immobilisation in einer stark akuten Entzündungsphase).

Ressourcen

Ressourcen	Angaben in der Anamnese
Motivation und starker Wille des Patienten, etwas zu verändern	Patient macht regelmäßig und kontinuierlich seine Übungen Geht zusätzlich in ein Fitnessstudio Fährt mehrmals in der Woche mit dem Fahrrad zur Arbeit, um sich zu aktivieren Hält sich an die Therapietermine
Patient entwickelt Strategien zur Alltagsbewältigung	Patient (mit Unterarmgehstützen) geht mit Rucksack oder Umhängetasche zum Einkaufen (lässt sich nicht bedienen) Hüpft die Treppe auf einem Bein nach oben Verändert sein Bück-, Hebe- und Trageverhalten bei akuten Rückenschmerzen
Verständnis für Therapiephasen/-ziele (Compliance für das Behandlungsmanagements des Therapeuten)	Befolgt die Vorgaben des Therapeuten (Schonung in bestimmten Therapiephasen) Setzt Tipps seines Therapeuten um (zusätzliche Eisapplikation zuhause, Schonung, Hochlagerung des verletzten Beins, Verteilung der Haus-/Gartenarbeit auf mehrere Tage etc.)
Endogene Ressourcen (bringt Patient zusätzlich mit) mit positivem Effekt auf die Therapie	Nichtraucher Trinkt keinen Alkohol Treibt regelmäßig Sport (kein Leistungssport) Überwiegend gesunde Ernährung Hat keine anderweitigen Grunderkrankungen (kein Rheuma, Diabetes mellitus etc.)

2.3.8 Untersuchungen planen

Aufgrund der gesammelten Informationen aus der Anamnese und der aufgestellten Hypothesen können individuell angepasste **Untersuchungsgänge/-methoden** für den Patienten und sein Problem geplant werden:

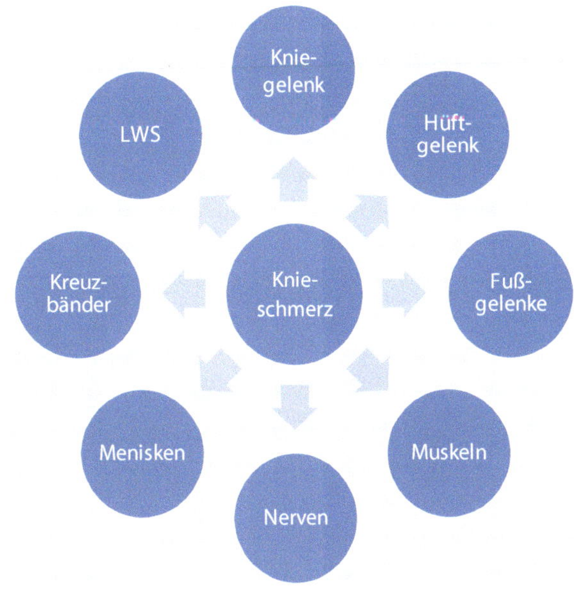

Abb. 2.2 Entwicklung eines Untersuchungsplans (Patient mit Knieschmerzen)

- **Welche** Körperregionen, Gelenke, Strukturen) müssen/können untersucht werden?
- **Wie** müssen/können die Strukturen untersucht werden?

Abb. 2.2 zeigt einen Untersuchungsplan für einen Patienten mit Knieschmerzen.

2.3.9 Behandlungen planen

Alle gesammelten Informationen fließen in den Untersuchungs- und Behandlungsplan, der individuell auf die Bedürfnisse (Beschwerden, Schmerzen und Funktionsstörungen) des Patienten zugeschnitten wird, mit ein (Abb. 2.2). Dieses Vorgehen nennt man Patientenmanagement.

Alle Strukturen bzw. Körperregionen/Gelenkkomplexe, in denen ein Patient Beschwerden angibt, oder die in der körperlichen Untersuchung positiv (durch Auslösen/Reproduzieren von Symptomen) befundet wurden, müssen berücksichtigt werden (Fallbeispiel: Patientenmanagement). Es wird **geplant**,

- mit welchen Behandlungstechniken welche Strukturen zu behandeln sind, und
- welche sonstigen Maßnahmen (z. B. Übungsprogramm, Elektrotherapie, Ultraschall, Eisapplikation etc.) für den Patienten sinnvoll sind.

Mind Map zur Planung der Therapie

Um in der endgültigen Behandlung an **alle** zu behandelnden **Strukturen** zu denken, ist eine gründliche Planung der Behandlungen (bei Bedarf auch die Planung jeder einzelnen Behandlungssitzung) ausdrücklich zu empfehlen:

2

- Primär kommen alle Strukturen, Körperregionen oder Gelenkkomplexe in Betracht, die in der Anamnese oder in der körperlichen Untersuchung vorkommen und **symptomatisch** sind.
- Des Weiteren muss an alle Strukturen gedacht werden, die in einer **funktionellen Beziehung** zu dem Gewebe stehen, das die primäre Problematik verursacht, und die infolge ein mögliches Irritationspotenzial beinhalten können.

Praxistipp

Es ist enorm hilfreich, zuerst alle betreffenden Strukturen aufzulisten und danach, in der **Reihenfolge der Wahrscheinlichkeit**, in den Behandlungen abzuarbeiten (◘ Abb. 2.3).

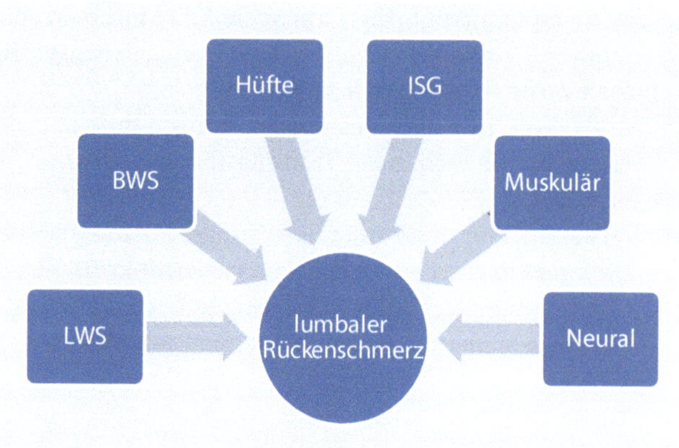

◘ **Abb. 2.3** Mind Map der Untersuchungs- und Behandlungsplanung: möglicherweise beteiligte und behandlungsbedürftige Strukturkomplexe

Fallbeispiel: Patientenmanagement

Anamnese: 44-jährige Patientin klagt über **lumbale rechtsseitige Rückenschmerzen** mit Ausstrahlung in das rechte Bein (in die Oberschenkelrückseite bis Höhe Kniekehle). Die Schmerzen zeigen sich lokal im Bereich L4/5 rechtsseitig, mit Ausstrahlung über die rechte Gesäßhälfte bis zur Kniekehle. Im Gesäßbereich (Patientin zeigt auf das Kreuzbein) gibt die Patientin ebenfalls einen starken lokalen Schmerz (rechtsseitig) an. Die Beschwerden steigern sich im Tagesverlauf, und gegen Abend sind die Schmerzen mit den Ausstrahlungen manchmal unerträglich. Bei alltäglichen Aktivitäten (z. B. Socken oder Schuhe anziehen, Hose anziehen, Bücken, Heben und Tragen einer Einkaufstasche etc.) sind die Beschwerden (Schmerz + Ausstrahlung) deutlich stärker. Langes Stehen (>20 Minuten) verursacht wie längeres Gehen (z. B. der abendliche Spaziergang von ca. 40 Minuten) ebenfalls ein steigendes Schmerzniveau.

◘ Tab. 2.3 gibt einen Überblick über die Behandlungsplanung.

◘ **Tab. 2.3** Behandlungsplanung (anfängliches Gesamtmanagement)

Körperregion/Gelenk/Struktur	Therapieziele	Behandlungstechniken	Übungen	Zusätzliche Maßnahmen
LWS (L4–S2)	Schmerzlinderung Mobilisation der lumbalen Flexion und Rotation Vergrößerung des intervertebralen Foramens (Reduktion des mechanischen Reizes auf die Nervenwurzel)	**Passiv** LWS-Flexion LWS-Rotation LWS-Lateralflexion **Aktiv** LWS: Flexion, Rotation und Lateralflexion mit muskulärer Kontrolle Stabilisation des lumbosakralen Übergangs Funktionelle Aktivierung der Bauchmuskulatur	**LWS-Stabilisation** Vierfüßler: Diagonales Strecken der Arme Diagonal Hand/Fuß und Ellenbogen/Knie zusammenbringen **Funktionelle Bauchmuskelaktivität** Crunches Gymnastikball zwischen Knien und Ellenbogen halten → Ellenbogen und Knie diagonal leicht vom Ball entfernen	Wärme Elektrotherapie
ISG	Mobilisation	Passive Mobilisation in Nutation Passive Mobilisation in Kontranutation	ISG-Mobilisation: Vierfüßler → im Wechsel ein Knie von der Unterlage abheben	Wärme Elektrotherapie
Neurale Strukturen (N. ischiadicus)	Mobilisation gegen das umliegende Gewebe Reduktion der mechanischen Sensitivität	Mobilisation im Straight Leg Raise (SLR) und mit einzelnen Testkomponenten (z. B. mit Dorsalextension des OSG oder Knieextension) Passive Mobilisation des mechanischen Kontaktgewebes des N. ischiadicus	SLR-Position in RL als Übung für zuhause SLR-Position im Langsitz als Übung für zuhause	Elektrotherapie

2.3.10 Risikofaktoren

Angelehnt an das **ICF-Modell** (Struktur/Funktion – Aktivitäten – Partizipation) und ggf. an das bio-psycho-soziale Krankheitsmodell sollte eine umfassende Anamnese mögliche beitragende Faktoren zur Patientenproblematik (sog. Risikofaktoren) beinhalten. Bei der Patientenbefragung sollten **prädisponierende Faktoren** aufgedeckt werden, u. a.
- Arbeitshaltung,
- einseitige und immer wiederkehrende Belastungen,
- ungewohnte Belastungen,
- unphysiologische Gewohnheitshaltungen oder
- bewusst ausgeübte Überlastungen.

Wichtig sind alle Kriterien, die eine mögliche Erklärung für die Entstehung und Entwicklung der Problematik des Patienten bieten können. Dabei ist das Problem „unterhaltende Faktoren" mit zu berücksichtigen.

Die Anamnese soll möglichst eine Erklärung für die Beschwerden des Patienten liefern, beitragende Faktoren benennen und einen Therapieplan aufzeigen.

2.4 Strukturierung der Anamnese

Die **Inhalte** einer Anamnese sind im Wesentlichen von der untersuchenden Fachdisziplin und dem primären Patientenproblem (Pathologie oder Funktionseinschränkung) abhängig. In den Anfängen der Anamneseerhebung gab es sog. **W-Fragen** (Was?, Wann?, Wo?, Wie?, Seit wann?, Wie lange? ► Übersicht 2.1 in ► Abschn. 2.7.1), heute wird eine Patientenbefragung wesentlich differenzierter durchgeführt.

Zum besseren Verstehen und für einen bedeutend größeren Informationsgehalt wird die Anamnese nach **Kategorien** und **Unterkategorien** strukturiert. Dies hat den entscheidenden Vorteil, dass die Befragung eines Patienten Bezug nimmt auf die therapierelevanten Lebensbereiche und die Therapie beeinflussenden Körperabschnitte oder Funktionsbereiche. Befragungskategorien werden für jeden Patienten spezifisch zugeschnitten. Die ausgewählten und relevanten Kategorien richten sich nach den jeweiligen Problemstellungen und Beeinträchtigungen/Schädigungen des einzelnen Patienten und beinhalten zudem individuelle soziale, emotionale und psychische Aspekte. In die **Kategorisierung** können unterschiedlichste Aspekte mit einfließen, z. B.
- die Kategorien der ICF,
- das bio-psycho-soziale Krankheitsmodell oder
- die Denkweisen verschiedener Therapiekonzepte.

Die Kategorien dieser Modelle können beliebig ergänzt und erweitert werden. Zudem können Unterkategorien eingeführt und die Fragen entsprechend auf das verfeinerte System hin spezifiziert werden.

Das Arbeiten und Befragen des Patienten in Kategorien erleichtert das Finden von geeigneten Fragen. Es braucht immer einen Patienten und einen problembezogenen Kontext, zu dem die Fragestellung entwickelt wird. Ziel ist es, zielgerichtete Informationen zu erhalten, die eine hohe Therapierelevanz haben.

2.4.1 Struktur der Anamnese nach ICF-Kriterien

Eine Strukturierung der Anamnese nach den ICF-Kategorien (◘ Abb. 2.4) bietet den Vorteil, dass bereits Kategorien für die Befragung vorgegeben sind. Die Frageentwicklung kann sich an diesen Kategorien orientieren: Der Befragungsprozess wird strukturierter auf das Patientenproblem ausgerichtet, und dem Therapeuten wird ein engerer Rahmen vorgegeben. Mögliche Fragen für die einzelnen Kategorien sind in ◘ Tab. 2.4 zusammengefasst.

2.4.2 Struktur der Anamnese nach dem bio-psycho-sozialen Krankheitsmodell

Bei der Strukturierung nach dem bio-psycho-sozialen Krankheitsmodell kann in ähnlicher Art und Weise verfahren werden (◘ Abb. 2.5). Die vorgegebenen Kategorien werden mit den entsprechenden Fragen ausgefüllt (◘ Tab. 2.5), und aus den Antworten erhält der Therapeut ein umfassendes Bild des Patienten in übersichtlichen Kategorien, die eine einfache Interpretation erlauben.

2.5 Ziele der Anamnese im klinischen Kontext

Welche Ziele eine Anamnese verfolgt, hängt im Wesentlichen von der Fachdisziplin (hier: Physiotherapie) und den individuellen Problemen des Patienten ab.

Generelles Ziel einer Anamnese ist es, den Patienten kennenzulernen und eine passende professionelle Beziehung zu ihm aufzubauen.

Auch muss dem Patienten das Gefühl der Sicherheit vermittelt werden – das Gefühl, dass er mit seinem Gesund-

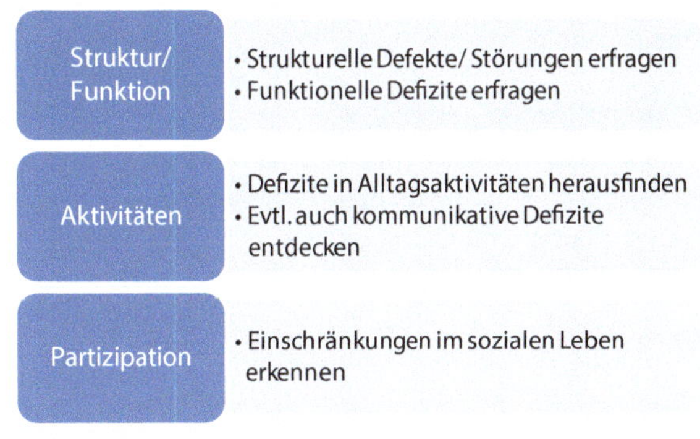

◘ **Abb. 2.4** ICF-Kategorien in der Anamnese

Tab. 2.4 Fragenevaluation nach ICF-Kategorien

Kategorie	Evaluation der möglichen Fragen
Struktur	Was tut weh? Wo ist der Schmerz? Wie fühlt sich der Schmerz an? Wie stark ist der Schmerz? Wie lange bleibt der Schmerz bestehen? Besteht eine Schwellung? Verändert sich die Schwellung?
Funktion	Gibt es etwas, das Sie nicht mehr durchführen können? Oder etwas, das nicht mehr so gut funktioniert? Haben Sie Bewegungseinschränkungen? Was verstärkt die Beschwerden? Was erleichtert die Beschwerden?
Aktivität	Gibt es Bewegungen oder Aktivitäten in Ihrem Alltag, die die Beschwerden verstärken? Gibt es Aktivitäten (Treppen steigen, Auto fahren etc.), die nicht mehr oder nur noch zum Teil machbar für Sie sind?
Partizipation	Können Sie ihren Beruf ausüben? Sind Sie krankgeschrieben? Können Sie Ihren Sport (Hobby) ausüben? Können Sie sich selbst versorgen (einkaufen, Wäsche waschen, kochen etc.)?

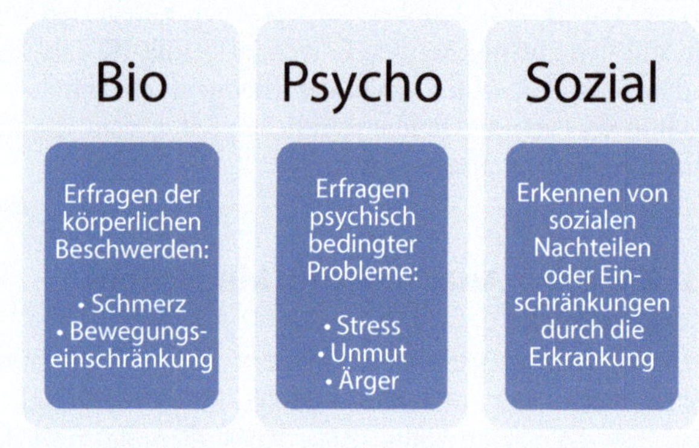

Abb. 2.5 Das bio-psycho-soziale Krankheitsmodell in der Anamnese

heitsproblem an der richtigen Adresse ist. Wo eine Patientenbefragung letztendlich hinführt, und welchen Nutzen sie hat, liegt letztendlich immer am Therapeuten selbst, der das Gespräch entsprechend führen muss. Es können jedoch sog. übergeordnete **Hauptziele** formuliert werden, die einen Überblick über die zu erreichenden Minimalziele geben.

Hauptziele der Anamnese

- Die **Hauptprobleme** (primäre/führende Problematiken) sollen erkannt und von den sekundären Begleitproblemen differenziert erfasst werden.
  - Bei einem Patienten werden meist Schmerzen (lokal oder fortgeleitet) und Bewegungseinschränkungen, evtl. auch kombiniert auftretend, erfasst und lokalisiert.
- Alle **Begleitfaktoren**, die zur Entstehung bzw. Unterhaltung der Problematik beitragen und für die Therapie relevant sind, sollen erkannt und beurteilt werden.
  - Physiotherapeuten müssen einen geschulten Blick für mechanische, traumatische, entzündliche oder funktionelle Defizite des Patienten entwickeln.
- In der weiteren Diagnostik erleichtern **subjektive Hauptbefunde** das weitere Management und eine effektive Untersuchung und Behandlung des Patienten.
  - Für Physiotherapeuten sind relevante subjektive Hauptbefunde, z. B. Aktivitäten oder Bewegungen des Patienten, bei denen er seine Beschwerden (Schmerz oder Bewegungseinschränkung) am deutlichsten wahrnimmt.
- Der wichtigste Punkt ist das Aufstellen einer oder mehrerer **Hypothesen** als klinische Basis für die Therapiegestaltung.
  - Im Sinne eines umfassenden Clinical Reasoning werden Erklärungsmodelle für das weitere klinische Vorgehen (Wahl der Untersuchungs- und Behandlungstechniken) entwickelt.

Untergeordnete und weiterführende Ziele der Anamnese

- Hinweise auf Pathologien finden
- Hinweise auf bestimmte klinische Muster finden
- Anstreben einer vorläufigen Differenzialdiagnostik anhand der subjektiven Befunde (Leitsymptomatik wird von Begleitsymptomatik getrennt, und die Leitsymptome werden spezifischen Körperregionen oder, soweit möglich, speziellen Pathologien zugeteilt)
- Planen der wahrscheinlich erforderlichen körperlichen Untersuchungen
- Vorläufige Planung der vermutlich notwendigen Behandlungen (evtl. schon Planung der einzusetzenden Behandlungstechniken)

Tab. 2.5 Fragenevaluation nach dem bio-psycho-sozialen Krankheitsmodell

Kategorien nach dem bio-psycho-sozialen Modell	Fragenevaluation
„Bio": körperliche Beschwerden	Was haben Sie für Beschwerden? Wo sind diese Beschwerden? Haben Sie Schmerzen? Wenn ja, wo? Wie stark sind diese Schmerzen? Wie lange halten die Schmerzen an? Was verändert die Schmerzen? Können Sie etwas nicht mehr? Oder weniger? Funktioniert etwas nicht mehr wie vorher? Bereiten Ihnen spezifische Aktivitäten oder bestimmte Bewegungen Probleme? Beschwerden? Schmerzen? Was machen Sie, damit bestimmte Aktivitäten doch durchführbar sind? Haben Sie Alternativen?
„Psycho": psychisch gelagerte Beschwerden	Fühlen Sie sich wohl bei ihrer Arbeit? Fühlen Sie sich geborgen in der Familie? Haben Sie Stress? Negativen Stress? Fühlen Sie sich häufig niedergeschlagen? Überfordert? Depressiv? Haben Sie häufig ein „lustloses" Gefühl bei der Arbeit? In der Freizeit? Zuhause? Unternehmen Sie etwas mit Freunden?
„Sozial": Probleme mit aktiver Teilhabe am sozialen Leben	Gibt es etwas (Aktivität, Arbeit oder Sport), das Sie nicht mehr ausüben können? Können Sie Auto fahren? Ist es Ihnen möglich, Ihre Hobbys auszuüben? etc.

2.6 Formen der Anamnese

Bei der Patientenbefragung werden verschiedene Formen der Anamnese genutzt. Je nach Thema, Fachdisziplin, Fragestellung, Patientenproblem oder geeigneten Möglichkeiten wird die passende Form der Befragung für den Patienten vom Therapeuten gewählt und durchgeführt (Abb. 2.6). Meist kommen bei einer klinischen Anamnese **mehrere Befragungsformen** zum Einsatz. Daraus erwächst die Möglichkeit, eine große Bandbreite an Informationen zu sammeln.

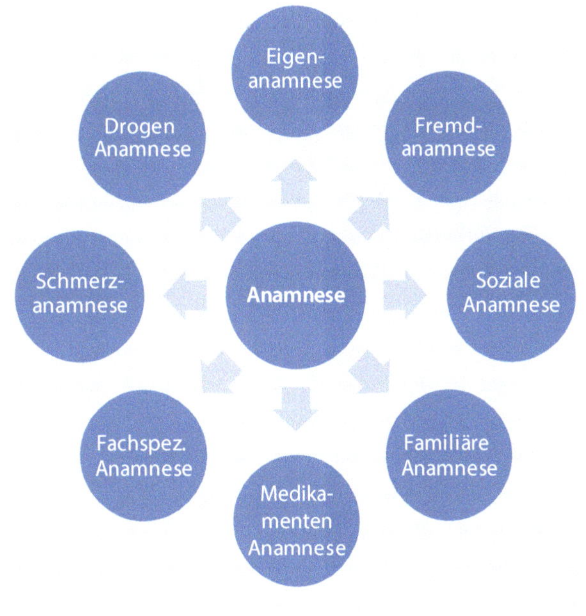

Abb. 2.6 Formen der Anamnese

2.6.1 Eigenanamnese

Die gebräuchlichste Form der Patientenbefragung ist die Eigenanamnese: Der betroffene Patient wird selbst zu seinen Beschwerden, Funktionsstörungen, Defiziten und seinem allgemeinen Befinden befragt. Eine Eigenanamnese liefert im Normalfall die wichtigsten Informationen über ein Patientenproblem, da der Betroffene dieses Problem (sein eigenes Problem) ohne Zweifel am besten kennt (Abb. 2.7). Diese Form der Anamnese wird **subjektive Befunderhebung** genannt, da die Auskünfte des Patienten über sich selbst von einer hohen Subjektivität geprägt sind.

Die **Meinung des Patienten** über sich oder über seine Problematik ist im Wesentlichen **geprägt** von

- seiner Lebenseinstellung,
- seiner Motivation und
- seinem emotionalen Zustand

und **abhängig** von vielen weiteren subjektiven Faktoren wie z. B.

- der familiären Situation,
- dem sozialen Hintergrund,
- dem beruflichen Umfeld oder
- einem möglichen Berentungswunsch.

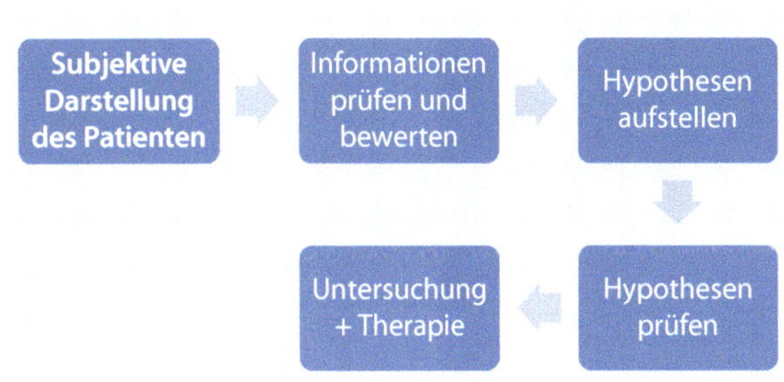

Abb. 2.7 Schema der Eigenanamnese

Dies bedeutet, den subjektiven Angaben eines Patienten ist immer mit einer gewissen therapeutischen Vorsicht zu begegnen, da die Auskünfte des Patienten über sich selbst häufig nicht kontrollierbar (nachprüfbar) sind.

In der Eigenanamnese gibt der Patient subjektive Auskünfte über die Entstehung und Entwicklung seiner Beschwerden, über bisherige Erkrankungen, Krankenhausaufenthalte, evtl. vorgenommene Operationen oder anderweitige Behandlungen.

2.6.2 Fremdanamnese

Bei der Fremdanamnese erhält der Therapeut die Informationen über den betroffenen Patienten und seine Problematik durch eine Befragung der Personen aus dem engeren Umfeld des Patienten. Dies ist besonders dann erforderlich, wenn sich die betroffene Person **nicht selbst** zu ihren gesundheitlichen Problemen **äußern kann**, z. B.:

- Kleinkinder,
- Demenzkranke,
- Patienten mit psychischer Störung etc.

Zudem kann eine Fremdanamnese zusätzlich weiterführende Informationen über das Patientenproblem liefern, die vom betroffenen Patienten selbst nicht als solche erkannt werden konnten oder nicht erkannt werden wollten (◘ Abb. 2.8).

Da der betroffene Patient und sein Gesundheitsproblem von einer außenstehenden Person beschrieben werden, kann man bei einer Fremdanamnese eher von einer **objektiven Untersuchung** sprechen. Der außenstehende Berichterstatter kann durch die bestehende Distanz eine gewisse Objektivität wahren und wird weniger durch persönliche Empfindungen und Neigungen geleitet.

Bei der Fremdanamnese erhält der Therapeut die Informationen über den betroffenen Patienten und seine Problematik durch eine Befragung der Personen aus dem engeren Umfeld des Patienten.

2.6.3 Familienanamnese

Hier steht die Befragung des Patienten zur ganzheitlichen Gesundheitssituation der **Angehörigen** (Familie) im Fokus der therapeutischen Informationssammlung (◘ Abb. 2.9). Es gilt herauszufinden, ob in der Krankengeschichte der Familie des Patienten bestimmte **Prädispositionen** für

- Erbkrankheiten,
- metabolische Störungen,
- psychische Störungen,
- Grunderkrankungen,
- gehäuft auftretende Erkrankungen des Bewegungsapparats oder
- funktionelle Störungen

bestehen, die einen möglichen Beitrag zu seiner aktuellen Krankheitsepisode leisten können (◘ Tab. 2.6).

Bei einer Familienanamnese wird der Patient zur Gesundheitssituation der Angehörigen (Familie) befragt.

2.6.4 Soziale Anamnese

In der sozialen Anamnese wird das **gesellschaftliche Umfeld** des Patienten erfragt. Dabei geht es um die Themen der Familiensituation, der Berufssituation oder anderer sozialer Bereiche wie z. B. Religionsgemeinschaft, Freizeitaktivitäten des Patienten oder eventueller Freundschaftsbeziehungen.

Häufig gibt es in einer nach sozialen Gesichtspunkten geprägten Befragung Überschneidungen mit dem Bereich der Psyche. Eine **psychische Anamnese** lässt sich hier nahtlos anknüpfen und integrieren, um weitere Informationen über Gemütszustand, Emotionalität und Lebenseinstellungen des Patienten zu erfragen (◘ Abb. 2.10). Diese Informationen geben relevante Hinweise zur prognostischen Beurteilung des Patienten, seiner Situation und auch dem potenziellen Erfolg der angestrebten Therapieinterventionen.

In der sozialen Anamnese wird das soziale Umfeld des Patienten erfragt: Familie, Beruf, Freunde, Freizeit.

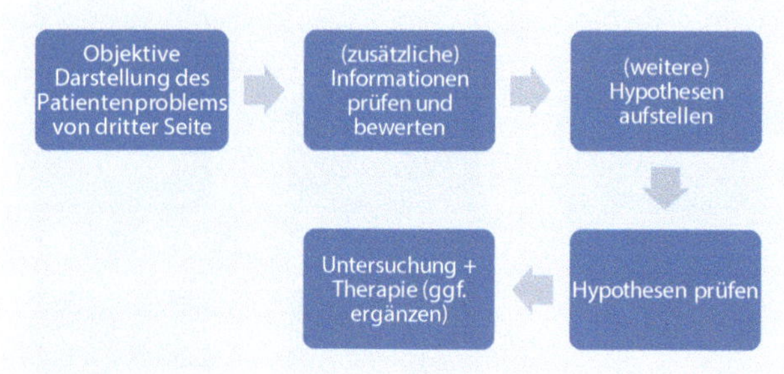

◘ Abb. 2.8 Schema der Fremdanamnese

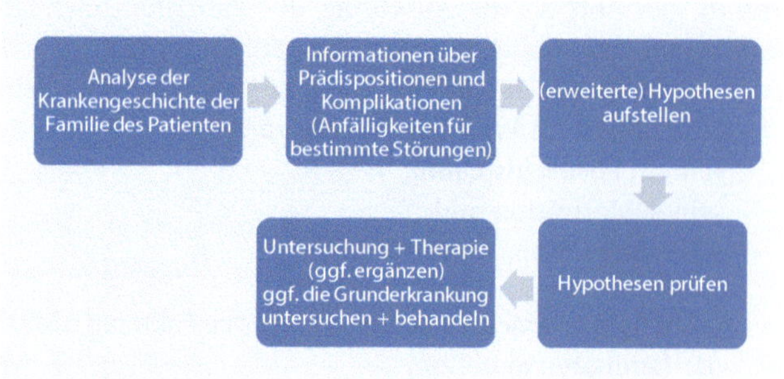

Analyse der Krankengeschichte der Familie des Patienten
Informationen über Prädispositionen und Komplikationen (Anfälligkeiten für bestimmte Störungen)
(erweiterte) Hypothesen aufstellen
Hypothesen prüfen
Untersuchung + Therapie (ggf. ergänzen) ggf. die Grunderkrankung untersuchen + behandeln

◘ Abb. 2.9 Schema der Familienanamnese

Tab. 2.6 Mögliche familiäre Krankheitsdispositione

Krankheitskategorie (Prädisposition in der Familie)	Klinische Beispiele
Erbkrankheiten	Chorea Huntington („Veitstanz“: psychische Störungen sowie motorische Kontrollstörung des Gehirns) Polydaktylie (Mehranlage von Fingern oder Zehen) Retinoblastom (Tumor der Netzhaut des Auges) Mukoviszidose (erblich bedingte Stoffwechselstörung) Ehlers-Danlos-Syndrom (Hyperelastizität des Bindegewebes) Marfan-Syndrom (Instabilität aufgrund fehlerhafter Entwicklung des körperlichen Bindegewebes)
Metabolische Erkrankungen	Gicht Diabetes mellitus Schilddrüsenunter/-überfunktion Mukoviszidose Osteoporose
Psychische Krankheiten	Schizophrenie Neurosen Affektive Störungen Persönlichkeitsstörungen Hyperaktivität Magersucht
Grunderkrankungen	Herzerkrankungen Neurologische Erkrankungen (Morbus Parkinson, Multiple Sklerose etc.) Erkrankungen der inneren Organe Tumorerkrankungen
Erkrankungen des Bewegungsapparats	Arthrose Skoliose LWS-Hyperlordose (Hohlkreuz) BWS-Hyperkyphose (Rundrücken) Bandscheibenvorfall (Prolaps) Bandscheibenvorwölbung (Protrusion) In der Familie gehäuft vorkommende Totalendoprothesen (TEP) an Knie oder Hüfte Knöcherne Deformitäten (X-Bein, O-Bein, Trichterbrust, Kielbrust etc.) Frakturneigung der Familie
Gehäuft auftretende funktionelle Störungen	Neigung zu Gelenkblockaden an der Wirbelsäule Nervenirritationen mit ausstrahlenden Schmerzen
Rheumatisch-entzündliche Erkrankungen	Juvenile Arthritis Chronische Polyarthritis Rheuma Morbus Bechterew Morbus Scheuermann Polymyalgie Fibromyalgie

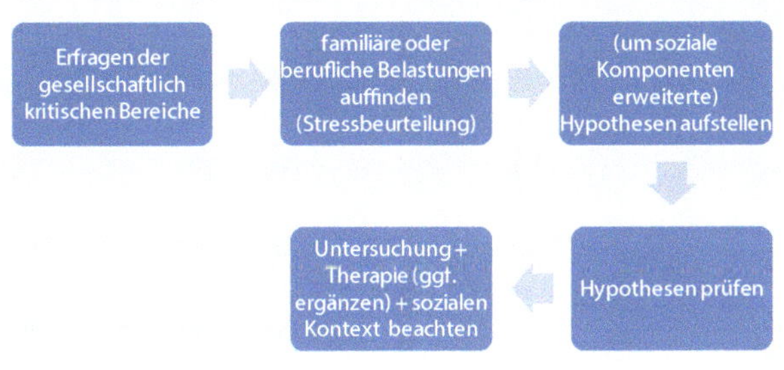

Abb. 2.10 Schema der sozialen Anamnese

2.6.5 Schmerzanamnese

Eine besonders wichtige Form der Patientenbefragung ist die Schmerzanamnese (Abb. 2.11, 2.12). Sie dient der exakten Befragung und Analyse bzgl. bestehenden Schmerzen, Schmerzerleben, Umgang mit dem Schmerz und evtl. Kompensationsstrategien des Patienten. Schmerz ist eines der häufigsten Hauptprobleme (**Leitsymptom**) in der Physiotherapie und sollte ggf. (bei primärer schmerzdominanter Problematik) besonders ausführlich erfragt werden.

Bei Schmerzpatienten kann eine geeignete Therapie erst aufgrund einer ausführlichen **Analyse des Schmerzproblems** entwickelt und am Patienten erfolgreich angewandt werden. Hier gilt es, zuerst alle schmerzprovozierenden und -inhibierenden Bewegungen oder Aktivitäten zu erheben und möglichst exakt zu analysieren. Alle beitragenden Faktoren zu einem Schmerzgeschehen sollen erfasst und in die Therapiestrategie mit eingeschlossen werden. Weiterhin sind Informationen zum **tageszeitlichen Auftreten** eines Schmerzproblems relevant für weitere Maßnahmen im Patientenmanagement. Daraus können direkte Rückschlüsse auf symptomreproduzierende, vom Patienten zu einem bestimmten Zeitpunkt ausgeführte Aktivitäten oder einen spezifischen Schmerzmechanismus (entzündlicher Prozess oder mechanisch ausgelöster Schmerz) gezogen werden. Tageszeitabhängige Schmerzen lassen sich anschaulich in einer Graphik darstellen; die für die Therapie wichtigen Informationen sind für alle beteiligten Therapeuten auf einen Blick verfügbar.

Abb. 2.11 a–c **Tageszeitabhängige Schmerzverteilung.** **a** Schmerz tritt verstärkt in der Nacht (in Ruhe) auf → Hinweis auf entzündlich bedingte Problematik **b** Schmerz tritt verstärkt während der Arbeit auf → Hinweis auf belastungsbedingte und -abhängige Beschwerden **c** Morgendlicher Anlaufschmerz → Hinweis auf arthrotische Veränderungen

> **In der Schmerzanamnese werden aktuelle Schmerzen, Schmerzerleben, Umgang mit dem Schmerz und evtl. Kompensationsstrategien vom Patienten erfragt.**

2.6.6 Fachspezifische Anamnese

Eine weitere Möglichkeit, eine Patientenbefragung zu strukturieren, besteht in der Zuordnung der Patienteninformationen zu einem **spezifischen Fachgebiet** der Medizin. So entstehen weitere Anamneseerhebungen z. B. in den Fachbereichen der Gynäkologie, Urologie, Inneren Medizin, Kardiologie oder der Neurologie. Derart können fachrelevante Informationen bzgl. des Gesundheitsproblems eines Patienten gezielt und systematisch abgefragt und in einen Gesamtkontext zu den bereits bestehenden Informationen gebracht werden. Die fachspezifische Anamnese ergänzt somit die bereits gesammelten Informationen über das primäre Hauptproblem unter einem spezifischen fachlichen Fokus, wodurch evtl. nötige zusätzliche Untersuchungen (im Sinne einer Differenzialdiagnostik) ermöglicht oder weitere fachbezogene therapeutische Schritte eingeleitet werden können (Abb. 2.13).

> **Eine fachspezifische Anamnese aus anderen medizinischen Fachbereichen liefert Informationen über evtl. Vor- bzw. weitere Erkrankungen des Patienten.**

2.6.7 Medikamenten-/Drogen- bzw. Suchtanamnese

Bei Drogenproblemen oder bei regelmäßigem Medikamentenkonsum ist eine gezielte Befragung zu diesen „Gewohnheiten" therapeutisch sinnvoll und notwendig. Es geht primär um die **Konsumgewohnheiten** des Patienten und eine evtl. daraus resultierend vorhandene Therapierelevanz (Konsequenzen des Medikamenten- bzw. Drogenkonsums für die Therapie) zu erklären (Abb. 2.14).

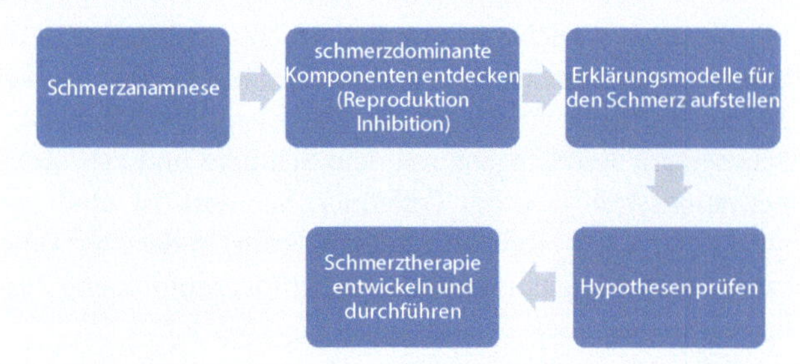

Abb. 2.12 Schema der Schmerzanamnese

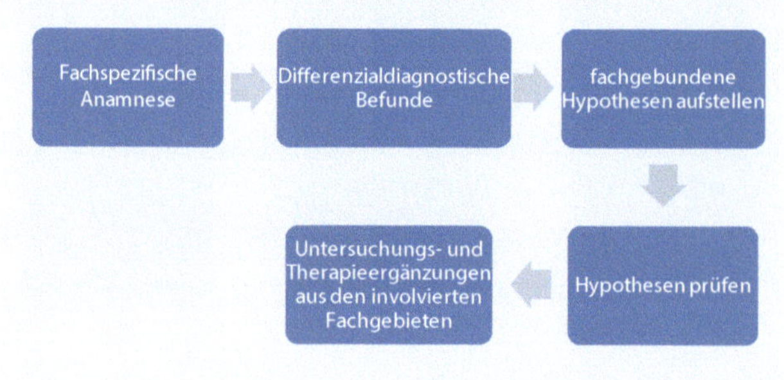

Abb. 2.13 Schema der fachspezifischen Anamnese

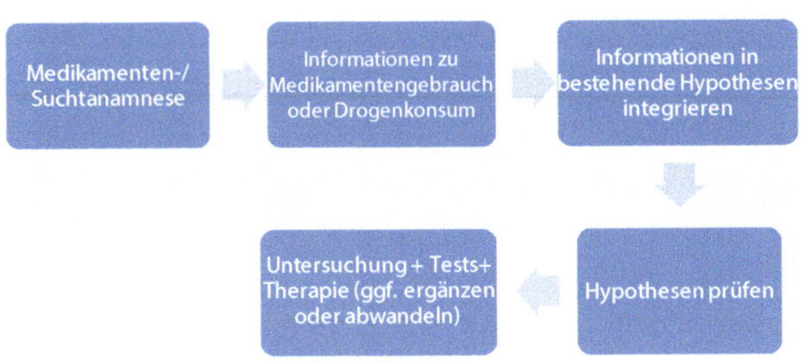

Abb. 2.14 Schema der Medikamenten-/Suchtanamnese

> **Bei der Medikamenten- und Drogenanamnese werden der Konsum von Medikamenten bzw. Drogen und Konsumgewohnheiten (Menge, Häufigkeit, Tageszeiten) erfragt.**

Eine Drogen- bzw. Medikamenteneinnahme hat immer eine **Auswirkung auf den Stoffwechsel** und bedeutet für den Physiotherapeuten und die Therapie veränderte Bedingungen, auf die es sich einzustellen gilt. Der Organismus des Patienten kann bei vorhandenem Drogenkonsum nicht in adäquater Weise auf die therapeutischen Reize reagieren. Es kann zu unvorhergesehenen **Komplikationen** kommen, z. B. zu

- einer Symptomverschlechterung,
- einer verzögerten Reaktion auf die Therapiereize
- keiner Anpassung an die Therapiereize.

Diese negativen Konsequenzen ergeben sich aus einem stark veränderten Stoffwechsel und der Wirkung der Droge auf das Körpergewebe – was im Allgemeinen zu einer Immunschwäche führt und damit die körpereigenen Heilungskräfte (Regenerationsfähigkeit) negativ beeinflusst.

> **Nimmt ein Patient regelmäßig Medikamente ein, muss der Therapeut darüber informiert sein, um die Einflüsse dieser Stoffe auf die aktuell notwendige Therapie abschätzen zu können.**

Vor allem bei der Einnahme von **Schmerzmitteln** ist eine Überprüfung der Wirkung und der evtl. vorhandenen Nebenwirkungen anzuraten, da eine direkte Konsequenz für die Behandlung entsteht; aber auch, um die Therapieinterventionen an diese Umstände anpassen zu können.

2.7 Hypothesenkategorien: Denken in Kategorien

2.7.1 Entwicklung relevanter Fragen

Kategorien dienen der Zusammenfassung einzelner Unterpunkte (Informationsbausteine) zu einem großen Netzwerk, hier dem Netzwerk der Anamnese. Sie sind hilfreich, um ein komplexes Geschehen bei einem Patienten besser zu analysieren und zu verstehen. Das Denken in Kategorien erleichtert es dem Therapeuten, eine zielgerichtete Befragung durchzuführen, da das **Fragenschema** auf alle Patienten gleichermaßen anwendbar ist und ihm damit eine Zeitersparnis bringt. Trotz der Entwicklung einer Frageroutine bleibt die Anamnese nach diesem Schema in einer individuellen Linie, die auf den Patienten abgestimmt werden kann.

Um eine vollständige Anamnese bei einem Patienten zu erheben, ist eine **Menge von Fragen** erforderlich, die auf die einzelnen therapierelevanten Bereiche (**Kategorien**) des Patienten (z. B. Arbeitsplatz, Hobbys, Freizeit, Körperhaltung, provokative Bewegungen oder Aktivitäten) abzielen.

Eine Möglichkeit, **Befragungsroutine** zu bekommen, könnte es sein, alle denkbaren Fragen auswendig zu lernen und dann im Patientengespräch abzufragen – ein nahezu hoffnungsloses Unterfangen, da die Anzahl der brauchbaren Fragen schier endlos scheint. Zudem wäre eine standardisierte Fragenliste nicht ausreichend dem einzelnen Patienten und seinem individuellen Gesundheitsproblem angepasst, da nicht bei jedem Patienten alle Fragen sinnvoll bzw. erforderlich sind.

> **Die Entwicklung von relevanten Fragen kann erst mit dem Patienten, unter Berücksichtigung seiner Problematik stattfinden und beginnt bei jedem Patienten wieder von vorne.**

Statt alle denkbaren Fragen auszuknobeln, wie es früher mit den sog. W-Fragen (▶ Übersicht 2.1) gehandhabt wurde, ist es vielmehr sinnig, die therapierelevanten Bereiche (**Kategorien**) herauszustellen und diese mit den notwendigen Fragen auszufüllen. So kann auf eine einfache und nachvollziehbare Art und Weise eine umfassende Anamnese eines Patientenproblems gestaltet und realisiert werden.

Übersicht 2.1. W-Fragen

- Was ist Ihr (Haupt-) Problem?
- Wo haben Sie diese Beschwerden?
- Wann treten diese Probleme auf?
- Wie fühlen sich Ihre Beschwerden an?
- Womit können Sie Ihre Beschwerden provozieren oder reduzieren?
- Seit wann haben Sie diese Beschwerden?
- Wie haben sich diese Beschwerden in der Zeit entwickelt?
- Welche Behandlungen haben Sie bisher erhalten bzw. wurden bei Ihnen durchgeführt? Mit welchem Resultat?
- Womit haben die Beschwerden begonnen?

Wenn man sich die W-Fragen genauer betrachtet, ist festzustellen, dass jede Antwort auf eine dieser Fragen sofort neue Fragen nach sich ziehen wird und auch muss, um die Patientenproblematik umfangreicher zu erfassen. Die erhaltenen Antworten auf diese Fragen reichen also keineswegs aus, um auf deren Datenbasis eine geeignete Therapie aufbauen zu können. Und genau das ist der Einsatzbereich und auch die Maßgabe für ein **Arbeiten mit einer Kategorisierung**. Es sollen umfassendere Informationen für jede Kategorie gewonnen werden, um das Beschwerdebild des Patienten immer detailgetreuer ausmalen zu können.

2.7.2 Entwicklung von Kategorien

Die zu entwickelnden Kategorien müssen sich auf **alle am Gesundheitsproblem beteiligten Lebensbereiche** des Patienten beziehen, um das individuelle Problem umfassend darstellen und erklären zu können. Der Therapeut startet bei diesem Vorhaben mit einer zentralen Analyse der beteiligten Komponenten. Es muss überlegt werden, welche Kategorien beim einzelnen Patienten eine therapierelevante Stellung einnehmen.

Das Arbeiten mit Kategorien zur individuellen Patientenbefragung kann bildlich mit einem Apothekerschrank verglichen werden (◘ Abb. 2.15). Viele Zutatenschubladen ergeben ein ganzheitliches Bild.

Die in ◘ Abb. 2.15 aufgezählten Kategorien können zusätzlich in **Unterkategorien** aufgeteilt werden, um eine besonders vollständige und in Teilen dieser Kategorien sehr umfangreiche Anamnese zu gewährleisten. Dieses Verfahren wird gerne bei solchen Kategorien angewandt, die für den Patienten und sein Gesundheitsproblem von besonderer Bedeutung sind, und die bereits viele therapierelevante Informationen für den Therapeuten enthalten oder noch erhoffen lassen (◘ Abb. 2.16).

Mit diesem Kunstgriff lässt sich eine Anamnese beliebig erweitern, und die gewonnenen Informationen kommen in einer gezielten und effektiven Therapie dem Patienten zugute.

2.7.3 Erstellen eines Fragenkatalogs

Fragen zu einem Patientenproblem zu entwickeln, ist eine kniffelige Sache. Deshalb kann sich der Therapeut die Fragestellung durch die Kategorisierung des Patientenproblems wesentlich erleichtern. Sind erst einmal **Kategorien** gefunden, lassen diese sich leichter durch Fragen mit therapierelevanten Inhalten ausfüllen.

Bei der Entwicklung eines Fragenkatalogs für die Anamneseerhebung sind einige **Grundregeln** zu berücksichtigen (► Übersicht 2.2): Der Therapeut muss sich im Klaren sein, dass sein Gegenüber (Patient) die Fragen anders erfassen kann und nicht immer die „relevanten" Antworten geben wird. Auch kann es zu Kommunikationsproblemen im Bereich von Gesagtem – Gehörtem kommen (gesagt – gehört? – verstanden? – begriffen?). Das heißt, der Patient versteht nicht, was der Therapeut eigentlich von ihm wissen oder hören will. Diese Schwierigkeiten erfordern vom Therapeuten einen versierten Umgang mit der Sprache und eine stetig wachsende Menschenkenntnis.

Der Therapeut muss in der Lage sein, Kommunikationsprobleme zu erkennen und sofort zu lösen, da er sonst keine brauchbaren Informationen vonseiten des Patienten bekommen wird, und auch nicht erwarten darf. Die Kunst „Fragen zu stellen" ist eine der wichtigsten im Beruf des Physiotherapeuten und sollte ständig weiterentwickelt und perfektioniert werden.

Arbeiten mit Kategorien in der Patientenbefragung											
Hauptproblem	Symptomverhalten im Tagesverlauf	Reproduzierende Bewegungen/ Aktivitäten	Hemmende Bewegungen/ Aktivitäten	Geschichte des Patienten	Geschichte der aktuellen Episode	Freizeitverhalten	Belastungen am Arbeitsplatz	Schmerzverhalten	Familiäre Situation (Stress/ Ärger)	Momentan bestehende Beschwerden	Bisherige Behandlungen
ANAMNESE											

◘ **Abb. 2.15** Mögliche Kategorien für eine Anamnese

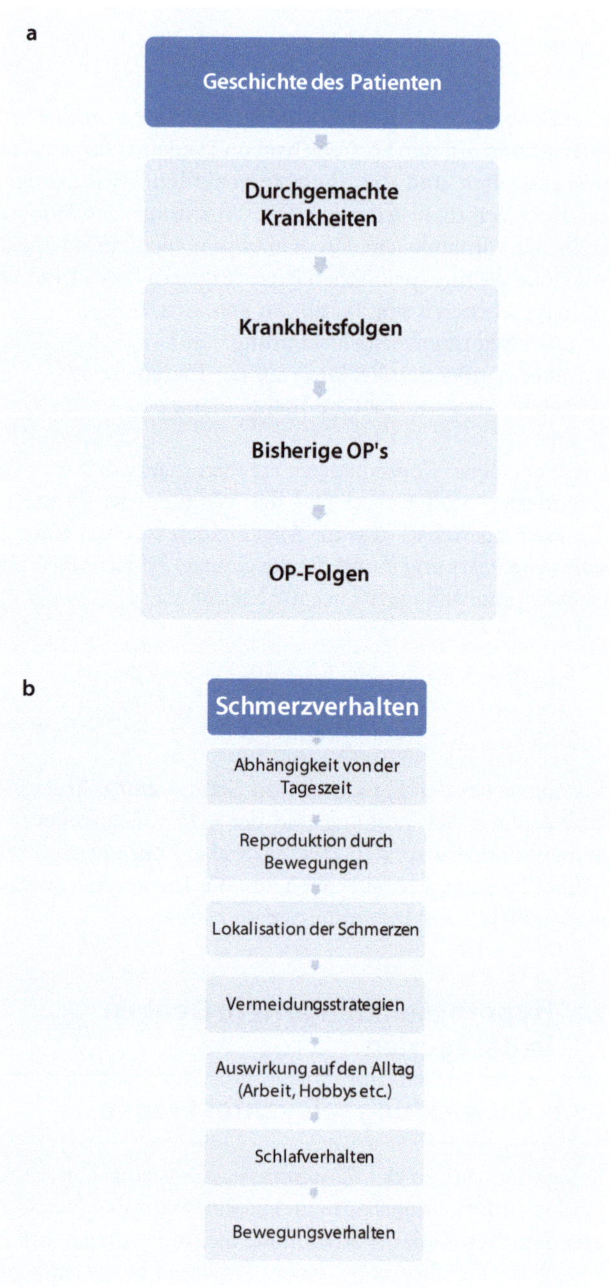

◘ **Abb. 2.16** **a,b Aufteilung der Kategorien in Unterkategorien.** a Kategorie „Patientengeschichte", b Kategorie „Schmerzverhalten"

Übersicht 2.2. Grundregeln für die Fragestellung

- **Klare** und **einfache Formulierungen** benutzen.
- Nach Möglichkeit **keine medizinischen Fachbegriffe** oder Fremdwörter verwenden (wenn es sich nicht vermeiden lässt, müssen diese Begriffe dem Patienten verständlich erklärt werden).
- **Keine Suggestivfragen** stellen, z. B.: „Der Schmerz ist nun schon viel besser, nicht wahr?"

Praxistipp

Fragen sollten **neutral** gestellt werden, damit der Patient die Möglichkeit hat, seine Empfindung zu äußern. Besser ist: „Hat sich der Schmerz verändert?" – Wenn ja, wird direkt die nächste Frage angeschlossen, um die Veränderung zu erfahren, z. B.: „In welche Richtung hat sich der Schmerz verändert, Besserung oder Verschlechterung?"

Suggestivfragen sind Fragen, die schon in der Fragestellung eine potenzielle Antwort für den Patienten beinhalten. Der Patient könnte sich dabei genötigt fühlen, zu denken: „Der Therapeut will jetzt, dass ich genau das sage!" Und genau das ist es, was mit einer Anamnese nicht bezweckt werden darf! Der Patient muss immer seine eigene Meinung oder sein persönliches Empfinden äußern können, ohne beeinflusst (oder gar manipuliert) zu werden.

Nach Möglichkeit offene Fragen stellen, keine Fragen, auf die der Patient lediglich mit „Ja" oder „Nein" (mit nur einem Wort) antworten kann.

Praxistipp

Offene Fragen können bei Patienten mit einem **starken Redebedürfnis** ein fataler Fehler sein. In solchen Fällen sind Fragen, die eine klare Antwort erfordern, zwingend notwendig, um die Befragung in der zur Verfügung stehenden Zeit durchzubringen, und um die erforderlichen Informationen zielgerichtet zu erhalten. Bei Patienten, denen man jede Information förmlich **entlocken** muss, eignen sich eher offene Fragen, da sie geeignet sind, schweigsamere Patienten zum Reden zu bringen.

In den Tab. 2.7 und 2.8 sind Fragenkataloge für Kategorien zusammengestellt. Diese verdeutlichen ein mögliches Vorgehen bei der Entwicklung von patientenzentrierten Fragestellungen.

Nach diesem Schema lassen sich alle erarbeiteten Kategorien mit Fragen füllen, um therapierelevante Informationen zusammenzutragen. Solche Fragenkataloge ergeben sich häufig erst im Laufe eines Anamnesegesprächs und müssen nicht explizit vorab erarbeitet werden.

Praxistipp

Es empfiehlt sich, **Fragen erst im Patientengespräch zu entwerfen**, da niemals alle Fragen bei allen Patienten sinnvoll sein können. Erst am Patienten lässt sich abschätzen, welche Informationen primär erforderlich sind, welche von sekundärer Bedeutung sind und welche weniger wichtig für die physiotherapeutische Erstbehandlung sind.

Um den gezielten Einsatz einer effektiven Fragestellung zu üben und weiter zu verbessern, kann das vorgestellte Gruppenspiel (Praktische Übung für den Unterricht oder die Lerngruppe) sehr hilfreich sein.

Tab. 2.7 Fragenevaluation innerhalb einer Kategorie: Patientengeschichte

Anamnese			
Kategorie: Patientengeschichte			
Bisherige Krankheiten	**Folgen der Krankheiten**	**Bisherige OPs**	**Folgen der OPs**
Hatten Sie irgendwelche Erkrankungen? Welche Erkrankungen waren das? Wann sind diese Erkrankungen bei Ihnen aufgetreten? Wie hat man diese behandelt? Was hatten Sie damals für Beschwerden? Hatten Sie Ihre jetzigen Probleme schon einmal? Wann war das? Was haben Sie dagegen getan?	Haben Sie heute noch mit diesen Beschwerden zu tun? Wie machen sich diese Beschwerden bei Ihnen bemerkbar? Gibt es etwas, das Sie seither nicht mehr machen können? Gibt es etwas, das Sie nicht mehr wie früher machen können? Was können Sie tun, damit Sie diese Dinge trotzdem machen können?	Sind Sie schon einmal operiert worden? Was hat man an Ihnen operiert? Wie verlief diese Operation? Wie verlief die Heilung? Gab es Komplikationen? Waren Sie in einer stationären Rehabilitationsmaßnahme? (Reha? Kur?) Hatten Sie eine Anschlussheilbehandlung?	Haben Sie heute noch Beschwerden in diesem OP-Bereich? Wie zeigen sich diese Beschwerden? Haben Sie deshalb irgendwelche Funktionseinschränkungen? Sind Sie in ihrem Alltag eigeschränkt? Was können Sie nicht mehr wie früher?

2

Tab. 2.8 Fragenevaluation innerhalb einer Kategorie: Schmerzverhalten

Unterkategorie	Fragen
Anamnese	
Kategorie: Schmerzverhalten	
Abhängigkeit von der Tageszeit	Gibt es eine bestimmte Tageszeit, zu der sich Ihre Schmerzen verändern? Sind die Schmerzen dann stärker oder schwächer? Was tun Sie zu dieser Zeit (körperliche Belastung, arbeiten, Haushalt, Gartenarbeit, schlafen)? Lassen sich die Schmerzen verändern, wenn Sie etwas anderes tun? Können Sie die Schmerzen beeinflussen? Sind die Schmerzen jeden Tag dieselben? Zur gleichen Zeit vorhanden? In derselben Stärke vorhanden?
Reproduktion durch Bewegungen/Aktivitäten	Gibt es Bewegungen, die Ihre Schmerzen auslösen (z. B. Kniestreckung, Ellenbogenbeugung)? Gibt es Aktivitäten, die Ihre Schmerzen auslösen (z. B. langes Sitzen, Bücken, Kiste Mineralwasser tragen, Schuhe binden, Auto fahren)? Sind diese Bewegungen/Aktivitäten immer schmerzhaft? Können Sie den Schmerz bei diesen Bewegungen/Aktivitäten irgendwie beeinflussen oder verändern? Bei welchen Bewegungen/Aktivitäten werden die Schmerzen mehr? Bei welchen Bewegungen/Aktivitäten lassen die Schmerzen nach?
Lokalisation der Schmerzen	Wo haben Sie Schmerzen? Können die Schmerzen auch an anderen Stellen an Ihrem Körper auftreten (Gelenk ober-/unterhalb der schmerzhaften Stelle)? Bleiben die Schmerzen immer an derselben Stelle? Strahlen die Schmerzen manchmal aus? Wenn ja: Wohin?, Wie stark?, Wie lange?, Lässt es wieder nach?, Wann?
Vermeidungsstrategien	Was machen Sie, um die Schmerzen zu reduzieren? Was können Sie tun, um die Schmerzen zu vermeiden? Klappt das immer? Wie lange bleiben die Schmerzen dann weg?
Auswirkungen auf den Alltag	Wie wirken sich Ihre Schmerzen auf Ihren Alltag aus? Können Sie ihrer Arbeit nachgehen? Können Sie ihre Hobbys ausüben? Gibt es etwas, dass Sie seither nicht – oder nicht mehr so gut – machen können? Was? Wie war es vor dem Schmerz?
Schlafverhalten	Schlafen Sie durch? Wachen Sie an den Schmerzen auf? Wann? Immer dieselbe Zeit? Was unternehmen Sie, um besser schlafen zu können? Sind die Schmerzen jede Nacht gleich? Macht es einen Unterschied, wenn Sie am Tag schwere körperliche Arbeit verrichtet haben?
Bewegungsverhalten	Wie wirken sich die Schmerzen auf Ihre Bewegungsfähigkeit aus? Gibt es Bewegungen, die Sie wegen dem Schmerz nicht mehr durchführen können?, nicht mehr durchführen wollen? Schonhaltungen? Bewegungsvermeidungen? Hat sich Ihr Berufsleben verändert? Haben sich Ihre Hobbys verändert?

Praktische Übung für den Unterricht oder die Lerngruppe

„Wer-bin-ich?"

Ein Schüler aus der Klasse/Lerngruppe setzt sich der Klasse/Gruppe gegenüber und beginnt, Fragen zu stellen. Der Lehrer/Leiter der Lerngruppe wählt eine Person aus dem öffentlichen Leben (z. B. aus den Bereichen Fernsehen, Musik, Literatur, Fiktion, Wirtschaft, Politik), die der Schüler erraten muss und schreibt den Namen (z. B. Sherlock Holmes, Buffalo Bill, Angela Merkel) an ein(e) Tafel/Flip Chart. Der Schüler selbst weiß nicht, „wer-er-ist", er muss sich mit geschickter Fragestellung seinen Namen geben und erraten, wer er ist. Er stellt seine Fragen, die mit „Ja" oder „Nein" beantwortet werden müssen, an die Mitschüler. Dies geht solange, bis der Schüler den Namen erraten hat. Dabei kann entweder die Zeit gestoppt werden, die der Schüler benötigt, um die besagte Person zu erraten, oder es kann die Anzahl der benötigten Fragen gezählt werden.

Im Klassenverbund kann dieses Spiel immer wieder zur Auflockerung eingesetzt werden, und die Zeitstopp- bzw. die Fragen-zählen-Variante bietet für die Schüler eine Selbstkontrollmöglichkeit, um nachzuprüfen, ob die eigene Fragestellung effektiver geworden ist.

Die Ergebnisse aus dem ersten Semester (benötigte Zeit oder benötigte

Anzahl der Fragen) können z. B. mit den Ergebnissen aus anderen Ausbildungssemestern verglichen werden. So lassen sich individuelle Fortschritte und Verbesserungen bei den Schülern gut erkennen.

Dieses kleine Spiel lässt sich noch um ein paar interessante und kreative **Varianten** erweitern.

- Es können Gegenstände erraten werden, und aus dem „Wer-bin-ich?" wird ein „**Was-bin-ich?**". So kann aus einem Schüler schnell ein Gänseblümchen, ein Pflasterstein oder ein Kajak werden.
- Eine berufsverbundene Variante beinhaltet Begriffe aus den **Lernininhalten**. Die Fragestellungen können gezielt eingesetzt werden, um fachspezifisches Wissen abzufragen. Nimmt man bei der Spielvariante „Was-bin-ich?" Begriffe aus dem Fach Anatomie, werden aus den Schülern schnell **Muskeln** (M. serratus posterior superior, M. biceps femoris oder M. pterygoideus medialis), **Knochen** (Femur, Os hyoideum oder Radiusköpfchen), **Ligamente** (Lig. cruciatum anterius, Lig. collaterale tibiale oder Lig. laterale) oder **Nerven** (N. femoralis, N. cutaneus femoris lateralis, N. peroneus profundus etc.), die sie durch geschickte Fragestellung erraten müssen.
- Andere **Fachbereiche** wie z. B. Physiologie, Neurologie, Krankheitslehre können integriert werden. Besonderen Spaß haben die Schüler bei der Vorstellung, sich selbst als bestimmte **Pathologie** (z. B. mediale Gonarthrose, Morbus Parkinson, radiale Epicondylitis oder Z. n. Schulterluxation rechts) zu erraten.

Nicht nur der fragende Schüler muss sich in die Materie eindenken, die Antwort gebenden Mitschüler müssen sich ebenso intensiv mit der Begrifflichkeit auseinandersetzen, um hilfreiche Hinweise geben zu können.

2.8 Hypothesenevaluation und Beweisführung: Verteilen von Plus- und Minuspunkten

Nach der Anamneseerstellung erste Erklärungsmodelle für die aktuellen Beschwerden des Patienten zu finden bzw. zu entwickeln, ist vorrangiges Vorgehen in der physiotherapeutischen Arbeit. Das heißt, der Therapeut versucht, möglichst umfassende Erklärungen für die Symptome des Patienten zu finden, um daraus geeignete Behandlungsstrategien entwickeln zu können. Im Folgenden sollen einige in der Praxis häufig vorkommende **Hypothesen** und **deren Beweisführung** durch Plus- oder Minuspunkte erläutert werden:

- Die Hinweise aus der Anamnese (◘ Tab. 2.9) sind die sog. **Pluspunkte**, die die Richtigkeit der aufgestellten Hypothesen bestätigen können. Je mehr Pluspunkte in einer Anamnese für eine Hypothese gefunden werden können, desto größer ist die Wahrscheinlichkeit, dass sie den tatsächlichen Sachverhalt (Symptome des Patienten und deren Ursachen) bestmöglich zu erklären vermag. Pluspunkte dienen also der klinischen Beweisführung und der Absicherung der geplanten Untersuchungen und therapeutischen Interventionen.
- **Minuspunkte** sind Angaben aus der Anamnese, die eine zuvor aufgestellte Hypothese widerlegen oder direkt verneinen (◘ Tab. 2.10).

◘ **Tab. 2.9** Hypothesenbildung anhand anamnestischer Hinweise: Pluspunkte

Hypothesen	Hinweise aus der Anamnese
Hypothese 1: Mechanische Irritation des Gelenks	Beschwerden sind bewegungsabhängig: d. h., die Beschwerden treten nur bei spezifischen Bewegungen (z. B. Arm nach vorne oben anheben, Unterarm nach außen drehen, Knie beugen) auf Beschwerden sind belastungsabhängig: d. h., die Beschwerden treten nur in bestimmten Belastungssituationen (z. B. Tennisaufschlag, Schuss beim Fußball, Treppensteigen) auf Es existiert kein Dauerschmerz Der Schmerz ist unabhängig von der Tageszeit
Hypothese 2: Hohe entzündliche Komponente	Bestehender Dauerschmerz Der betroffene Bereich fühlt sich überwärmt an Lokale Schwellungsneigung (im Seitenvergleich messbar) Steigendes Schmerzniveau bei Bewegung Unfähigkeit, Bewegungen kraftvoll durchzuführen Zunehmender nächtlicher Ruheschmerz (Patient gibt an, aufgrund der Schmerzen wach zu werden)
Hypothese 3: Starke statische Belastungshaltung verstärkt die Beschwerden	Fehlender sportlicher Ausgleich Büroarbeitsplatz (PC-Tätigkeit) Zunehmende Intensität der Beschwerden während einer Tätigkeit (z. B. im Tagesverlauf während der Büroarbeit)
Hypothese 4: Neuromechanisches Mobilitätsproblem	Lokaler Schmerz mit ausstrahlenden Beschwerden über ein Gelenk in die ganze Extremität oder in einen entfernten Wirbelsäulenabschnitt Ausschließlich ausstrahlende Beschwerden Sensibilitätsauffälligkeiten (z. B. Kribbeln, pelziges Gefühl, Taubheitsgefühl, Ameisenlaufen) Auffälliger Kraftverlust bei alltäglichen Aktivitäten (z. B. beim Treppensteigen, Fuß heben beim Ins-Auto-Steigen, Kaffee eingießen)

2

Tab. 2.10 Hypothesenevaluation durch Minuspunkte aus der Anamnese

Hypothese	Minuspunkte aus der Anamnese
Entzündlicher Zustand des Gelenks	Fehlender Dauerschmerz Keine Überwärmung des Gelenks Fehlende Schwellungsneigung bei steigender Belastung Normale Mobilitätswerte bei aktiver Bewegung in alltäglichen Aktivitäten Keine nächtliche Zunahme der Schmerzen
Rein mechanische Gelenkstörung	Konstanter Dauerschmerz Nächtliche Ruheschmerzen

2.9 Klinisches Bild (Muster) vor Augen

Wie schon in ► Abschn. 2.3.4 (Klinisches Muster erkennen) erwähnt, kann es für die weitere Gesamtplanung einer Therapie (v. a. für körperliche Untersuchung und Behandlungsinterventionen) von großer Bedeutung sein, Hinweise auf klinische Muster zu erkennen. Ein **klinisches Muster** gibt dem Therapeuten eine größere Sicherheit, was die Anwendung von bereits mehrfach eingesetzten und somit an Patienten mit ähnlichen Beschwerden getesteten Behandlungsinterventionen anbelangt.

> **Durch das Identifizieren eines klinischen Musters erhält der Therapeut schon erste konkrete Therapieideen in Form von Nahzielen, mittel- und auch langfristigen Therapiezielen und kann daher in der körperlichen Untersuchung gezielt spezifische Tests und Diagnosewerkzeuge einsetzen.**

Bausteine eines klinischen Musters

Um ein klinisches Muster zu identifizieren, ist es sinnvoll, eine **genormte Betrachtung** anzuwenden. Ein klinisches Muster besteht i. d. R. aus verschiedenen Bausteinen. Unter anderem sind folgende **Bausteine** relevant:

- Epidemiologie:
  Mit diesem Baustein sollte die Frage geklärt werden, ob der Patient mit seiner individuellen Erscheinung in ein spezifisches klinisches Bild passt. Dazu gehören Alter, Geschlecht, Beruf oder Hobby (bzw. Freizeitverhalten) des Patienten. Der Therapeut muss sich fragen, ob das gefundene oder vermutete klinische Bild des Patienten ein „typischer Vertreter" ist.
- Ätiologie:
  Auch muss in der Patientengeschichte nach evtl. Auslösern (mechanischen Ursachen, Über-/Fehlbelastungen, traumatischen Ereignissen mit Gewebeverletzung, entzündlichen Prozessen etc.) für die aktuelle Krankheitsepisode geforscht werden. Das heißt konkret, es muss herausgefunden werden, ob die Auslöser, die der Patient angegeben hat, mit dem vermuteten klinischen Bild in Einklang gebracht werden können.
- Symptome:
  Es versteht sich von selbst, dass die Symptome des Patienten den typischen Symptomen des klinischen Musters entsprechen sollten bzw. müssen.
- Klinische Präsentation der Symptome:
  Die klinische Präsentation bezieht sich auf den Aspekt, dass die Symptome des Patienten auch bei den für das vermutete klinische Muster typischen Aktivitäten/Bewegungen (auch Belastungen) auftreten sollten, um ein stimmiges Bild zu erhalten und die aufgestellte Hypothese des klinischen Musters bestätigen zu können.
- Pathogenese:
  Die Entwicklung der Pathologie im gesamten Krankheitsverlauf wird beurteilt (z. B. progrediente Entwicklung von einem anfänglich lokalen Schmerz über einen ausstrahlenden Irritationsschmerz in die Extremität bis hin zu komplexen neuralen Symptomen wie Sensibilitäts-, Reflexausfälle, Kraftverlust oder motorische Störungen). Der Fokus liegt wieder auf einer gemeinsamen Verlaufsmöglichkeit mit dem vermuteten klinischen Muster.

Passen diese Faktoren in ein bereits **bekanntes klinisches Muster** wie z. B. in das klinische Muster eines Bandscheibenvorfalls oder einer Kniearthrose, erleichtert das dem Therapeuten die weitere Untersuchung und Behandlung des Patienten. Der Therapeut kann sich auf Behandlungsinterventionen (Maßnahmen und Techniken) berufen, für die es bereits gesicherte Therapieergebnisse gibt, und diese Erfahrungen sehr gut in die Behandlung einbauen.

Stehen die Angaben des Patienten eher im **Gegensatz zu klinischen Mustern**, ergeben die evaluierten Aspekte zumindest ein umfassendes und genaues klinisches Bild der momentanen Situation des Patienten, auf deren Basis sich ebenfalls geeignete Therapiestrategien entwickeln lassen.

> **Gezieltes klinisch orientiertes Vorgehen – die Beurteilung der aufgelisteten Punkte eines klinischen Musters – bringt dem Therapeuten umfassende Kenntnis des Patientenproblems und trägt zu einer effektiven Therapie bei.**

2.10 Planen der körperlichen Untersuchung

Die körperliche Untersuchung – die gesamte Reihe der erforderlichen Tests und aller weiteren diagnostischen Maßnahmen (Messungen, Beobachtungen, Funktionsbeurteilungen etc.) – sollte bestenfalls klinisch begründet durchgeführt werden. Es wäre ein sehr zeitraubendes Unterfangen, wollte der Therapeut alle praktisch möglichen Untersuchungen am Patienten zur Anwendung bringen. Deshalb ist der Therapeut gut beraten, die von ihm gewählten Untersuchungen ausschließlich auf klinisch begründeten **Hypothesen** aufzubauen.

Auswahl der Untersuchungen

In der Praxis bedeutet dies, **alle Körperbereiche**, für die es klinische Hinweise in der Anamnese gibt, müssen zu irgendeinem Zeitpunkt in der Behandlungsserie untersucht werden. Nur dadurch können die klinisch funktionellen Zusammenhänge der Störungen in diesen Körperbereichen mit den Symptomen des Patienten geklärt werden. Des Weiteren ist immer zu überlegen, welche **benachbarten Körperregionen** (Gelenksysteme) an der Problematik beteiligt sein könnten. Dazu gehören

- zumindest die Gelenke über- und unterhalb der betroffenen Region sowie
- alle Gebiete, die über anatomische Strukturen (Nerven, Bänder etc.) mit der symptomatischen Region verbunden sind.

Für diese Regionen ist eine körperliche Untersuchung zwingend erforderlich.

> Alle Körperbereiche, für die es klinische Hinweise in der Anamnese gibt, müssen zu irgendeinem Zeitpunkt in der Behandlungsserie untersucht werden.

Zeitpunkt der Untersuchungen

Zu welchem **Zeitpunkt** diese Regionen mittels einer körperlichen Untersuchung geprüft werden, hängt von der **Wahrscheinlichkeit der Beteiligung** ab:

- Je **größer** oder offensichtlicher die Zusammenhänge zu erkennen sind, desto früher in der Behandlungsreihe sollte auch die entsprechende Untersuchung erfolgen.
- Je **geringer** die Wahrscheinlichkeit der Beteiligung einer anatomischen Region an dem Patientenproblem ist, desto niedriger ist das „Muss" einer frühen Untersuchung einzustufen. In diesem Fall kann die Untersuchung zeitlich weit nach hinten verlegt werden (wenn mehr Zeit dafür zur Verfügung steht); oder in manchen Fällen (wenn der Patient durch die bisherigen Behandlungsinterventionen schon beschwerdefrei geworden ist) kann komplett auf eine körperliche Untersuchung dieser Regionen verzichtet werden.

Eine körperliche Untersuchung sollte stets nach dem Motto **„Das Wichtigste zuerst!"** geplant und durchgeführt werden (◘ Abb. 2.17). Das bedeutet: Die Körperregion (Gelenk, Muskel etc.) mit der größten Wahrscheinlichkeit, die Symptome des Patienten reproduzieren zu können, sollte zuerst untersucht werden. Der Ort mit den **größten Beschwerden**, dem **stärksten Schmerz** korreliert meist mit dem Ort der größten oder deutlichsten Funktionsstörung. Und genau dort sollten die ersten Untersuchungen, mit der besten Aussicht auf einen positiven Befund, durchgeführt werden.

> Die Körperregion (Gelenk, Muskel etc.) mit der größten Wahrscheinlichkeit, die Symptome des Patienten reproduzieren zu können, sollte zuerst untersucht werden.

In die Planung der körperlichen Untersuchung sollen alle möglicherweise an der Problematik des Patienten beteiligten Strukturen, Regionen oder Gelenkkomplexe integriert werden, um weitgehend die Ursachen zu erfassen und die aufgestellten Hypothesen zu belegen. Derart strukturiert begonnen, lässt sich das weitere Vorgehen leichter strukturieren, und der Therapeut bekommt einen besseren Überblick über die noch zu erledigenden Arbeiten (Fallbeispiel: Planung der körperlichen Untersuchung). Die Untersuchung kann jeweils für die **lokalen** und **angrenzenden Strukturen** geplant werden, sodass diese einzelnen Körperbereichen zuordenbar sind.

Fallbeispiel: Planung der körperlichen Untersuchung

Anamnese: Patient mit ausstrahlenden **lumbalen Rückenschmerzen** (Ausstrahlungen in das rechte Bein dorsal, bis in die Kniekehle)

In der Anamnese beschreibt der Patient einen zentral sitzenden, lokalen Schmerz in der unteren LWS-Region. Der Schmerz strahlt sporadisch in die Rückseite des rechten Oberschenkels bis zur Kniekehle aus.

- Allein aus diesen Angaben lassen sich bereits **erste verdächtige Strukturen** (◘ Abb. 2.18) lokalisieren und benennen. Diese Strukturen stellen die Mindestforderung in der körperlichen Untersuchung dar.

1. Frage

Gibt es Bewegungen oder Aktivitäten, die die Beschwerden verstärken?

„Immer wenn ich mich nach unten beuge, wird der Schmerz im Rücken stärker, und das Ziehen in den Oberschenkel meldet sich."

- Aus dieser Angabe lässt sich eine **Beteiligung der neuralen Strukturen** (peripherer Nerv oder Nervenwurzel) herleiten, da bei der Flexion der LWS und der Hüftgelenke beim Herunterbeugen auch die Nervenstrukturen mechanisch belastet werden.

2. Frage

Gibt es eine bestimmte Tageszeit, zu der die Beschwerden deutlicher vorhanden sind?

„Nachts treten die Beschwerden verstärkt auf und lassen erst mit etwas Bewegung nach."

- An dieser Aussage lässt sich eine **entzündliche Komponente** erkennen, die die Beschwerden bei nächtlicher Ruhe verstärkt und durch moderate Mobilisation wieder (durch mechanozeptive Überlagerung) reduzieren lässt.

3. Frage

Welche Bewegungen/Positionen reduzieren den Schmerz?

„Immer wenn ich mich auf den Rücken legen und die Beine auf Kissen hochlagern kann, lässt der Schmerz deutlich nach."

- **Entlastunghaltungen** geben erste Hinweise, was für den Patienten angenehm ist und seine Beschwerden reduziert. Sie sollten stets im Therapieplan berücksichtigt und Behandlungstechniken danach ausgerichtet werden.

2

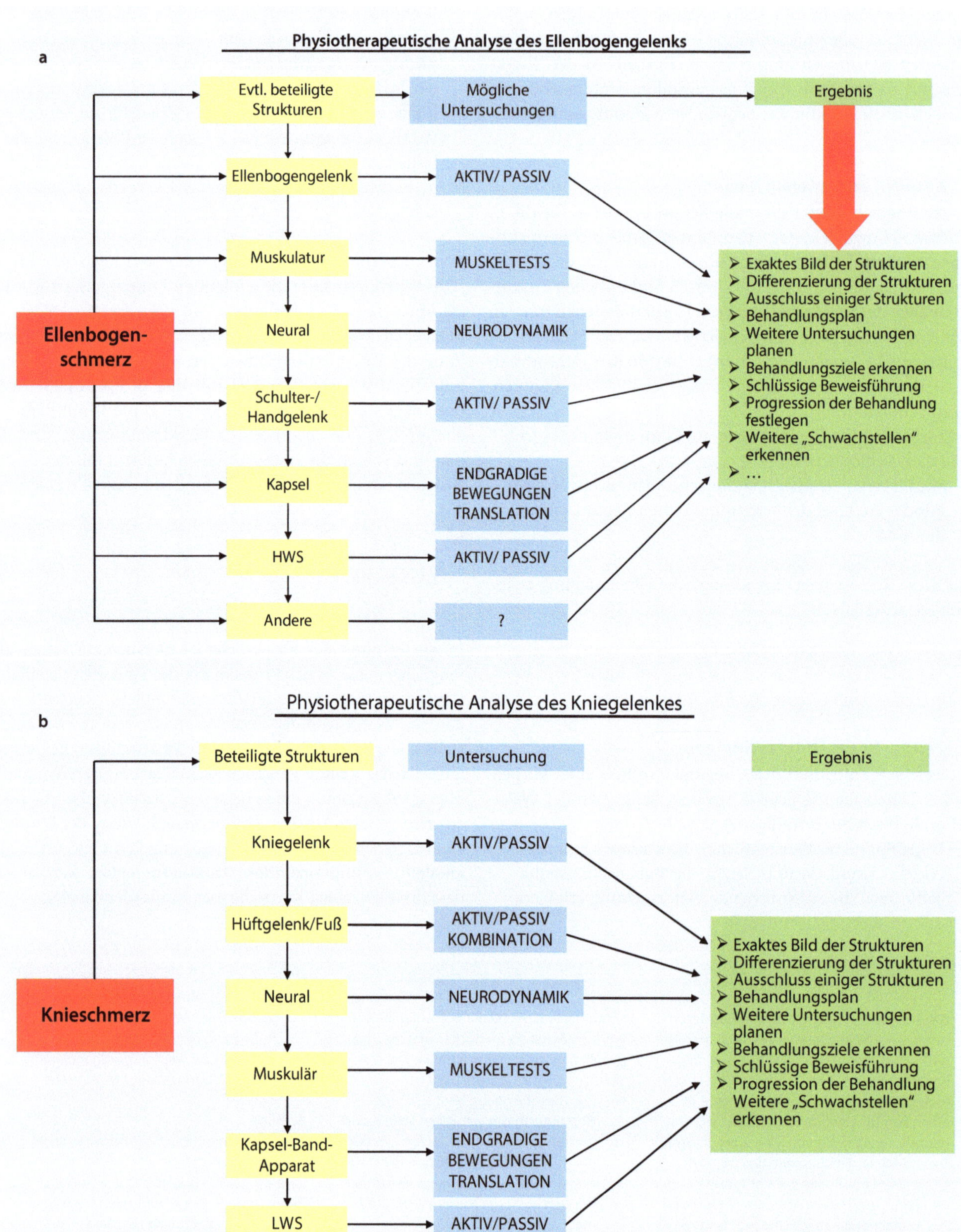

Abb. 2.17 a–c Physiotherapeutische Untersuchungsplanung. **a** Patient mit Ellenbogenproblematik, **b** Patient mit Knieproblematik, **c** Patient mit Schulterproblematik

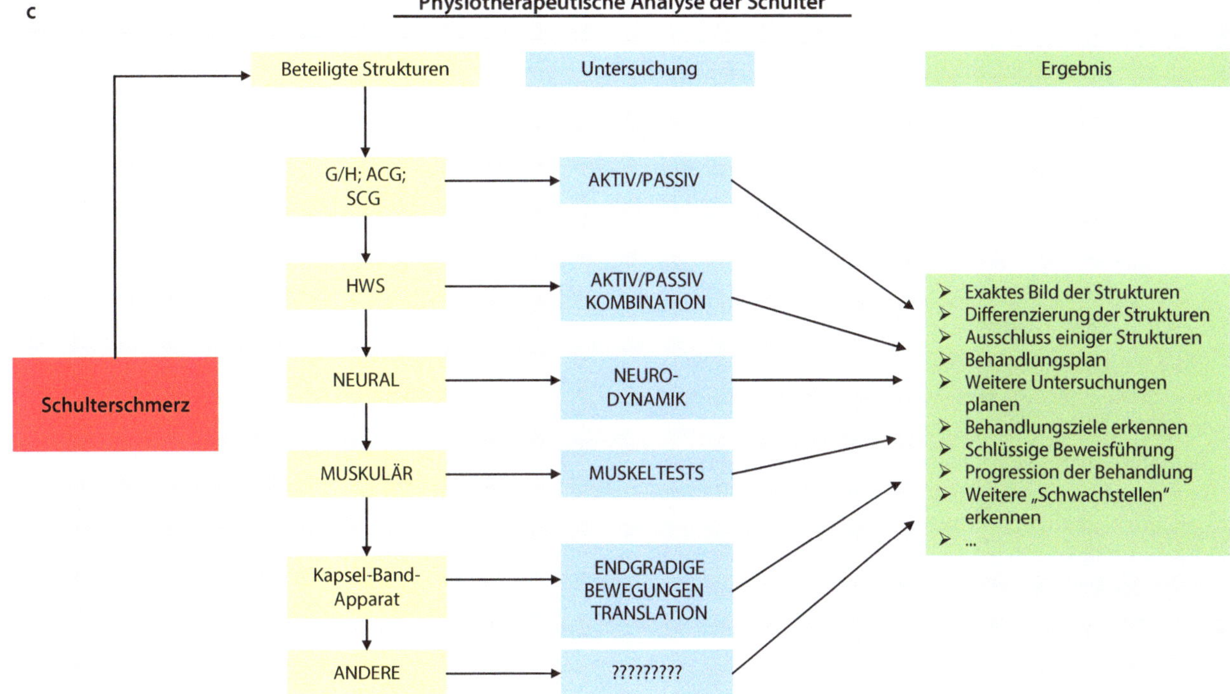

Abb. 2.17 (Fortsetzung)

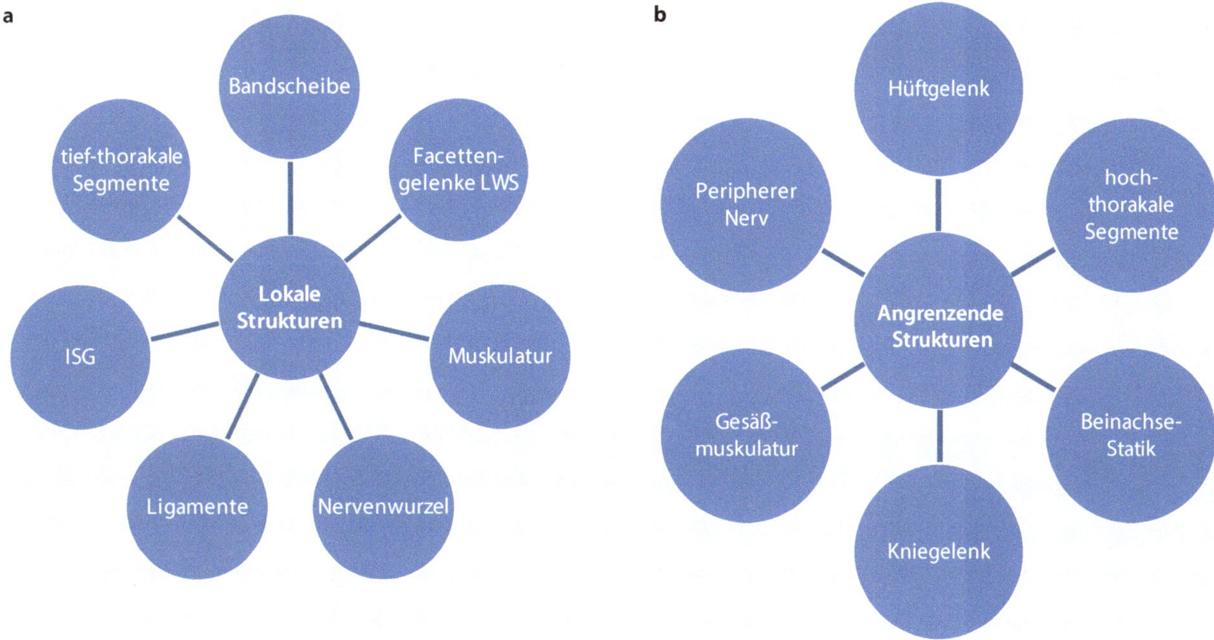

Abb. 2.18 **a,b Planung der körperlichen Untersuchung a** von lokalen Strukturen, **b** von angrenzenden Strukturen bei Patienten mit lumbaler Wirbelsäulenproblematik

2

2.10.1 Beurteilung der Erkenntnisse aus der Anamnese

Die Informationen, die aus der ersten Patientenbefragung gewonnen werden, führen i. d. R. zu einer umfassenden Kenntnis der Patientenbeschwerden und geben dem Therapeuten die Möglichkeit zu einer Beurteilung der gesamten Patientensituation. Mit jeder zusätzlichen Information kann sich die **Beurteilung der Patientensituation** verändern, und daraus ergeben sich weiterreichende Konsequenzen betreffend der Therapiemöglichkeiten. Im Laufe einer Therapie können folgende **Aspekte** beurteilt werden:

- **Patientenbezogene Aspekte**, z. B.: Stadium der Problematik (Stabilität des Problems), mögliche mechanische Irritationsfelder, entzündliche Komponenten oder die Betroffenheit des Patienten im Alltag. Auslösende Faktoren, symptomreproduzierende Aktivitäten oder Bewegungen, inhibierende Aktivitäten oder Körperhaltungen sowie das Symptomverhalten über den gesamten Tagesverlauf.
- **Prognostische Aspekte**, z. B.: Regenerationstendenz, Wahrscheinlichkeit von Rezidiven (wiederkehrenden Beschwerden), ob Restbeschwerden zurückbleiben werden, was der Patient selbst beitragen muss, um beschwerdefrei zu werden bzw. zu bleiben.
- **Therapiebezogene Aspekte**, z. B.: welche Interventionen (aktive/passive Maßnahmen, Elektrotherapie, Ultraschall, Wärmeapplikation, Eisanwendungen etc.) erforderlich sind, mit welcher Intensität diese durchgeführt werden können, die Progression in der Therapie muss immer wieder erneut je nach Zustand des Patienten festgelegt werden, welche Eigenübungen und in welchem Umfang diese durchzuführen sind etc.

2.10.2 Untersuchung: „Muss" – „Kann" – „Vielleicht"

Eine körperliche Untersuchung **muss** immer alle notwendigen Untersuchungen beinhalten, gleichzeitig jedoch hat der Therapeut auch den Anspruch an eine ökonomisch gestaltete und geplante Diagnostik, da die Zeit für Untersuchungen definitiv von der Zeit für Behandlungen abgeht. Der Therapeut ist demzufolge in der **Entscheidungssituation**:

- Einerseits ist eine vollständige körperliche Untersuchung die Basis für die folgende Therapie,
- andererseits wird dadurch viel Zeit von der eigentlichen Behandlung abgezweigt.

Deshalb sind vorläufige Entscheidungen aufgrund der vorangegangenen Bewertungen des Patientenproblems unerlässlich. Der Therapeut kann mit den Informationen aus der Anamnese, den darauf aufbauenden Hypothesen, den Bewertungen und prognostischen Einschätzungen **erste Schwerpunkte** setzen und die wichtigsten Körperbereiche, die sehr **wahrscheinlich** an der Patientenproblematik beteiligt sind, zuerst untersuchen. In einem zweiten Schritt werden alle Regionen eingehender untersucht, die eine **„Kann"-Entscheidung** beinhalten. Das heißt, es werden diejenigen Strukturen untersucht, die an der Problematik beteiligt sein können. Der dritte Schritt der körperlichen Untersuchung betrifft alle Strukturen, die **vielleicht** eine entfernte oder eher unwahrscheinliche Beteiligung an der Problematik aufweisen könnten (Fallbeispiel: Untersuchungsgänge).

Die körperliche Untersuchung kann in **drei Untersuchungsgänge** eingeteilt werden (▶ Übersicht 2.3).

Übersicht 2.3. Einteilung der körperlichen Untersuchung

- **Primärer Untersuchungsgang**
  Beinhaltet die Strukturen der ersten Wahl, d. h., die Strukturen, die am ehesten als Ursache der Beschwerden infrage kommen.
- **Sekundärer Untersuchungsgang**
  Beinhaltet die Strukturen, die eine direkte anatomische Verbindung in das symptomatische Gebiet haben (meist die angrenzenden Gelenkkomplexe, z. B. beim Kniegelenk: Hüft- und Fußkomplex).
- **Tertiärer Untersuchungsgang**
  Beinhaltet die weiter entfernten Strukturen, die lediglich noch eine funktionelle Verbindung zum/in das symptomatische Gebiet aufweisen (z. B. Innervationsursprünge, Muskelketten etc.), oder Strukturen, die funktionell mit dem Symptomgebiet verbundene Strukturen irritieren können.

Fallbeispiel: Untersuchungsgänge

Anamnese: Ein 35-jähriger Patient stellt sich in der Praxis mit akutem **medialen Kniegelenkschmerz** zur Behandlung vor.

1. Frage
Was haben Sie für Beschwerden?
„Mein Kniegelenk schmerzt an der Innenseite."

2. Frage
Seit wann haben Sie diese Beschwerden?
„Seit dem letzten Wochenende. Da war ich mit Freunden beim Fußballspielen auf dem Bolzplatz. Einmal rutschte ich mit dem Bein weg, als ich einen Pass spielen wollte. Seither schmerzt das Kniegelenk bei bestimmten Bewegungen."

3. Frage
Hatten Sie solche Beschwerden früher schon einmal?
„Nein, noch nie."

4. Frage
Bei welchen Bewegungen oder Aktivitäten spüren Sie einen deutlicheren Schmerz?
„Nun, wenn ich eine Treppe nach oben gehe, wird der Schmerz beim Hochdrücken stärker. Auch schnelles Aufstehen (vom Sitzen auf einem Stuhl) verursacht einen verstärkten Schmerz, und längeres Sitzen (mehr als 30 Minuten) verursacht ebenfalls mehr Beschwerden. Deutlicher wird der Schmerz auch beim Anziehen von Hose, Socken oder Schuhen – wenn ich das Kniegelenk anbeugen muss."

5. Frage
Gibt es eine bestimmte Tageszeit, zu der der Schmerz deutlicher wird?
„Nein, er ist eher von der Bewegung abhängig."

6. Frage
Ist der Schmerz am Kniegelenk immer konstant vorhanden?

„Nein, der Schmerz geht zwischendurch immer wieder weg und ist hauptsächlich bei den genannten Bewegungen deutlich zu spüren. Es kann sein, wenn der Schmerz einmal etwas stärker da war, dass er etwas länger spürbar bleibt. So etwa 2–3 Minuten lang. Danach lässt er langsam nach und verschwindet komplett."

7. Frage
Gibt es etwas (eine Bewegung oder eine bestimmte Knieposition), das den Schmerz reduziert, wenn er länger anhaltend zu spüren ist?

„Leichtes Bewegen (kontrolliertes Beugen und Strecken) lässt den Schmerz schneller wieder verschwinden."

- Basierend auf der Anamnese des Patienten könnte der **Untersuchungsplan** wie in ◘ Abb. 2.19 dargestellt aussehen.

Körperliche Untersuchung

Primärer Untersuchungsgang: Die in ◘ Abb. 2.19a abgebildeten Strukturen sollten möglichst in der ersten Behandlungssitzung untersucht werden, da es sich dabei um anatomisch lokale Strukturen des rechten Kniegelenks handelt, die ein hohes Irritationspotenzial für einen medialen Kniegelenkschmerz beinhalten. Da der Ort der ursächlichen Funktionsstörung häufig mit dem Ort des größten Schmerzes übereinstimmt, ist die Untersuchung dieser lokalen Strukturen überaus sinnvoll, da mit größter Wahrscheinlichkeit Symptome reproduziert werden können.

Sekundärer Untersuchungsgang: Die in ◘ Abb. 2.19b dargestellten Strukturen stehen mit dem Kniegelenk in funktioneller Abhängigkeit und sind damit mögliche Irritationsquellen für einen medialen Kniegelenkschmerz, die im weiteren Verlauf der Behandlungsserie untersucht und auf eine mögliche Beteiligung hin abgeklärt werden müssen. Dabei handelt es sich nicht um die „primären Verdächtigen", sondern eher um die „B-Mannschaft" der evtl. beteiligten Strukturen, die in der zweiten Behandlungssitzung untersucht werden können.

Tertiärer Untersuchungsgang: Um die körperliche Untersuchung zu komplettieren, ist auch an weiter entfernt gelegene Strukturen zu denken, die über periphere Weiterleitung noch ein Irritationspotenzial im Kniegelenk aufweisen (◘ Abb. 2.19c). Diese Irritationen lassen sich über den direkten Verbindungsweg der neuralen Strukturen (periphere Nerven) erklären.

2.10.3 Erkennen von Kontraindikationen/Vorsichtsmaßnahmen

Kontraindikationen und Vorsichtsmaßnahmen prägen immer den Ablauf von physiotherapeutischen Untersuchungen und Behandlungen, indem sie auf besondere Umstände hinweisen, die die Therapieeffekte beeinflussen und entsprechend auch verändern können. In jedem Therapiekontext existieren Faktoren, die eher positiv auf die Therapie und die gewünschten Effekte einwirken. Zu diesen positiven Kontextfaktoren gehören unter anderem die Bewegungserfahrung des Patienten, seine Motivation, eine gesunde Lebensführung und sein Verständnis für die Vorgehensweise des Therapeuten (Compliance). Natürlich existieren auch Faktoren, die eine negative Wirkung auf die Therapie ausüben, und damit eher hemmend auf den Behandlungsverlauf und die angestrebten Therapieeffekte einwirken. Diese negativen, hemmenden Faktoren verbergen sich hinter den Begriffen Kontraindikationen und Vorsichtsmaßnahmen, die am besten bereits in der Anamnese aufgedeckt werden sollten.

Kontraindikationen

Dabei handelt es sich um Umstände, die in bestimmten Situationen oder in Kombination mit widrigen Begleitbedingungen, den Einsatz bestimmter diagnostischer Mittel oder physiotherapeutischer Behandlungstechniken (zumindest vorübergehend) verbieten oder unmöglich machen.

> Hinter einer Kontraindikation verbirgt sich ein momentanes (temporäres) Anwendungsverbot für bestimmte Maßnahmen in der Diagnostik und Behandlung. Mit einfachen Worten übersetzt, bedeutet Kontraindikation: „Tu es nicht!!!"

Beispiele für temporäre Kontraindikationen

Klinisches Problem	Kontraindizierte Maßnahmen in Diagnostik und Behandlung
Post-op. Zustand nach Knie-TEP	Flexion über 90° Distaler Widerstand in Untersuchung oder Therapie
Akute Entzündung	Wärmeapplikation
Akute Schmerzen	Mobilisation mit großen Amplituden im Schmerz Kräftigung im Schmerz
Frische Frakturen	Distaler Widerstand Mobilisation des Frakturspalts

Vorsichtsmaßnahmen

Vorsichtsmaßnahmen sind Faktoren, die den Therapeuten zur Vorsicht zwingen. Diese beinhalten noch kein direktes Anwendungsverbot für bestimmte Maßnahmen in der Diagnostik oder Behandlung, zeigen aber evtl. bestehende **Komplikationen** auf und veranlassen den Therapeuten zu einer vorsichtigen Vorgehensweise.

> Hinter den sog. Vorsichtsmaßnahmen verbirgt sich keine direkte Verbotssituation für die Untersuchung oder Behandlung. In der direkten Übersetzung oder der praktischen Umsetzung bedeutet es: „Tu es, aber sei vorsichtig dabei!!"

Um diese besonderen Umstände, Zustände oder Kontextfaktoren innerhalb einer physiotherapeutischen Untersuchung erkennen zu können, hilft die sogenannte Flaggensystematik. Dabei werden mehrere Kategorien potenziell negativer Kontextfaktoren durch farblich verschieden gekennzeichnete

2

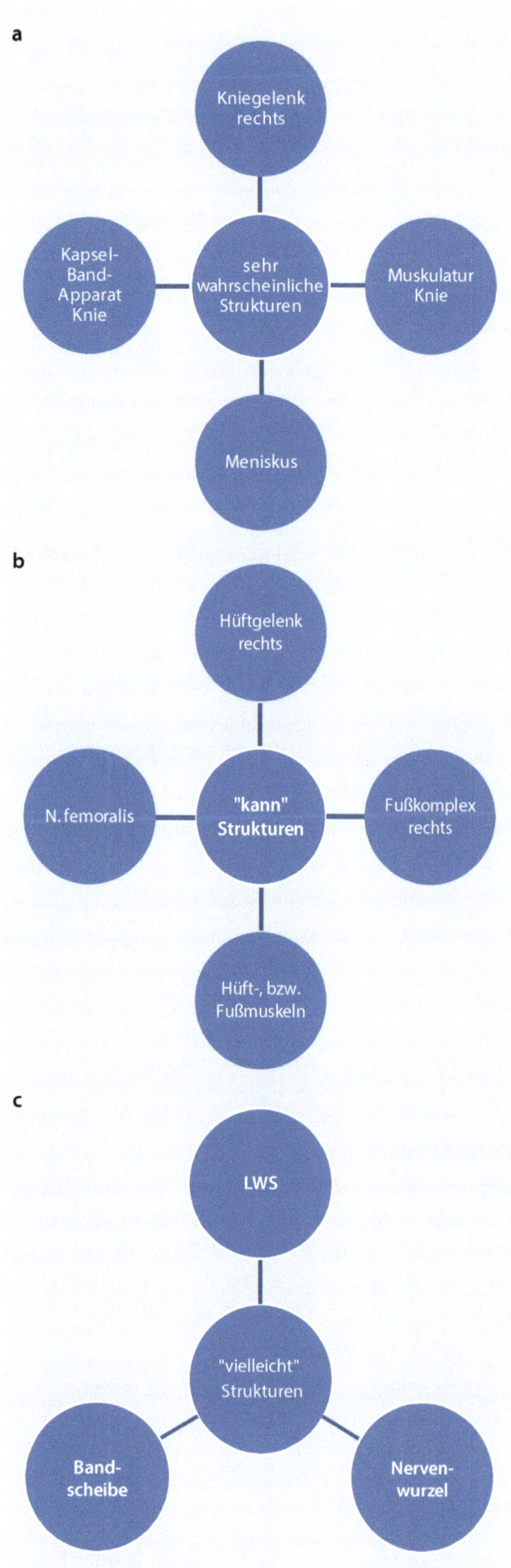

Abb. 2.19 a–c Körperliche Untersuchung bei Patienten mit medialem Kniegelenkschmerz. a Wichtige Strukturen: primärer Untersuchungsgang **b** Möglicherweise beteiligte Strukturen: sekundärer Untersuchungsgang **c** Weit entfernte Strukturen und Körperregionen, die evtl. noch an der Problematik beteiligt sein können: tertiärer Untersuchungsgang

„Flaggen" unterschieden. So wird die Einteilung der negativen und hemmenden Faktoren erleichtert und systematisiert, um für bestmögliche klinische Sicherheit in der Anwendung der therapeutischen Maßnahmen zu sorgen.

Flaggensystematik in der Physiotherapie zum Erkennen von ernsthaften Erkrankungen und psychosozialen Kontextfaktoren mit zu erwartenden negativen Effekten auf die Therapierc zeigt die Abb. 2.20.

Red Flags

Unter sogenannten „Red Flags" versteht man allgemein Warnhinweise, die auf eine ernsthafte Erkrankung schließen lassen und die auch einer ärztlichen Abklärung oder Behandlung bedürfen. Sind solche Red Flags (eine oder mehrere) bei einem Patienten zu finden, sollte zeitnah eine ärztliche Abklärung erfolgen. Häufig werden auch typische Krankheitszeichen spezieller Erkrankungen als Red Flag bezeichnet.

> **Red Flags sind Warnhinweise für eine evtl. bestehende bedrohliche, organische – ernsthafte – Erkrankung.**

Im Allgemeinen sind Red Flags durch folgende **Aspekte** gekennzeichnet:

- schnell beginnende Problematik,
- mehrere Schmerz-, bzw. Beschwerdebereiche (mehr als 3 Körperbereiche betroffen),
- kein klares klinisches Muster,
- permanent steigendes Schmerzniveau,
- sehr starke Schmerzen (hohe Intensität auf der NAS),
- lang bestehende Beschwerden,
- Kombination von verschiedenen Symptomen (z. B. Schlaflosigkeit kombiniert mit starkem Gewichtsverlust und einem hohen Schmerzniveau).

Yellow Flags

Sogenannte psycho-soziale Risikofaktoren werden als „Yellow Flags" bezeichnet. Sie dienen dem Erkennen von Kontextfaktoren, die zu einer Chronifizierung bei neuro-muskulo-skelettalen Störungen führen können, oder die das Entstehen von chronischen Beschwerden begünstigen. Klassische Yellow Flags sind sicherlich Angst (Vermeidungsverhalten, Bewegungsangst, Belastungsangst etc.), passive Bewältigungsstrategien (Unausweichlichkeit der Erkrankung, „ich-kann-ja-sowieso-nichts-ändern") oder die Neigung zu Katastrophisierung. Patienten mit Yellow Flags empfinden schmerzhafte Erfahrungen (aus der aktuellen Verletzung oder Erkrankung) als unerträglich und berichten in diesem Zusammenhang von „riesigen Schmerzen" – Überproportional zu den tatsächlichen körperlichen Zuständen.

Diese typischen Patientenaussagen sind wichtige Hinweise auf das Bestehen von „Yellow Flags":

- „Die Schmerzen sind unerträglich (20/10 auf der NAS)."
- „Wenn ich wieder zur Arbeit gehe, werden meine Schmerzen bestimmt wieder schlimmer!"
- „Immer, wenn ich mich bewege, bekomme ich die schlimmsten Schmerzen!"

Flagge	Kontextbereich	Beispiele
Rot	Anzeichen ernsthafter Erkrankungen	Cauda equina Syndrom, Knochenbruch, Tumor, nächtliche Dauerschmerzen, plötzlicher und ungewollter Gewichtsverlust, Stuhl - oder Urininkontinenz, frühere Krebserkrankungen
Orange	Psychiatrische Symptome	Depression, Persönlichkeitsstörungen
Gelb	Persönliche Überzeugungen, fehlerhaftes Wissen, falsches Urteilsvermögen	Fehlerhaftes Wissen über Schmerz: empfindet Verletzungen als unkontrollierbar mit der Tendenz immer schlimmer zu wer den. Auch sehr stark Schicksal ergebenes Verhalten. Erwartet keine Verbesserungen durch die Therapie, schlechtes Einschätzungsvermögen
	Emotionen	Sorgen, Befürchtungen, Ängste
	Schlechtes unangepasstes Schmerzverhalten	Vermeidung von Aktivitäten (die Schmerzen könnten vielleicht schlimmer werden, Überbewertung der Gefahr von erneuter Verletzung), übermäßiges und z. T. auch irrationales Vertrauen auf passive Behandlungsmaßnahmen
Blau	Arbeitsplatzfaktoren im Kontext zur persönlichen Gesundheitsentwicklu ng	Glaube, dass Arbeit schädigende Effekte hat und zu weiterer Verletzung führen kann/wird Überzeugung, dass Vorgesetzte und Kollegen gegen einen Arbeiten (nicht unterstützen, Mobbing) Auch Über -, Unterforderung
Schwarz	Monetäre und finanzielle Hindernisse	Gesetze verhindern eine effektive Rückkehr in die Arbeit Unstimmigkeiten mit Versicherungen/schwebende Rentenanträge (Frühberentung, Arbeitsunfähigkeit etc.) Stress bei der Arbeit mit geringer Selbstkontrolle

Abb. 2.20 Flaggen in der Physiotherapie

- „Ich traue mich schon gar nicht mehr, mein Bein zu bewegen – weil die Schmerzen dann immer schlimm werden!“

2

Mittlerweile werden diese psycho-sozialen Kontextfaktoren weiter unterteilt und ergänzen die Flaggensystematik mit speziellen Kategorien (z. B. Blue Flags/Black/Orange Flags, Abb. 2.20).

Yellow Flags sind meist Zeichen oder Symptome (► Übersicht 2.4), die auf eine chronifizierte Verlaufsform der Problematik hindeuten.

Übersicht 2.4. Teilbereiche von Yellow Flags und deren Inhalte

Körperliche Faktoren
- Alter >50 Jahre
- Degenerative Prozesse
- Langanhaltende Schmerzsymptome (eher progredient)
- Starker Nikotingenuss, Adipositas
- Geringe körperliche Fitness (physische Dekonditionierung)
- Schlechte allgemeine Gesundheit

Psychische Faktoren (siehe auch Orange Flags)
- Depressive Grundeinstellung
- Berufliche Überforderung
- Starkes Krankheitsgefühl (persönlicher Krankheitsgewinn)
- Arbeitsunfähigkeit >6 Wochen
- Berentungswunsch
- Selbstprognostizierung

Soziale Faktoren
- Soziale Unzufriedenheit
- Familiäre, emotionale Stressbelastungen
- Unsichere Arbeitsstelle
- Verlust der Arbeitsstelle
- Geringer Bildungsstand

Blue Flags

Hinter diesen Kontextfaktoren stehen ungünstige oder nicht zufriedenstellende Arbeitsplatzfaktoren. Dabei geht es um den Arbeitsplatz im Allgemeinen – Branchen- und Berufsgruppen-unabhängig. Unter diesem Aspekt werden bestehende Warnhinweise erfasst, die eine innere Unzufriedenheit mit der beruflichen Situation oder dem aktuellen Arbeitsplatz nahelegen – und die damit auch eine Stresssituation beschreiben, die gesundheitliche Auswirkungen auch auf der körperlichen Ebene erklärt. Zu den typischen Blue Flags zählen unter anderem eine Unzufriedenheit mit den Gestaltungsmöglichkeiten am Arbeitsplatz (z. B. keine freie Urlaubsplanung, keine flexiblen Arbeitszeiten, kein Homeoffice etc.), Überforderung mit den gestellten Aufgaben, Unterforderung, mangelnde Unterstützung durch Kollegen oder die Geschäftsleitung (Mobbingfaktoren) oder schlicht einer unterschwelligen Angst vor erneuter Erkrankung oder Verletzung am Arbeitsplatz.

Diese typischen Aussagen von Patienten können Hinweise auf das Bestehen von Blue Flags sein:
- „Ich habe keine Lust, zur Arbeit zu gehen!“
- „Meine Arbeit ist ja sowieso sinnlos!“
- „Meine Arbeit ist unglaublich stressig!“
- „An meinem Arbeitsplatz fühle ich mich absolut unwohl!“

Black Flags

Die „Black Flags“ beziehen sich ebenfalls auf die Arbeitswelt der Patienten, beinhalten jedoch eher die Faktoren, auf die der Patient keine oder nur eine geringe Einflussnahme ausüben kann. Dazu gehören unter anderem Bedrohungen der finanziellen Sicherheit bei langen Krankheitszeiten (Krankengeld reicht nicht zur Abdeckung des Lebensunterhaltes), Angst über die Dauer der Arbeitsunfähigkeit (Angst um den Arbeitsplatz – befürchtet Kündigung). Bei einer anhängigen Schmerzensgeldklage oder einer anstehenden Beurteilung eines Rentenantrages (Frühberentung, Arbeitsunfähigkeit) ist evtl. das Fortbestehen von Symptomen erforderlich.

Diese typischen Patientenaussagen können auf das Bestehen von Black Flags hinweisen:
- „Der Arzt hat gesagt, er werde meine Probleme schon lösen!“
- „Sie sind mit ihrer Behandlung meine letzte Hoffnung.“
- „Ich kann an der Situation ja sowieso nichts ändern!“
- „Ich habe neulich von einer neuen Behandlung gelesen, die verspricht alle meine Probleme sofort zu lösen!“
- „Ich war schon bei sehr vielen Therapeuten in Behandlung, die mir Linderung versprochen haben!“

Orange Flags

Bei Patienten, die nur ein sehr geringes oder in Extremfällen gar kein Interesse mehr an Aktivitäten jeglicher Art zeigen, sind vor allem die sogenannten „Orange Flags“ abzuklären. Diese Patienten zeigen keinerlei Motivation, ihre Situation zu verbessern und den für eine erfolgreiche Therapie erforderlichen Veränderungsprozess anzuschieben und einzuleiten. Nicht selten sind diese „Orange Flags“ auch als Hinweis auf eine psychische Störung zu verstehen. Darunter fallen psychische Erkrankungen wie Depressionen oder andere Persönlichkeitsstörungen.

Diese **psycho-sozialen Faktoren** haben einen enormen Einfluss auf das gesamte Krankheitsgeschehen und die Effektivität von therapeutischen Interventionen. Es kann angenommen werden, dass die Entwicklung dieser Kontextfaktoren einen progredient negativen Einfluss auf den Umgang mit einer Erkrankung und deren Folgen (potenzielle Chronifizierung) haben wird. Um das Bestehen bestimmter „Flaggen“ abzuklären, sind einige spezielle Fragen an den Patienten hilfreich:
- „Was glauben sie, was hat die Beschwerden ausgelöst oder verursacht?“
- „Was glauben sie, was nun weiter passiert?“

- „Was denken sie über ihr Problem?"
- „Wie wird sich ihr Problem nun weiter entwickeln?"
- „Wie kommen sie mit der Situation klar?"
- „Zieht sie ihre momentane Situation runter?"
- „Wann denken sie, können sie wieder zur Arbeit?"
- „Was kann an ihrem Arbeitsplatz unternommen werden, um ihnen zu helfen?"
- „Welche Behandlung kann ihnen helfen?"

Fragen bezüglich dieser Kontextfaktoren, die der Therapeut über seinen Patienten beantworten sollte:

- Was denkt der Patient über sein Problem?
- Hat der Patient eine positive oder negative Sichtweise?
- Wie ist der Patient zur Therapie eingestellt?
- Hat der Patient sein Verhalten seit dem Auftreten der Beschwerden verändert?
- Hat der Patient seine Aktivitäten angepasst oder verändert?
- Führt der Patient seither bestimmte Bewegungen oder Aktivitäten in anderer Art und Weise durch (Kompensation?)?
- Gibt es Anzeichen von Katastrophisierung oder Angst-Vermeidungsverhalten?
- Erwartet der Patient irgendwelche Vorteile durch die Erkrankung oder den Unfall?
- Übt die Situation unnötigen Stress auf den Patienten aus?
- Welche Diagnose hat der Patient erhalten?
- Kann diese Diagnose einen negativen Denkprozess beim Patienten ausgelöst haben?
- Hat der Patient Angst vor der möglichen weiteren Entwicklung des Problems?
- Existieren beim Patienten unterschwellige Faktoren, die für eine Chronifizierung der Beschwerden sprechen könnten?
- Gibt es psychologische Auffälligkeiten in der Geschichte des Patienten?
- Wie reagiert die Familie des Patienten auf die Erkrankung?
- Ist die Familie übermäßig interessiert, fürsorglich und behilflich (Verstärkungspotenzial)?
- Ignoriert die Familie die Beschwerden des Patienten?
- Ist der Patient momentan arbeitsunfähig (Krankmeldung?)?
- Wie denkt der Patient über seine Arbeit?
- Befürchtet der Patient finanzielle Einbußen/Engpässe oder Schwierigkeiten?

Je mehr Antworten in diesem **Fragenkatalog** in die jeweilige Flaggenrichtung beantwortet werden können, desto höher sind die psycho-sozialen Kontextfaktoren am Krankheitsgeschehen beteiligt. In solchen Fällen ist von therapeutischer Seite ein sorgfältiges Vorgehen und auch eine lückenlose Dokumentation anzuraten. Auch sollten evtl. weitere, an der Behandlung des Patienten beteiligte Fachgruppen (Hausarzt, Facharzt, Ergotherapeutin, Logopädin etc.) darüber informiert werden.

Literatur

van den Berg F (2003) Angewandte Physiologie Bd 4 – Schmerzen verstehen und beeinflussen. Thieme, Stuttgart

Butler DS, Moseley GL (2004) Schmerzen verstehen. Springer, Berlin/Heidelberg

von Ephesos R, Gärtner H (Hrsg) (1962) Die Fragen an den Kranken. Akademie, Berlin

Maitland GD (1994) Manipulation der Wirbelsäule, 2. Aufl. Springer, Berlin/Heidelberg

Maitland GD (1996) Manipulation der peripheren Gelenke, 2. Aufl. Springer, Berlin/Heidelberg

Inspektion: erstes objektives Untersuchungswerkzeug

K. Bartrow, *Untersuchen und Befunden in der Physiotherapie*, Physiotherapie Basics,
https://doi.org/10.1007/978-3-662-58298-5_3

Veränderungen Sehen

Die **optische** oder **visuelle Begutachtung** des Patienten ist das erste objektive Untersuchungswerkzeug in der körperlichen Untersuchung.

Grundlegend geht es in der Inspektion darum, alle äußerlichen und damit **optisch erkennbaren Veränderungen** – damit einhergehend auch die objektivierbaren – Abweichungen von der Norm zu erkennen und im Kontext zu den gesundheitlichen Beschwerden des Patienten zu bewerten. Aus den ersten optischen Eindrücken und Erkenntnissen können schon evtl. infrage kommende Erklärungsmodelle für die Beschwerden des Patienten hergeleitet und die **ersten Beweise** für die in der Anamnese aufgestellten Hypothesen gefunden werden.

Die Inspektion ist somit der **erste „Step" in der Beweiskette** – der erste objektive Baustein in der physiotherapeutischen Diagnostik, anhand dessen die evaluierten Hypothesen verifiziert werden können. Dieses Hilfsmittel gibt dem Therapeuten ein erstes Feedback, ob die Gedanken und Ideen zu den Beschwerden des Patienten ins Schwarze treffen und als Erklärungsmodelle haltbar sind.

▪ Form und Funktion

Die Funktion formt die Struktur, und die Form bestimmt die Funktion. Unter kritischer Betrachtung dieser Tatsache ist der Anteil rein struktureller pathologischer Veränderungen und Störungen im gesamten klinischen Praxisalltag eher als gering einzuschätzen. **Funktionsstörungen** resultieren vielmehr aus einer Kombination von durch äußere Einflüsse entstehenden, plötzlich auftretenden traumatischen Ereignissen, häufig bei vorbestehenden degenerativ bedingten Veränderungen der morphologischen Struktur der betroffenen Gewebe, z. B. aufgrund einseitiger Belastung oder Haltung des Patienten.

> **Der Bewegungsapparat des menschlichen Körpers ist stets bestrebt, Schmerz zu vermeiden und Funktionen zu schützen, um eine möglichst freie Beweglichkeit bei allen Aktivitäten zu ermöglichen und fortdauernd zu gewährleisten.**

Bei Funktionsstörungen am Bewegungsapparat sind daher **ganzheitlich orientierte Untersuchungen** und **Tests** erforderlich:
- momentane statische Situation,
- dynamische Bewegungskontrolle und Bewegungssteuerung sowie
- funktionelle Gesichtspunkte im Problemkontext.

Dem Physiotherapeuten stellt sich immer die Frage nach der eigentlichen Ursache der Funktionsstörungen oder dem gesundheitlichen Problem des Patienten. Selten handelt es sich um eine einzelne Ursache als vielmehr um eine **Kombination von verschiedenen Störungen** und funktionellen Problemen, die zum klinischen Bild des Patienten beitragen.

Je mehr **Informationen** der Physiotherapeut zu Beginn der Therapie – in der Anamnese und der körperlichen Diagnostik – sammelt, desto genauer können die aufgestellten Hypothesen und die „Diagnose" sein, welche letztendlich zu einer adäquaten Therapie führen.

3.1 Grundlagen der Inspektion

Der wichtigste Aspekt bei der Inspektion des Patienten ist die **Vorkenntnis** darüber, was als normal angesehen werden kann, und wie die häufigsten, ebenfalls als normal einzustufenden Unterschiede bzw. Variationen dazu aussehen könnten. Einzige Schwierigkeit dabei dürfte der Punkt sein, dass eine **einheitliche Norm** des äußeren Erscheinungsbilds eines menschlichen Körpers nicht existiert. Den Körper, wie er in den anatomischen Atlanten abgebildet ist (nach Sobotta, Kahle/Platzer, Prometheus oder Tillmann), gibt es in der realen, von Menschen und menschlicher Anatomie geprägten Welt nicht. Somit sind alle Vorstellungen eines **anatomischen Ideals**, genauer gesagt, eines optischen Idealzustands des menschlichen Körpers, fiktiver Natur, und letztlich geht es auch nur um die Beurteilung der vorhandenen Voraussetzungen für eine bestmögliche Funktionalität.

> **Man kann festhalten: Es gibt lediglich die Vorstellung einer fiktiven Norm, also eines Idealbilds dessen, was man am oder beim jeweiligen Patient zu finden erwartet.**

Die grundlegende Bewertung der optisch erkennbaren Aspekte geht dann sofort in den funktionellen Kontext über und bezieht das **äußere Erscheinungsbild** des Patienten in den Prozess der Hypothesenentwicklung und die Beweisführung der erstellten Hypothesen mit ein. Eine **Inspektion** kann in verschiedene Bereiche eingeteilt werden, die jeweils einen Teil zum Gesamtbild der Patientenbeobachtung beitragen.

> **Die Inspektion wird eingeteilt in**
> - **eine verdeckte Inspektion (indirekte Inspektion) und**
> - **eine offene Inspektion (direkte Inspektion).**

3.2 Verdeckte Inspektion

> **Unter einer verdeckten Inspektion versteht man die Beobachtung eines Patienten bei verschiedenen Aktivitäten oder in unterschiedlichen Situationen, ohne dass der betreffende Patient darüber in Kenntnis gesetzt wurde (◘ Abb. 3.1).**

Diese Form der Inspektion lässt sich am einfachsten **zu Beginn der Therapie** bewerkstelligen, z. B.
- beim Warten an der Anmeldung,
- beim Ausfüllen des Anmeldebogens,
- bei der Terminierung der weiteren Behandlungen,
- beim Aufhängen der Kleidung an der Garderobe oder
- auf dem Weg in den Behandlungsraum.

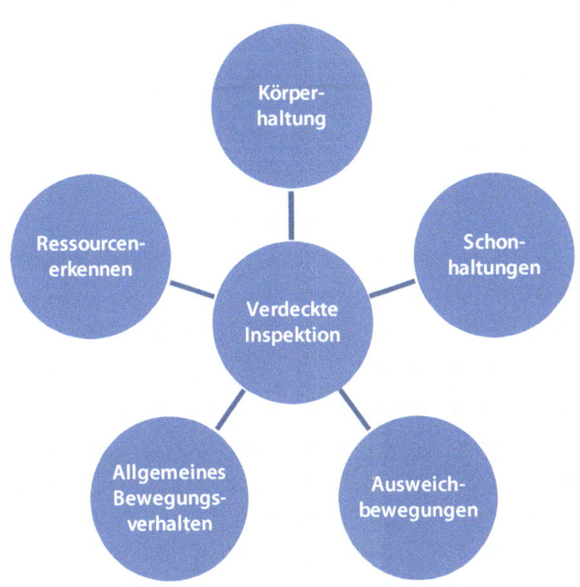

Abb. 3.1 Mögliche Teilaspekte einer verdeckten Inspektion

Dabei kann der Therapeut ohne großen Aufwand eine erste visuelle Einschätzung des Patienten vornehmen und verschiedenste auffällige Teilaspekte bewerten.

Beurteilt werden vor allem

- die allgemeine **Haltung** (Körperhaltung und Gemütszustand bzw. die allgemeine Verfassung des Patienten) und
- das allgemeine **Bewegungsverhalten** (z. B. Jacke an der Garderobe ausziehen, Formular ausfüllen, in den Behandlungsraum gehen, Hinsetzen, Schuhe ausziehen etc.),

um ein möglichst umfassendes Bild des Patienten zu entwickeln und evtl. schon erste Hypothesen aufzustellen.

> **Bei der verdeckten Inspektion wird beobachtet, wie sich der Patient verhält, wie er sich bewegt und wie er, mit seinem gesundheitlichen Problem, bestimmte funktionelle Aufgaben löst. Bei diesem Teil der Inspektion werden bereits auch erste erkennbare Ressourcen des Patienten beurteilt.**

Ressourcen

Als Ressourcen des Patienten werden prinzipiell alle **positiven Erkenntnisse** über den Patienten aus dem gesamten Untersuchungsgang bezeichnet, die eine günstige, oder besser formuliert, eine positive Beeinflussung des gesundheitlichen Problems mit sich bringen. Dazu zählt im Besonderen die Einstellung des Patienten zu seinen Beschwerden. Eine allgemein **positive Grundeinstellung** wird einen Heilungsverlauf immer günstig beeinflussen. Daraus lässt sich auch die allgemeine Haltung des Patienten erkennen. Der Begriff **Haltung** ist innerhalb der Inspektion von besonderer Bedeutung mit doppeldeutigem Inhalt:

- Zum einen kann mit dem Begriff „Haltung" die **Körperhaltung** des Patienten gemeint sein, woraus sich viele Möglichkeiten einer Beurteilung derselben ergeben. Diesen Bereich verbindet man gemeinhin mit dem Begriff der Inspektion: dem Begutachten von Gegebenheiten am Patientenkörper unter anatomischen und funktionellen Gesichtspunkten, um abzuschätzen, inwieweit sich das Patientenproblem aus einer „schlechten" Körperhaltung heraus beeinflussen lässt. Es geht also um die Beurteilung der proportionalen Verhältnisse, der Rechts-Links-Symmetrie einzelner Körperabschnitte sowie andere erkennbare Auffälligkeiten.
- Zum anderen kann der Begriff „Haltung" auch als Überbegriff für die **geistig-mentale Einstellung** oder die **Lebenseinstellung** eines Patienten gewertet werden, womit sich ebenfalls viele interessante geistig intellektuelle Aspekte, im Kontext zu den gesundheitlichen Beschwerden als Verbindung zur körperlichen Seite, erkennen lassen.

Die mentale Verfassung, der emotionale Zustand eines Patienten hat unweigerlich größere **Auswirkungen auf den Körper**, als uns in den meisten Fällen recht ist. Die körperlichen Vorgänge, im Besonderen diejenigen des Immunsystems und damit die körpereigenen Kräfte in einem Heilungsprozess, werden zu einem großen Teil von geistigen Gedanken oder mentalen Einstellungen im täglichen Leben geprägt und beeinflusst. Heute ist bekannt und allgemein anerkannt, dass eine negative Grundeinstellung (eine negative geistige Haltung) gegenüber den eigenen Lebensbereichen eine Wundheilung nachhaltig nachteilig beeinflussen kann.

Die **Beurteilung der inneren Haltung** ist sicherlich um Einiges schwieriger, kniffliger und komplexer als die reine Beurteilung eines körperlichen Zustands, der optisch offensichtlich und damit einfacher wahrzunehmen ist. Die geistige Haltung, Wertvorstellungen (darunter sind auch Begriffe wie Moral, Ehre, Zuverlässigkeit oder generell die Lebenseinstellung etc. zu verstehen) eines Patienten zu erkennen und in Bezug zu seiner Krankheitsgeschichte zu sehen, damit in die körperliche Beurteilung und Heilungsprognose einzubeziehen, ist sicherlich eine größere Herausforderung und braucht viel mehr Übung. Allerdings lauern in diesem etwas verschlossenen Bereich viele interessante und aufschlussreiche Informationen, die in vielen klinischen Fällen **entscheidende Hinweise** auf mögliche Behandlungen oder einen zu erwartenden Therapieerfolg, manchmal auch das Ausbleiben eines solchen, geben können. In diesem Bereich verbergen sich die Ressourcen eines Patienten.

Mögliche Patientenressourcen und deren Bewertung (Ressourcen): Motivation

Der Patient

- treibt regelmäßig Sport,
- führt die Therapieübungen konsequent und regelmäßig durch,
- erscheint pünktlich zu den Therapiesitzungen,
- bringt alle erforderlichen Utensilien zur Therapie zuverlässig mit,
- folgt der Therapie aufmerksam,
- stellt Fragen zur Therapie,
- macht sich ggf. Notizen,
- fragt nach einem Übungsplan,
- nimmt Zusatzangebote (z. B. Trainingstherapie) an.

3

Bewertung/Auswirkungen Die **Motivationsfähigkeit** hat entscheidenden Einfluss; v. a. für die Erfolgsaussichten in der Behandlung ist eine gute Motivation wichtig. Der Therapeut muss sich sicher sein, dass die gesteckten Therapieziele vom Patienten mitgetragen werden, d. h., der Patient sollte den Anweisungen des Therapeuten bzgl. der durchzuführenden Übungen oder einer evtl. zusätzlich anzuratenden sportlichen Betätigung folgen → mitwirkend die Therapie unterstützen und die Effektivität der Behandlungsinterventionen verbessern.

Nimmt der Patient seine **aktive Rolle** in der Therapie an, und übernimmt er die Eigenverantwortung für sein gesundheitliches Problem, hat dies effektivitätssteigernde Wirkung auf den gesamten Therapieverlauf. Ein aktiver Patient, der seine Übungen macht und zusätzlichen Sport betreibt, schafft sich eine bessere Stoffwechselsituation und legt somit den Grundstein für eine schnellere und effektivere Heilungstendenz.

Für den Therapeuten stellt sich lediglich die Aufgabe, die **Motivation** des Patienten **in die richtige Richtung** – was Intensität und Dauer der Aktivitäten anbelangt – zu **lenken**, um Rückfällen durch Überlastung der beteiligten Strukturen vorzubeugen.

▪▪ Bildungsstand/Compliance

Der Patient

- kann den Therapiezielen folgen,
- versteht die Erklärungen des Therapeuten,
- verfolgt dieselben Ziele wie der Therapeut,
- hält sich an die Empfehlungen des Therapeuten,
- nimmt Tipps und Hinweise des Therapeuten ernst und setzt diese im Alltag um,
- fragt gezielt nach Hilfen für den Alltag/Arbeitsplatz.

Bewertung/Auswirkungen Ein wichtiger Aspekt ist der Bereich der Bildung und intellektuellen Fähigkeiten des Patienten.

Der Patient sollte bestenfalls in der Lage sein, den Gedanken und **Instruktionen des Therapeuten** zu **folgen** und den Ratschlägen, Hinweisen und evtl. Verboten zu bestimmten Aktivitäten in Alltag oder Beruf Folge zu leisten.

Ist ein umfassendes **Verständnis der Situation** und der Auswirkungen eines evtl. Nichtbeachtens der Therapiehinweise nicht gegeben, kann dies fatale Folgen für die Therapie nach sich ziehen. In jedem Fall sollte der Therapeut evtl. bestehende Hindernisse oder Komplikationen in diesem Bereich erkennen und diese ggf. durch intensivere und **optimierte** (evtl. einfachere) **Kommunikation** beseitigen.

▪▪ Körpergefühl

Der Patient

- kann die angeleiteten Übungen selbständig durchführen,
- kann einzelne Körperregionen gegen die Schwerkraft stabilisieren oder gezielt gegen äußere Widerstände bewegen,
- kann die angeleiteten Übungen im Alltag oder zuhause umsetzen,
- kann die Beschwerden exakt lokalisieren und den Schmerzbereich angeben bzw. eindeutig zeigen und zuordnen,
- kann symptomauslösende Bewegungen oder Aktivitäten zuordnen und benennen,
- kann symptomreduzierende Bewegungen oder Aktivitäten benennen.

Bewertung/Auswirkungen Ob ein Patient über ein ordentliches Maß an Körpergefühl verfügt, lässt sich anhand der mitgeteilten Informationen erkennen.

Ein gutes Körpergefühl erleichtert die physiotherapeutische Diagnostik, da der Patient den Bereich der lokalen oder fortgeleiteten Beschwerden gezielt angeben kann und somit von Therapeutenseite eine zielgerichtete Untersuchung eingeleitet werden kann. Zum anderen lassen sich verwertbare Informationen (z. B. bei der Angabe von Provokations- oder auch Inhibitionsbewegungen) für die nächstfolgende Therapie gewinnen. Der Patient kann **unmittelbare Reaktionen** auf die Behandlungsinterventionen anhand spürbar erfahrener Veränderungen exakter beurteilen.

Jede am Patienten durchgeführte Handlung bringt eine **erfahrbare Veränderung** mit sich. Jeder Reiz, der auf ein vitales Gewebe am menschlichen Organismus ausgeübt wird, hat die Tendenz, eine Anpassung von diesem Gewebe zu fördern, d. h., das behandelte Gewebe verändert sich, und der Patient kann meist direkt angeben, ob sich der Therapiereiz angenehm, unangenehm oder indifferent auswirkt.

Dies hat direkte Konsequenzen für die therapeutischen Möglichkeiten: Der Therapeut sollte stets bestrebt sein, solche Interventionen anzuwenden und durchzuführen, auf die das Zielgewebe mit einer für den Patienten **angenehmen Reaktion** (Anpassung) reagieren kann und es somit zu einer potenziellen Verbesserung der Ausgangssituation kommt. Dies ist umso besser und deutlicher möglich, je mehr Körpergefühl der Patient hat, oder je mehr er sich durch gezielte therapeutische Maßnahmen erarbeiten kann.

Die Auswahl an Eigenübungen nimmt an Quantität deutlich zu, wenn der Patient diese auch adäquat umsetzen kann.

3.2.1 Körperhaltung: Haltungstypen und Haltungskontolle

Die Körperhaltung ist die Stellung des Körpers im Raum und wird über die Lagebeziehung der einzelnen Körperabschnitte zueinander beurteilt.

Körperhaltung: gedachte Norm

Bei der Beurteilung der Körperhaltung des Patienten wird die tatsächlich bestehende Körperhaltung (gewohnheitsmäßige Haltung, die der Patient seit Jahren hat) mit einer vorgegebenen, im Bevölkerungsdurchschnitt ermittelten und über Erfahrungswerte eingeführten Norm verglichen.

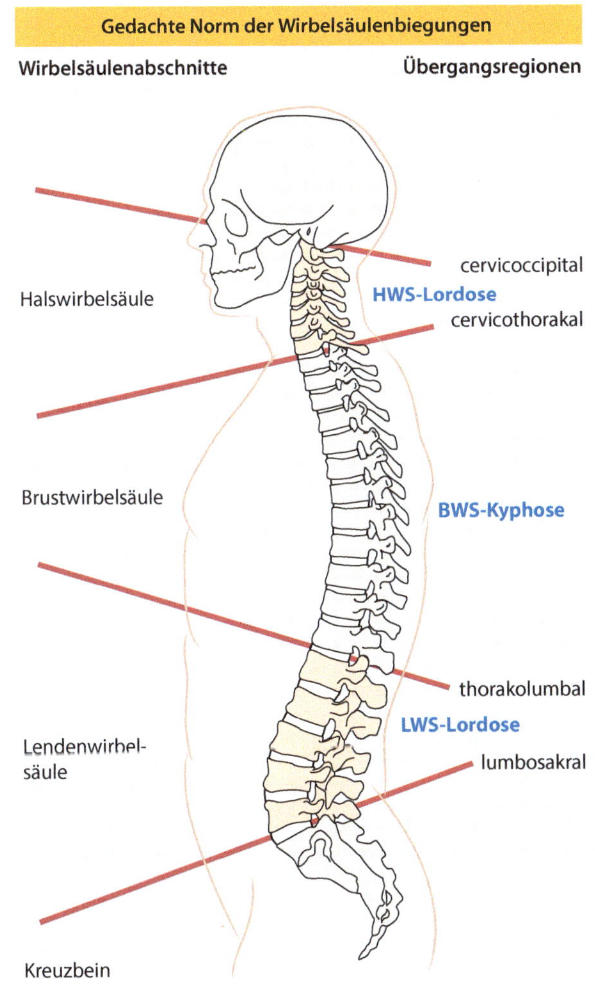

Abb. 3.2 Normale Wirbelsäulenbiegungen

Wie immer bei einem Vergleich mit einer definierten, aber auch konstruierten Norm muss davon ausgegangen werden, dass die vorgegebene Norm ein rein **fiktives Konstrukt** ist, das von keinem Menschen mit 100 % Deckungsgleichheit erreicht werden kann (Abb. 3.2).

Die Kunst in der **Inspektion der Körperhaltung** besteht für den Physiotherapeuten also vielmehr darin, die bestehenden Abweichungen der Patientenhaltung von dieser gedachten Norm zu erkennen und auf pathologische Verbindungen, bezogen auf das aktuelle Patientenproblem, zu beurteilen.

Parameter für die Beurteilung der Körperhaltung

Über den Sichtbefund werden einmal sog. **abnormale Körperhaltungen** mit entsprechendem Irritationscharakter, bezogen auf die aktuelle Problematik des Patienten gesucht, und zum anderen muss auf **funktionelle Defizite** geachtet werden, um bestehende funktionelle Störungen oder Handlungs- bzw. Aktivitätsdefizite des Patienten zu erklären und in der Therapie behandeln zu können (Abb. 3.3).

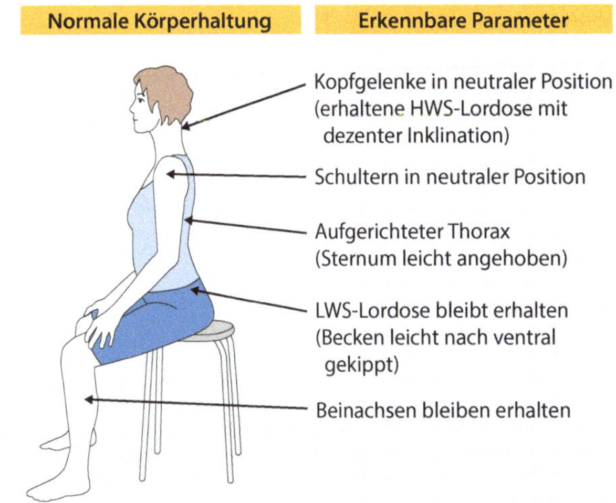

Abb. 3.3 Normale Körperhaltung und erkennbare Inspektionsparameter

Statik **Aufbau** und **Form der Wirbelsäule** werden beurteilt, da die Körperhaltung zu einem großen Teil von Haltung, Form und Funktionsfähigkeit der Wirbelsäule bestimmt wird.

Stellung und Form der peripheren Gelenke Die peripheren Gelenke haben ebenfalls großen und relevanten Einfluss auf die Körperhaltung, v. a. die Gelenke der **unteren Extremität** mit ihrer gewichttragenden Funktion.

In der Beurteilung der allgemeinen Gesamtkörperhaltung müssen **alle Gelenke** (Wirbelsäule und periphere Gelenke) auf eine mögliche Beteiligung an der Patientenproblematik hin untersucht und bewertet werden. Man unterscheidet, ob die Gelenke **auslösend** oder **unterhaltend** beteiligt sind:

- Unter einer **auslösenden Beteiligung** versteht man die initiale Ursache für ein bestehendes Gesundheitsproblem, eine direkte Verletzung des Gewebes. Ein Sturz die Treppe hinunter, ein direkter Schlag auf ein Gelenk bei sportlicher Aktivität oder ein Autounfall können solche Verletzungen (mit resultierender, plötzlich eintretender Formänderung und/oder Funktionsdefizit) auslösen und entsprechende funktionelle Defizite nach sich ziehen.
- **Unterhaltende Beteiligungen** sind Faktoren, die am kontinuierlichen Weiterbestehen der Funktionsstörung maßgeblich beteiligt sind, u. a. eine permanent schlechte Körperhaltung am Arbeitsplatz, einseitige Belastungen im Freizeitsport oder regelmäßig auftretende Belastungsspitzen, z. B. das wöchentliche Kegelspiel.

Auf die **Körperhaltung** bezogen kommen Abweichungen eher unterhaltenden Eigenschaften zu, da die Körperhaltung eine über Jahre gewachsene Gewohnheitshaltung mit sich bringt, die selten eine akute Verschlechterung der Gesundheitssituation bringt. Akute Veränderungen lassen sich meist auf einen oder mehrere extern und plötzlich auftretende Reize zurückführen, die gesundheitsschädigenden Charakter haben.

3

> **Die Körperhaltung ist eher gewohnheitsmäßig bestehenden Belastungen ausgesetzt, die in der Konsequenz eher zu chronischen Beschwerden führen und damit eine Problematik eher unterhalten, also in Gang halten können (Abb. 3.4).**

Alter Das allgegenwärtige wichtige Kriterium des **Alters** des Patienten hat natürlich ebenfalls signifikanten Einfluss auf die zu erkennende Körperhaltung (Abb. 3.5). Mit zunehmender Anzahl an Lebensjahren gehen deutliche Veränderungen der Körperhaltung einher. Diesen Umstand darf der Therapeut in seinen Überlegungen nicht außer Acht lassen. Bei einer 75-jährigen Patientin (evtl. mit Osteoporose oder ähnlichen degenerativen Grunderkrankungen behaftet) sind die therapeutischen Ansprüche an die Körperhaltung eindeutig andere als bei einem 20-jährigen Sportler.

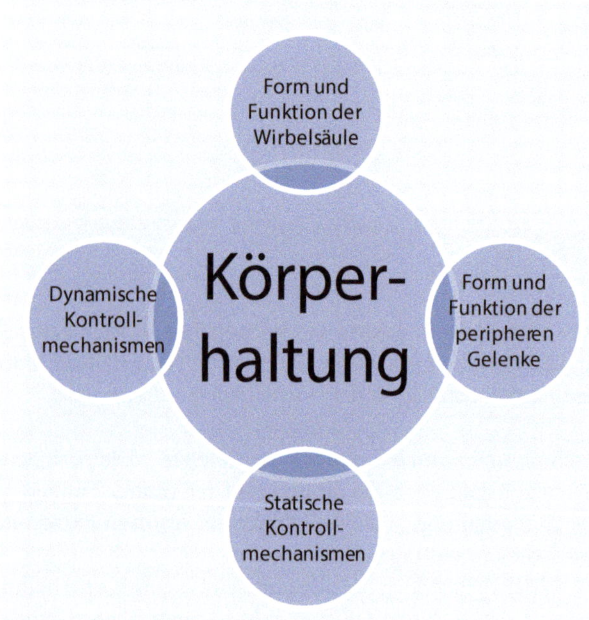

Abb. 3.4 Körperhaltung und Einflussfaktoren

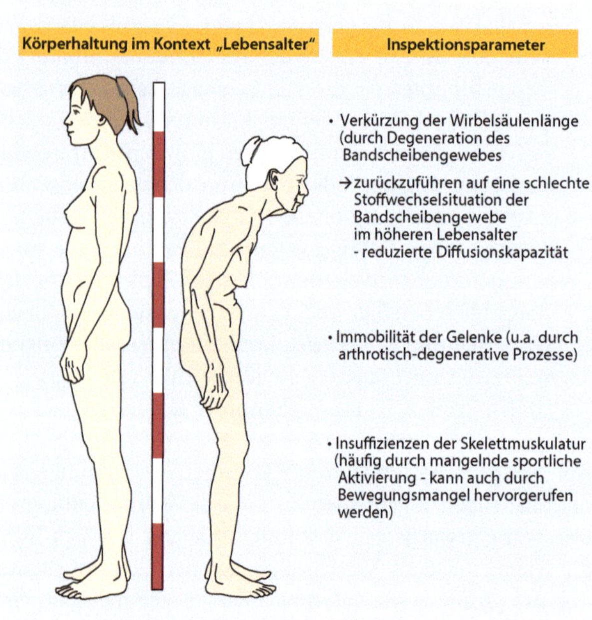

Abb. 3.5 Veränderungen der Körperhaltung mit zunehmendem Lebensalter

Das Lebensalter gibt einen **Ausblick** auf die wahrscheinlich möglichen und zu erwartenden Veränderungen, die durch die geplanten therapeutischen Interventionen realisiert werden können:

- Mit **höherem** Lebensalter nimmt die therapeutische Erwartung ab, viel an der bestehenden und über die Jahre etablierten Körperhaltung des Patienten verändern zu können.
- Bei **jüngeren** Patienten sind Erwartungshaltung und Ansprüche an die Wirksamkeit der Therapie bzgl. einer Veränderung und Anpassung der Körperhaltung deutlich höher einzustufen.

Haltungstypen

Bei der Betrachtung der sog. **normalen Körperhaltung** muss sich der Therapeut darüber im Klaren sein, dass diese Normalität in der Realität recht variable Erscheinungsformen zeigen kann. Dies bedeutet für den klinischen Alltag, dass es **mehrere Formen einer normalen Körperhaltung** gibt, und dass der Patient ausschließlich erst anhand der klinischen Präsentation seiner Beschwerden im Vergleich zu seiner Körperhaltung beurteilt werden kann. Die Annahme, die Körperhaltung eines Menschen stehe in direkter Verbindung zu seinen körperlichen Beschwerden, muss erst durch eine klinisch orientierte Untersuchung und eine umfangreiche physiotherapeutische Diagnostik bewiesen werden.

> **Das Erscheinungsbild einer normalen Körperhaltung ist in der Realität variabel und lässt sich nicht mit einer einzigen Norm festlegen. Es existieren demnach mehrere Normen, die einen möglichen Beitrag am Patientenproblem leisten können.**

Als häufigste Varianten der normalen Körperhaltung gelten drei Erscheinungsformen. Drei weitere Variationen sind weniger häufig zu finden, aber dennoch als normale Varianten einzustufen (▶ Übersicht 3.1).

Übersicht 3.1. Varianten der normalen Körperhaltung

Häufige Varianten

- Physiologische Haltung
- Thorakale Hyperkyphose (ugs. Rundrücken)
- Lumbale Hyperlordose (ugs. Hohlkreuz)

Weniger häufige Varianten

- Kypho-Lordose (ugs. Hohlrundrücken)
- Totalkyphose
- Flachrücken

Physiologische Körperhaltung

Eine **physiologische Körperhaltung** beinhaltet eine ausgewogene harmonische Relation von lumbaler Lordose und thorakaler Kyphose. Die natürlichen Schwingungen und Biegungen (Lordose und Kyphose) der Wirbelsäule zeigen keine besonderen Auffälligkeiten und geben somit keinen Anlass für pathogene Spekulationen (◘ Abb. 3.3). Diese Körperhaltung entspricht dem physiotherapeutischen **Idealbild**, d. h., diese Körperhaltung legt den Maßstab für die übrigen Inspektionsbefunde an.

Abweichungen von diesem Haltungsbild geben Anlass zu Hypothesenbildungen bzgl. der möglichen Erklärungsmodelle für die Beschwerden des Patienten. Bei bestehender physiologischer Körperhaltung können von therapeutischer Seite die geringsten mechanischen und muskulär-funktionellen Irritationen angenommen werden.

Thorakale Hyperkyphose

Bei der **Hyperkyphose** sind Abweichungen im thorakalen Bereich der Wirbelsäule, in Form einer gesteigerten kyphotischen Biegung zu erkennen. Generell handelt es sich um eine Variante der normalen Haltung, die nicht zwingend einen pathologischen Charakter aufweisen muss. Funktionell steht die thorakale Wirbelsäule vermehrt in **Flexionsposition** und kann durch diese Vorpositionierung die benachbarten Körperregionen (Schultergürtel, Thorax, HWS und LWS) in ihrer Funktionalität negativ beeinträchtigen. Häufig **resultieren** im Laufe der Zeit

- protrahierte Schultern,
- funktionell verkürzte Muskulatur (z. B. Mm. pectoralis major et minor oder die kurzen Nackenmuskeln) oder
- insuffizient gewordene Muskulatur aufgrund der dauerhaften Verlängerungsbeanspruchung (z. B. ventrale Halsmuskulatur, Mm. rhomboidei major et minor).

Diese generelle Wirbelsäulenfehlhaltung, mit den funktionellen Konsequenzen, findet man auch bei der sog. **sterno-symphysalen Belastungshaltung** (◘ Abb. 3.6a).

Lumbale Hyperlordose (Hohlkreuz)

Hier fällt eine deutlich verstärkte Hyperlordose der LWS (bedeutet eine mechanische **Extensionsstellung der LWS-Segmente**) auf. Auch diese Variante der physiologischen Körperhaltung ist eine normale Erscheinungsform in der Bevölkerung. Eventuell resultierende funktionelle (mechanische) Veränderungen können sich in den benachbarten Körperregionen bemerkbar machen (◘ Abb. 3.6b).

Eine vermeintlich bestehende lumbale Hyperlordose ist ein gängiger Inspektionsbefund in der physiotherapeutischen Praxis, dessen Relevanz häufig überschätzt wird. Der Umstand, dass es sich um einen natürlichen Haltungstyp handelt, wird häufig außer Acht gelassen. Es sollten deshalb

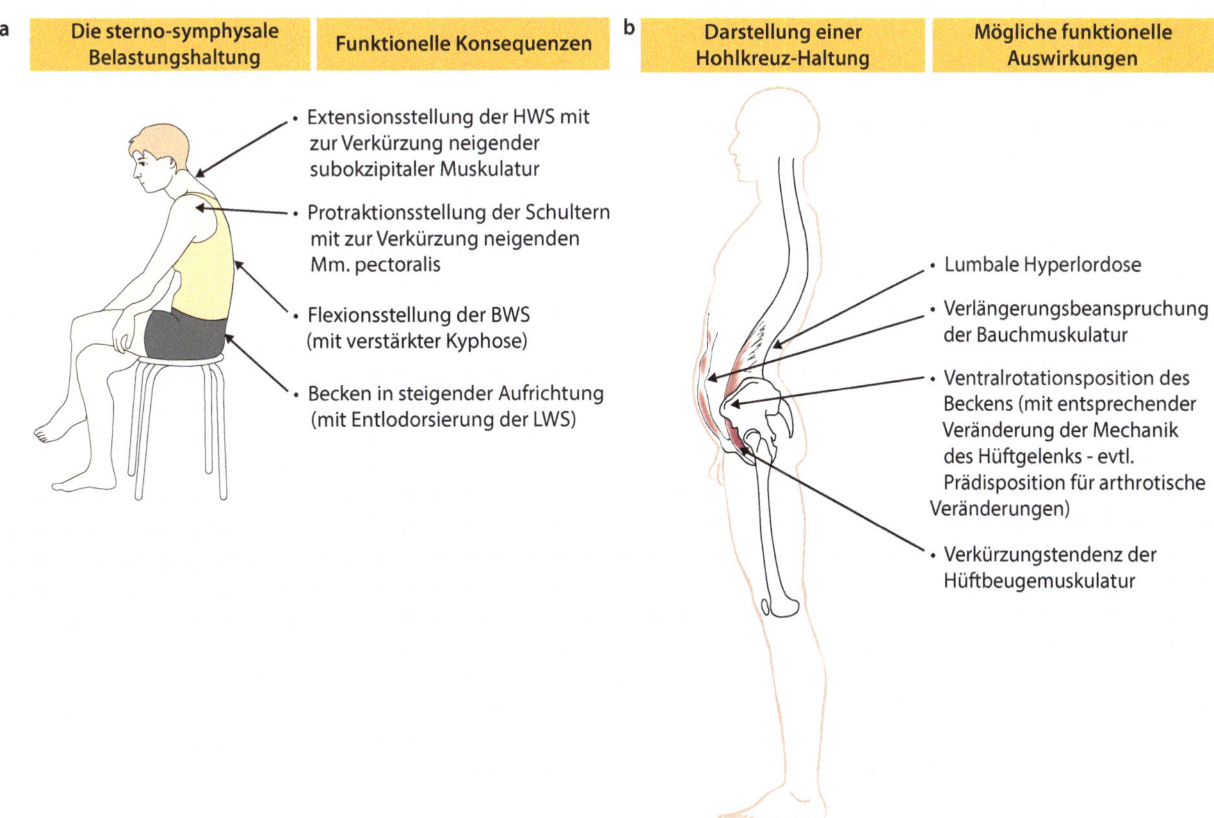

◘ **Abb. 3.6 a, b Varianten der normalen Körperhaltung mit evtl. funktionellen Konsequenzen. a** Sterno-symphysale Belastungshaltung, **b** lumbale Hyperlordose

nicht automatisch korrigierende therapeutische **Maßnahmen** den Therapieplan dominieren, vielmehr ist eine spezifische klinische Untersuchung zur Feststellung einer möglichen Beteiligung der lumbalen Hyperlordose an der evtl. vorhandenen Patientenproblematik erforderlich. Erst bei gesicherter **kausaler** oder **unterhaltender Beteiligung** der lumbalen Fehlhaltung an den Beschwerden des Patienten sollte über eine evtl. Korrektur nachgedacht werden.

Kypho-Lordose

Die Kypho-Lordose (Hohlrundrücken) kombiniert thorakale und lumbale Abweichungen in Form von **thorakaler Hyperkyphose** bei gleichzeitig bestehender **lumbaler Hyperlordose**. Auch diese Variante ist grundlegend als normal zu betrachten, es sei denn, in der körperlichen Untersuchung/Behandlung lässt sich ein kausaler Zusammenhang zwischen den Symptomen und der Körperhaltung herleiten und beweisen (Abb. 3.6b). Mögliche Veränderungen von Mechanik und Funktionalität der angrenzenden Körperregionen sind wie oben beschrieben (Abb. 3.5 und 3.6a).

Totalkyphose

Charakteristisch ist eine einheitliche kyphotische Haltung der Wirbelsäule von den unteren zervikalen Segmenten bis hin zu den lumbalen Segmenten. Die Wirbelsäule zeigt eine großbogige **Flexionsstellung über alle Segmente** hinweg (zerviko-thorako-lumbal), mit entsprechend resultierender mechanischer und funktioneller Beeinflussungsmöglichkeit der benachbarten Regionen.

Flachrücken

Das Kennzeichen des Flachrückens ist das nahezu gänzliche Fehlen der physiologischen Wirbelsäulenbiegungen (Lordose und Kyphose) mit einer resultierenden **Steilstellung** der gesamten Wirbelsäule im Verlauf von zervikal bis lumbosakral (Abb. 3.7). Auch diese Form der Körperhaltung wird primär als natürliche Variante angesehen; und bevor korrigierende therapeutische Interventionen geplant und durchgeführt werden, muss eine pathologische Komponente zuerst klinisch begründet werden.

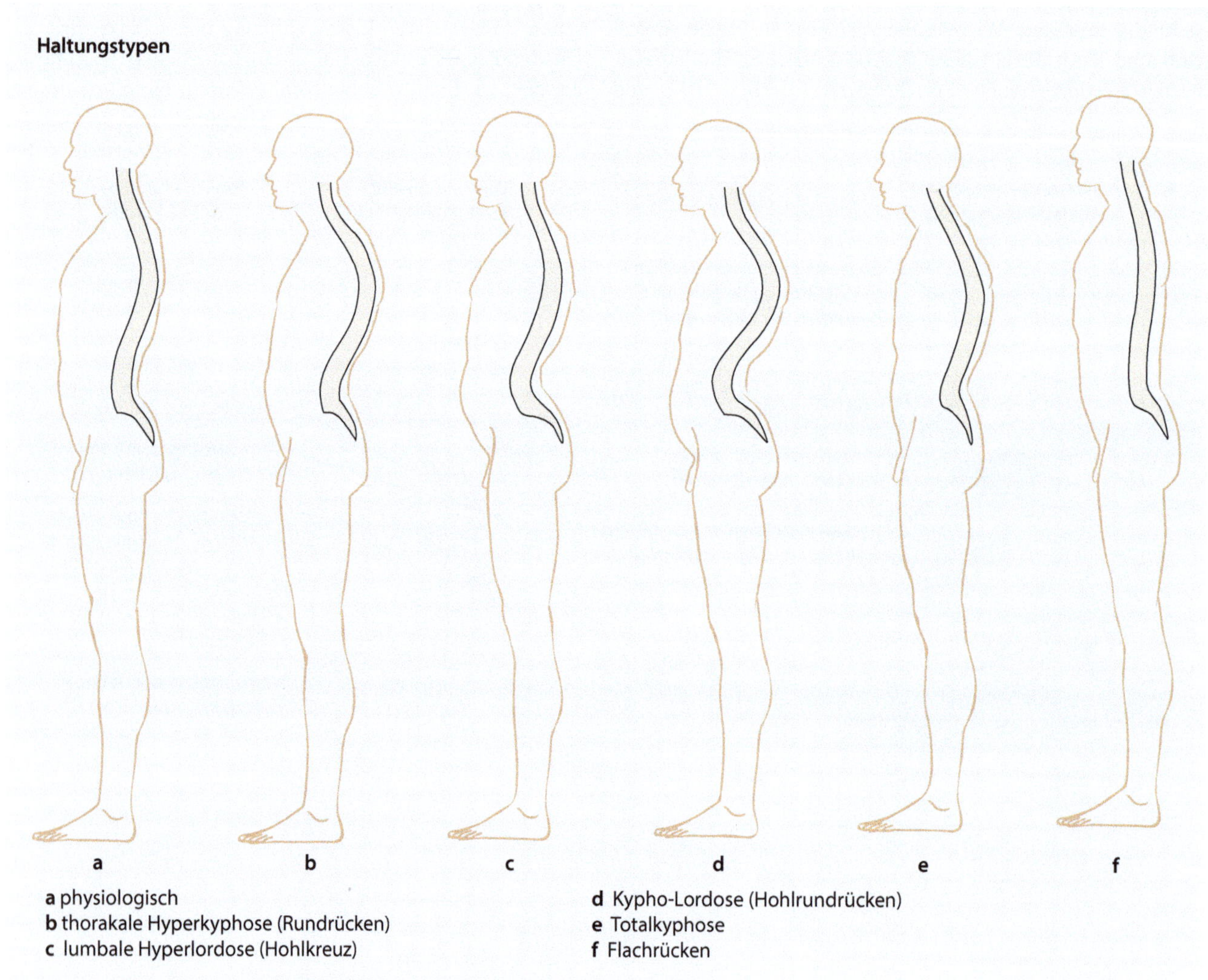

Abb. 3.7 Haltungstypen im Überblick

3.2.2 Haltungskontrolle

Das Thema „Körperhaltung“ ist damit jedoch nicht komplett abgeschlossen. Es beinhaltet noch weitere funktionelle Aspekte, die in der Sichtbeurteilung nicht fehlen dürfen: statische und dynamische Kontrollaspekte.

In die Untersuchung aller Haltungsaspekte muss gemäß einer ganzheitlichen Sichtweise sowohl die Beurteilung der **dynamischen** als auch der **statischen Haltungskontrolle** mit integriert werden (Ziele einer Haltungsinspektion ◘ Abb. 3.8). Dies kann z. B. durch bestimmte Bewegungsaufträge oder die Einhaltung einer Ausgangsposition (auch mit manuellem Widerstand des Therapeuten) während der Inspektion geschehen.

Haltungsauffälligkeiten werden folgendermaßen eingeordnet:

- Als **Haltungsfehler** werden alle angeborenen oder erworbenen Abweichungen von äußerer Form und Erscheinungsbild der körperlichen **Strukturen** bezeichnet. Für die Körperhaltung sind v. a. Wirbelsäule, periphere Gelenke und Muskeln in den entsprechenden Körperabschnitten relevant.
- **Haltungsinsuffizienzen** beziehen sich auf **funktionelle Schwächen**, die die Muskulatur oder auch das steuernde Nervensystem betreffen können (◘ Abb. 3.8).

> Haltungskontrolle beinhaltet alle Maßnahmen zur Stabilisation des Körpers gegen die Schwerkraft und gegen andere, von außen einwirkende Kräfte.

Hat der Patient offensichtliche Probleme, den Körper gegen die Schwerkraft oder andere äußere Kräfte (z. B. gegen den manuellen Wiederstand des Therapeuten) zu behaupten, so muss auch an koordinative Steuerungsprobleme (Störungen der neuralen Kontrollmechanismen aus ZNS oder PNS) gedacht werden.

In der Untersuchung gilt es herauszufinden, **bei welchen Aktivitäten** (Bewegungsrichtungen, Muskelaktivität/-kontraktion) oder **Steuerungsprozessen** (Muskel-Nerv-Zusammenspiel; Rekrutierung, Frequenzierung, Synchronisation der motorischen Einheiten) zur Haltungskontrolle der Patient seine wesentlichen Probleme hat. Diese Information zieht unweigerlich weitere funktionelle Untersuchungsgänge nach sich, wie z. B. eine Ganguntersuchung oder spezielle Motoriktests.

Die habituelle Körperhaltung hat unweigerlich Einfluss auf das **Bewegungsverhalten** und die Bewegungseigenheiten eines Menschen. Da sich die Strukturen hauptsächlich in Form von Muskelsituation (Tonusverhältnisse, Muskellänge, Sehnenspannung etc.) und Gelenkflächenausrichtung (Kongruenz der Gelenke, einseitige Deformation durch Dauerbelastung) der gewohnheitsmäßigen Körperhaltung anpassen bzw. sich nachteilig verändern, kann von **Bewegungsauffälligkeiten** bei scheinbar normalen Alltagsaktivitäten auf den Zustand der anatomischen Strukturen (Knochen, Muskeln, Sehnen und Gelenke) geschlossen werden.

Erkennen von Haltungsfehlern + Erkennen von Haltungs-insuffizienzen = Gesamt-beurteilung der Körperhaltung

◘ **Abb. 3.8** Primäre Ziele einer Haltungsinspektion

3.2.3 Belastungshaltungen

In die o. g. Überlegungen und Schlussfolgerungen können auch Erkenntnisse aus der Anamnese einfließen, die Hinweise auf immer wiederkehrende Belastungen aus dem Alltag des Patienten geben.

Da sich Form und Funktion gegenseitig beeinflussen, haben **wiederkehrende Belastungshaltungen** im alltäglichen Geschehen immer einen größeren Einfluss auf die Form, d. h. das äußere Erscheinungsbild der körperlichen Strukturen (◘ Abb. 3.9). Belastungshaltungen können in der Berufswelt oder im Freizeitverhalten des Patienten gesucht werden. Durch verstärkten funktionellen Gebrauch der Strukturen und die damit verbundene permanente Deformation wirken sehr hohe Kräfte auf die belasteten Gewebe ein, mit Tendenz zu mechanischer Irritation der beteiligten Strukturen.

▪ Belastungshaltungen und deren Konsequenzen: Überwiegend sitzende Arbeitshaltung (◘ Abb. 3.9a)

- Belastungsverschiebung an den Bandscheiben:
  - ventraler Kompressionsdruck,
  - dorsale Zugspannung;
- Schultern in Protraktion;
- muskuläre Dysbalancen/Insuffizienzen:
  - angenäherte Pectoralismuskulatur,
  - angenäherte Hüftbeuger,
  - verlängerte Skapulafixatoren,
  - verlängerte lumbale Stabilisatoren.

Muskuläre Dysbalancen begünstigen das Entstehen von neuralen Symptomen an Engpässen; zudem drohen Überlastungssyndrome der Muskulatur von Schultergürtel und oberer Extremität.

▪▪ Einseitige Belastungshaltung (◘ Abb. 3.9b)

Durch ungleichmäßig verteilte Gewichte beim Tragen oder Heben, z. B. beim Einkaufen, verlagert sich die **Bandscheibenbelastung** zur Seite hin.

Lateralflexion nach links bedeutet:

- linksseitige Druckbelastung auf die Bandscheibe und
- rechtsseitige Zugbelastung auf den Kapsel-Band-Apparat.

Einseitige Muskelbelastungen verursachen:

- muskuläre Überlastung oder Traumatisierung und
- Reizung der neuralen Strukturen im oberen Extremitätenbereich (neurale Engpasssyndrome mit ausstrahlenden Beschwerden).

3

▪▪ Ungünstige, unangenehme Liegeposition (◘ Abb. 3.9c)

Einseitige Liegebelastungen können bedeuten:
- statische segmentale Überlastung der Bandscheibengewebe und
- einseitige Druckbelastung der neuralen Austrittsstellen im intervertebralen Foramen.

▪▪ Rezidivierende Belastungs-/Bewegungshaltung (◘ Abb. 3.9d)

Rezidivierende statische Belastungsverschiebungen auf eine Körperseite, z. B. beim Kehren oder Putzen, bringen **Belastungsspitzen** an das diskale Gewebe, die Nervenaustrittsstellen und das umliegende Gewebe (Muskulatur inkl. Kapsel-Band-Apparat).

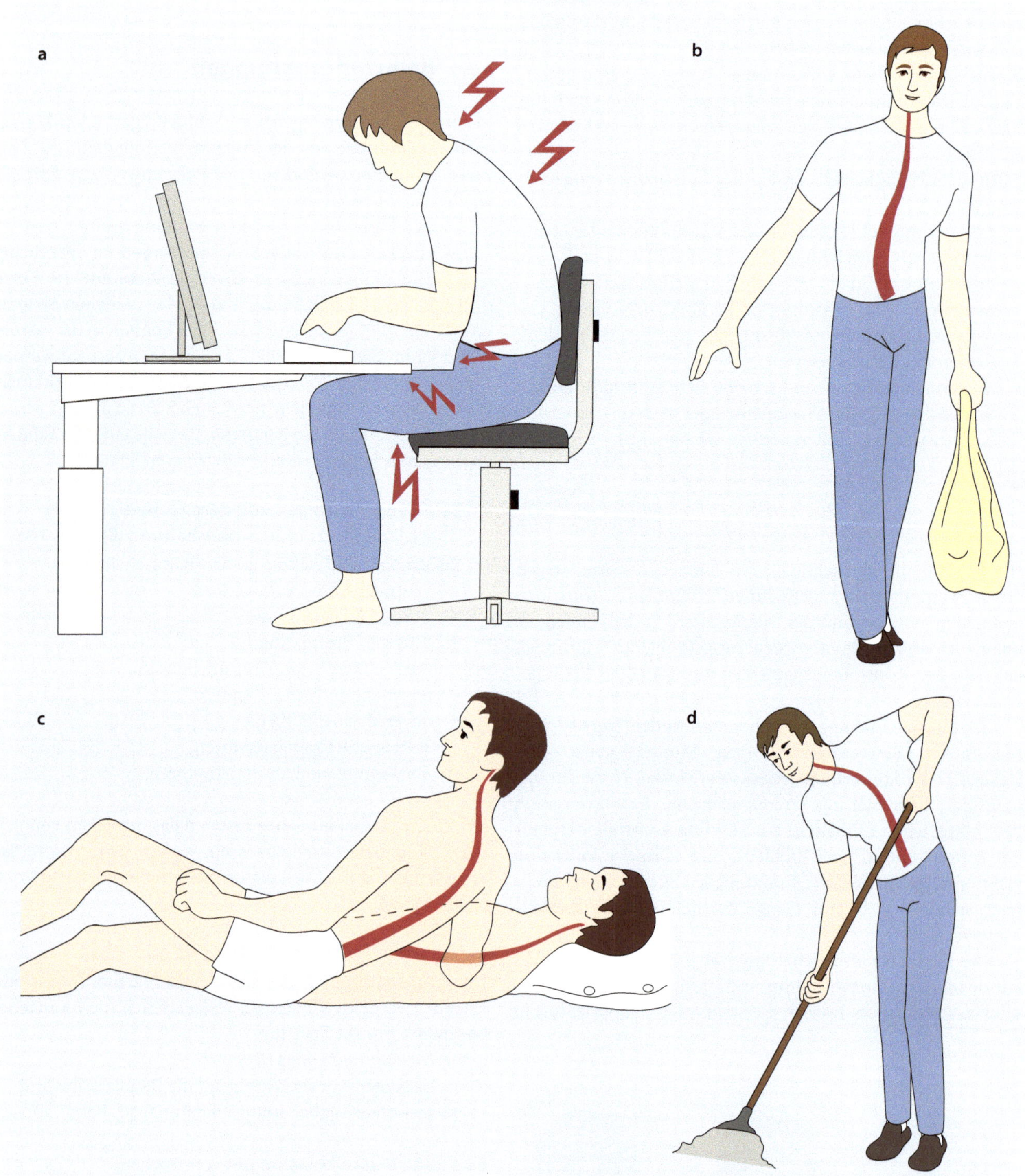

◘ **Abb. 3.9 a–i Belastungshaltungen. a** Überwiegend sitzende Arbeitshaltung **b** Einseitige Belastungshaltung beim Einkaufen **c** Ungünstige, unangenehme Liegeposition **d** Rezidivierende Belastungs- bzw. Bewegungshaltung beim Kehren oder Putzen **e, f, g** Hausarbeit: Bügeln, Wäsche aufhängen, Betten machen **h, i** Ungewohnte Tätigkeit in belastender Körperhaltung: Gartenarbeit, Heimwerkern

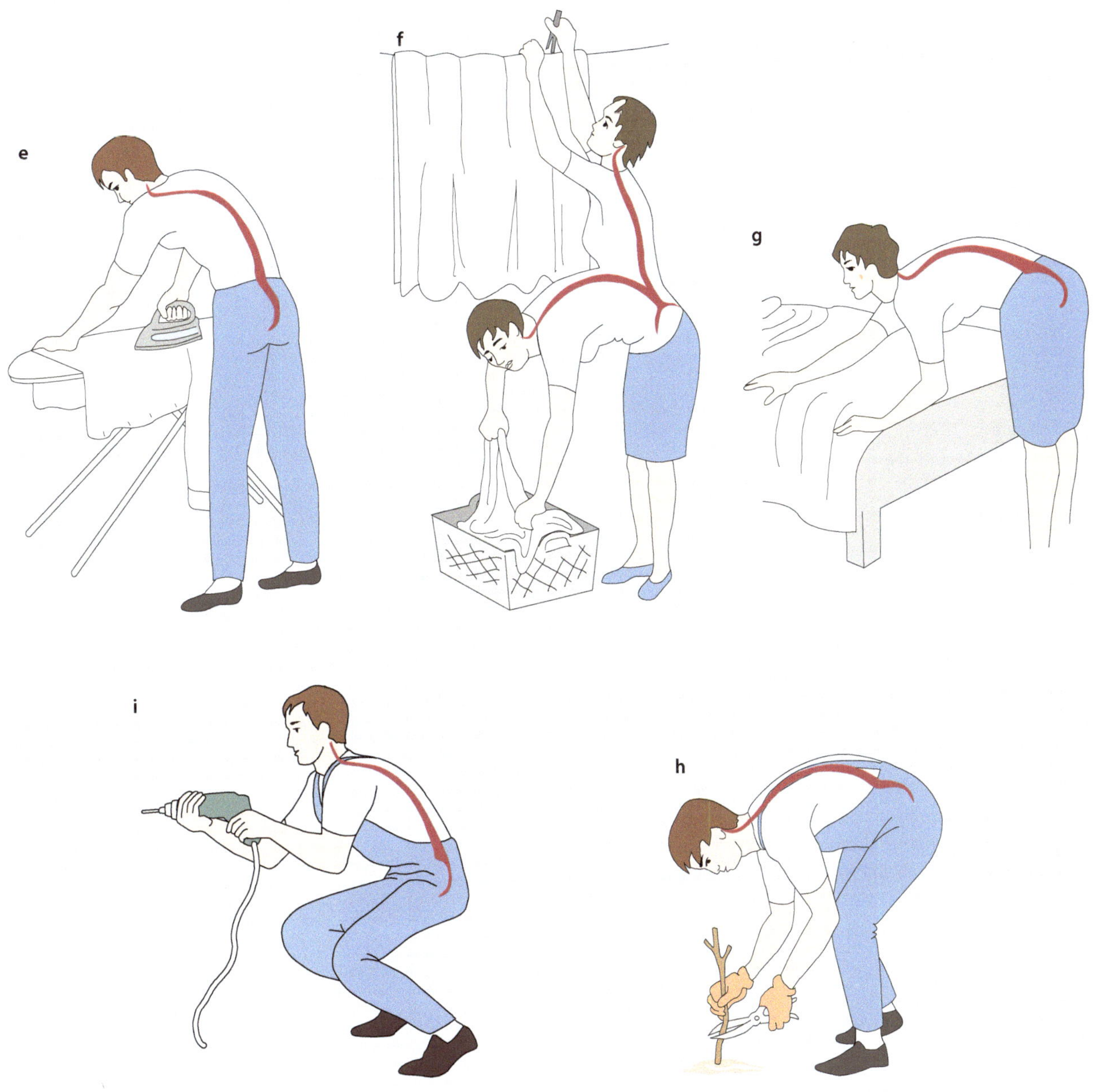

Abb. 3.9 (Fortsetzung)

Kehr- bzw. Putzbewegungen belasten stets dieselben Gewebeanteile (Gelenkkapsel, Führungsbänder oder bewegende Muskulatur).

Hausarbeit: Bügeln (Abb. 3.9e)

Eine nach vorne gebeugte Körperhaltung bringt eine **diskale Belastungsverschiebung** mit sich:

- ventrale Druckbelastung (Kompression) und
- dorsale Zugspannung auf den Kaspel-Band-Apparat (s. auch sitzende Arbeitshaltung).

Hausarbeit: Wäsche aufhängen (Abb. 3.9f)

Tiefes Bücken mit anschließendem Durchstrecken wie z. B. beim Wäscheaufhängen bringt die Wirbelsäule an die Grenzen ihrer Bewegungsbelastbarkeit. Solche Bewegungen, die fast durch ein **komplettes Bewegungsausmaß** gehen, können sehr belastend für alle beteiligten Strukturen sein.

Hausarbeit: Betten machen (Abb. 3.9g)

Diese Aktivität kann sehr **hohe Belastungsspitzen** an Bandscheiben, intervertebralen Neuroforaminae und umgebender Muskulatur verursachen, mit entsprechender Deformation und resultierender persistenter struktureller Veränderung.

Ungewohnte Tätigkeiten in belastender Körperhaltung (Abb. 3.9h, i)

Ungewohnte Tätigkeiten wie z. B. Gartenarbeit oder Heimwerken können je nach zeitlicher Ausdehnung oder Intensität bleibende Spuren der Veränderung an den belasteten Strukturen hinterlassen. Nach intensiven ungewohnten Belastungen sind **Verletzungen** und Verletzungsfolgen (Entzündungen, Schwellungen, Funktionsstörungen oder Schmerz) zu erwarten, v. a. am Kapsel-Band-Apparat.

3.3 Offene Inspektion

Eine offene Inspektion findet in **Absprache** mit dem Patienten oder nach einer direkten **Ankündigung** des Therapeuten statt, z. B.:

- „Nun schaue ich mir das Problem mal genauer an!" oder
- „Zeigen Sie mir mal, wo sich Ihr Problem befindet!".

Inhalte der offenen Inspektion: Inspektion der Körperstrukturen

Schwerpunkt der offenen Inspektion ist die Beurteilung des aktuellen Zustands

- **der lokalen Strukturen im Symptomgebiet und**
- **der Strukturen der angrenzenden Körperregionen (Abb. 3.10).**

Inspiziert werden sollte mindestens das Gelenk ober- und unterhalb der symptomatischen Region, je nach Bedarf auch weiter entfernt liegende Strukturen.

Die **beteiligten Gewebe** können z. B. Verletzungsfolgen zeigen, Zustände nach oder in einer entzündlichen Wundheilungsphase oder chronische Veränderungen wie z. B. Gelenkfehlstellungen oder überschießendes Narbengewebe. An den einzelnen Gewebearten sind unterschiedliche Aspekte bzw. Veränderungen zu erkennen und zu unterscheiden. Die Zielgewebe der lokalen Inspektion sind in ▶ Übersicht 3.2 aufgelistet, in Tab. 3.1 sind Auffälligkeiten und mögliche Interpretationen zusammengestellt.

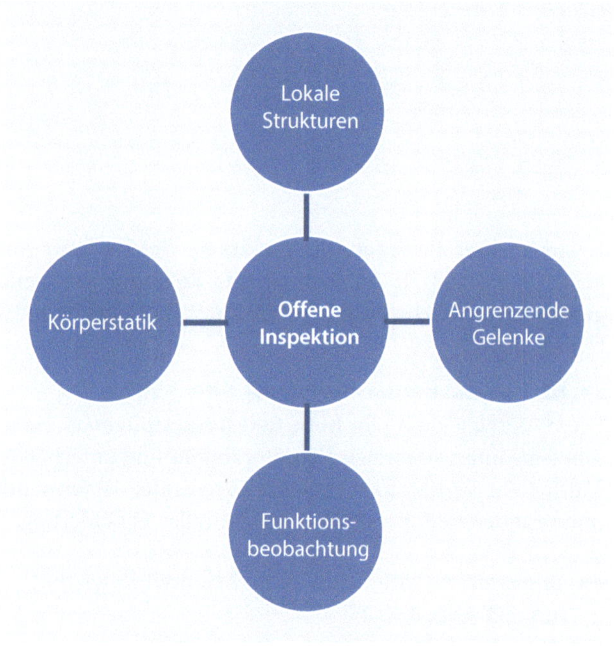

Abb. 3.10 Mögliche Inhalte einer offenen Inspektion

Übersicht 3.2. Zielgewebe der lokalen Inspektion

- Haut (Färbung, Verletzungen, Narben etc.)
- Muskulatur (Atrophie, Hypertrophie, Hartspann etc.)
- Knochen (Stellung zueinander etc.)
- Schwellungen (Haut, Bindegewebe, Gelenke, Nerven)
- oberflächlich verlaufende Nerven
- Gelenke (Schwellungen, Verfärbungen, Funktionalität etc.)

Inspektion der Körperfunktion

Als Nächstes wird die Funktionalität der einzelnen Körperregionen, Körperabschnitte oder Gewebe unter **mechanischen Gesichtspunkten** betrachtet:

- die Körperstatik (Aufbau) und
- die wechselseitige Abhängigkeit der Körperabschnitte in der funktionellen Kette: z. B. für das Bein: Fußkomplex, Kniegelenk, Hüftgelenk und gegenseitige Beeinflussungsmöglichkeiten.

In diesen **funktionellen Ketten** liegen bei entsprechender Fehlfunktion oder Störung (Dysbalancen) große pathogene Potenziale als Erklärungsmodelle für bestehende Funktionsstörungen. Auch evtl. vorhandene Schwellungen, Narben, Hämatome oder sonstige Auffälligkeiten können funktionseinschränkend wirken.

Unter funktionellen Aspekten bezieht sich die Inspektion auf

- **Bewegungsauffälligkeiten oder**
- **unphysiologische Ausweichbewegungen und**
- **Schonmechanismen,**

die in bestimmten Situationen und bei bestimmten Bewegungen auffallen.

3.3.1 Proportionen und Symmetrie

Körperproportionen

Bei der Inspektion der Proportionen liegt das Hauptaugenmerk auf der Beurteilung des verhältnismäßigen Zusammenpassens einzelner Körperabschnitte (Abb. 3.11).

Die für die Beurteilung des Patientenproblems relevanten Körperabschnitte werden in ihrer Größe, Form und der daraus resultierenden Funktionsfähigkeit miteinander verglichen, **in Relation zueinander** beurteilt und bzgl. des Patientenproblems auf mögliche kausale Zusammenhänge mit der Funktionsstörung oder evtl. Irritationspotenzialen hin bewertet, z. B. das proportionale Zusammenpassen von Ober- und Unterkörper durch Vergleich von Ober- und Unterlänge.

Tab. 3.1 Inspektionsbefunde

Lokale Inspektionsbefunde	Mögliche Interpretationen
Färbung der Haut	Rötungen: Überwärmung infolge einer Entzündungsreaktion, zumindest aber lokale Hyperämie Blasse Hautareale: Mangeldurchblutung Hämatome: deutliche Einblutung → direkte Traumatisierung mit Gewebeverletzung
Lokale Schwellungen	Indiz für eine entzündliche Reaktion, evtl. direktes Trauma im lokalen Gewebe Flüssigkeitsansammlung im Gewebe
Überschießende Narbenbildung	Ältere Verletzungen oder akute post-op. Gebiete Lokale Mobilitätseinschränkung durch Spannungsaufbau (bei auffälliger Narbenbildung bzw. Wucherungen des Narbengewebes) Stoffwechselproblem und inadäquat ablaufende Wundheilungsphasen
Abnorme Gelenkstellungen	Mobilitätsdefizite oder mechanische Irritationspotenziale Strukturelle Defizite oder Unzulänglichkeiten
Muskelatrophie	Verlust der Muskelmasse aufgrund vorübergehender Immobilisation Nichtgebrauch als Schutzmechanismus bei Verletzungsfolgen oder akuten Schmerzzuständen
Muskelhartspann (Verhärtungen)	Schutzmechanismus, um schädigende Bewegungen zu verhindern Muskuläre Verspannungen sorgen für mehr Stabilität im betroffenen Körperabschnitt

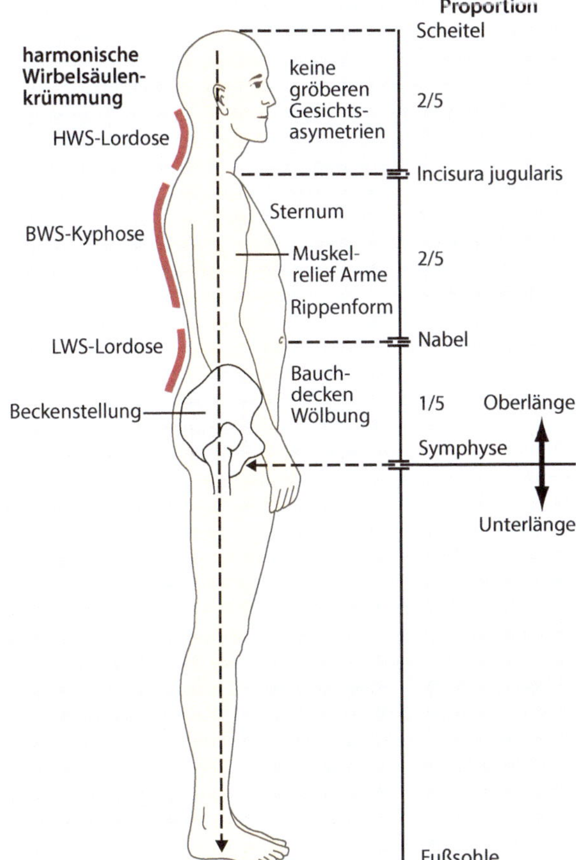

Abb. 3.11 Beurteilung der proportionalen Verhältnisse bei der physiotherapeutischen Inspektion

Körpersymmetrie

Bei der Symmetrie liegen die Beurteilungsmöglichkeiten in einem direkten Rechts-Links-Vergleich.

Erkannt werden sollen strukturelle Abweichungen bzw. Varianten und funktionelle Unterschiede, die eine direkte oder auch indirekte Beeinflussung der Patientenproblematik erklären können.

Um Abweichungen erkennen zu können, ist ein profundes Wissen über die verbreitete Norm unentbehrlich. Abb. 3.12 zeigt einige relevante **Normalbefunde** in der physiotherapeutischen Inspektion, anhand derer sich der Therapeut ein Bild der äußeren Körperform und der möglichen Funktionalität des Patienten herleiten kann.

Die optisch erkennbaren Strukturen, z. B. Skapula, Achselfalten, Kopfposition, Gesäßfalten, Muskelrelief von Armen/Beinen, Dornfortsatzlinie, Kniegelenkfalten oder Taillendreieck, werden im direkten Rechts-Links-Vergleich beurteilt. Erkennbare Unterschiede müssen dann auf ihren potenziellen Beitrag zur eigentlichen Problematik hin überprüft und bewertet werden, um weiterführende Untersuchungen zu planen und durchführen zu können.

3.3.2 Inspektionsperspektiven

Die allgemeine Inspektion kann generell von allen Seiten des menschlichen Körpers, d. h. von allen Seiten des Patienten, durchgeführt werden. Die in der jeweiligen Ansicht erkennbaren Strukturen und Körperareale können somit im Kontext zu den bestehenden Beschwerden und funktionellen De-

3

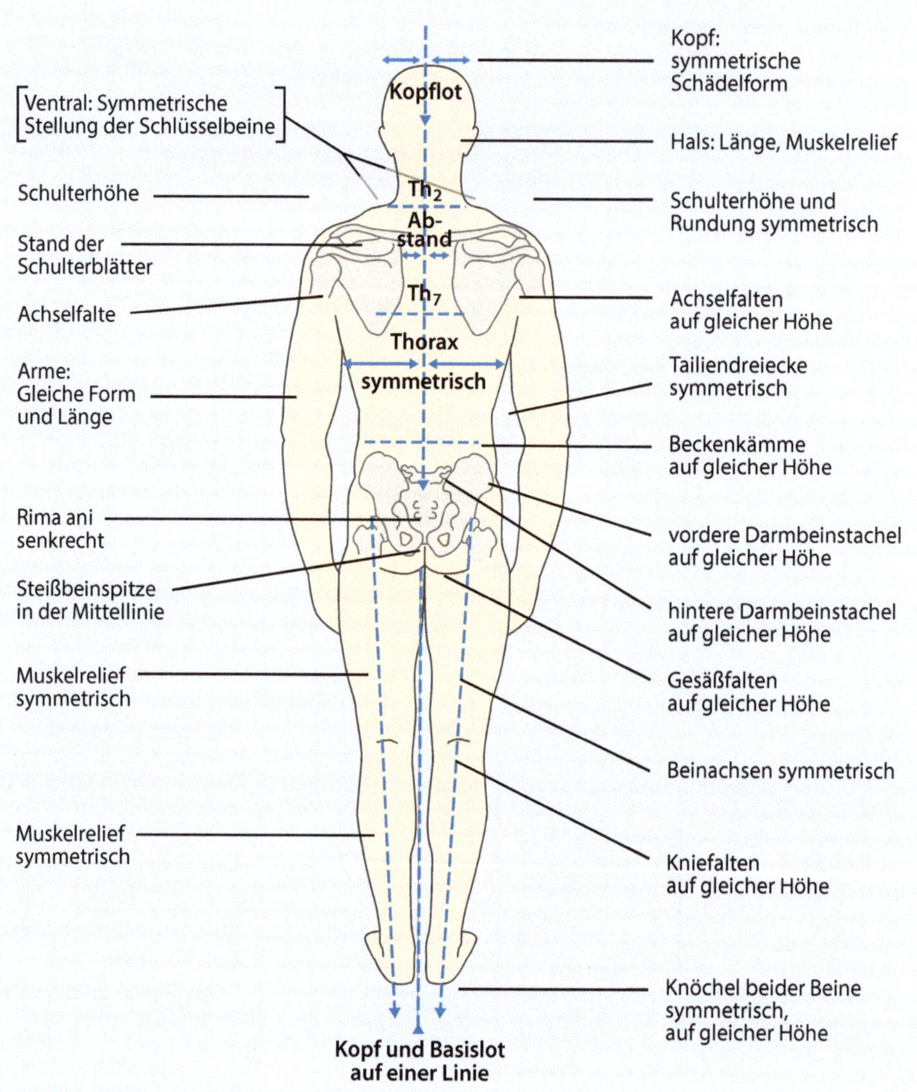

Abb. 3.12 Beurteilung der Symmetrie in der physiotherapeutischen Inspektion

fiziten beurteilt und miteinander auf optimale Proportion, Symmetrie und Funktionalität verglichen werden. Auffälligkeiten werden dann im funktionellen Kontext beurteilt und in die Therapie integriert.

Abb. 3.13a–c zeigen Inspektionssequenzen von dorsal, ventral und lateral mit den dazugehörigen Normbefunden oder den zu beachtenden Kriterien. Abb. 3.12 gibt einen Überblick.

Inspektion von dorsal (Abb. 3.13a)

Bei der Inspektion von dorsal gilt das Hauptaugenmerk den Strukturen und Körperregionen auf der Rückseite des Patienten. Zudem werden die Proportionen und Symmetrien der Körperrückseite (aller optisch erkennbaren Strukturen) beurteilt.

Bei der Inspektion von einer Körperseite können zuerst allgemeine Aspekte (z. B. Körperhaltung, Proportionen und Symmetrien) beurteilt werden (► Übersicht 3.3) und in zunehmendem Maße auch lokale spezielle Inspektionsbeurteilungen (z. B. Weichteilschwellungen, Rötungen in umschriebenen Körperarealen oder optisch erkennbare Formveränderungen einzelner anatomischer Strukturen) integriert werden.

Übersicht 3.3. Inspektion von dorsal

- Kopfposition (Rot + Latflex + Flex + Ext)
- Schulter-Nacken-Linie
- Schulterhöhe
- Achselfalten
- Skapulasymmetrie
- Rotationsneigung der Wirbelsäule
- Armlänge und Position
- Muskelrelief: Thorax, Becken/Gesäß, OE + UE
- Taillendreieck
- Beckenhöhe/Gesäßfalten
- Kniefalten/Kniestellung (Varus/Valgus)
- Achillessehnensymmetrie
- Fußstellung

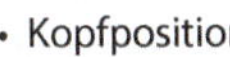

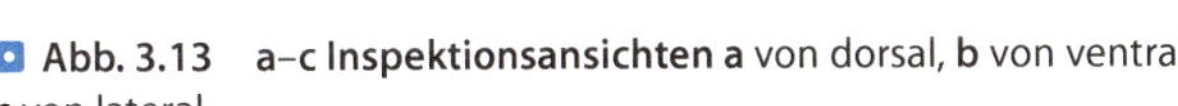

Abb. 3.13 a–c **Inspektionsansichten a** von dorsal, **b** von ventral, **c** von lateral

Inspektion von ventral (Abb. 3.13b)

Beurteilt werden die in ▶ Übersicht 3.4 aufgelisteten Punkte.

Übersicht 3.4. Inspektion von ventral

- Kopfhaltung
- Schultergürtel (knöchern + muskulär auf Symmetrie und proportionales Verhältnis)
- Achselfalten
- Sternum
- Rippenbogen
- Luftbild zwischen Armen und Thorax im Seitenvergleich
- Muskelrelief Schulter/Rumpf/OE/UE
- Armposition/Handstellung
- Bauchnabelsymmetrie
- Beckenstellung
- Patellaposition/Kniestellung (Varus/Valgus)
- Rotation der Tibia
- Fußstellung/Zehenposition

Inspektion von lateral (Abb. 3.13c)

Für die Inspektion von lateral sind die zu beurteilenden Punkte in ▶ Übersicht 3.5 zusammengefasst.

Übersicht 3.5. Inspektion von lateral

- Kopfposition (Relation Extension:Flexion)
- Schulterposition (Protraktion:Retraktion)
- Physiologische Krümmungen der Wirbelsäule (HWS-Lordose; BWS-Kyphose; LWS-Lordose)
- Rippen/Thorax: Form und Position
- Bauchdeckenwölbung
- Beckenposition
- Muskelrelief der gesamten Seitansicht (OE/Rumpf/Gesäß/UE)
- Knieposition (Genu recurvatum)
- Fußposition (Fersen und Zehenspitzen auf derselben Höhe)

3.4 Ganginspektion – Ganganalyse

Das Gehen ist ein sehr komplexer Vorgang, und die Beurteilung des Gangbilds eines Patienten erfordert vom Therapeuten viel Erfahrung in der Beobachtung und vor allem in der klinischen Interpretation der Ergebnisse. In diesem Abschnitt werden die grundlegenden und klinisch relevanten Parameter zur Ganginspektion sowie einige weiterführenden Kriterien einer Ganganalyse erläutert und für die praxisnahe Umsetzung erarbeitet.

3

3.4.1 Ganginspektion

> Eine Ganginspektion ist die einfache Beurteilung der sichtbaren Parameter eines Gangbilds.

Diese können zeitsparend und ohne größeren Materialaufwand auf eine **auslösende** oder **unterhaltende Beteiligung** an der primären Patientenproblematik hin untersucht werden. Vor allem ist die Beurteilung des Gangs bei Patienten mit Beschwerden an der unteren Extremität und im lumbalen Wirbelsäulenbereich aufgrund der gegenseitigen Beeinflussung und Irritation zwingend erforderlich. Die Aspekte einer Ganginspektion lassen sich einfach in die Therapie integrieren, in Form von objektiven Wiederbefunden zur Therapiekontrolle. Aus den Ergebnissen lassen sich dann weitere Therapieziele ableiten und formulieren (vgl. Perry 2003).

- **Parameter des Gangbilds (Abb. 3.14): Spurbreite**

Als eine normale Spurbreite beim Gang sind **5–10 cm** anzusehen.

Mit einer **Spurverbreiterung** vergrößert der Patient seine Unterstützungsfläche, wenn das Aufrechthalten des Gleichgewichts ein Problem darstellt. Eine verbreiterte Gangspur kann auf Störungen der neuralen Steuerungsprozesse (u. a. aufgrund einer ZNS-Störung) hindeuten.

Schrittlänge Von einer normalen Schrittlänge kann bei einem Abstand von **zwei Fußlängen** zwischen den Zehenspitzen des rechten und des linken Fußes gesprochen werden.

Eine **verkürzte Schrittlänge** ist gleichbedeutend mit einer verkürzten Stand- und Schwungbeinphase und kommt hauptsächlich bei Belastungsintoleranz infolge einer Verletzung oder eines post-op. Zustands im Zusammenhang mit einem Hinkmechanismus vor.

Das Gangbild | Parameter zur Beurteilung
Kopfhaltung
Rumpfrotation
Armpendel
Beckenrotation
Hüftrotation
Knieextension
Schrittlänge
Spurbreite
Abrollen des Fußes

Abb. 3.14 Parameter zur Beurteilung des Gangbilds

Fußstellung Die Fußstellung bei einem normalen Gangbild weist eine als normal anzusehende **Divergenz von 8–12°** auf; das bedeutet eine Drehung des Fußes um 5–6° nach außen in Bezug auf die mittlere Lauflinie.

Abrollverhalten der Füße Der Abrollvorgang beim Gehen erfolgt in der Regel von der **Außenkante der Ferse** nach vorne zum **Großzehengrundgelenk**. Das Abrollen ist in gesteigertem Maß auch von der Fußstellung abhängig.

Knieflexion Die Knieflexion wird während des gesamten Gangzyklus nicht komplett verlassen, d. h., während der einzelnen Gangphasen kommt es im Normalfall **nicht zu einer Extensionsstellung** im Kniegelenk.

Hüftrotation Die Oberschenkel beschreiben von der Schwung- bis zur Standbeinphase eine eindeutige **Rotationslinie**:
- **Schwungphase:**
  - Flexion/Abduktion/Außenrotation
- **Standphase:**
  - Extension/Adduktion/Innenrotation

Beckenrotation Im Zuge der Hüftrotation wird die Drehbewegung auf das **Becken** übertragen.

Rumpfrotation Eine Rumpfrotation während der Gangphasen ist die Grundvoraussetzung für einen **ökonomischen Armpendel**.

Armpendel Der Armpendel dient zum einen der Ausbalancierung des Rumpfes (Gleichgewichtsreaktion) und zum anderen der Beschleunigung während der Schwungphase. Im Normalfall pendeln die Arme **kontralateral** zur Beinbewegung.

3.4.2 Ganganalyse

Die Analyse ist die Auflösung eines komplexen Vorgangs in einzelne, möglichst kleine und verständliche Bestandteile zur besseren Beschreibung und Beurteilung.

> Eine Ganganalyse ist eine möglichst exakte, objektive Beurteilungsmöglichkeit des menschlichen Gangs.

Als solche ist die Ganganalyse leider noch nicht standardisiert und somit wiederum abhängig von der selektiven Beurteilung, der klinischen Erfahrung und dem individuellen Ermessen des untersuchenden und beschreibenden Therapeuten. Jedoch existieren verschiedene **Richtlinien**, die dem Therapeuten die Analyse eines Gangbilds erleichtern können (Abb. 3.14).

> In der Ganganalyse werden beurteilt:
> - der Gangzyklus, d. h. Schrittlänge rechts und links (Stand-/Schwungbein re/li, Abb. 3.15),
> - die Gangphasen, d. h. das Verhältnis von Schwung- zu Standbeinphase (Norm: 40:60 %).

Gangphasen

In ► Übersicht 3.6 sind die jeweiligen Sequenzen der Gangphasen aufgelistet, in ► Übersicht 3.7 mono- (einfach unterstützte) und bipedale (doppelt unterstützte) Standphasen. In den monopedalen Standphasen befindet sich das **kontralaterale Bein** in der Schwungphase und hat **keinen Bodenkontakt** (▣ Abb. 3.16).

Übersicht 3.6. Gangphasen und deren Sequenzen

Standbeinphase
- Initial Contact (IC, erster Kontakt)
- Loading Response (LR, Stoßdämpfungsphase)
- Mid Stance (MSt, mittlere Standphase)
- Terminal Stance (TSt, terminale Standphase)
- Pre Swing (PS, Vorschwungphase)

Schwungbeinphase
- Initial Swing (IS, erste Schwungphase)
- Mid Swing (MS, mittlere Schwungphase)
- Terminal Swing (TS, terminale Schwungphase)

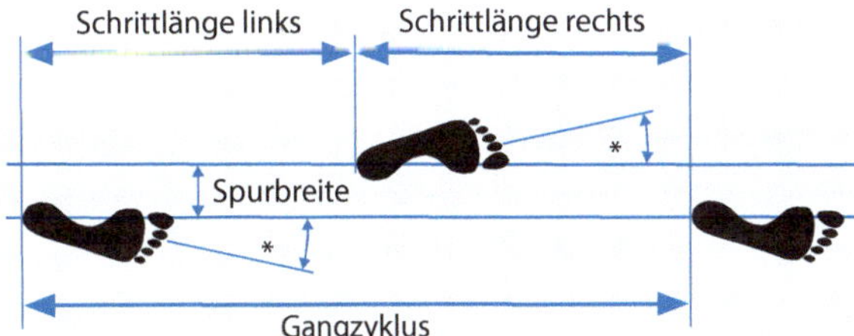

▣ **Abb. 3.15** Der Gangzyklus

Übersicht 3.7. Standphasen

Monopedale Standphasen
- Mid Stance (▣ Abb. 3.16a)
- Terminal Stance (▣ Abb. 3.16b)

Bipedale Standphasen
- Initial Contact
- Loading Response
- Pre Swing

Die Standbeinphase

Die Standphase hat mit ca. 60 % den größten Anteil am Gangzyklus.

> **Eine Standphase ist definiert durch den Bodenkontakt mindestens eines Fußes.**

- In den **monopedalen** Standphasen ist das kontralaterale Bein in der Schwungphase, und nur ein Fuß hat Kontakt zum Boden.
- In den **bipedalen** Standphasen haben beide Füße Kontakt zum Boden.

Die gesamte Standbeinphase hat **fünf Sequenzen** (▣ Tab. 3.2 und ▣ Abb. 3.17).

Die Schwungbeinphase

Die Schwungphasen (▣ Abb. 3.18) haben einen Anteil von ca. 40 % am gesamten Gangzyklus. Sie beschreiben das Bewegungsverhalten des Schwungbeins von der Ablösung des Fußes (Abstoßung der Zehen) vom Boden bis zum ersten erneuten Bodenkontakt (Landung) der Ferse.

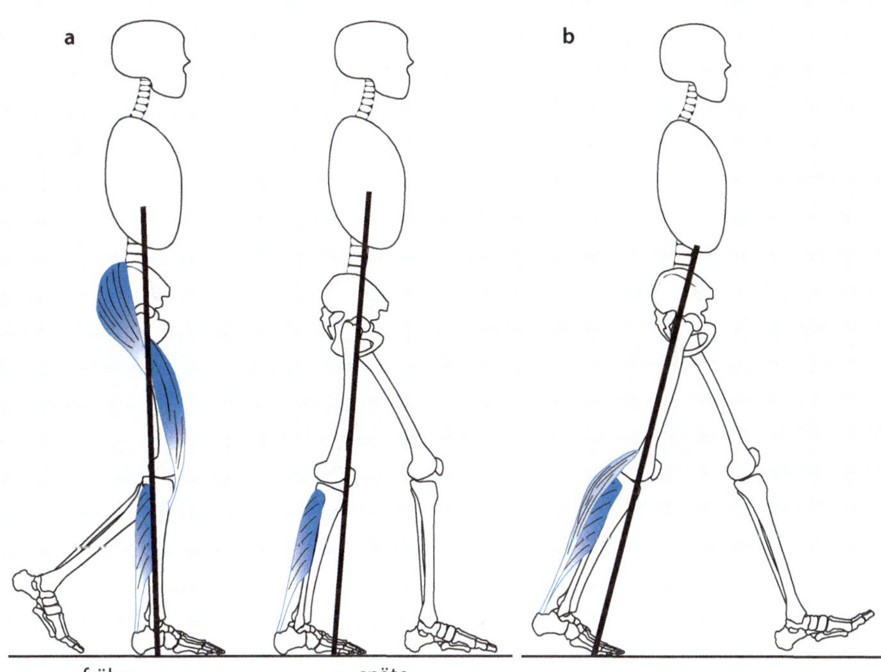

▣ **Abb. 3.16** **a, b Monopedale Standphasen. a** Mid Stance, **b** Terminal Stance

3

Tab. 3.2 Standbeinphase

%-Anteil am Gangzyklus	Sequenz	Beschreibung
0–2 %	Initial Contact (Erster Kontakt) (Abb. 3.17a)	Mit dem ersten Fersenkontakt auf dem Boden beginnt die bipedale Standphase. Das Kniegelenk des vorderen Beins ist in annähernder Extension, und die Extremität wird vom M. quadriceps exzentrisch bis zum Bodenkontakt gehalten
2–10 %	Loading Response (Stoßdämpfungsphase) (Abb. 3.17b)	In dieser Phase muss der beim initialen Fersenkontakt entstehende Stoß gedämpft werden, um Überlastungen in der gesamten Gelenkkette zu vermeiden. Die Stoßdämpfung wird erreicht durch exzentrische (M. quadriceps) Knieflexion und reaktive Plantarflexion, die exzentrisch vom M. tibialis anterior kontrolliert wird
10–30 %	Mid Stance (Mittlere Standphase) (Abb. 3.17c)	Das gesamte Körpergewicht lastet auf dem Standbein. Das kontralaterale Bein geht in die mittlere Schwungphase über
30–50 %	Terminal Stance (Terminale Standphase) (Abb. 3.17d)	Das Körpergewicht wird über den Vorfuß weiter nach ventral verlagert. Der „Standfuß" wird vom Kalkaneus über die funktionelle Fußachse bis zur Großzehe vollständig abgerollt Das kontralaterale Bein ist in der terminalen Schwungphase – kurz vor dem ersten Fersenkontakt auf dem Boden
50–60 %	Pre Swing (Vorschwungphase) (Abb. 3.17e)	Das Standbein wird entlastet und für die Schwungphase und damit die Vorwärtsbewegung vorbereitet. Dies geschieht durch zunehmende Knieflexion und erzeugte Vorspannung (durch exzentrisches Absinken des Oberschenkels) in den Hüftflexoren. Dadurch wird ein größeres Aktionspotenzial für die kommende Bewegung generiert, und der Organismus nutzt die elastischen Rückstellkräfte im Sinne einer ökonomischen Bewegungssteuerung aus

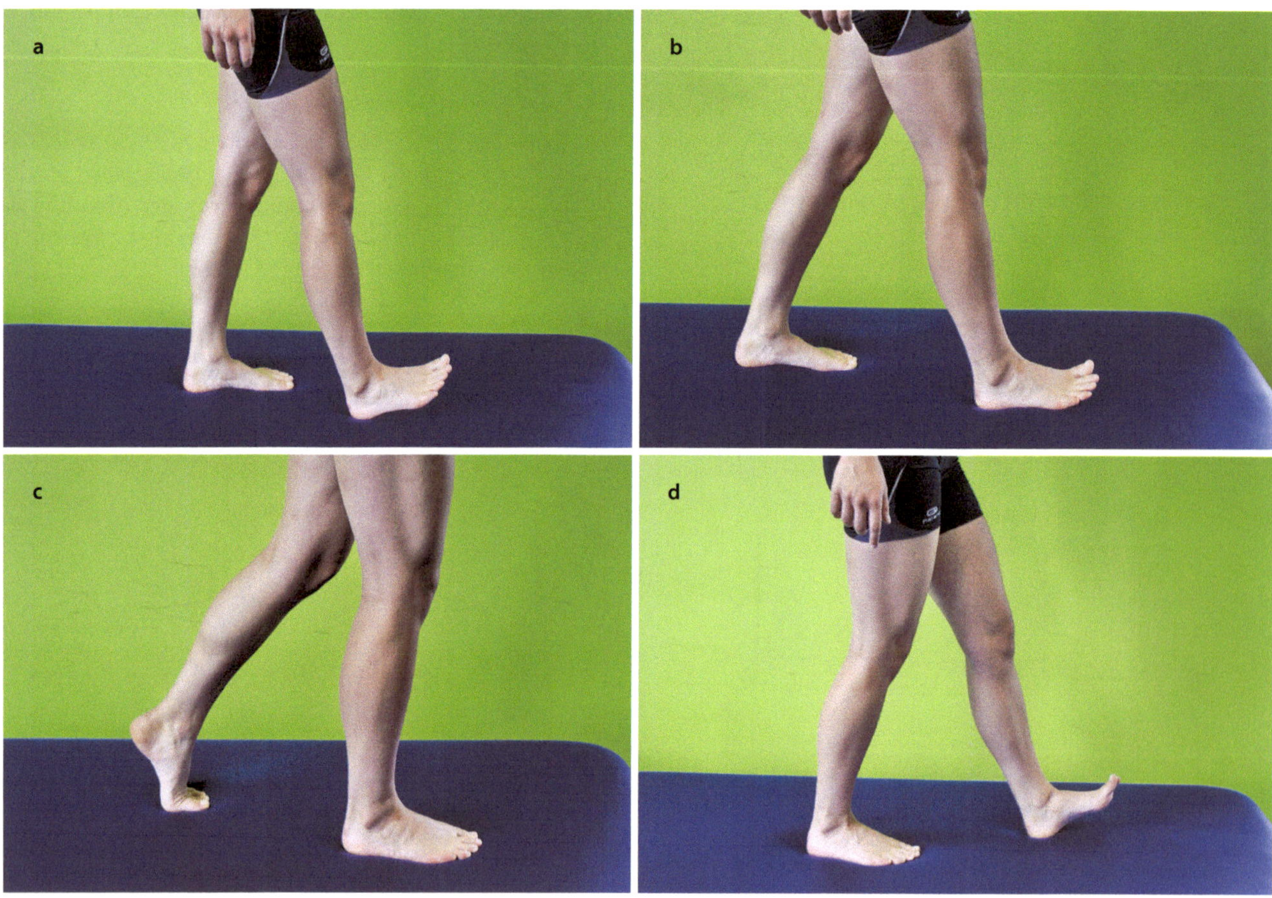

Abb. 3.17 a–e. **Sequenzen der Standbeinphase**: **a** Initial Contact, **b** Loading Response, **c** Mid Stance, **d** Terminal Stance, **e** Pre Swing

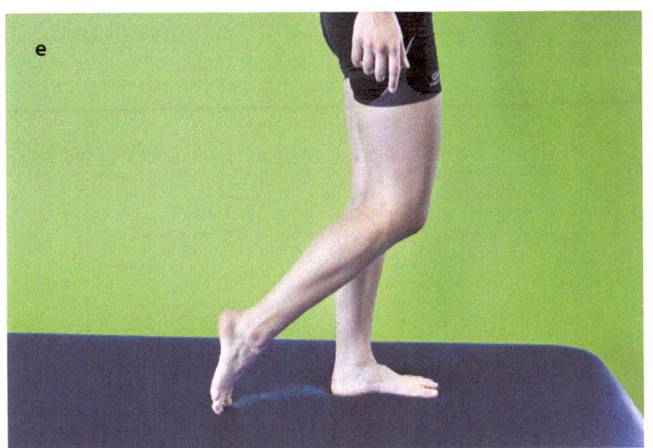

Abb. 3.17 (Fortsetzung)

Das Schwungbein bewegt sich im Gegensatz zum kontralateralen Standbein in der Luft.

Die Schwungphase teilt sich in **drei Sequenzen** (Tab. 3.3 und Abb. 3.19) (vgl. Perry 2003).

Gangabweichungen

Bei der Ganganalyse werden die einzelnen Gangphasen und deren Sequenzen beobachtet und bewertet. Gesucht werden **Abweichungen** von der Normalität:

- Ausweichbewegungen,
- Schonverhalten wie z. B. Hinkmechanismen,
- abnorme Muskelaktivitäten oder
- Schmerzen während des Gehens.

Werden solche Sensationen im Gangbild gefunden, sollte der Therapeut versuchen, diese zu korrigieren, um mittels seiner Manöver evtl. die Symptome des Patienten zu reproduzieren. Gelingt eine solche Reproduktion, kann davon ausgegangen werden, dass die dadurch belastete Struktur mit der Hauptsymptomatik in kausaler Verbindung steht.

Da das Erscheinungsbild des menschlichen Gangbilds schon im Normalfall sehr individuell ist, kommt es im Wesentlichen wieder auf die Erfahrung und das klinische Wissen des Therapeuten an, Auffälligkeiten in Bezug auf die bestehenden Beschwerden zu interpretieren (Tab. 3.4).

In der Ganganalyse ist es das vorrangige Ziel, die Symptome des Patienten zu reproduzieren oder zumindest in einer der Gangphasen zu lokalisieren, um eine klinische Beweisführung für das therapeutische Vorgehen aufzubauen.

Schrittgeschwindigkeit

Die Schrittgeschwindigkeit bietet dem Therapeuten eine Vielzahl an klinischen Untersuchungs- und Interpretationsmöglichkeiten, und eine Menge an direkten resultierenden Konsequenzen für die Therapie.

Um die Schrittgeschwindigkeit zu berechnen, sind zwei Komponenten zu ermitteln:
- **die Anzahl der Schritte/min und**
- **die individuelle Schrittlänge.**

Mittels dieser Angaben kann der Therapeut die habituelle Schrittgeschwindigkeit des Patienten berechnen; er hat **Information** über

- Anzahl der Schritte/Zeiteinheit,
- Schrittlänge und
- resultierende Geschwindigkeit.

Diese Parameter können in die physiotherapeutische Behandlung als Wiederbefunde oder auch als zu verbessernde

Abb. 3.18 Die Schwungphasen im Gangzyklus

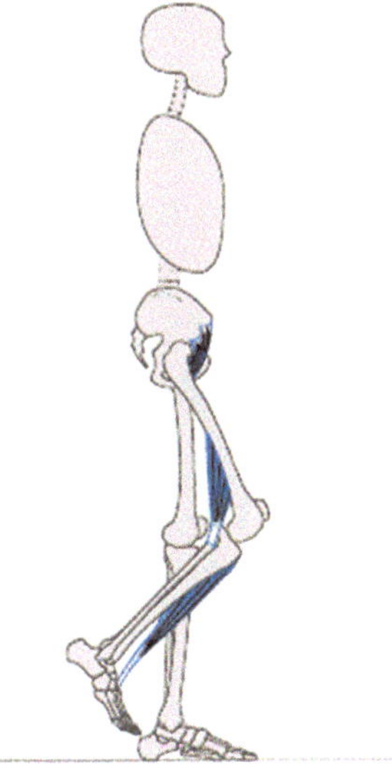
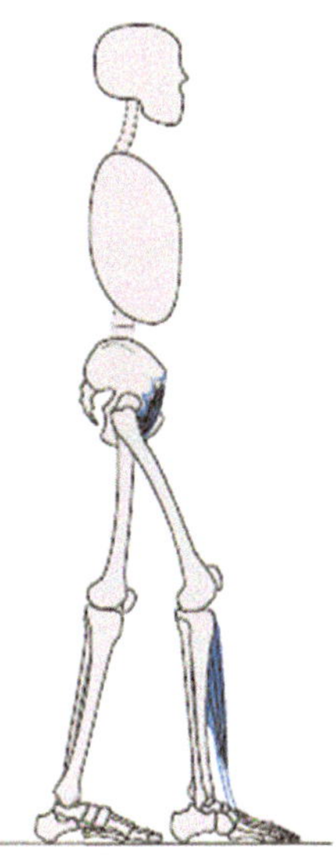
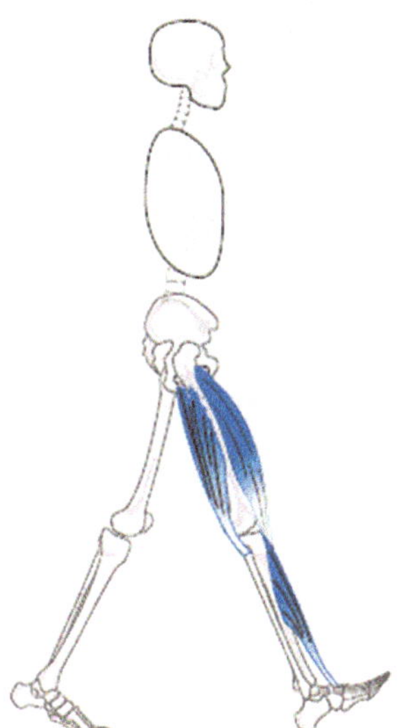

3

Tab. 3.3 Schwungbeinphase

%-Anteil am Gangzyklus	Sequenz	Beschreibung
60–70 %	Initial Swing (Erste Schwungphase) (Abb. 3.19a)	Der erste Teil der Schwungphase (Initial Swing) beginnt mit dem Abheben des Beins vom Boden. Somit beginnt auf der kontralateralen Seite der erste Teil der monopedalen Standphase (Mid Stance). In dieser Phase findet auch eine Gleichgewichtsverlagerung zum Standbein hin statt. Der Initial Swing endet mit dem Überkreuzen der Sprunggelenke von Stand- und Schwungbein
70–85 %	Mid Swing (Mittlere Schwungphase) (Abb. 3.19b)	Die mittlere Schwungphase (Mid Swing) beginnt mit der Kreuzung der Tibia von Stand- und Schwungbein. In dieser Phase weist das Schwungbein die größte Knieflexion auf. Mid Swing endet, wenn die Tibia des Schwungbeins vertikal steht (Abb. 3.18)
85–100 %	Terminal Swing (Letzter Teil der Schwungphase) (Abb. 3.19c)	Der letzte Teil der Schwungphase (Terminal Swing) beginnt mit einer vertikal stehenden Tibia. Das Kniegelenk des Schwungbeins geht in Extension, um sich auf den Bodenkontakt vorzubereiten. Die Knieextension erfordert eine koordinierte Exzentrik des M. quadriceps. Terminal Swing endet mit dem ersten Bodenkontakt der Ferse (Initial Contact)

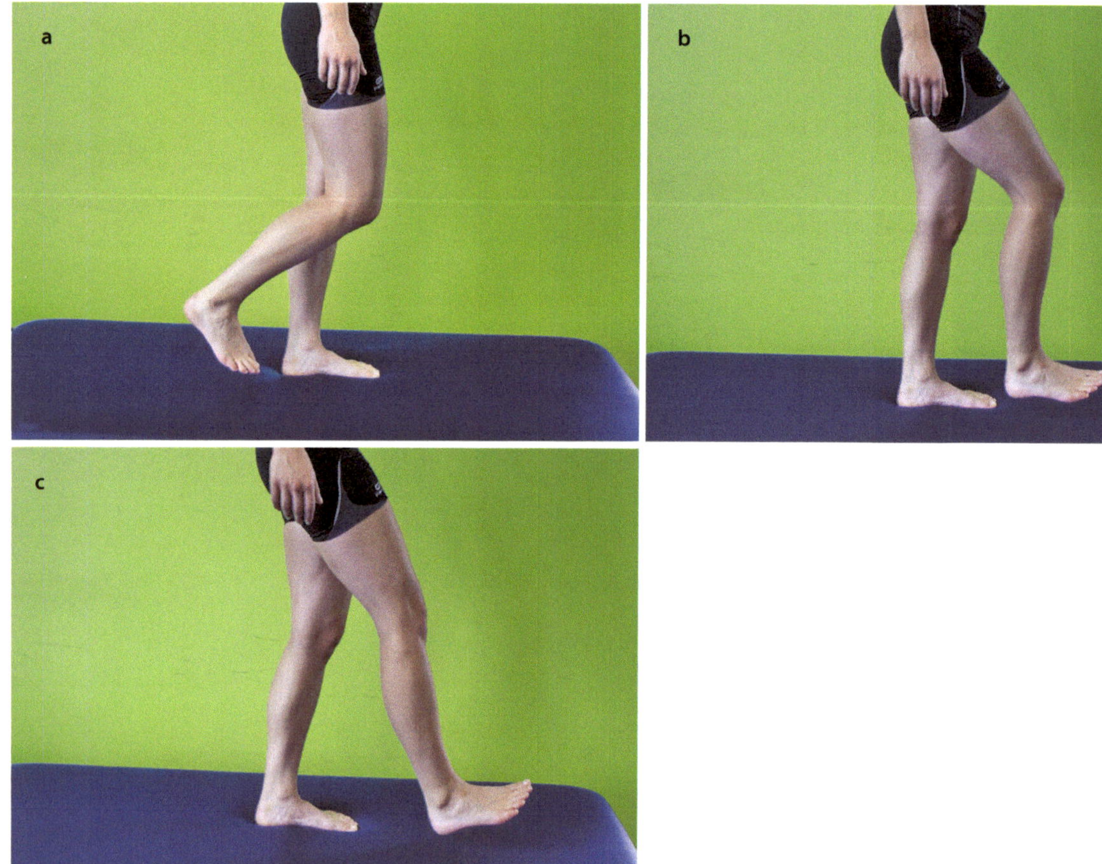

Abb. 3.19 **a–c Sequenzen der Schwungbeinphase**: **a** Initial Swing, **b** Mid Swing, **c** Terminal Swing

Tab. 3.4 Häufige Gangabweichungen

	Gangabweichung	Mögliche Ursachen
Becken	Seitliches Absinken des Beckens (auf Schwungbein-/Standbeinseite) Seitliches Anheben des Beckens Kippen des Beckens nach ventral (Hyperlordosierung als direkte Folge)	Schwache Hüftgelenkabduktoren Schwache Hüftgelenkadduktoren
Hüftgelenk	Verstärkte Rotation im Hüftgelenk (Außenrotation: Patella zeigt nach lateral – Innenrotation: Patella zeigt nach medial) Sichtbare Hüftabduktion Reduzierte Hüftflexion	Skoliotische Fehlhaltung Beinlängendifferenz Schwache Bauchmuskulatur Muskuläre Dysbalance zwischen Hüftflexoren (Hypertone Lage → funktionell verkürzte Situation) und Hüftextensoren (abgeschwächte , hypotone Lage → Insuffizienz) Insuffiziente Hüftrotatoren Unsicherheit – Vergrößerte Unterstützungsfläche Hypertone Abduktoren M. quadrizeps Schwäche
Kniegelenk	Verstärkte Knieextension Verstärkte Flexionsneigung im Kniegelenk Varus-/Valgusfehlstellung	Hypermobilität → Genu recurvatum Hypertoner M. quadriceps Stabilitätsproblematik der unteren Extremität Schmerzproblematik Knöcherne Deformität Kapsel-Band-Insuffizienz
Fußkomplex	Verstärkter Fußsohlenkontakt Vergrößerte Dorsalextension Verstärkte Eversion bzw. Inversion	Große Plantarflexion Schwäche des M. tibialis anterior Schwacher M. gastrocnemius Abgeschwächte motorische Kontrolle
Rumpf	Flexionsneigung des Rumpfes Lateralflexion des Rumpfes	Schwache Hüftextensoren Skoliotische Fehlhaltung Beinlängendifferenz Schwache Hüftabduktoren

Therapieziele integriert werden. Das heißt, die quantitative Vergrößerung der Schrittlänge oder die Steigerung der Schrittzahl pro Minute könnte ein neues Therapieziel sein.

Berechnen der Schrittgeschwindigkeit

Geschwindigkeit wird angegeben als zurückgelegter Weg (Strecke) in einer bestimmten Zeiteinheit, z. B. in Meter pro Sekunde (m/sec) oder in Kilometer pro Stunde (km/h).

Die **Anzahl der Schritte/min** (z. B. 120) dient als Grundwert (besser als Grundinformation) für die Berechnung der Geschwindigkeit.

Mit der gemessenen **Schrittlänge** kann die zurückgelegte Strecke in einer Minute, und damit auch die zurückgelegte Strecke in einer Sekunde berechnet werden. Das Ergebnis – **zurückgelegte Strecke in einer Sekunde** – ist die reale Geschwindigkeit des Patienten.

Berechnen der Schrittgeschwindigkeit

Ein Patient macht 120 Schritte/min, mit einer Schrittlänge von 50 cm.

Der Patient legt in einer Minute (60 sec) 120 Schritte mit jeweils 50 cm (0,5 m) Länge zurück.

- Daraus ergibt sich eine zurückgelegte Strecke von 120 × 0,5 m = 60 m.
- Diese Strecke von 60 m legt der Patient in 60 sec zurück.
- Der Patient benötigt für einen Meter 1 Sekunde.
- Der Patient hat eine Geschwindigkeit von 1 Meter pro Sekunde (1 m/sec).

Die Schrittgeschwindigkeit wird nach folgender Formel berechnet: Geschwindigkeit in m/sec = Schritte/min × Schrittlänge in Meter/60

Die **Umrechnung** der Schrittgeschwindigkeit von **m/sec in km/h** erfolgt über einfache Multiplikation des m/sec-Ergebnisses mit dem Faktor 3,6:
- 1 m/sec = 3,6 km/h
- 2 m/sec = 7,2 km/h

Zum Vergleich:
- Zügiges Wandern wird mit einer Geschwindigkeit von 4–5 km/h durchgeführt.
- Joggen mit einer Geschwindigkeit von 8–12 km/h ist schon als sportlich zu bezeichnen.

3

3.5 Bestätigung der Hypothesen: Clinical Reasoning-Prozess

Die nach der Anamnese aufgestellten ersten Arbeitshypothesen können in der Inspektion bei entsprechendem Befund, d. h. bei Auffinden von klinisch objektiven Beweisen bestätigt werden. Das Nachvollziehen des **Clinical-Reasoning-Denkprozesses** anhand eines klinischen Beispiels (▶ Fallbeispiel: Clinical Reasoning Prozess) soll die praktische Umsetzung erleichtern.

Fallbeispiel: Clinical-Reasoning-Prozess

Anamnese: Die Patientin berichtet in der Anamnese von einem **Sturz beim Skifahren** mit sofortiger Schwellung und Hämatom in der Knieregion. Am nächsten Tag wird die Diagnose **VKB-Ruptur** mit bildgebender Diagnostik gesichert und die Patientin wird operiert. Postoperativ wird die Patientin in der physiotherapeutischen Praxis zur Behandlung vorstellig.

Erste Hypothesen: Nach der Anamnese können **erste Hypothesen** aufgestellt werden:

- postoperativ bedingter entzündlicher Zustand der Knieregion,
- funktionelle Bewegungseinschränkung mit neuromuskulärer Störung aufgrund der Verletzung und der OP-Folgen (als direkte Reaktion auf die Wundheilung).

Inspektion: Der erste objektive Untersuchungsgang zur klinischen Beweisführung bringt folgende Inspektionsbefunde der Knieregion (◘ Abb. 3.20).

Lokale Inspektion	Klinische Interpretation
Knieregion von ventral (◘ Abb. 3.20a)	Deutliche Schwellungsneigung des rechten Kniekomplexes (Oberschenkel, Kniegelenk und Unterschenkel) Vermehrte Kniegelenkflexion mit resultierender maximaler mechanischer Entlastung der Gelenkstrukturen durch nach vorne aufgestelltes Bein Standbeinbelastung vermehrt nach links verlagert
Knieregion von dorsal (◘ Abb. 3.20b)	Deutliche Schwellungsneigung Ausgedehntes Hämatom von der Kniekehle ausgehend in Ober- und Unterschenkel

- Allein durch die Inspektion lassen sich **drei** der fünf **Kardinalsymptome** für eine Entzündung finden.

Fallbeispiel: Clinical-Reasoning-Prozess

Kardinalsymptome einer Entzündungsreaktion	Symptome, die eine Entzündung belegen
Tumor (= Schwellung)	Deutliche Schwellungsneigung der Knieregion (= **Tumor**)
Dolor (= Schmerz)	
Rubor (= Rötung oder Verfärbung, auch Hämatom)	Verfärbung des Gewebes durch ein ausgedehntes Hämatom (= **Rubor**)
Calor (= Überwärmung)	
Functio laesa (= Funktionsstörung)	Schonhaltung mit Belastungsvermeidung (= **Functio laesa**)

Untersuchung und objektive Beurteilung einer lokalen Überwärmung finden über die **Thermometrie** statt, schmerzhafte Reaktionen auf manuellen Druck können in der Palpation und passiven Bewegungsprüfung getestet werden → Zum Zeitpunkt der Inspektion kann über diese beiden Punkte noch keine objektive Aussage gemacht werden

- Anhand dieser drei optisch erkennbaren Symptome lässt sich die **Hypothese eines entzündlichen Prozesses** klinisch belegen.

Direkte Konsequenz für die weitere Untersuchung und Behandlung

Die in der Inspektion gefundenen objektiven Befunde ziehen weitere Untersuchungen in den anderen Bereichen der physiotherapeutischen Befunderhebung nach sich. Konsequenterweise müssen die optischen Befunde in den entsprechenden Untersuchungsgängen weiter **quantifiziert** werden, durch:

- **Umfangmessungen**, um die Schwellung exakter zu beurteilen, und
- eine aktive und passive **Bewegungsprüfung** (zu erwartende Funktionsstörungen aus der bereits erkannten Schonhaltung mit verstärkter Knieflexion und reaktiver Belastungsverlagerung im Stand auf das kontralaterale Bein).

Des Weiteren sollten die beiden noch fehlenden Entzündungssymptome überprüft werden, durch

- **Palpation** der Knieregion und
- kontaktlose **Oberflächenmessung der** lokalen **Temperatur** in der Knieregion.

Durch die weiteren Untersuchungen innerhalb der Befundung sind kontinuierliche Kontrollen während des Therapieverlaufs möglich. Der Therapeut erhält durch die Anwendung der Diagnoseinstrumente viele überprüfbare Parameter, anhand derer er zum einen die Therapie ausrichten und zum anderen deren Effektivität kontrollieren kann.

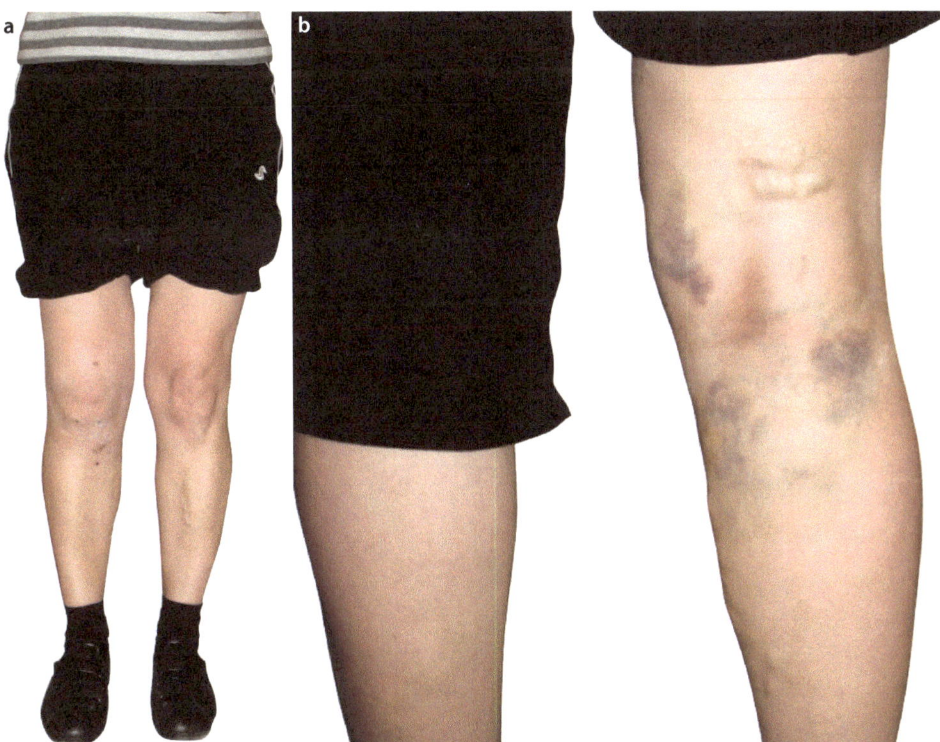

Abb. 3.20 Lokale Inspektion der Knieregion a von ventral, **b** von dorsal

Literatur

Bartrow K (2010) Ski Unfall mit Folgen – Rehabilitation nach vorderer Kreuzbandruptur und Kreuzbandplastik. Zeitschrift 9:57–62. Pflaum, München

Bartrow K (2012) Auf der Suche nach Normwerten. Z Physiother 64:85–88. Pflaum, München

Götz-Neumann K (2011) Gehen verstehen – Ganganalyse in der Physiotherapie, 3. Aufl. Thieme, Stuttgart

Klein-Vogelbach S, Eicke-Wieser K, Spirgi-Gantert I, Suppé B (Hrsg) (2006) FunctionalKinetics, Therapeutische Übungen, 5. Aufl. Springer, Berlin/Heidelberg

Mohr G, Spirgi-Gantert I, Stüvermann R, Suppé B (2009) FBL Klein-Vogelbach FunctionalKinetics, Behandlungstechniken, 2. Aufl. Springer, Berlin/Heidelberg

Perry J (2003) Ganganalyse – Norm und Pathologie des Ganges, 1. Aufl. Elsevier, München

Spirgi-Gantert I, Suppé B (2009) FBL Klein-Vogelbach FunctionalKinetics, Die Grundlagen: Bewegungsanalyse, Untersuchung, Behandlung, 6. Aufl. Springer, Berlin/Heidelberg

Tillmann B (2010) Atlas der Anatomie, 2. Aufl. Springer, Berlin/Heidelberg

Integration von Alltagsbewegungen – Activities of Daily Life (ADL)

K. Bartrow, *Untersuchen und Befunden in der Physiotherapie*, Physiotherapie Basics,
https://doi.org/10.1007/978-3-662-58298-5_4

Das Einbinden von Bewegungen/Aktivitäten aus dem täglichen Leben des Patienten in die körperliche Untersuchung bietet in der physiotherapeutischen Diagnostik unzählige Möglichkeiten für weitere Testkombinationen und weiterreichende Interpretationen. Im Clinical Reasoning Prozess können Bewegungskombinationen untersucht werden, Beteiligungen einzelner Bewegungen/Strukturen innerhalb von Bewegungsketten erkannt werden, Folgeauswirkungen von funktionellen Störungen exakter erfasst werden und erste Differenzierungen (Ausschlussuntersuchungen) für bestimmte Strukturen/Funktionskomplexe angestrebt und durchgeführt werden. Vor allem bieten ADL die Möglichkeit, den Patienten in alltäglichen Situationen für sein Hauptproblem zu sensibilisieren und ihm durch die Therapie bewirkte Veränderungen vor Augen zu führen.

4.1 Erkennen von Funktionsstörungen in den ADL

Eine gesundheitliche Störung bringt für den Patienten **primär** direkte oder lokale Symptome wie z. B. Schmerz, Schwellung, Bewegungseinschränkung etc. mit sich. Infolge können **sekundär** funktionelle Veränderungen wie z. B. Bewegungseinschränkungen, Schonhaltungen oder Ausweichmechanismen auftreten. Die Gesamtheit aller Symptome hat eine **direkte Konsequenz** auf die Aktivität des Patienten. Bei allen sich wiederholenden täglichen Bewegungen kann er seine Symptome und die durch die Therapie bewirkten Veränderungen (Verbesserung oder Verschlechterung der Symptomatik) wahrnehmen (Abb. 4.1). In den **alltäglichen Bewegungen**, z. B.

- Tragen einer Kiste Mineralwasser,
- Einsteigen in den PKW,
- Treppe nach oben steigen,
- Haare föhnen/kämmen,

nimmt der Patient seine defizitäre Situation am deutlichsten wahr und hat somit auch die Möglichkeit für einen Vorher-Nachher-Vergleich. Beurteilen kann der Patient die Häufigkeit des Auftretens der Symptome oder die Intensität der Symptome (Abb. 4.2). Daher eignet sich das Einbinden von ADL sehr gut für eine symptomorientierte Befundaufnahme und in der Verlaufskontrolle für das Erheben von subjektiven Wiederbefunden.

Mögliche gestörte ADL bei Körperfunktionsstörungen: Bei Funktionsstörungen von HWS, Ellenbogen- und Handkomplex

- **HWS:**
  - Schulterblick beim Rückwärtsfahren im Auto,
  - auf dem Bauch liegen/schlafen,
  - langes Sitzen,
  - PC-Arbeiten,
  - Buch lesen in Seitenlage.
- **Ellenbogenkomplex:**
  - Kaffee in die Tasse eingießen,
  - aus der Tasse trinken,
  - Tür aufschließen.
- **Handkomplex:**
  - Beim Radfahren auf dem Lenker abstützen,
  - Gegenstände greifen/halten,
  - Schlagzeug spielen,
  - Salatsoße rühren,
  - Flasche aufschrauben.

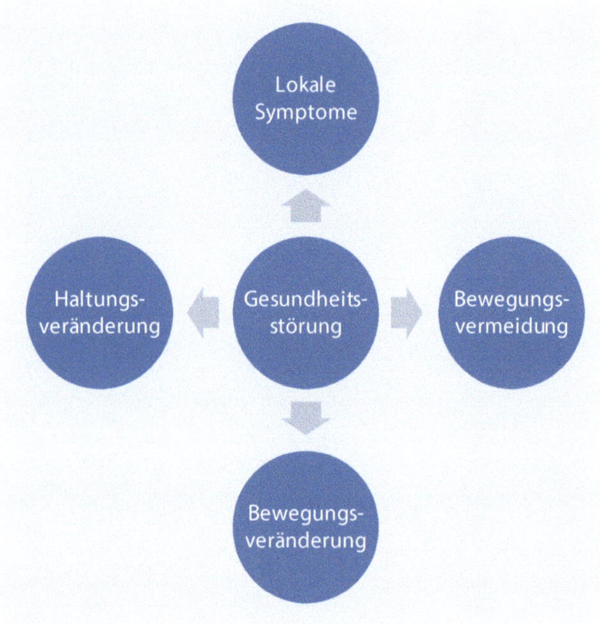

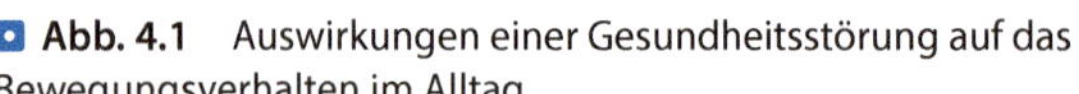
Abb. 4.1 Auswirkungen einer Gesundheitsstörung auf das Bewegungsverhalten im Alltag

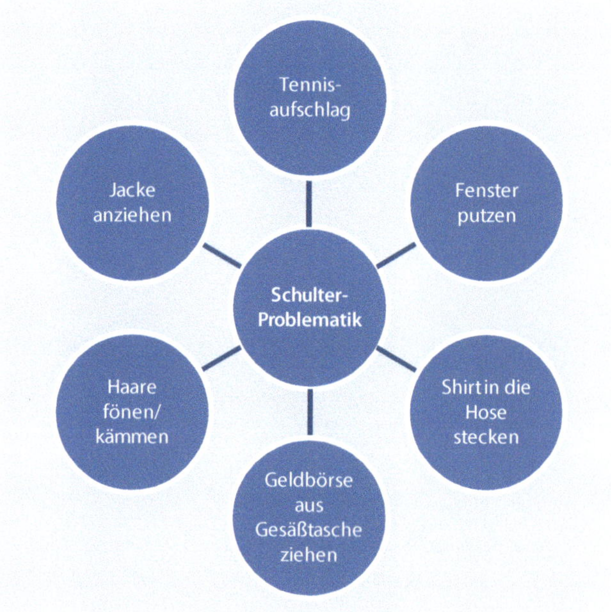

Abb. 4.2 Mögliche gestörte ADL bei einer Schulterproblematik

Bei Funktionsstörungen von LWS, Hüft- und Kniekomplex

- **LWS:**
  - Schuhe binden,
  - Socken anziehen,
  - Bücken, Heben und Tragen,
  - beim Umdrehen,
  - langes Sitzen,
  - langes Stehen,
  - Wasserkiste aus dem Kofferraum heben.
- **Hüftkomplex:**
  - Auf einer Körperseite liegen,
  - Treppen steigen,
  - Schwimmen (Brustschwimmen),
  - langes Stehen,
  - nachts umdrehen,
  - morgendliche Anlaufbeschwerden.
- **Kniekomplex:**
  - In die Hocke gehen,
  - Knien,
  - Drehen auf dem Treppenabsatz,
  - Kupplung treten beim Autofahren,
  - Aufstehen nach langem Sitzen (z. B. im Kino).

Bei Funktionsstörungen von BWS und Fußkomplex

- **BWS:**
  - Oberkörper drehen,
  - tiefes Einatmen,
  - forciertes Ausatmen,
  - langes Sitzen.
- **Fußkomplex:**
  - Fußball spielen,
  - Treppen hochsteigen (Dorsalextension),
  - Treppen hinuntersteigen (Plantarflexion),
  - langes Stehen.

4.2 ADL zur Demonstration der funktionellen Problematik des Patienten

Ein möglicher Einstieg in die Untersuchung von Problemreproduktionen bei Alltagsbewegungen ist es, den Patienten zu bitten, die problematischen Bewegungen/Aktivitäten zu demonstrieren. Anhand eines konkreten **Fallbeispiels** (Patientin mit LWS-Schmerz beim Bücken) lässt sich das Einbinden von ADL veranschaulichen.

Einbinden von ADL in die körperliche Untersuchung: Anamnese

Die Patientin gibt einen lokalen und leicht ins Gesäß ausstrahlenden **lumbalen Wirbelsäulenschmerz beim Bücken** an. Weitere betroffene und auch symptomatische (symptomreproduzierende) ADL sind Hosen und Socken anziehen, Schuhe anziehen und binden. Bei diesen Aktivitäten tritt derselbe Schmerz auf wie beim Bücken. Der Schmerz ist rechtsseitig dominant und zieht in die rechte Gesäßhälfte.

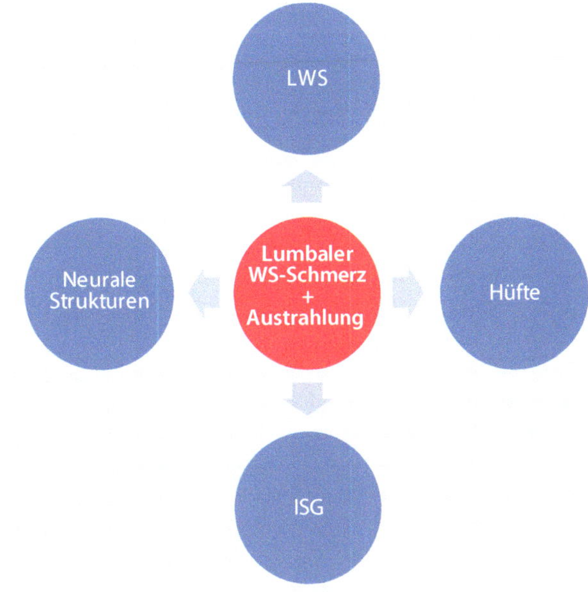

Abb. 4.3 Möglicherweise am rechtsseitigen LWS-Schmerz beteiligte Strukturen

- Aus diesen Angaben lassen sich **erste Hypothesen** bzgl. der an der Symptomatik beteiligten Strukturen aufstellen (Abb. 4.3).

Übersichtsdifferenzierung

Anstatt nun jeden einzelnen Strukturkomplex einer Untersuchung zu unterziehen (was sehr zeitintensiv wäre), ist es sinnvoller, im **Schnellverfahren** einen Favoriten auszusuchen. Das heißt, als Erstes sollte eine Übersichtsdifferenzierung der Strukturkomplexe angestrebt werden. Es gilt herauszufinden, in welcher Region mehrere klinische Symptome zu finden sind, und dieser Komplex wird dann umfassend untersucht.

- Genau diese Möglichkeit bietet das Einbinden von ADL in den Untersuchungsgang. Die Aktivitätsstellung **Bücken wird zur Ausgangsstellung** für eine differenzierende Untersuchung der beteiligten Strukturen. In dieser Ausgangsstellung werden die verdächtigen Strukturen nacheinander zunehmend belastet. Die unmittelbaren Reaktionen des Patienten, eine verstärkte oder verringerte Symptomatik, lassen einen klaren Rückschluss auf die belasteten Strukturen an der Grundproblematik zu.

Das Grundprinzip einer differenzierenden Untersuchung in einer Aktivitätsstellung (ADL) ist einfach: In der symptomatischen Position (alltägliche Bewegung/Aktivität) werden einzelne Strukturkomplexe selektiv mehr/weniger belastet, wobei alle anderen Strukturen unverändert bleiben. Durch Be- oder Entlastung lassen sich direkte Zusammenhänge zwischen der mechanischen Provokation eines Strukturkomplexes und Symptomen des Patienten nachweisen.

Untersuchung: Beteiligung des Nervensystems

Da die Symptome der Patientin auch **ausstrahlenden Charakter** haben, ist zuerst eine Beteiligung des Nervensystems zu bedenken (vgl. ► Kap. 6) und zu untersuchen.

- Bevor eine komplette neurologische Untersuchung durchgeführt wird, sollte in einem **Schnellverfahren** nachgeprüft werden, wie stark das Nervensystem an der gesamten Symptomatik beteiligt ist. Evtl. kann dann die gesamtneurologische Untersuchung noch etwas zurückgestellt werden. Zeigen die Tests jedoch eine klare neurogene Symptomatik auf, ist die neurologische Untersuchung sofort durchzuführen.

Schnellverfahren: Testpositionen und klinische Interpretation (◻ Abb. 4.4)

Die in ◻ Abb. 4.4 dargestellten Differenzierungsmöglichkeiten zeigen dem Therapeuten einen Weg, sich bei einem Patientenproblem mit mehreren verdächtigen Strukturen eine schnelle Übersicht zu verschaffen. Es ist generell sehr sinnvoll, bereits in der ersten Sitzung einer Behandlungsserie eine vorläufige **Gewichtung** der beteiligten Strukturen vorzunehmen. In der ersten Behandlungssitzung können, auch aus Zeitgründen, nicht alle involvierten Strukturen untersucht und beurteilt werden. Das heißt, der Therapeut benötigt eine Möglichkeit, schnell diejenige **Struktur mit der wahrscheinlich größten Beteiligung** zu identifizieren und anschließend planvoll zu untersuchen. Dadurch wird eine zielgerichtete Untersuchung möglich, und daraufhin kann auch eine gezielte und effektive Behandlung erfolgen.

Symptomatische LWS-Flexionshaltung (◻ Abb. 4.4a)

Die lumbale Flexion (wie beim aktiven Bücken) löst bei der Patientin die beschriebenen Symptome aus. Dabei werden die Strukturen der **Lendenwirbelsäule** (Muskeln, Nerven, Bandscheiben und Facettengelenke) mechanisch verändert und könnten für die Symptome verantwortlich gemacht werden. Zudem läuft die Flexionsbewegung in die **Becken-** (**ISG**) und **Hüftregion** weiter. Diese Strukturen könnten also ebenfalls die Symptome der Patientin auszulösen oder zumindest daran beteiligt sein. Dies muss nun untersucht werden.

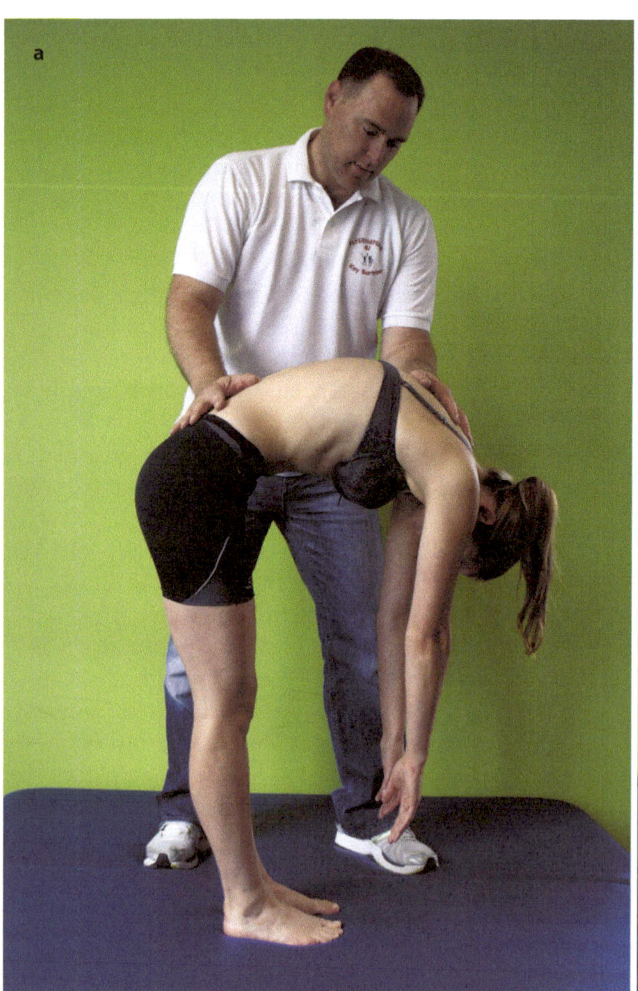

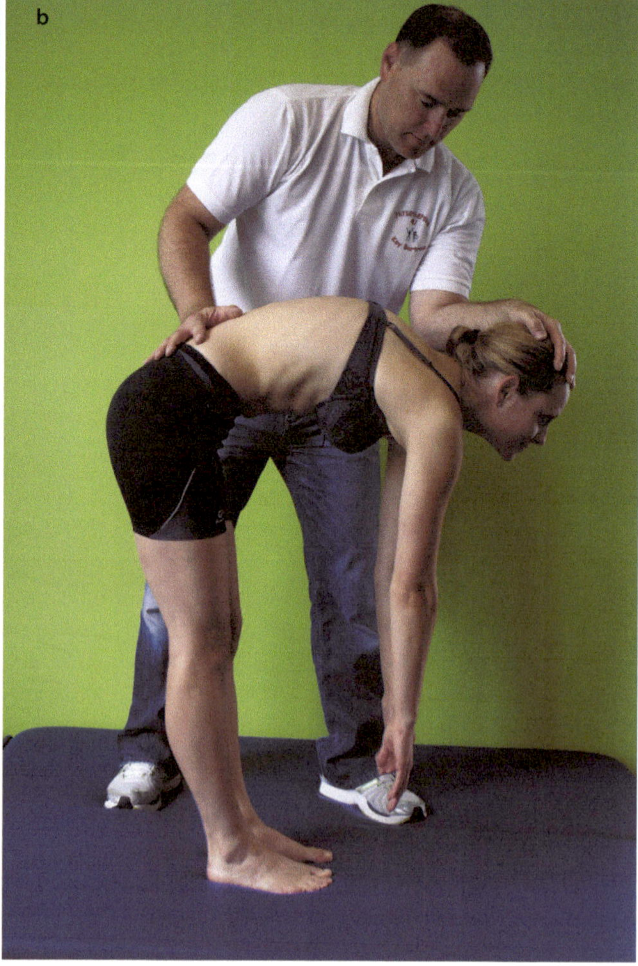

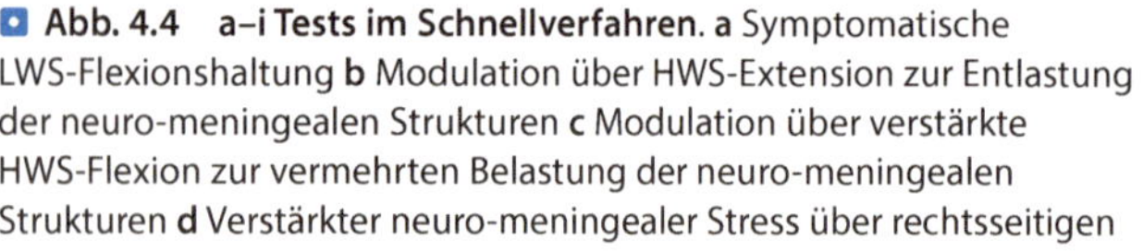

◻ **Abb. 4.4 a–i Tests im Schnellverfahren. a** Symptomatische LWS-Flexionshaltung **b** Modulation über HWS-Extension zur Entlastung der neuro-meningealen Strukturen **c** Modulation über verstärkte HWS-Flexion zur vermehrten Belastung der neuro-meningealen Strukturen **d** Verstärkter neuro-meningealer Stress über rechtsseitigen SLR **e** Modulation durch verstärkte LWS-Flexion **f** Verstärkter lumbaler Stress durch zusätzliche Lateralflexion **g** Verstärkter lumbaler Belastungsstress durch zusätzliche LWS-Rotation **h** Provokation des ISG durch beidseitigen Druck auf die Ilii **i** Entlastung der Hüftflexion durch rechtsseitige Hüftextension

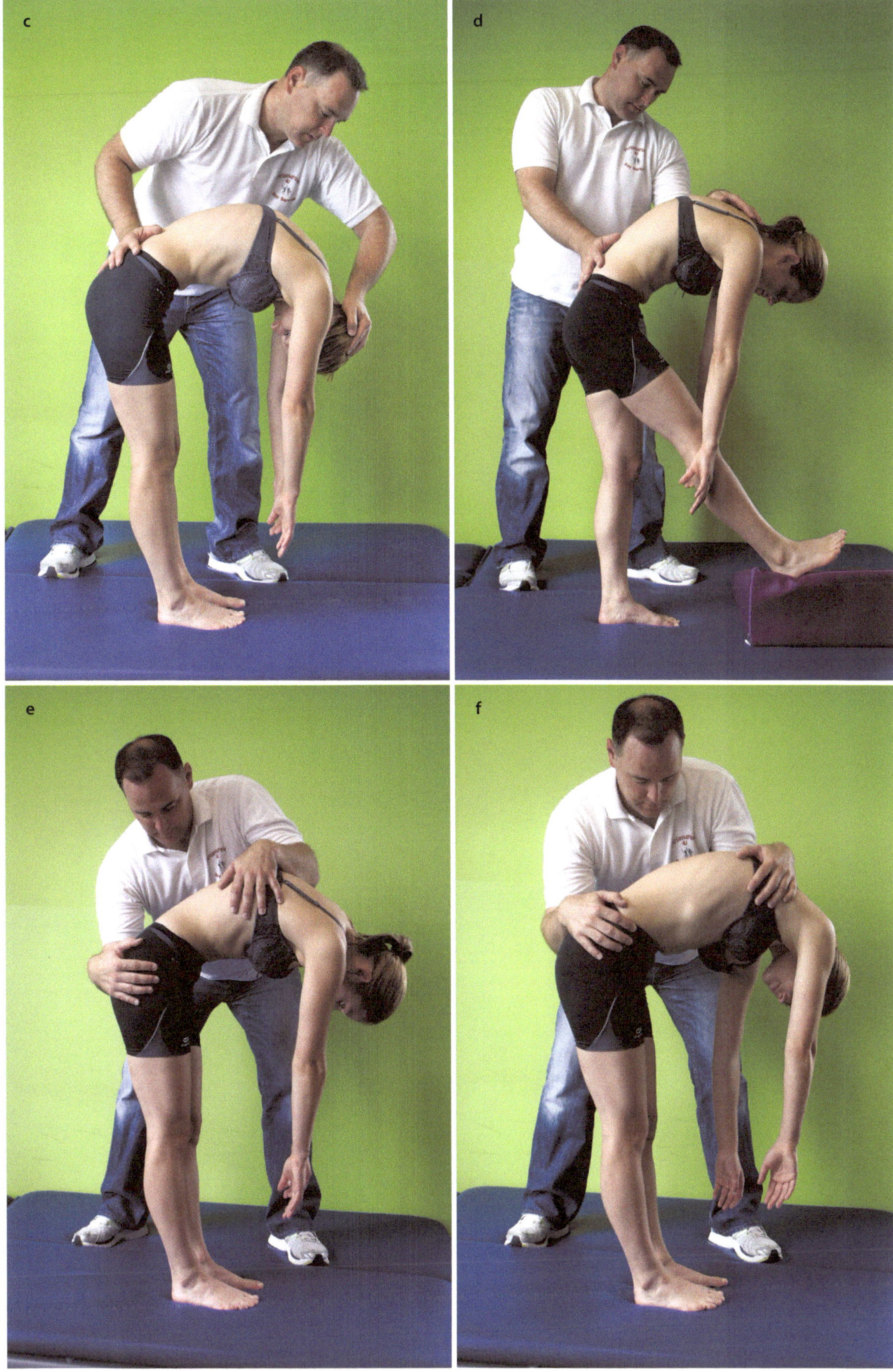

Abb. 4.4 (Fortsetzung)

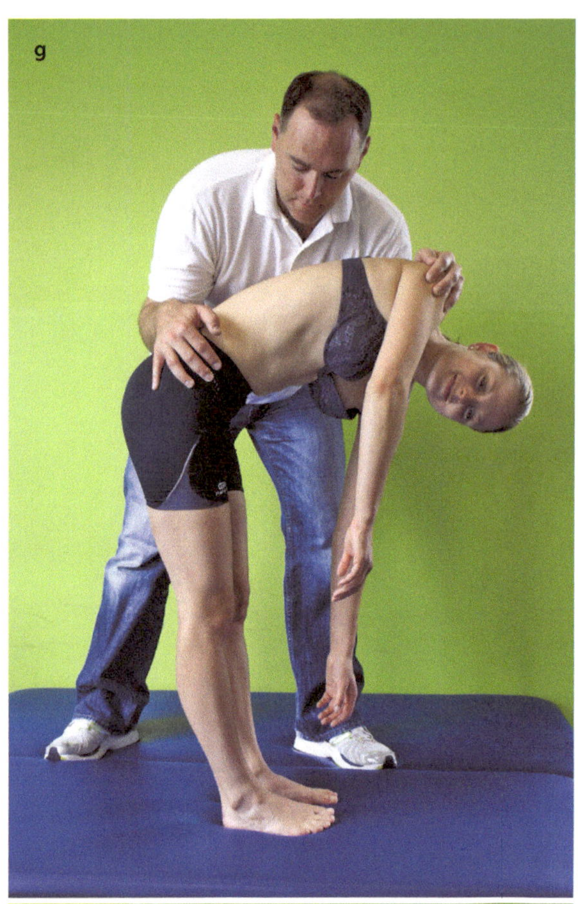

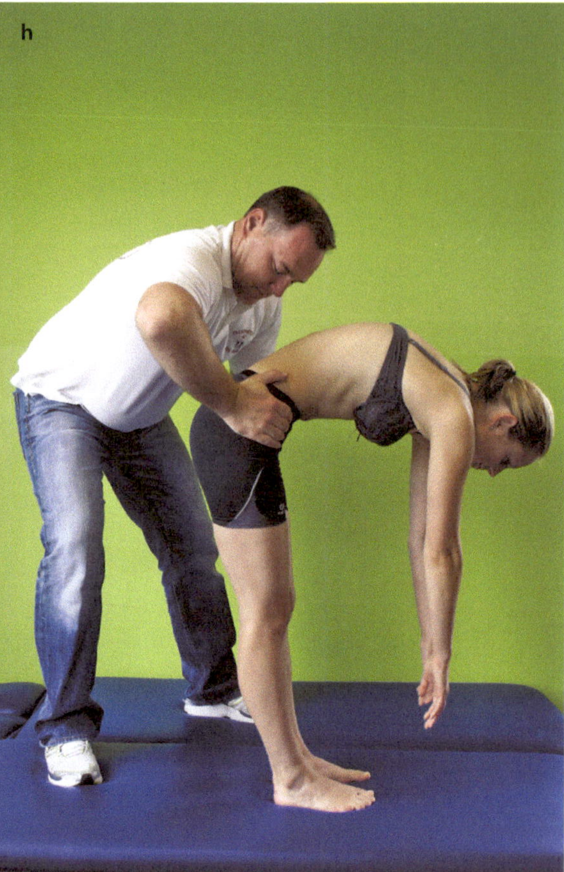

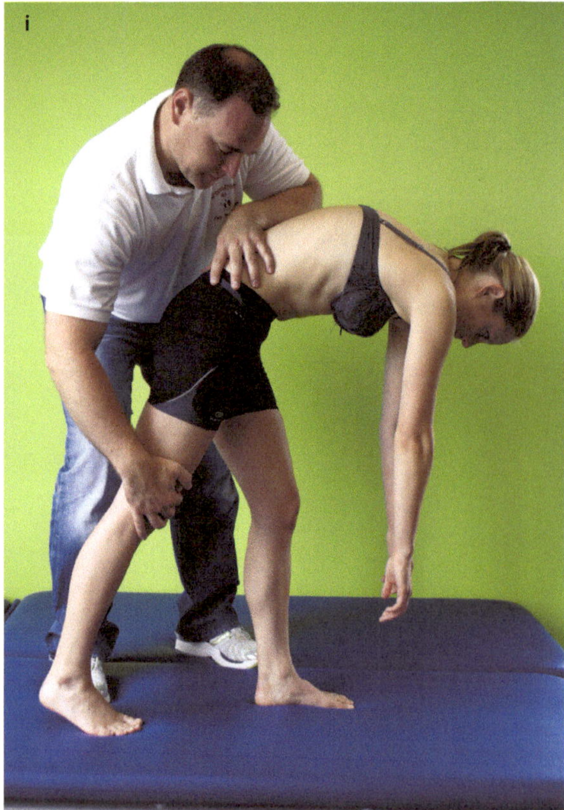

Fig. 4.4 (Fortsetzung)

Modulation: HWS-Extension zur Entlastung der neuro-meningealen Strukturen (▫ Abb. 4.4b)

Begonnen wird mit einer **neuro-meningealen Entlastung** (in der symptomatischen Bückstellung) über eine passive Nackenextension, wobei die anderen Strukturen (LWS, ISG und Hüfte) nicht verändert werden sollten. Dabei werden die neuralen Strukturen (Dura und Rückenmark) aus der Spannungsposition gebracht und entlastet. Verändern sich die Symptome der Patientin bei diesem Manöver (zu erwarten sind eher reduzierte Symptome, da das Nervensystem entlastet wird), ist die Beteiligung des Nervensystems eher größer einzuschätzen, und die neurologische Untersuchung ist durchzuführen.

Modulation: HWS-Flexion zur vermehrten Belastung der neuro-meningealen Strukturen (▫ Abb. 4.4c)

Nach der Entlastung der neuro-meningealen Strukturen kann eine vermehrte Belastung weiterführende Ergebnisse liefern. Dazu wird die HWS-Flexion als verstärkte mechanische Belastungskomponente für die neuralen Strukturen eingesetzt. Auch diese differenzierende Untersuchung wird vom Therapeuten, für den Patienten **passiv**, durchgeführt. Dabei ist es wiederum wichtig, die anderen Strukturen (LWS, ISG und Hüfte) möglichst nicht zu verändern, um eine selektive Aussage bzgl. der beteiligten neuralen Strukturen machen zu können.

Bei Beteiligung der neuralen Strukturen ist bei diesem Test mit verstärkten Symptomen zu rechnen, deshalb sollte er immer mit Sorgfalt und in **enger Kommunikation** mit dem Patienten durchgeführt werden. Da das Nervensystem sehr sensibel auf mechanische Reize reagieren kann, sollte der Patient verstärkte Symptome sofort mitteilen, um eine Verschlechterung der Störung zu vermeiden.

Neuro-meningealer Stress über rechtsseitigen SLR zur Differenzierung (▫ Abb. 4.4d)

Nachdem nun das Nervensystem 2-mal von kranial her getestet wurde, kann und sollte auch die **kaudale Beteiligung des Nervensystems** (Nervenwurzel, Spinalnerv und peripherer Nerv) in die Differenzierung einbezogen werden. Die Patientin ist in der symptomatischen, nach vorne gebeugten Ausgangsposition, und das Bein der symptomatischen rechten Seite wird auf einen Würfel o. Ä. gestellt. Diese Stellung entspricht der Position für den sog. Straight Leg Raise (SLR) – den **Provokationstest** für den N. ischiadicus, den Plexus sacralis und die Nervenwurzeln L4–S3.

Modulation durch verstärkte LWS-Flexion (▫ Abb. 4.4e)

Die lokalen LWS-Strukturen können auch durch einen manuellen selektiven **Überdruck in die** symptomatische **Flexionsrichtung** vermehrt unter Belastung gebracht werden. Bei diesem Vorgehen gibt der Therapeut einen angepassten Überdruck auf die LWS, indem die Wirbelsäule „gedanklich" wie ein Bogen gespannt wird. Dadurch wird der mechanische Flexionsstress auf die lokalen Strukturen wie Bandscheiben, Facettengelenke, Muskulatur und Kapsel-Band-Strukturen deutlich erhöht.

Veränderungen der Symptome können auf eine **lokale Störung** hindeuten, was dem Therapeuten Hinweis gibt, zuerst mit der strukturellen und funktionellen Untersuchung der LWS fortzufahren.

Verstärkter lumbaler Stress durch zusätzliche Lateralflexion (▫ Abb. 4.4f)

Eine zusätzliche Option, die LWS differenzierter zu untersuchen, ist die Erweiterung der mechanischen Belastung in die anderen lumbal möglichen Bewegungsrichtungen. So kann z. B. der manuelle passive **Überdruck** auf die LWS auch **in der Lateralflexion** gegeben werden, um zu überprüfen, inwieweit sich die Symptome irritieren oder beeinflussen lassen. Wie bei der LWS-Flexion wird „gedanklich" ein Bogen gespannt → nun allerdings in Richtung Lateralflexion. Um eine möglichst sichere Aussage bzgl. der Beteiligung der Lateralflexion zu erhalten, ist darauf zu achten, an der LWS-Flexion nichts zu verändern.

Können die Symptome dadurch verstärkt oder verringert werden, ist von einer Beteiligung dieser Bewegung auszugehen. In diesem Fall ist eine weiterführende Untersuchung der Lateralflexion erforderlich.

Verstärkter lumbaler Belastungsstress durch zusätzliche LWS-Rotation (▫ Abb. 4.4g)

Die **LWS-Rotation** kann ebenfalls auf eine Beteiligung hin untersucht werden. Alle Freiheitsgrade der Lendenwirbelsäule kommen für eine Symptomreproduktion infrage und müssen in der körperlichen Untersuchung geprüft werden. Eventuell wird eine Provokation der Symptome auch erst durch die Kombination mehrerer Bewegungsrichtungen deutlich.

Können die Symptome der Patientin durch eine der lumbalen Bewegungen verändert werden (verstärkt oder reduziert), spricht dies für ein **lokales LWS-Problem**. In diesem Fall ist eine direkte Untersuchung der LWS erforderlich, mit anschließender Behandlung der lokalen Strukturen.

Provokation des ISG durch Druck auf die Ilii (▫ Abb. 4.4h)

Um eine Veränderung der Symptome in der lumbalen Flexionsposition über einen externen mechanischen Reiz auf das ISG zu untersuchen, ist der folgende Test durchzuführen:

In der symptomatischen LWS-Flexion (nach vorne gebückte Haltung) wird über beide Ilii **Druck auf das ISG** gebracht → diese Kompression erhöht die intraartikuläre Belastung.

Hat das ISG eine kausale/unterhaltende Beteiligung an der Symptomatik der Patientin, so sind aufgrund dieses mechanischen Reizes (der lokalen Kompression) entsprechende Veränderungen zu erwarten:

- Bei einer **intraartikulären** ISG-Problematik ist eher eine Zunahme der Symptome zu erwarten.
- Bei einer **extraartikulären** Problematik (Kapsel-Band-Probleme) ist tendenziell eine Erleichterung der Symptome zu erwarten.

Können die Symptome nicht über die Modulation durch externe Reizsetzung auf das ISG verändert werden, ist das ISG als Störungsquelle eher auszuschließen.

Entlastung der Hüftflexion durch rechtsseitige Hüftextension (Abb. 4.4i)

Nachdem nun die lokalen Strukturen der LWS, das angrenzenden ISG und das Nervensystem differenzierend untersucht wurden, fehlt noch eine Struktur in der Reihe der möglichen Verdächtigen: der **Hüftkomplex**.

Um eine Beteiligung des Hüftgelenks zu untersuchen, muss eine Hüftbewegung in der symptomatischen Ausgangsstellung durchgeführt werden, ohne die LWS- oder ISG-Stellung zu verändern. Dazu eignet sich die **Hüftgelenkextension**. Wenn die Hüfte unter einem Flexionsproblem leiden sollte, müssten sich die Symptome bei einer Hüftextension zum Besseren hin verändern lassen.

In der symptomatischen nach vorne gebeugten Position wird das Bein **passiv** in Hüftextension bewegt. Sollte die Hüftflexion das Problem dabei sein, müssten sich die Symptome bessern. Treten hingegen keine Veränderungen an der Symptomatik ein, ist das Hüftgelenk eher auszuschließen.

4.3 Weitere Differenzierungsmöglichkeiten aus Alltagsaktivitäten (ADL)

Alltagsaktivitäten: Differenzierung und klinische Interpretation (Abb. 4.5): Shirt in die Hose stecken (Abb. 4.5a)

Bei Schulterbeschwerden kann die Bewegung „Hand auf den Rücken" (Shirt in die Hose) ein funktionelles Problem mit Symptomreproduktion darstellen. Die Aktivität „Shirt in die Hose stecken" ist geprägt von einer **Kombinationsbewegung**:

- **Schulter:** Extension + Adduktion + Innenrotation
- **Ellenbogen:** Flexion + Pronation
- **Hand:** Palmarflexion + Pronation

Jede dieser Bewegungsrichtungen kann für die Symptome verantwortlich sein und bedarf somit einer gründlichen Untersuchung. Beim Testen kann in der symptomatischen Position in jede Richtung (Extension, Adduktion und Innenrotation) nochmals selektiver manueller **Überdruck** gegeben werden, um die Strukturen in der jeweiligen Bewegungsrichtung vermehrt unter mechanische Belastung zu bringen. Die Bewegungsrichtung mit der deutlichsten/stärksten Repro-

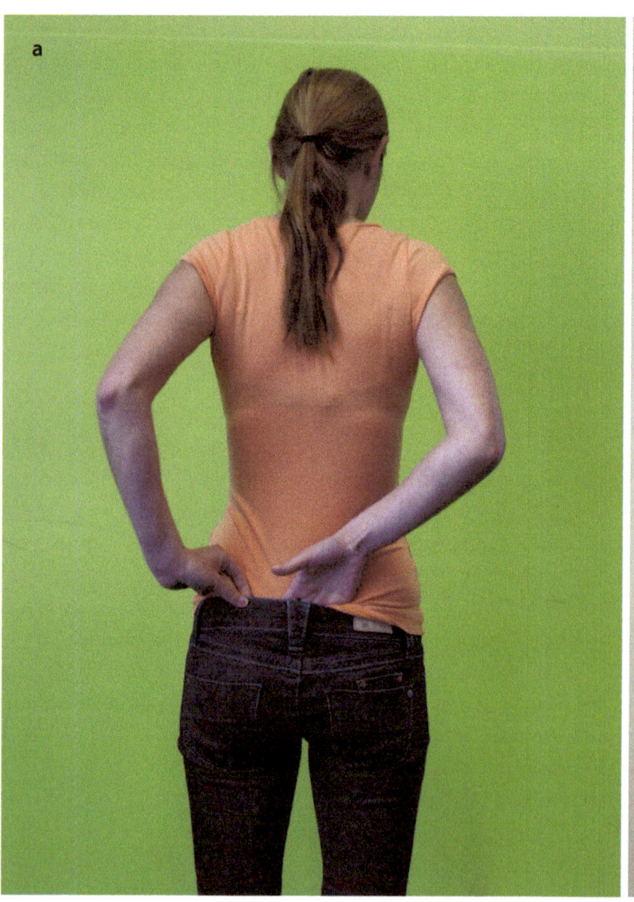

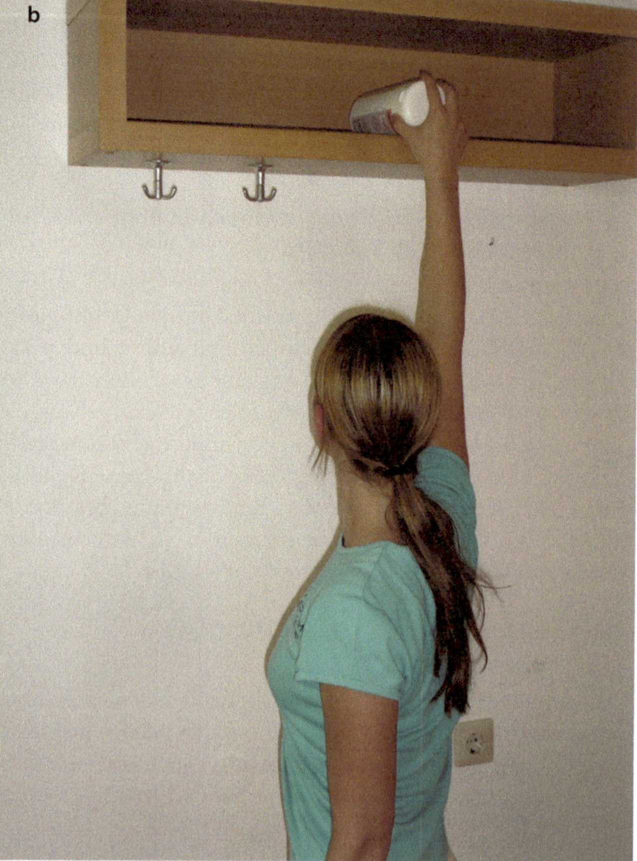

Abb. 4.5 **a–f ADL.** **a** Shirt in die Hose stecken **b** Griff in ein Regalfach **c** Mineralwasser eingießen **d** Haare kämmen **e** Telefonieren **f** Aus einem Glas trinken

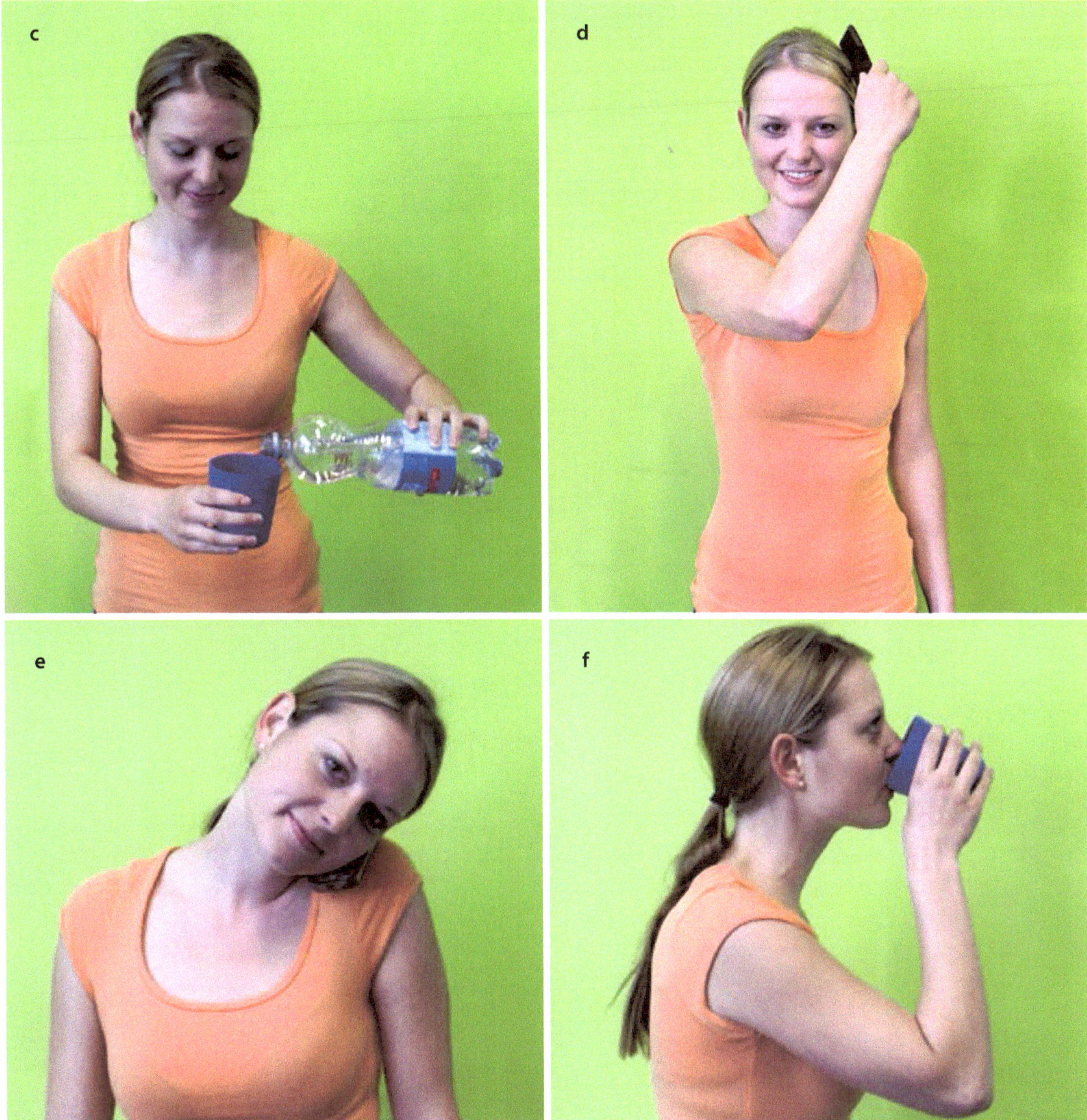

Abb. 4.5 (Fortsetzung)

duktion der Symptome ist meist die Richtung mit der deutlichsten Funktionsstörung. Damit ist es die Richtung, die behandelt werden muss.

Griff in ein Regalfach (Abb. 4.5b)

Bei der Bewegung „Handtuch vom Regal greifen" sind folgende **Komponenten** beinhaltet:

- **Schulter:** Flexion + Adduktion + Innenrotation
- **Ellenbogen:** Extension + Pronation
- **Hand:** von Palmarflexion in Dorsalextension (beim Herausheben) + Pronation

Jede einzelne Bewegungsrichtung kann in der symptomatischen Position mit einer **passiven Bewegung** in selbige Richtung verstärkt werden. Damit erhöht sich der mechanische Reiz auf die an der Bewegungsrichtung beteiligten Strukturen, und die Symptome können verstärkt werden. So kann die Richtung mit der größten Beteiligung exakter identifiziert und damit effektiver therapiert werden.

Mineralwasser eingießen (Abb. 4.5c)

Bei dieser Aktivität sind mehrere **Gelenkkomplexe** mit unterschiedlichen Bewegungsrichtungen involviert:

- **Schulter:** Abduktion + Flexion
- **Ellenbogen:** Flexion + Pronation
- **Hand:** Dorsalextension + Pronation
- **Finger:** Flexion

Um eine Beteiligung dieser Bewegungskomponenten zu erkennen, müssen alle Bewegungsrichtungen in der funktionellen (und symptomatischen) Ausgangsstellung differenzierend untersucht werden. Je nach symptomatischer Region werden die anderen Gelenkkomplexe differenzierend untersucht. Das heißt, jede einzelne Komponente wird zuerst reduzierend und anschließend verstärkend mechanisch belastet. Dabei ist sehr akribisch auf die Symptome und evtl. Veränderungen zu achten.

Haare kämmen (Abb. 4.5d)

Das „Haare kämmen" ist ebenfalls eine klinisch verbreitete, hilfreiche Alltagsaktivität, bei der die **Bewegungsrichtungen** von Schulter, Ellenbogen und Hand/Fingern durchaus an der Reproduktion der Symptome beteiligt sein können:

- **Schulter:** Flexion + Adduktion + Innen-/Außenrotation
- **Ellenbogen:** Flexion + Pro-/Supination
- **Hand:** Palmarflexion + Pro-/Supination
- **Finger:** Flexion (Kamm halten)

Wie bereits zuvor beschrieben, kann jede Komponente zur Differenzierung (Veränderung der Symptome durch mechanische externe Beeinflussung) verstärkt oder reduziert werden.

Telefonieren (Abb. 4.5e)

Bei **HWS-Patienten** ist die Position beim Telefonieren häufig symptomreproduzierend und kann für weitere Differenzierungen benutzt werden:

- **HWS:** Extension + Lateralflexion + Rotation ipsilateral
- **Schultergürtel:** Elevation
- **Schultergelenk:** Adduktion
- **Ellenbogen:** Flexion

Vor allem die Komponenten der zervikalen Wirbelsäule sind in der differenzierenden Untersuchung oft sehr ergiebig und geben klinisch relevante Hinweise auf die gestörte Bewegungsrichtung. Wie zuvor werden auch an der HWS die einzelnen Bewegungsrichtungen (Ext/LatFlex/Rot ipsilateral) entweder reduziert oder verstärkt. Verändern sich die Symptome, ist eine Komponente der Beschwerden gefunden und muss in die Therapie eingebunden werden.

Aus einem Glas trinken (Abb. 4.5f)

Die mechanischen **Bewegungskomponenten** der Aktivität „aus einem Glas trinken" erstrecken sich von der HWS bis zur Hand:

- **HWS:** Extension + Rotation zur Glasseite hin
- **Schultergelenk:** Flexion + Innenrotation
- **Ellenbogen:** Flexion + Pronation
- **Hand:** Dorsalextension + Pronation

Für einen Patienten mit z. B. einer HWS-Problematik (Blockade der Facettengelenke oder Bandscheibenproblematik) kann diese alltägliche Bewegung mit einer funktionellen Einschränkung verbunden sein und somit Symptome reproduzieren.

4.4 Aussagekraft von ADL

Über das Arbeiten mit ADL kann der Therapeut vergleichen, wie sich das **Symptomverhalten** (in Alltagssituationen) über mehrere Therapieinterventionen hin entwickelt.

> **ADL sind funktionelle Tätigkeiten, die Bewegungen und damit Belastungen in mehreren Gelenken hervorrufen – der Kontext zu den aktuellen Symptomen des Patienten ist unerlässlich. Bei der Beurteilung von ADL ist stets auf Reproduktion bzw. Inhibition der Symptome zu achten.**

Sind Symptomveränderungen durch ADL zu erkennen, ist es sehr sinnvoll, diese für die Untersuchung der Therapieergebnisse zu nutzen. Damit kann dem Patienten zeitnah die erreichte Veränderung vor Augen geführt werden.

Bewertung von ADL

Die Bewertung der oben vorgestellten Alltagsaktivitäten bezieht sich auf die **mechanische Komponente** oder die jeweils erkennbaren Störungen bei Bewegungen. Mit dem Einbinden dieses Aspekts in die ADL-Testung können diese Testverfahren auch als Teil der **neuro-muskulo-skeletalen Diagnostik** eingesetzt werden.

> **Im Sinne einer umfassenden bio-psycho-sozialen Diagnostik (ICF-Kriterien ► Kap. 1) werden alltägliche Bewegungen unter funktionellen Gesichtspunkten bewertet, wie es z. B. in der Neurologie oder Geriatrie erforderlich ist.**

Diagnostische Hilfsmittel sind eine umfassende Anamnese und **Assessmentinstrumente** wie

- Barthel-Index,
- IADL nach Lawton/Brody (Instrumentelle Aktivitäten des täglichen Lebens),
- DASH-Score (Disabilities of Arm, Shoulder and Hand) oder
- FFb-H-OA (Funktionsfragebogen für Hüftarthrosepatienten).

Anhand dieser **Fragebögen** werden funktionelle Alltagsaktivitäten erfragt und bewertet. Der ermittelte Grad der funktionellen Defizite des Patienten kann effektiv für die Therapie und den Wiederbefund genutzt werden. Für den Therapeuten sind Fragebögen ein Hilfsmittel, um die Behandlungs-/Rehabilitationsergebnisse zu dokumentieren und zu vergleichen.

4.4.1 Barthel-Index

Florence Mahoney und Dorothea Barthel entwickelten 1965 den **Barthel-Index (BI)** zur Beurteilung der Selbständigkeit von chronisch kranken Patienten mit neuromuskulären Erkrankungen. Heute ist der Barthel-Index in Therapie und Forschung ein gängiges Assessmentinstrument zur **Beurteilung der Rehabilitation** (und der Behandlungsergebnisse) von Patienten mit neurologischen Erkrankungen (z. B. bei Z. n. Apoplex, Multiple Sklerose, Morbus Parkinson). Mittels dieses Bewertungsbogens werden hauptsächlich die Fähigkeiten zur selbständigen Grundversorgung und Verrichtung der alltäglichen Anforderungen des Lebens überprüft. Das heißt, es werden Fertigkeiten beurteilt, die die Selbständigkeit einer Person im Kontext zum Anforderungsprofil eines eigenkontrollierten und selbstbestimmten Alltagslebens betreffen. Des Weiteren wird der BI zur Beurteilung sowie als Hilfsmittel zur **Einstufung der Hilfebedürftigkeit im Pflegebereich** eingesetzt.

Mittels Barthel-Index werden hauptsächlich die Fähigkeiten zur selbständigen Grundversorgung und zur Verrichtung der alltäglichen Anforderungen überprüft.

Zur **Therapieplanung** ist der Barthel-Index jedoch weniger geeignet, da die Items weniger auf therapeutische Ziele, sondern auf die momentanen Fähigkeiten des Patienten bzgl. seiner Selbstversorgung ausgerichtet sind. Allerdings kann der BI dem Therapeuten wertvolle Hinweise auf funktionelle Defizite geben, die dann in der Therapie entsprechend aufgearbeitet und verbessert werden können. Im Verlauf einer Therapieserie kann anhand der BI-Ergebnisse ein **Re-Test** durchgeführt werden, anhand dessen Ergebnis die Rehabilitationserfolge dokumentiert und für den Patienten transparent gemacht werden können. Sehr gut eignet sich der BI zur Beurteilung der Selbständigkeit von neurologischen Patienten in der Akutphase, z. B. in sog. **Stroke Units**, multidisziplinären Rehabilitationsteams in der Akutversorgung von Schlaganfallpatienten.

Gegliedert ist der BI in **10 Kategorien**, die jeweils mit Punktevergabe bewertet werden. Die maximal erreichbare Punktzahl ist 100 (Tab. 4.1).

Tab. 4.1 Bewertungsbogen zum Barthel-Index

Alltagsaktivitäten	Punkte	Erreichte Punkte
Mahlzeiten planen – zubereiten – verzehren		
Selbständig	10	
Benötigt wenig Hilfe	5	
Muss gefüttert werden	0	
Baden		
Selbständig	5	
Benötigt Hilfe	0	
Waschen und Körperpflege		
Selbständig	5	
Benötigt Hilfe	0	
Bekleiden (An-/Ausziehen)		
Selbständig	10	
Teilweise mit Hilfe	5	
Muss an- bzw. ausgezogen werden	0	
Stuhlgang		
Kontinent	10	
Teilweise inkontinent	5	
Inkontinent	0	
Urinkontrolle		
Kontinent	10	
Teilweise inkontinent	5	
Inkontinent	0	
Benutzen von Toiletten		
Selbständig	10	
Teilweise mit Hilfe	5	
Komplett unselbständig	0	
Transferleistungen		
Selbständig	15	
Minimale Hilfe	10	
Sitzt selbständig – Transfer aber nur mit Hilfe	5	
Bettlägerig	0	
Freies Gehen		
Selbständig >50 m	15	
Mit Hilfe >50 m	10	
Rollstuhl >50 m	5	
Gehstrecke <50 m	0	
Treppensteigen		
Selbständig	10	
Wenig Hilfe	5	
Treppensteigen ist nicht möglich	0	

4.4.2 IADL nach Lawton/Brody (Instrumentelle Aktivitäten des täglichen Lebens)

Die Beurteilung der Alltagsfähigkeiten von **geriatrischen Patienten** ist das erklärte Ziel der IADL. Dieses Assessmentinstrument wurde von Lawton und Brody 1969 entwickelt und vorgestellt, um in erweitertem Maße die Fähigkeiten älterer Menschen in Alltagssituationen beurteilen zu können.

In der IADL werden hauptsächlich Kategorien beurteilt, die das häusliche Leben betreffen.

Die Kategorien des häuslichen Lebens (Fähigkeiten zur selbständigen Haushaltsführung) sind in 8 Bereiche eingeteilt und werden ebenfalls (gleich dem Barthel-Index) mit Punktevergabe bewertet. Die maximal erreichbare Punktzahl liegt bei 8 Punkten (Tab. 4.2).

4

■ Tab. 4.2 Bewertungsbogen zur IADL

Häusliche Aktivität	Punkte	Erreichte Punkte
Telefonieren		
Selbständig (Wählen und abnehmen)	1	
Wählt einige bekannte Nummern	1	
Abnehmen, aber nicht selbst wählen	1	
Keine eigenständige Telefonbenutzung	0	
Einkaufen für den Grundbedarf		
Selbständig	1	
Wenige Einkäufe	0	
Benötigt Hilfe	0	
Kein Einkaufen	0	
Kochen (planen – zubereiten – verzehren)		
Selbständig	1	
Kochen nur mit Hilfe	0	
Kocht selbst – kann Diät nicht einhalten	0	
Essen auf Bestellung	0	
Haushaltsführung		
Selbständig	1	
Kleine Hausarbeiten	1	
Kleine Arbeiten, aber kann die Wohnung nicht sauber halten	1	
Benötigt Hilfe	1	
Keine Teilnahme an Haushaltstätigkeiten	0	
Versorgen der Wäsche		
Selbständig	1	
Wäscht wenig	1	
Braucht Hilfe (auswärts waschen lassen)	0	
Benutzen von Transportmitteln		
Selbständig (Bus, Bahn, Auto)	1	
Ausschließlich Taxi	1	
Öffentliche Verkehrsmittel mit Hilfe	1	
Wenige Fahrten mit Hilfe	0	
Kein Transport möglich (reist nicht)	0	
Einnahme und Planung der Medikation		
Selbständig (Zeit und Dosis)	1	
Braucht Hilfe bei der Vorbereitung	0	
Braucht Hilfe und Überwachung	0	
Geldgeschäfte		
Selbständig	1	
Kleinere Ausgaben, Hilfe bei Bankgeschäften	1	
Kein Umgang mit Geld möglich	0	

Barthel-Index und IADL unterscheiden sich in der Betrachtung und Einteilung der Alltagsaktivitäten:

- **Barthel-Index:** Beurteilung der **personenbezogenen** Alltagsfähigkeiten im Bereich der selbständigen Versorgung, in 10 Kategorien (max. Punktwert: 100).
- **IADL:** Beurteilung der Fähigkeiten, den eigenen **Haushalt** selbständig zu bewältigen, in 8 Kategorien (max. Punktwert: 8).

Beide Assessmentinstrumente sind eine sinnvolle Ergänzung in der physiotherapeutischen Untersuchung und liefern wertvolle Hilfen zur patientenzentrierten Therapiegestaltung, die alltagsnah an den Patientenbedürfnissen ausgerichtet werden sollte. Weiterhin sind beide Bewertungen bestens geeignet, die erreichten Verbesserungen/Rehabilitationsfortschritte zu dokumentieren und für den Patienten transparent zu machen. Auch die eingesetzten Therapieinterventionen werden für Therapeut und Patient nachvollziehbarer und strukturierter.

4.4.3 DASH-Score (Disabilities of Arm, Shoulder and Hand)

Mit der von Germann et al. (1999) veröffentlichten deutschen Version des DASH-Score wurde ein subjektives (aus Patientensicht beschreibendes) Untersuchungsinstrument zur Beurteilung von muskulo-skeletalen Funktionseinschränkungen der **Schulter-**, **Ellenbogen-** und **Handregion** eingeführt. Dieses Assessmentinstrument ermöglicht es, funktionelle und psychosoziale Einschränkungen bei Patienten mit komplexen Funktionsstörungen an der oberen Extremität einzuordnen.

Der DASH-Score ist ein Fragebogen, in dem der Patient seine funktionellen und psychosozialen Einschränkungen subjektiv bewertet.

Bei neurologischen Erkrankungen ist der DASH-Score nicht anwendbar, da die Fragestellungen nicht auf das Erfassen neurologischer Defizite ausgerichtet sind. Die Erfassung der Funktionsfähigkeit oder der funktionellen bzw. psychosozialen Einschränkungen ist primär diagnoseunabhängig (■ Tab. 4.3).

■ **Tab. 4.3** Bewertungsbogen für funktionelle Defizite: DASH-Score Teil 1

Funktionelle Tätigkeit	Ohne Probleme	Geringe Probleme	Mäßige Probleme	Starke Probleme	Nicht machbar
Konservenglas öffnen	1	2	3	4	5
Schreiben	1	2	3	4	5
Schlüssel im Schloss umdrehen	1	2	3	4	5
Mahlzeit zubereiten	1	2	3	4	5
Tür aufstoßen	1	2	3	4	5
Gegenstand in ein Regal stellen	1	2	3	4	5
Hausarbeiten (z. B. Putzen)	1	2	3	4	5
Gartenarbeiten	1	2	3	4	5
Betten machen	1	2	3	4	5
Tasche tragen	1	2	3	4	5
Schwere Gegenstände tragen	1	2	3	4	5
Glühbirne auswechseln	1	2	3	4	5
Haare waschen/föhnen	1	2	3	4	5
Rücken waschen	1	2	3	4	5
Shirt anziehen	1	2	3	4	5
Mit dem Messer schneiden	1	2	3	4	5
Freizeitaktivitäten (Kartenspiel)	1	2	3	4	5
Freizeitaktivitäten mit Stoß auf Gelenke (Golf, Hämmern, Tennis etc.)	1	2	3	4	5
Fortbewegungsmittel nutzen	1	2	3	4	5
Sexuelle Aktivität	1	2	3	4	5

In einem erweiterten Fragebogen bewertet der DASH-Score zusätzlich die Auswirkungen der Funktionsstörungen auf den psychosozialen Bereich (**psychosoziale Kompetenz**) des Patienten. Mittels dieser Bewertung bekommt der Therapeut einen besseren Einblick in die Betroffenheit und die tatsächlichen Einschränkungen im täglichen Leben des Patienten (■ Tab. 4.4).

■ Berechnung des Disability-Score

Der Disability-Score kann nur berechnet werden, wenn Antworten zu wenigstens 27 der 30 Kategorien erhoben wurden. Es gibt **zwei Formeln** zur Berechnung eines Vergleichswerts.

> Die alte Berechnungsformel lautet: DASH-Score = Erreichte Punktzahl – Mindestpunktzahl (30)/Score Range (Barthel und Mahoney 1965; Bartrow 2014)

Somit ergeben sich als mögliche **Extremergebnisse**:
- **0 Punkte** sind mit der bestmöglichen normalen Funktion gleichzusetzten. Der Patient hat somit keinerlei Einschränkungen im Alltag
- **100 Punkte** sind mit einer maximal einschränkenden Funktionsstörung gleichzusetzen. Der Patient ist durch die Funktionsstörung in vollem Umfang funktionell und psychosozial eingeschränkt.

> Die neue Berechnungsformel lautet: DASH-Score = (Summe aus den beantworteten Fragen) –1/(Anzahl der beantworteten Fragen)×25

Somit ergeben sich folgende **Extremwerte**:
- **24,17 Punkte** bedeuten volle Funktionsfähigkeit ohne Einschränkungen.
- **124,17 Punkte** entsprechen einer maximalen Funktionsstörung mit starken Einschränkungen

4.4.4 FFb-H-OA

Dieser veröffentlichte Analysebogen dokumentiert Funktionsstörungen der **unteren Extremität**. Vor allem arthrotisch bedingte Störungen des Hüftgelenks werden mit diesem Assessmentinstrument alltagsspezifisch erfasst. Für den Patienten ist das Verfahren eine gute Möglichkeit zur Selbsteinschätzung. Da die Ergebnisse den subjektiven Eindruck des Patienten widerspiegeln, sollten diese in der körperlichen Untersuchung

4

Tab. 4.4 Bewertungsbogen für psychosoziale Einschränkungen: DASH-Score Teil 2

(Einschränkungen bei) Aktivitäten	Gar nicht	Ein wenig	Mäßig	Sehr	Sehr stark
Sind Aktivitäten mit Freunden, Familie, Nachbarn etc. beeinträchtigt?	1	2	3	4	5
Sind Einschränkungen bei der Arbeit vorhanden?	1	2	3	4	5
Einschätzung der Beschwerden in der letzten Woche					
Dauerschmerzen	1	2	3	4	5
Aktivitätsschmerzen	1	2	3	4	5
Kribbeln	1	2	3	4	5
Schwächegefühl	1	2	3	4	5
Steifigkeitsgefühl	1	2	3	4	5
Welchen Einfluss haben die Beschwerden auf das Schlafverhalten?	1	2	3	4	5
Inwieweit sind Fähigkeiten, Selbstvertrauen eingeschränkt?	1	2	3	4	5

objektiviert werden. Erst mit der Kombination von Fragebogen und körperlichem Assessment gelingt der Transfer in eine patientenzentrierte Therapiegestaltung (Tab. 4.5).

Der FFb-H-OA ist ein Funktionsfragebogen, der die subjektiven Einschränkungen bei Hüftarthrosepatienten erfasst.

Berechnung des FFb-H-OA

- Für jede Frage, die mit „Ja" beantwortet werden kann erhält der Patient 2 Punkte.
- Für jedes „Mit Mühe" erhält der Patient noch 1 Punkt.
- Für jedes „Nein" gibt es 0 Punkte.

Bei voller Funktionsfähigkeit und keinerlei Einschränkungen kann ein Beurteilungswert von 36 Punkten erreicht werden. Das heißt, 36 Punkte entsprechen einer kompletten Funktionsfähigkeit von 100 %. Durch Dividieren mit dem Faktor 0,36 lässt sich nun aus jedem erreichten Punktwert ein prozentualer Funktionswert errechnen. Die Funktionsfähigkeit des Patienten wird in Prozent angegeben.

Beispiel

Ein Patient mit dem Punktwert 20 (20 erreichte Punkte im Fragebogen) hat folgende **prozentuale Funktionsfähigkeit**:
20 : 0,36 = 55,56 %

Der Patient hat eine Funktionsfähigkeit von 55,56 %.

Tab. 4.5 Auswertungsbogen zur FFb-H-OA

Funktionelle Tätigkeit	Bewertungsskala			
	Ja	Mit Mühe	Nein	Erreichte Punkte
Können Sie				
eine Stunde auf ebener Strecke spazieren gehen?	2	1	0	
eine Stunde auf unebener Strecke spazieren gehen?	2	1	0	
eine Treppe eine Etage nach oben gehen?	2	1	0	
eine Treppe eine Etage nach unten gehen?	2	1	0	
100 Meter schnell laufen (rennen)?	2	1	0	
30 Minuten ohne Pause stehen bleiben?	2	1	0	
in ein Auto ein- bzw. aussteigen?	2	1	0	
öffentliche Verkehrsmittel nutzen?	2	1	0	
sich bücken, um etwas aufzuheben?	2	1	0	
einen Gegenstand im Sitzen aufheben?	2	1	0	
einen schweren Gegenstand heben?	2	1	0	
einen schweren Gegenstand etwa 10 m tragen?	2	1	0	
von einem Stuhl aufstehen?	2	1	0	
Socken an- oder ausziehen?	2	1	0	
in eine Badewanne ein- bzw. aussteigen?	2	1	0	
sich selbst komplett waschen/abtrocknen?	2	1	0	
eine Toilette benutzen?	2	1	0	
aus dem Bett aufstehen?	2	1	0	
Ergebnis (erreichte Punktzahl)				

4.5 Zusammenfassung

Die Bandbreite, Alltagaktivitäten in einen physiotherapeutischen Untersuchungsgang einzubinden, ist groß. Zwar sind strukturierte, mechanisch fokussierte Untersuchungsmethoden wie die Manuelle Therapie Standard für die Differenzialdiagnostik in einer funktionellen Ausgangsstellung, doch vorzugsweise sollten differenzierende Testverfahren **in Alltagsaktivität eingebunden** werden, da der Patient diese immer wieder selbst ausführt. Dadurch lassen sich Veränderungen schneller und effektiver erheben.

Auch die **Assessments** in Fragebogenform sind in diesem Zusammenhang klinisch relevant, sie tragen einen großen Teil an Information bei, der in die Behandlung mit einfließen kann.

Ein großer Vorteil der Evaluation in der Fragebogenform ist der, dass der **Wiederbefund** vom Patienten selbständig zuhause durchgeführt werden kann, was wertvolle Therapiezeit bringt. Natürlich macht der Aufwand eines Fragebogens nur dann wirklich Sinn, wenn auch ein Re-Test zur Therapiekontrolle stattfindet.

Literatur

Barthel D, Mahoney FI (1965) Functional evaluation: the Barthel-Index. Md State Med J 14:56–61

Bartrow K (2014) Polytrauma nach Motorradunfall. pt Z Physiotherapeuten 66:52–57. Pflaum, München

Germann G et al (1999) Der DASH Fragebogen – ein neues Instrument zur Beurteilung von Behandlungsergebnissen in der oberen Extremität. Handchir Mikrochir Plast Chir 31:149–152

Lawton MP, Brody EM (1969) Assessment of older people: self-maintaining and instrumental activities of daily living. Gerontologist 9(3):179–186

Schädler S (2006) Balance beim Gehen beurteilen. Physiopraxis 10:40–41

Aktive Bewegungsprüfung

K. Bartrow, *Untersuchen und Befunden in der Physiotherapie*, Physiotherapie Basics,
https://doi.org/10.1007/978-3-662-58298-5_5

Jedes Gelenk des menschlichen Körpers hat ein individuelles – ein von Mensch zu Mensch variierendes – Bewegungsausmaß, das sich anhand der Aktivitätsgewohnheiten und persönlichen Bewegungsvorlieben im Laufe eines Lebens entwickelt. Das **aktive Bewegungsausmaß** ist somit eine **dynamische Größe**, die sich je nach Lebenssituation verändern und an die aktuellen Erfordernisse anpassen kann. Die individuellen Lebensumstände (Beruf, Hobby etc.) und Gewohnheiten (Körperhaltung im Stand oder Sitz, Bewegungsverhalten bei ADL etc.) haben einen ebenso großen Einfluss auf das Bewegungsausmaß und die Qualität von Bewegungen wie z. B. Verletzungen oder Operationen, die ein Organismus verkraften muss.

5

5.1 Bewegungsfähigkeit

5.1.1 Anpassung an den Gebrauch

Der menschliche Körper ist mit all seinen Bestandteilen und Funktionen, zu denen auch die Gelenkbeweglichkeit gehört, zur **Anpassung** an unterschiedlichste Situationen und veränderte Ausgangsbedingungen fähig. Der Organismus arbeitet nach einem strengen **ökonomischen Prinzip**:
- Körperregionen/-strukturen, die regelmäßig benutzt und belastet werden, baut der Organismus auf.
- Körperregionen/-strukturen, die nicht im normalen Umfang in Gebrauch sind, werden mit der Zeit nicht mehr besonders gefördert und aufgebaut.

Konkret bedeutet dies für die Strukturen unseres Körpers: „Use it or loose it".

Werden die Gelenke nicht in ihrem gewohnten Umfang – betreffend Bewegungsausschlag und Bewegungshäufigkeit – durch aktives Bewegen benutzt, wird die Funktion der aktiven Bewegungsfähigkeit im Laufe der Zeit reduziert.

Funktionsfähigkeit und Belastbarkeit unseres Körpers hängen im Wesentlichen vom Gebrauch desselben oder seiner aktiven Funktionskomplexe ab.

Als Grundregeln gelten:
- **Nichtgebrauch schwächt und kann schädigen.**
- **Gebrauch kräftigt, stabilisiert und fördert.**
- **Übermäßiger Gebrauch kann verletzen und schädigen.**

Die **Gewebe** der Funktionskomplexe reagieren auf ihren Gebrauch:
- **Muskulatur**, die nicht im normalen Umfang „gebraucht" oder benutzt wird, kann zuerst an Kraft und Elastizität einbüßen und in der Folge Muskelmasse abbauen (atrophieren).
- **Gelenke** werden bei nicht üblichem oder nicht normalem Gebrauch ebenfalls Funktionalität einbüßen; d. h., sie werden an Mobilität verlieren.
- **Extra**- (umgebende) und **intraartikuläre** (innere) **Gelenkstrukturen** (Kapsel-Band-Apparat, Knorpel etc.) werden ebenfalls an Elastizität verlieren.

Durch diese Veränderungen wird die Gefahr einer Verletzung der Gewebe deutlich ansteigen. Infolge der Veränderungen kann das **Bewegungsverhalten** der betroffenen Gelenke vehement beeinträchtigt werden und das Bild einer aktiven Bewegung für den aufmerksamen Beobachter (Physiotherapeuten) erkennbar verändert sein.

5.1.2 Bewegungsstörungen

Kriterien einer aktiven Bewegung

Die aktive Bewegungsprüfung ist eine grundlegende Untersuchungstechnik zur Erfassung der aktiven, vom Patienten selbst erbrachten Mobilität in einem Gelenk, Gelenkkomplex oder einer Funktionskette. Sie gibt dem Physiotherapeuten **Aufschluss** über
1. die **Quantität** der aktiven Bewegungen (d. h. über das mögliche Bewegungsausmaß),
2. die **Qualität** der Bewegungen (d. h. über Ausweichmechanismen und Schutzfunktionen während einer aktiven Bewegung) sowie
3. Informationen über einen evtl. persistierenden **Schmerz** beim aktiven Bewegen.

   Diese drei Kriterien sind im Wesentlichen vom aktuellen Zustand der bewegten Gelenke und der umliegenden/angrenzenden Weichteile abhängig und beeinflussbar.

Störfaktoren einer aktiven Bewegung

Als Störfaktoren einer aktiven Bewegung kommen folgende **Ursachen** infrage:
- Störungen am **Gelenk** selbst können durch Traumata (Verletzungen) oder eine entsprechend ausgelöste Degeneration der anatomischen Struktur eines beteiligten Gelenkpartners hervorgerufen werden:
  - Störungen durch **strukturelle** Veränderungen eines Gelenkpartners (z. B. durch Fraktur, Degeneration und damit evtl. bestehende Arthrose etc.),
  - Störungen durch **funktionelle** Veränderungen des Gelenks (z. B. nach langer Immobilisation).
- Störungen im umliegenden **Weichteilgebiet** können durch Verletzungen und deren Folgen (auch durch Degeneration der beteiligten Gewebestrukturen) erklärt werden, durch:
  - **strukturelle** Veränderungen der umliegenden Weichteile (z. B. Muskelfaserriss, Muskelkontusion, Kapselriss, Sehnenverletzung oder -zerrung) oder
  - eine defizitäre **funktionelle** Situation der umliegenden Weichteilstrukturen (z. B. Hyper-/Hypotonus der angrenzenden Muskulatur, Verklebungen in Sehnen- oder Kapselanteilen, Minderdurchblutung und damit Stoffwechselveränderungen, Kraftverlust oder Atrophie von Muskelmasse).

Strukturelle Gelenkveränderungen

Strukturelle Gelenkveränderungen (◻ Abb. 5.1) betreffen die **knöchernen Strukturen** direkt und sind entweder traumati-

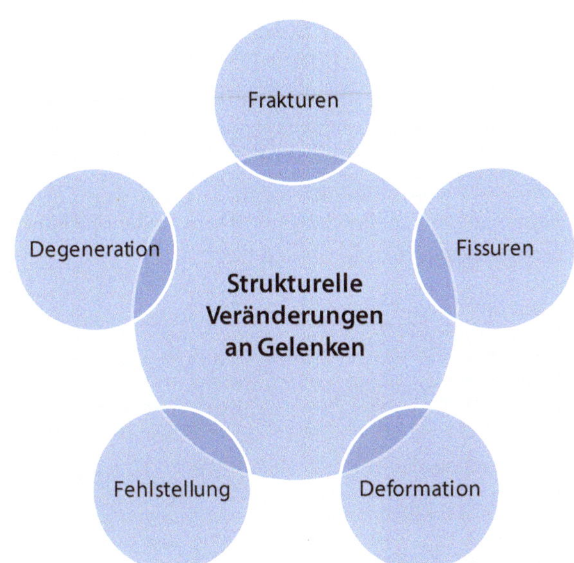

Abb. 5.1 Mögliche Entstehungsmechanismen struktureller Gelenkveränderungen

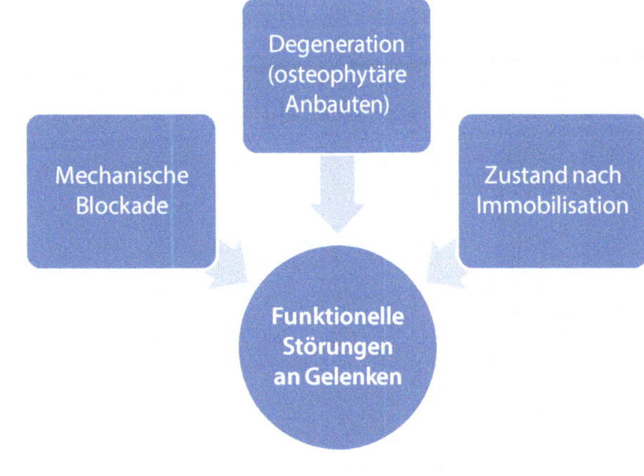

Abb. 5.2 Mögliche Ursachen für funktionelle Gelenkstörungen

scher Natur (Fraktur oder Fissur) oder häufig auch angeboren (knöcherne Fehlanlage, Deformation und Fehlstellung). Bei der aktiven Bewegungsprüfung sollte diesem Aspekt in der Beurteilung Rechnung getragen werden, und der Therapeut muss beim Patienten erfragen, seit wann eine knöcherne Veränderung besteht.

Akute Funktionsstörung

Funktionelle Störungen können **akut** durch z. B. erlittene Verletzungen (sportliches Trauma, Verkehrsunfall oder Sturz im Haushalt) entstehen. Es handelt sich hauptsächlich um **Spätfolgen einer akuten Verletzung**, die häufig nicht adäquat nachbehandelt wurde. Oft führen Verkettungen ungünstiger Umstände (wie z. B. eine erlittene komplizierte Verletzung gefolgt von einer unzureichenden Nachbehandlung im früh-funktionellen Bereich, woraufhin eintretende Wundheilungsstörungen zu einem unvollständigen Regenerationsverlauf führen und Restbeschwerden bleiben können) zu nachteiligen und zudem bleibenden Veränderungen (Funktionsstörungen) am Bewegungsapparat. An diesem Punkt können akute Gesundheitsstörungen einen chronischen Charakter annehmen (Abb. 5.2).

Chronische Funktionsstörung

Des Weiteren sind funktionelle Defizite auf **chronisch degenerative Veränderungsprozesse** (Arthrose) zurückzuführen. Hierzu zählen Zustände, die z. B. aufgrund einer permanenten, meist mechanischen Überlastung (beruflich bedingte Sitzposition, harte körperliche Arbeit – z. B. Fliesenleger, Mechaniker, Maurer etc.) oder aufgrund dauerhafter mechanischer Überforderungen der anatomischen Strukturen entstanden sind. In diesem Zusammenhang ist auch an post-operative oder post-traumatische Ereignisse zu denken.

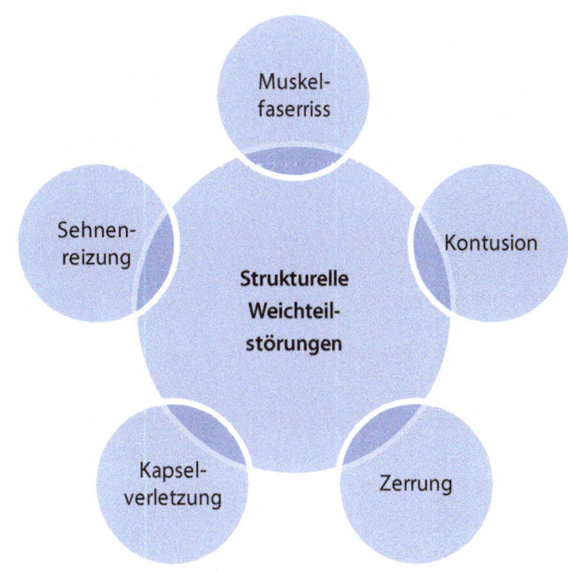

Abb. 5.3 Verletzungsquellen für strukturelle Weichteilstörungen

Jede in der Vergangenheit erlittene Verletzung eines Patienten kann zu einer sog. **prä-arthrotischen Deformität** beitragen, die unweigerlich eine arthrotische Degeneration nach sich ziehen wird.

Strukturelle Weichteilverletzungen

Strukturelle Weichteilverletzungen (Abb. 5.3) haben immer auch einen **Einfluss auf die artikulären Strukturen**. Auf direktem Weg beeinflussen sie über anatomische Verbindungen die knöchernen Gelenkpartner. Über funktionelle Verbindungen, wie sie z. B. in einer Bewegungskette durch Muskelzüge aufgebaut werden, finden aber auch indirekte Veränderungsimpulse ihren Weg in die Störungskette (Abb. 5.4).

Jede Weichteilstruktur (Muskel, Band, Sehne etc.) hat eine direkte anatomische und indirekte funktionelle Beeinflussungsmöglichkeit. Das heißt, auf eine Veränderung der

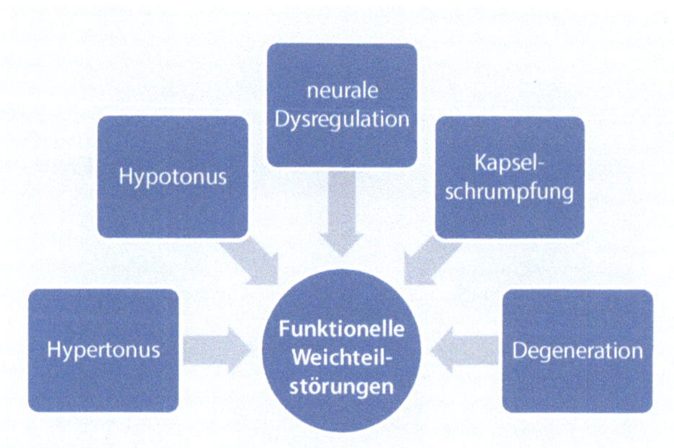

Abb. 5.4 Mögliche Ursachen von funktionellen Weichteilstörungen

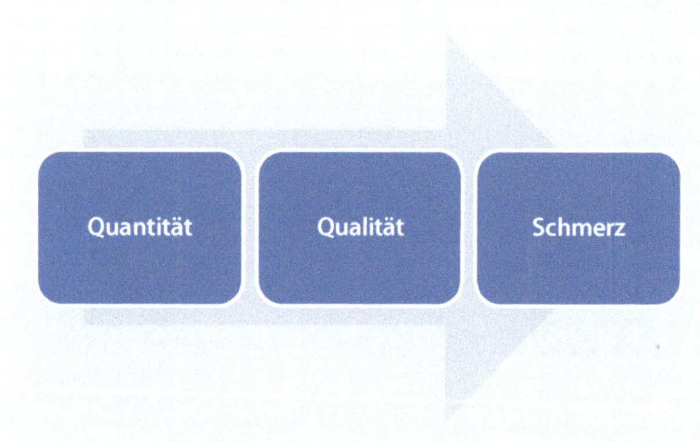

Abb. 5.5 Beurteilungstrias der aktiven Bewegungsprüfung

Weichteilsituation folgt eine veränderte Gelenksituation, die dann unweigerlich einen **Einfluss auf das funktionelle Bewegungsverhalten** und somit auf die Funktionsfähigkeit des gesamten Organismus ausübt.

Zusammenfassung

Bei der aktiven Bewegungsprüfung werden hauptsächlich die **drei Kriterien** der aktiven Bewegung beurteilt (Abb. 5.5).

5.2 Quantitative Beurteilung von aktiven Bewegungen

Der Begriff „Quantität" (lat. quantitas, Menge) beschreibt das mengen- oder zahlenmäßige Auftreten u. a. von Vorgängen, Gegenständen oder Winkelgraden, die in eine Bewegungsrichtung von einem Gelenk (Gelenkpartner) durchlaufen werden. Die Quantität gibt also einen **Zahlenwert** an, der zur Beurteilung der Häufigkeit des Auftretens eines Ereignisses oder als Angabe über einen Bewegungsumfang genutzt werden kann

Die Quantität beschreibt das aktuelle, aktiv zur Verfügung stehende Bewegungsausmaß und damit das vom Patienten selbständig erreichte Bewegungsausmaß.

Das aktive Bewegungsausmaß wird generell in Winkelgraden (°) angegeben. Bei der Beurteilung des Ergebnisses geht der Therapeut in **zwei Schritten** vor:
- Zum einen werden die allgemeinen **Normwerte** der Mobilität (durchschnittliche Bewegungsausmaße in den jeweiligen Gelenken, die das physiologische Bewegungsende definieren) herangezogen,
- zum anderen ein **Seitenvergleich**, d. h. die Mobilität der rechten gegenüber der linken Seite.

Im ersten Vergleich geht der untersuchende Physiotherapeut von den allgemeinen Normwerten, d. h. dem normalerweise zu erwartenden physiologischen Bewegungsende aus.

Normwerte geben vor, was der Therapeut bei einem Patienten an Mobilität erwarten kann.

5.2.1 Normwerte der Mobilität und Neutral-Null-Methode

Normwerte der Mobilität

Normwerte der Mobilität, gemessen nach der **Neutral-Null-Methode**, sind in Tab. 5.1 zusammengefasst.

Funktionelle Anatomie des Fußkomplexes

Die einzelnen Bewegungskomponenten der aktiven Bewegungen des Fußkomplexes – Pronation, Supination, Abduktion und Adduktion – treten funktionell ausschließlich kombiniert auf. Eine selektive oder isolierte Bewegungskomponente in nur eine Bewegungsrichtung ist rein theoretischer Natur. Der Fußkomplex ist vielmehr als eine **funktionelle Bewegungskette** mit vielen kleinen Gelenken und Gelenkpartnern zu betrachten, deren physiologische **Gesamtbewegungen** alle Teilbewegungen in sich vereinen:
- **Inversion** = Plantarflexion + Supination + Rückfuß-Adduktion
- **Eversion** = Dorsalextension + Pronation + Rückfuß-Abduktion

Werden die Normwerte der Mobilität vom Patienten nicht erreicht, ist eine vergleichende Mobilitätsuntersuchung des rechten mit dem linken Gelenk zwingend erforderlich (Funktionelle Anatomie des Fußkomplexes). Liegt die aktuelle Mobilität des Patienten unter der zu erwartenden physiologischen Bewegungsamplitude, spricht man von **Hypomobilität**. Die Normwerte der Mobilität stellen eine durchschnittlich zu erwartende Beweglichkeit dar, die nicht bei jedem Mensch anzufinden ist. Kleinere **Abweichungen** von den Normwerten sind durchaus als normal zu werten:
- Sind die Abweichungen **symmetrisch**, handelt es sich mit größter Wahrscheinlichkeit um eine normale Variation der Mobilitätswerte.
- Sind im **Rechts-Links-Vergleich** Unterschiede in den Mobilitätswerten zu erkennen, und werden bei der Bewegung evtl. zusätzlich Symptome reproduziert, handelt es sich sehr wahrscheinlich um eine eingeschränkte Beweglichkeit in dem betreffenden Gelenk. Klinische Konse-

Tab. 5.1 Normwerte der aktiven Mobilität

Gelenk	Bewegungsachse 1: Flex/Ext	Bewegungsachse 2: Abd/Add	Bewegungsachse 3: IR/AR	Zusätzliche Funktionsbewegungen
Schultergelenk (G/H)	Flex/Ext 180/0/50°	Abd/Add 180/0/30°	IR/AR 95/0/60–80°	Horizontale Flex/horizontale Ext 140/0/30°
Ellenbogenkomplex	Flex/Ext 145/0/5–10°		Pro/Sup 90/0/85°	
Handkomplex	D'ext/P'flex 85/0/85°	U'abd/R'abd 45/0/15°	Pro/Sup 90/0/85°	
Hüftkomplex	Flex/Ext 140/0/20°	Abd/Add 45/0/30°	IR/AR 30/0/60°	
Kniekomplex	Flex/Ext 140/0/0–5°		IR/AR 30/0/40°	
Fußkomplex	D'ext/P'flex 20-30/0/30–50°	Abd/Add Gesamtmobilität: 35–45°	Pro/Sup 25–30/0/50°	

Flex/Ext Flexion/Extension. **Abd/Add** Abduktion/Adduktion. **IR/AR** Innen-/Außenrotation. **D'ext/P'flex** Dorsalextension/Palmarflexion. **U'abd/R'abd** Ulnar-/Radialabduktion (Kapandji 2001)

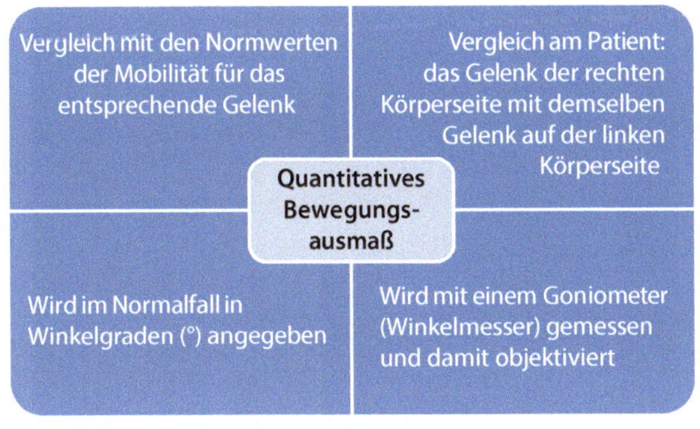

Abb. 5.6 Kriterien zur Beurteilung des quantitativen Bewegungsausmaßes

quenz ist ein zwingender Behandlungsbedarf des Gelenks; entsprechende Mobilisationstechniken sollten in den Therapieplan mit aufgenommen werden (Abb. 5.6).

Neutral-Null-Methode

Nach der Neutral-Null-Methode ist die vorgegebene Ausgangsstellung (Abb. 5.7) definiert, die zur Beurteilung und Messung einer aktiven Bewegung in Bezug auf Quantität und Qualität herangezogen wird.

Zur Beurteilung einer aktiven Bewegung ist eine einheitliche und standardisierte **Ausgangsstellung** erforderlich, um die ermittelten Werte der Mobilität vergleichbar zu machen:

- Zum einen geht es um einen sog. **Inter-Tester-Vergleich**, was bedeutet, dass zwei Therapeuten unabhängig voneinander zu (nahezu) demselben Untersuchungsergebnis kommen können,

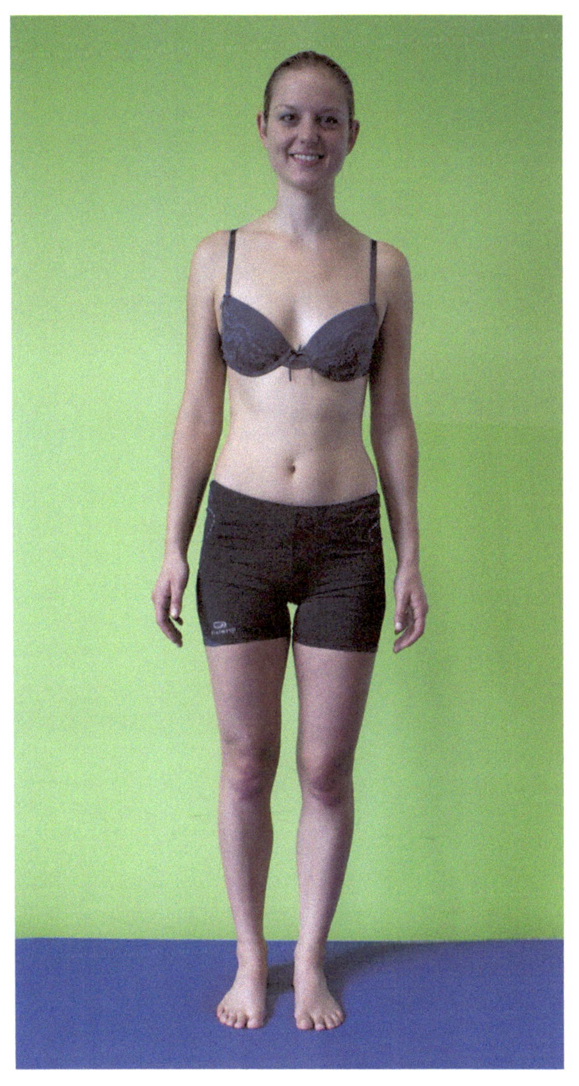

Abb. 5.7 Neutral-Null-Position

- zum anderen geht es um den Vergleich der Untersuchungsergebnisse eines Therapeuten in mehreren Therapiesitzungen innerhalb einer Behandlungsserie (mit einigen Tagen Abstand zwischen den Untersuchungsgängen).

Das entscheidende Kriterium für die Bewegungsprüfung ist, dass alle Untersucher an demselben Punkt mit der Messung der aktiven Bewegung beginnen.

5

Bei der aktiven Bewegungsprüfung müssen alle Therapeuten in derselben Ausgangsstellung und an demselben Punkt – möglichst dicht am Drehpunkt des Gelenks – mit der Messung des aktiven Bewegungsausschlags beginnen.

Die standardisierte Ausgangsstellung nach der Neutral-Null-Methode ist in ▶ Übersicht 5.1 definiert.

Übersicht 5.1. Neutral-Null-Position
- Aufrechter Stand des Patienten
- Füße stehen parallel
- Arme hängen seitlich herab
- Daumen zeigen nach ventral

Dokumentation
Beschrieben und dokumentiert werden jeweils zwei Bewegungsrichtungen eines Gelenks auf einer Bewegungsachse. Die Dokumentation beinhaltet eine **Zahlenfolge** (numerischer Bewegungsausschlag in Winkelgraden), die beide Bewegungsrichtungen quantitativ erfasst und die durchlaufene anatomische Nullstellung des Gelenks auf der gewählten Bewegungsachse mit einbindet.

Dokumentation der Winkelgrade

Hüftgelenk: Flexion/Extension: 140/0/20°
- Der erste Zahlenwert (140) gibt das aktive Bewegungsausmaß der Flexion an, der zweite (0) die durchlaufene anatomische Nullstellung des Hüftgelenks und der dritte (20) das aktive Bewegungsmaß der Extension.

  Wird aufgrund einer bestehenden Verletzung die **Nullstellung nicht erreicht** (z. B. Trauma, Fraktur, Weichteilverletzung), steht die Null (0) nicht mehr in der Mitte, sondern an der Stelle der Bewegungsrichtung mit der Bewegungslimitation.
- Bei **Z. n. Femurfraktur** hat ein Patient eine Flexionseinschränkung bei 90°, und die aktive Extension ist bei 20° Flexion limitiert.
- Die Dokumentation lautet: Flexion/Extension: 90/20/0°.
- Klinische Interpretation: Die aktive Hüftflexion ist bei 90° limitiert, bis zum Erreichen der anatomischen Nullstellung fehlen noch 20° (oder: das Hüftgelenk ist in 20° Flexion für die Extension limitiert), und die aktive Extension ist nicht durchführbar, weil bei 20° Flexion limitiert.

Schultergelenk: Innen-/Außenrotation: 95/0/80°
- Der erste Zahlenwert (95) steht für das aktive Bewegungsmaß der Innenrotation, die (0) gibt das Erreichen der anatomischen Nullstellung an, und der dritte Zahlenwert (80) entspricht der aktiven Bewegungsamplitude der Außenrotation.
- Bei **Z. n. Luxation des Schultergelenks** (G/H = Glenohumeralgelenk) können sich für die Innen- und Außenrotation folgende Zahlenwerte ergeben
  - Innen-/Außenrotation: 75/25/0°.
  - Klinische Interpretation: Die Innenrotation ist bei 75° eingeschränkt, bis zum Erreichen der anatomischen Nullstellung fehlen dem Patienten noch 25°, und eine Außenrotation ist momentan nicht möglich.

5.2.2 Quantitative Ergebnisse der aktiven Bewegungsprüfung

Normale Mobilität – Hypomobilität – Hypermobilität – Instabilität
Bei der aktiven Bewegungsprüfung kann der Therapeut immer mit dem Auftreten einer dieser vier Fälle rechnen. Damit kann schon vorab eine einfache Einteilung der zu erwartenden Befunde stattfinden, und der Therapeut kann bereits überlegen, wie er im Einzelfall das weitere Vorgehen gestalten wird (Abb. 5.8).

Normale Mobilität
Das erreichte Bewegungsende deckt sich mit den Normwerten der Mobilität, und der Patient hat ein **physiologisches** – normales – **Bewegungsausmaß.** In diesem Fall gibt die aktive Bewegungsprüfung keine Hinweise auf eine kausale Beteiligung der Mobilität an der Patientenproblematik.

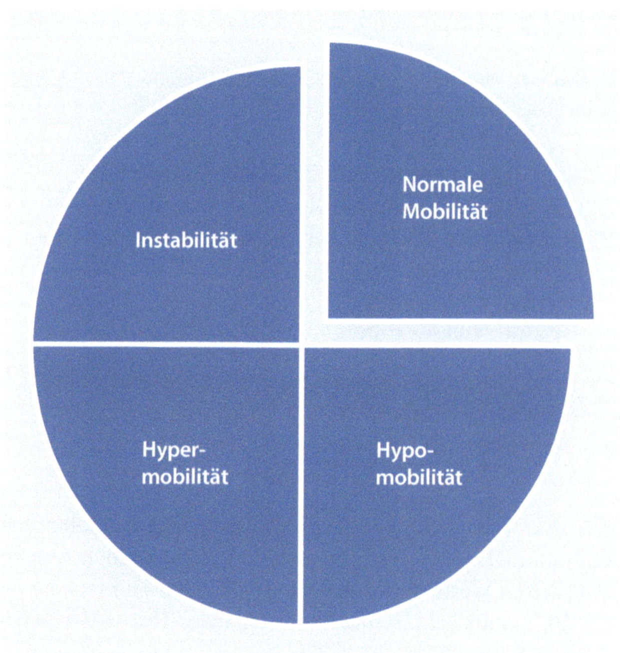

Abb. 5.8 Mögliche Ergebnisse der aktiven Bewegungsprüfung

Hypomobilität

Das physiologische Bewegungsende wird nicht erreicht, der Patient hat eine quantitativ eingeschränkte oder **reduzierte Beweglichkeit** in einem oder mehreren Gelenken. Bei einer bestehenden Minderbeweglichkeit ist die Beteiligung dieses Bewegungsverlusts an den Symptomen des Patienten weiter zu untersuchen. Können bei aktiven Bewegungen, und v. a. bei einer eingeschränkten Bewegung, die Symptome des Patienten reproduziert werden, kann der Therapeut von einem direkten Zusammenhang der Hypomobilität mit dem Patientenproblem ausgehen.

Hypermobilität

Eine Hypermobilität ist durch eine vergrößerte Amplitude im Bewegungsweg gekennzeichnet. Das physiologische Bewegungsende wird überschritten, und das aktive Bewegungsausmaß ist vergrößert, wobei noch keine funktionellen Defizite auftreten müssen. Das heißt, der Patient hat zwar ein **vergrößertes Bewegungsausmaß**, hat jedoch **noch motorische Kontrolle** über diese Bewegung und keine Probleme mit der Bewegungsdurchführung und Stabilisation der Gelenkpartner während des Bewegungsablaufs. Die Hypermobilität wird erst dann zu einem behandlungsbedürftigen Problem, wenn in der hypermobilen Bewegungsrichtung Symptome entstehen, oder wenn funktionelle Defizite durch die vergrößerte Amplitude verursacht werden.

Auch in diesem Fall gilt: Sind die Symptome des Patienten in der Hypermobilität reproduzierbar, oder hat die Hypermobilität funktionelle Konsequenzen, die in kausalen Zusammenhang mit den Symptomen gebracht werden können, ist ein Zusammenhang der Hypermobilität mit dem Krankheitsgeschehen des Patienten anzunehmen.

Instabilität

Bei einer Instabilität ist das **Bewegungsausmaß** ebenfalls **vergrößert**, jedoch **fehlt** die **motorische Kontrolle** über die Bewegung.

Instabilität der oberen Kopfgelenke

kann dazu führen, dass der Patient den Kopf extendieren (in den Nacken legen) kann, ihn dann aber nicht mehr aktiv in die Ausgangsstellung zurückbringen kann. Der Patient kann das Gefühl haben, der Kopf würde jeden Moment vom Hals fallen. Diese charakteristischen Empfindungen kennzeichnen häufig eine Instabilität.

Zu unterscheiden ist zwischen einer strukturellen und einer funktionellen Instabilität:

- Bei der **strukturellen Instabilität** steht zu Beginn oft ein initiales Trauma, wodurch sich die anatomische Form der Gelenkpartner/der umgebenden Strukturen derart verändert, dass ein vergrößertes Bewegungsspiel entsteht, das aber von den umliegenden Strukturen (Nerven, Muskeln, Kapsel-Band-Apparat oder Sehnen) nicht koordiniert und kontrolliert werden kann.
- Bei der **funktionellen Instabilität** stehen funktionelle Veränderungen in kausalem Zusammenhang mit dem vergrößerten Bewegungsausmaß: häufig muskuläre Koordinationsprobleme durch Tonusveränderungen oder Elastizitätsverlust. Es können jedoch auch Steuerungsprobleme im Bereich der Kraftverhältnisse und der neuromuskulären Kontrolle im Muskel-Nerv-Zusammenspiel zugrunde liegen.

Auch **muskuläre Dysbalancen** (stabilisierende Muskulatur vs. mobilisierende Muskulatur) sind bei einer funktionellen Instabilität ein häufiges Erklärungsmodell.

> **Eine Instabilität ist ein pathologischer Zustand von Gelenk und umgebenden Strukturen.**

Besteht eine Instabilität, ist genau abzuklären, inwieweit diese mit dem eigentlichen Patientenproblem zusammenhängt. Klinisch kann die Instabilität ebenso ein zusätzliches Problem sein, das unabhängig von der aktuellen Funktionsstörung des Patienten als zweites Problem identifiziert wurde.

5.3 Qualitative Beurteilung von aktiven Bewegungen

Der Begriff „Qualität" entstammt der Ökonomie und beschreibt die Gesamtheit der Eigenschaften eines Produkts – hier die **Eigenschaften einer Struktur** oder einer **Bewegung** – die sich auf die Eignung zur Erfüllung festgelegter (normalerweise zu erwartender), d. h. vorausgesetzter Erfordernisse (Normen in der aktiven Bewegung) beziehen. Beurteilt werden die Eigenschaften einer Bewegung, die sich auf das zu erwartende Ergebnis (Hypomobilität, Hypermobilität, Instabilität oder normale Mobilität) beziehen.

> **Qualitätsmerkmale (Abb. 5.9) beschreiben über das Bewegungsausmaß hinaus die motorischen und funktionellen Auffälligkeiten während der aktiven Bewegungsdurchführung.**

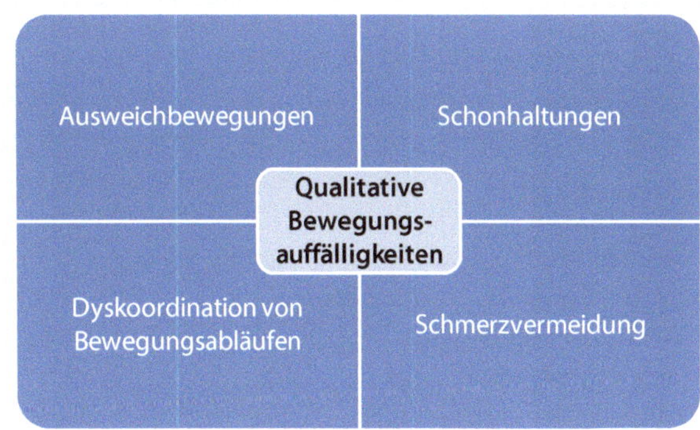

Abb. 5.9 Qualitative Abweichungen bei aktiven Bewegungen

Beurteilt werden:
- **Koordination:** im weitesten Sinne auch das Muskel-Nerv-Zusammenspiel in Form von Rekrutierung, Frequenzierung und Synchronisation von motorischen Einheiten und damit die Fähigkeit, eine Bewegung zielgerichtet durchzuführen,
- **Körpergleichgewicht**,
- **Kraft** der aktiven Muskulatur bei einer Bewegung/funktionellen Aktivität (z. B. Jacke aufhängen, Schuhe ausziehen),
- **Schmerz** (kann die Qualität einer Bewegung negativ beeinflussen).

5

Bei der Beurteilung der qualitativen Merkmale einer aktiven Bewegung geht es primär darum, auf klinischer Basis eine **Erklärung** für die Auffälligkeiten (Abweichungen der Bewegungsqualität) zu finden. Häufig sind es beitragende Faktoren zur eigentlichen Problematik des Patienten.

Qualitative Kriterien zur Beurteilung einer aktiven Bewegung

Es gibt eine Vielzahl an möglichen erkennbaren Veränderungen und Auffälligkeiten, die der Therapeut am aktiv bewegenden Patienten feststellen kann. **Qualitative Kriterien** zur Beurteilung einer aktiven Bewegung sind (Maitland 1994, 1996):
- **Verlassen der Drehachse** und/oder **Bewegungsebene** bei der Durchführung einer aktiven Bewegung: Bei aktiven Bewegungen ist ein Verlassen der Bewegungsachse und ein Ausbrechen aus der Ebene auf dem Bewegungsweg denkbar. Ursachen können motorische Steuerungsprobleme, Instabilitäten des Gelenks oder muskuläre Tonusveränderungen sein.
- **Ausweichbewegungen** (z. B. aufgrund von Schmerzvermeidung) im betreffenden Gelenk oder in den Gelenken proximal und distal (in der Bewegungskette): Durch einen auftretenden Schmerzreiz wird die normale Bewegungsbahn mit dem Ziel der Schmerzvermeidung verlassen. Schmerzvermeidung wird meist durch den aktiven Bewegungsapparat, die Muskulatur, realisiert. Durch Tonusvariationen können die beteiligten Muskeln bestimmte Bewegungen bremsen oder erleichtern.
- **Bewegungsunwilligkeiten** (z. B. kann in einem umschriebenen Teil der Bewegung eine dezente Hemmung z. B. durch muskuläre Gegenspannung auftreten): Das heißt, die Bewegung kann zwar in eine bestimmte Richtung durchgeführt werden, der Organismus versucht jedoch, den Patienten durch muskuläre Gegenspannung zur Vorsicht zu zwingen.
- **Koordinative Störungen** oder Auffälligkeiten während einer Bewegung: Bei zahnradähnlichen Bewegungsausführungen oder unrunden Bewegungsabläufen ist häufig eine Störung im Muskel-Nerv-Zusammenspiel zu finden.
- **Muskuläre Veränderungen** (Hypertonus, Hypotonus oder Spasmus): Die Muskulatur reagiert bei einer Gelenkbewegungsstörung sehr schnell mit Tonusveränderungen, um das Gelenk zu schützen und vor weiteren, vielleicht vor schwerwiegenderen Verletzungen zu bewahren.
- **Weiterlaufende Bewegung** in angrenzende Gelenke durch mangelnde Stabilität im bewegten Gelenk: Ist die Mobilität in einem Gelenk eingeschränkt, wird die ankommende Bewegung schneller an die Bewegungskette weitergegeben. Dies geschieht zum einen, um die Beweglichkeit bestmöglich zu erhalten, und zum anderen, um das eingeschränkte Gelenk vor Verletzung zu schützen. Durch die weiterlaufende Bewegung können Belastungsspitzen von einer geschädigten Gelenkstruktur ferngehalten werden.

5.4 Schmerzbeurteilung bei aktiven Bewegungen

Eine weitere wichtige Kategorie in der Beurteilung von aktiven Bewegungen ist ein in Teilaspekten der Bewegung auftretender oder ein durch die gesamte Bewegung anhaltender **Schmerz**.

> **Eine plötzliche Schmerzsensation bei aktiven Bewegungen ist eines der häufigsten Symptome in der physiotherapeutischen Praxis und sollte immer genau untersucht und im Befund dokumentiert werden.**

Dabei ist das zeitliche oder räumliche Auftreten der Schmerzsensation gleich bedeutsam wie Intensität und Charakter des Schmerzes. Für die Beurteilung der Problematik und die Wahl der Behandlungstechniken zur Beseitigung der Schmerzen ist es eminent wichtig, möglichst alle zur Verfügung stehenden **Informationen** über das Schmerzphänomen zusammenzutragen (Tab. 5.2):

Tab. 5.2 Schmerzsensationen bei der aktiven Bewegungsprüfung

Schmerz während der Bewegung	Beteiligte Strukturkomplexe – klinische Interpretation
Schmerz zu Beginn der Bewegung	Spricht für eine Beteiligung - der initial aktiven Muskulatur - der initial belasteten extraartikulären Strukturen (Bänder, Sehnen) - der initial belasteten Gelenkflächen
Schmerz während der Durchführung der Bewegung	Spricht für eine Beteiligung - der stärker belasteten Muskulatur - der in der Bewegung belasteten Gelenkflächen - der stabilisierenden Bänder
Schmerz am Ende der Bewegung	Spricht für eine Beteiligung - der Gelenkkapsel - der in der endgradigen Position belasteten Gelenkflächen
Schmerz als Limitation der Bewegung	Spricht für eine Schutzmaßnahme des Organismus, womit weitere und schwerwiegendere Verletzungen verhindert werden sollen

- Der **Zeitpunkt**, zu dem ein Schmerz auftritt, kann dem Therapeuten wichtige klinische Hinweise geben, von welchen Strukturen der Schmerz sehr wahrscheinlich ausgeht; und er hilft somit, die Ursache der Schmerzproblematik zu finden.
- Die **Intensität**, die Stärke des Schmerzes, gibt dem Therapeuten Hinweise auf die möglichen Progressionen in Untersuchung und Behandlung. Der Therapeut muss jederzeit erkennen oder ggf. auch erfragen, ob der Patient den Schmerz noch tolerieren kann. Auch gilt es, eine klinisch begründete Entscheidung darüber zu treffen, wie viel Schmerz für die bestmöglichen Behandlungserfolge sinnvoll ist. Schmerz hat einen sehr starken Einfluss auf die Wundheilungsvorgänge und die damit verbundenen Reparationsabläufe. Daher ist genau abzuwägen, wie viel Einfluss der Therapeut dem Schmerzerleben des Patienten in der Behandlung zugesteht und wie viel Schmerz für die Behandlung Sinn macht.

Bei jeder Schmerzsensation sollte immer eine Beteiligung des Nervensystems als Schmerzquelle mittels entsprechend indizierter Testverfahren überprüft werden (▶ Kap. 6, Neurologische Untersuchung).

5.5 Klinische Relevanz von Auffälligkeiten bei der aktiven Bewegungsprüfung

Mit der aktiven Bewegungsprüfung kann der Therapeut **Beurteilungen** im Hinblick auf

- einen Gelenkkomplex (z. B. Flexion des Hüftgelenks),
- eine funktionelle Bewegung oder
- eine Bewegungskette (z. B. auf einen Stuhl setzen, Treppen steigen)

durchführen, um eine mögliche **Beteiligung des Gelenks** an der Problematik bzw. den Zusammenhang zwischen den Symptomen und dem Gelenkkomplex bzw. einer Bewegungskette zu beweisen.

Grundsätzlich ist es das **Ziel**, die entdeckten Befunde in einen Kontext zu den Symptomen des Patienten zu stellen. Werden bei einer Untersuchung explizit diejenigen Symptome reproduziert, die den Patienten in seinem Tagesablauf, bei der Arbeit oder bei sportlichen Aktivitäten quälen, ist man der **Ursache** für die Beschwerden „dicht auf der Spur".

Zusätzlich demonstriert der Patient, inwieweit er bereit/fähig ist, seine Gelenke zu bewegen und diese Beweglichkeit in funktionellen Alltagsaktivitäten einzusetzen. Darin zeigen sich die **aktiven Bewegungsreserven**, die dem Patienten zur Verfügung stehen, um seine Aktivitäten des täglichen Lebens zu verrichten. Aus dieser Information lassen sich ggf. Rückschlüsse ziehen, wie stark der Patient durch seine Problematik in Alltag, Beruf und Freizeitgestaltung betroffen bzw. eingeschränkt ist.

Erkannte, objektivierte Ausweichbewegungen oder Bewegungsunwilligkeiten können auf weitere mögliche beteiligten Strukturen/Funktionskomplexe hinweisen und dem Therapeuten wichtige Informationen bzgl. der indizierten Untersuchungen und Tests geben.

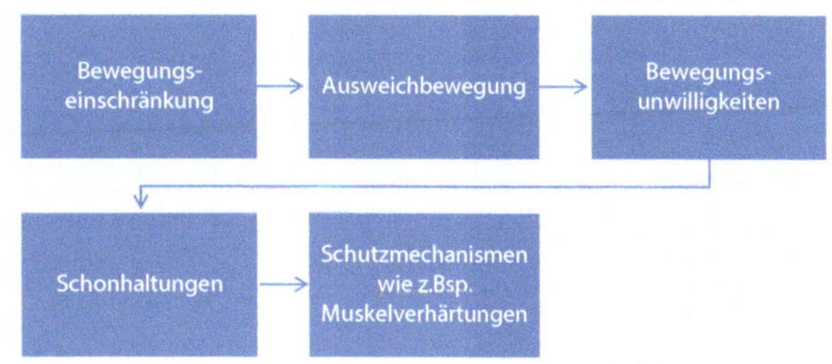

Abb. 5.10 Mögliche Auffälligkeiten bei einer aktiven Bewegungsprüfung

Erkannte Bewegungsauffälligkeiten steuern zu einem nicht unerheblichen Teil die weitere Vorgehensweise der körperlichen Untersuchung und Behandlung.

Bewegungseinschränkungen

Eine Bewegungseinschränkung besteht, wenn das normale physiologische Bewegungsausmaß eines Gelenks in eine oder mehrere Bewegungsrichtungen nicht ausgeschöpft werden kann, und der Patient in einer aktiven Bewegung das physiologische **Bewegungsende** nicht selbständig erreichen kann. Bewegungseinschränkungen können vielfältige Ursachen zugrunde liegen (Abb. 5.10):

- **Ausweichbewegungen**:
  Ausweichbewegungen sind Automatismen zum Schutz der beteiligten Gelenkstruktur. Sie bringen neue Bewegungskomponenten, z. B. eine zusätzliche (akkumulierte) Bewegungsrichtung, eine Verlagerung der Bewegungsachse oder eine Verschiebung der Bewegung in eine neue Ebene (in eine neue Bewegung). Ziel ist es meist, die Belastung (v. a. mechanische Belastung) verletzter oder gereizter Strukturen zu reduzieren. Ausweichbewegungen können zu jedem beliebigen Zeitpunkt einer aktiven oder passiven Bewegung auftreten und können von den Patienten meist nicht bewusst gesteuert oder beeinflusst werden.
- **Bewegungsunwilligkeiten**:
  Kleinere, vom Organismus automatisch eingebaute Schutzvorrichtungen wie z. B. spontane Muskeltonusveränderungen werden als bremsende Aktivität eingesetzt, um die Gelenkstrukturen in einem Bewegungsweg/einer Bewegungsrichtung vor zu großer Belastung und damit vor weiteren Verletzungen zu schützen.
- **Schonhaltungen**:
  Unter dem Begriff „Schonhaltung" versteht man eine Vermeidungshaltung, die wiederum dem Schutz oder der Schonung der belasteten Strukturen dient und den Organismus vor weiterer Verletzung bewahren soll. Schonhaltungen werden meist schon vor einer Bewegung eingenommen, und ursächlich liegen meist Schmerzen zugrunde. Eine Schonhaltung zur Vermei-

dung weiterer Symptome oder Verletzungen etabliert sich meist permanent und ist oft nicht nur während einer bestimmten Bewegung am Patienten zu erkennen. Jedoch können Schonhaltungen unter bestimmten Umständen durch spezifische Bewegungen verstärkt auftreten. Persistente Schonhaltungen können auf Dauer auch die habituelle Körperhaltung verändern.

- **Schutzmechanismen**:
  Hierbei handelt es sich um komplexe Aktivitäten (häufig in einer Bewegungskette) zur Symptomvermeidung, die meist nicht nur auf ein Gelenk und die angrenzenden Weichteilstrukturen begrenzt sind, sondern sich zum Schutz vor Verletzung auf den gesamten Organismus oder zumindest auf eine Funktionskette ausdehnen. Ein Schutzmechanismus kann z. B. das Hinken bei schmerzhaften Veränderungen der unteren Extremität infolge einer Hüftarthrose sein.

5.6 Beurteilung der Gelenkstrukturen bei aktiven Bewegungen

Bei der aktiven Bewegungsprüfung fließen zu den bereits genannten Kriterien weitere **Aspekte**, u. a. aus der Inspektion der an den Bewegungsabläufen beteiligten Strukturen mit in die Gesamtbeurteilung ein (Tab. 5.3). Dazu gehören

- das stabilitätsbezogene Bewegungsverhalten der lokalen Gelenkpartner,
- die Bewegungsreaktion der umliegenden Weichteilstrukturen (Muskeln, Nerven, Sehnen oder Bänder) und
- weiterlaufende Bewegungen in die angrenzenden Gelenke und deren Interaktion.

5.7 Aktive Bewegungsprüfung der Gelenkkomplexe

Die Beurteilung der aktiven Beweglichkeit befasst sich mit der Quantität (▶ Abschn. 5.2), der Qualität (▶ Abschn. 5.3) und einem evtl. vorhandenen Schmerzsignal (▶ Abschn. 5.4; s. Abb. 5.5). Die Quantität ist in ▶ Kap. 10 bei den Messungen als objektive Untersuchungstechnik explizit dargestellt und erläutert (Tab. 5.1).

Das erste Augenmerk gilt der **Quantität** der Bewegung, also dem aktiv erreichten Bewegungsausmaß. Zum einen zeigt dieses Maß die tatsächlich vorhandene Beweglichkeit des Patienten, zum anderen auch das Ausmaß der eventuell vorliegenden Bewegungseinschränkung und damit des bestehenden funktionellen Defizits, oder es zeigt sich das Bild einer schmerzhaften Limitation einer Bewegungsrichtung.

Das nächste Kriterium befasst sich mit der **Qualität** der Bewegung, also der Art und Weise, wie eine Bewegung durchgeführt wird. Dabei wird ein flüssiges und muskulär kontrolliertes Bewegen ebenso beurteilt wie das Einhalten von Achsen und Ebenen während einer aktiven Bewegung – also das Auftreten von Ausweich- oder Schonmechanismen.

Ein eventuell auftretender **Schmerz** sollte nach der empfundenen Stärke beurteilt werden (numerische analoge Schmerzskala – NAS, oder visuelle analoge Schmerzskala – VAS). Auch das Schmerzverhalten während der Bewegung (etwaige Veränderungen während der Bewegung) und die Lokalisation des Schmerzes sollten dokumentiert werden.

Weitere Beurteilungskriterien

Auch sollten muskuläre, fasziale und neurale Einflussgrößen in der Beurteilung von aktiven Bewegungen nicht vernach-

Tab. 5.3 Beurteilungskriterien von lokalen und angrenzenden Strukturen bei aktiven Bewegungen

Problematik	Lokale Gelenkstrukturen	Umgebende Weichteilstrukturen	Angrenzende Gelenke
Instabilität	Abnorme Beweglichkeit über das physiologische Bewegungsende hinaus. Keine neuromuskuläre Kontrolle über die Bewegung. Evtl. sind Luxationstendenzen an den Gelenken zu erkennen	Insuffizienz der umgebenden stabilisierenden Muskulatur. Tendenziell besteht ein eher laxer Kapsel-Band-Apparat mit pathologisch vergrößerter Elastizität der gelenknahen Strukturen. Häufig ist eine neuromuskuläre Dyskoordination im Bereich der Rekrutierung vieler motorischer Einheiten oder der Synchronisation der motorischen Einheiten zu beobachten	Bewegung läuft spät oder gar nicht in angrenzende Gelenke weiter
Hypomobilität (Limitierte Bewegung)	Unzureichender Bewegungsausschlag der Gelenkpartner – das normal zu erwartende physiologische Bewegungsende wird nicht erreicht	Schutzspannungen werden über die Muskulatur aufgebaut (evtl. zum Schutz vor Verletzung oder Schmerz). Der Kapsel-Band-Apparat verliert, durch die muskuläre Zugspannung, mit der Zeit an Elastizität und Anpassungsfähigkeit	Bewegung wird eher schneller an die angrenzenden Gelenkkomplexe weitergeleitet
Hypermobilität (Übermäßiges Bewegungsausmaß)	Bewegungsausschlag, der über das physiologische Bewegungsende hinausgeht. Bei bestehender motorischer Bewegungskontrolle	Meist ist ein eher niedriger Muskeltonus anzutreffen. Laxer Kapsel-Band-Apparat unterhält die Überbeweglichkeit	Spätes Weiterlaufen der Bewegung in angrenzende Gelenkkomplexe

lässigt werden. Diese Faktoren wirken zusätzlich auf die mechanische Bewegungskapazität und auf die Bewegungsqualität der Gelenke ein und können auch für Funktionsstörungen der Arthrokinematik verantwortlich sein. Es ist also durchaus sinnvoll, während der Beweglichkeitsprüfung auch einen Blick auf die gelenknahen und umgebenden Weichteile zu riskieren.

5.7.1 Aktive Bewegungsprüfung der oberen Extremität (OE)

Für Gelenkkomplexe und Bewegungen werden anhand der Beispiele von Schulter, Ellenbogen und Handkomplex **Beurteilungskriterien** für die qualitativen Merkmale einer aktiven Bewegung erarbeitet und die klinische Relevanz für den praktischen Einsatz erläutert.

▪ Qualitative Beurteilung von aktiven Schulter-, Ellenbogen- und Handbewegungen:Physiologische Schulterbewegungen (◘ Abb. 5.11)

(G/H = glenohumerales Gelenk.)

▪▪ Rumpfebene bei G/H-Flexion (◘ Abb. 5.11a)

Bei der G/H-Flexion wird die **Rumpfkontrolle** im Verhältnis zur Armbewegung beurteilt. Manche Patienten nehmen eine Rumpfextension in die G/H-Flexion mit, um den Bewegungsausschlag damit zu vergrößern. Auch sind des Öfteren seitliche **Ausweichbewegungen** der Wirbelsäule (in Rotation oder Lateralflexion) zu erkennen. Fehl- und Ausweichbewegungen sollten korrigiert bzw. ausgeschaltet werden, um die reine G/H-Flexion beurteilen zu können.

▪▪ Bewegungsachse der G/H-Flexion und der Armebene (◘ Abb. 5.11b)

Weitere Beurteilungspunkte sind **Bewegungsachse** (die transversal durch den Schultergürtel verläuft) und **-ebene**, in der sich der Arm in die Flexion bewegt:

- **Bewegungsachse:**
  - Kann die Achse stabil gehalten werden?
  - Bewegt sich die Achse mit der G/H-Flexion?
  - Finden weiterlaufende Bewegungen statt? Wenn ja, in welche Gelenke?
- **Bewegungsebene:**
  - Kann der Arm in der Bewegungsebene gehalten werden?
  - Finden Bewegungen außerhalb dieser Ebene statt?
  - In welche Richtung verlässt der Arm die Bewegungsebene (nach innen oder außen)?
  - In welchen Winkelgraden finden diese Ausweichbewegungen statt?

▪▪ Rumpfebene bei G/H-Extension (◘ Abb. 5.11c)

Für die Extension gelten betreffend Rumpf und Rumpfachse/-ebene dieselben Beurteilungskriterien, wie schon bei der G/H-Flexion dargestellt. Besonderes Augenmerk sollte dem **Schultergürtel** gelten, da sich weiterlaufende Bewegungen oder Ausweichbewegungen vorzugsweise über zusätzliche Bewegungen des Schultergürtels zeigen.

▪▪ Bewegungsachse/-ebene der G/H-Extension (◘ Abb. 5.11d)

Die Bewegungsachse bei der Extension lässt sich sehr sicher von **dorsal** begutachten. Aus dieser Ansicht können Ausweich- oder weiterlaufende Bewegungen der **Skapula** sehr schnell erkannt und korrigiert werden, vor allem auch Ausweichbewegungen der oberen Extremität bzgl. der Bewegungsebene bei der Extension.

Klinische Relevanz für die Beurteilung haben Bewegungen, die die normale Bewegungsebene nach innen oder nach außen verlassen. Zudem sind zusätzlich auftretende rotatorische Bewegungen (IR/AR) von Bedeutung.

▪▪ G/H-Abduktion (◘ Abb. 5.11e)

Bei der Beurteilung der aktiven Abduktion des Schultergelenks sind **Rumpfstabilität** (Ausweichbewegungen der Wirbelsäule und der Skapula auf dem Thorax), **Bewegungsachse** und **-ebene** von wichtiger Bedeutung.

▪▪ Horizontale Flexion (◘ Abb. 5.11f)

Eine horizontale Flexion, auch **horizontale Adduktion** genannt, lässt eine größere Amplitude der Bewegung zu als eine Adduktion aus der Neutral-Null-Position und bietet damit mehr Möglichkeiten, Fehlbewegungen zu entdecken. Klinisch bedeutsame **Parameter** sind:

- Rumpf (Wirbelsäule + Skapula + Thorax),
- Schultergürtel,
- Bewegungsachse,
- Bewegungsebene.

▪▪ Bewegungskombination: Ext/Add/IR (HBB = Hand Behind Back) (◘ Abb. 5.11g)

Eine **reine Adduktion** ist aus der Neutral-Null-Position eigentlich gar nicht möglich, da der Rumpf der Bewegung in die Adduktion eindeutig im Weg steht. Der Patient ist also gezwungen, den Arm aus der Nullposition heraus entweder nach ventral (Flex + Rot) oder nach dorsal (Ext + Rot) zu bewegen, um eine Adduktion durchführen zu können. In dieser Position ist auch ein kleinerer Bewegungsausschlag für die Adduktion möglich. **Beurteilt** werden:

- Rumpf (Wirbelsäule + Skapula + Thorax),
- Schultergürtel,
- Bewegungsachse und
- Bewegungsebene;

nach dem bekannten Schema:

- Quantität,
- Qualität,
- Schmerz.

▪▪ G/H-Innenrotation (◘ Abb. 5.11h)

Der Freiheitsgrad der Rotation kann sowohl aus der klassischen Neutral-Null-Position oder aus einer angepassten Neutralposition (hier 90° Abduktion) heraus beurteilt wer-

5

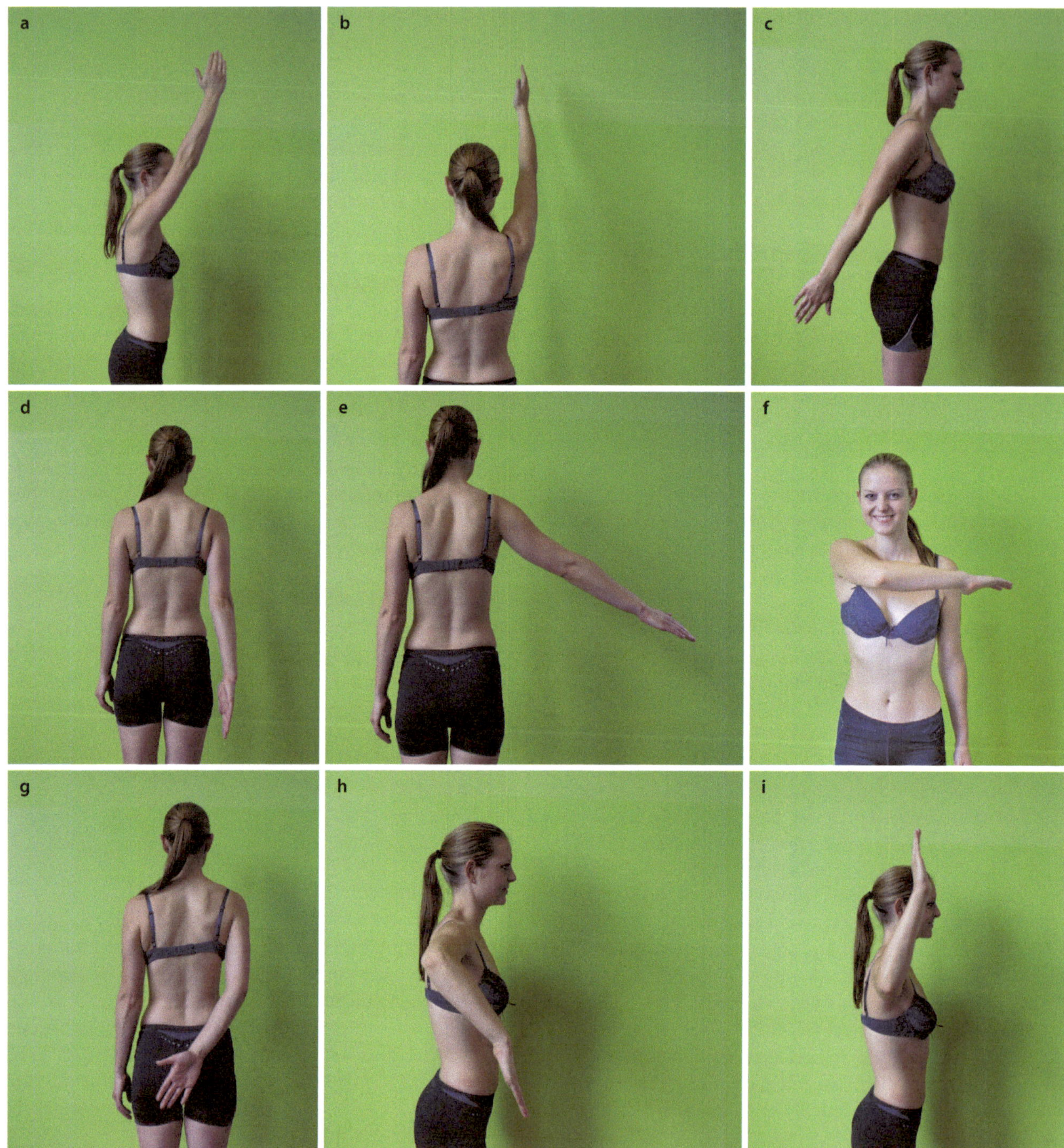

Abb. 5.11 a–i Beurteilung der aktiven Schulterbewegungen. **a** Rumpfebene bei G/H-Flexion **b** Bewegungsachse der G/H-Flexion und Armebene **c** Rumpfebene bei G/H-Extension **d** Bewegungsachse/-ebene der G/H-Extension **e** G/H-Abduktion **f** Horizontale G/H-Flexion **g** G/H-Bewegungskombination: Ext/Add/IR (HBB = Hand Behind Back) **h** G/H-Innenrotation **i** G/H-Außenrotation

den. Besondere Aufmerksamkeit gehört dem **Schultergürtel**, da sich durch die anatomische Nähe in besonderem Maße Ausweichbewegungen zeigen können.

Für die Beurteilung der Rotation ist ein biomechanischer Aspekt von großer Bedeutung: Das Verhältnis von Innen- zu Außenrotation kehrt sich in den beiden Ausgangsstellungen um:
- **Neutral-Null-Stellung → IR/AR: 95/0/60-80°,**
- **90°Abduktion → IR/AR: 60-80/0/90.**

Der Therapeut muss die Mobilitätswerte immer in derselben Ausgangsposition messen und dokumentieren, um vergleichbare Werte zu erhalten.

G/H-Außenrotation (Abb. 5.11i)

Zur Durchführung siehe Innenrotation. Des Weiteren werden **beurteilt**:
- Bewegungsachse,
- Bewegungsebene,

- Rumpfkontrolle und -stabilität,
- Ausweichbewegungen und
- evtl. auftretender Schmerz.

Physiologische Ellenbogenbewegungen (Abb. 5.12): Ellenbogenflexion (Abb. 5.12a)

Bei aktiven Bewegungen des Ellenbogengelenks sind zu **beurteilen**:
- Bewegungsachse,
- Bewegungsebene,
- aktives Bewegungsausmaß und
- evtl. auftretender Schmerz.

In Flexionsrichtung sind klinisch häufig Bewegungseinschränkungen mit und ohne Schmerz vorzufinden.

Ellenbogenextension (Abb. 5.12b)

Die Extension wird von vielen Patienten erst gar nicht erreicht, d. h., die Bewegung endet in der Nullposition. Ist eine aktive Überstreckung möglich, ist die **dynamische Stabilität** (v. a. die Stabilität in Richtung der Valgusposition) besonders zu begutachten. Ausweichbewegungen am Rumpf (WS und Thorax) sind bei Ellenbogenbewegungen eher selten zu beobachten.

Physiologische Handbewegungen (Abb. 5.13): Dorsalextension der Hand (Abb. 5.13a)

Die Beurteilung der aktiven Handmobilität unterliegt ähnlichen klinischen Überlegungen. Zu **beurteilen** sind:
- Bewegungsachse,
- Bewegungsebene,
- Schmerzverhalten und
- Bewegungsamplitude.

Ausweichbewegungen des Rumpfes sind nicht zu erwarten. Möglich sind jedoch Ausweichmechanismen des **Ellenbogens** aufgrund der anatomischen Verbindung der beiden Gelenkkomplexe über Radius und Ulna.

Palmarflexion der Hand (Abb. 5.13b)

Siehe Dorsalextension.

5.7.2 Aktive Bewegungsprüfung der unteren Extremität (UE)

Die Gelenkkomplexe Hüfte, Knie und Fuß unterliegen in der aktiven Bewegungsprüfung ebenfalls den üblichen Beurteilungskriterien Quantität, Qualität und Schmerz. Es empfiehlt sich, die aktive Bewegungsprüfung der unteren Extremität aus einer standardisierten Ausgangsstellung heraus zu beurteilen. In der Praxis haben sich dazu der Stand oder auch die Rückenbzw. für die Hüftextension die Bauchlage bewährt. Bei Patienten mit einer Stand- oder Gangunsicherheit ist die Ausgangsposition Rückenlage durchaus zu empfehlen. Hat der Patient jedoch ein ausreichendes Maß an Körperkontrolle und Gleichgewicht, kann die aktive Bewegungsprüfung der unteren Extremität durchaus auch aus dem Stand heraus beurteilt werden. Da die Gelenke der unteren Extremität im Alltag sog. „Gewicht tragende Gelenke" sind, kommt der Beurteilung von funktionellen Alltagsbewegungen unter Belastung mit dem eigenen Körpergewicht (z. B. Gehen, Treppe steigen, Hinsetzen etc.) und der Stabilisationsfähigkeit der Beinachse innerhalb der aktiven Bewegungsprüfung eine entscheidende Bedeutung zu.

Qualitative Beurteilung von aktiven Hüft-, Knie- und Fußbewegungen: Physiologische Hüftbewegungen (Abb. 5.14)

Der Hüftkomplex besitzt mit seinen sechs Bewegungsrichtungen eine große Bewegungsfähigkeit, die besonders für funktionelle Alltagsaktivitäten wie Gehen, Hinsetzen und Aufstehen, Treppen steigen, Kleidung anziehen (Hosen und Socken oder Schuhe) oder auch für sportliche Aktivitäten von größter Bedeutung ist. Zu den standardisierten Beurteilungen der einzelnen Bewegungsrichtungen kann die aktive Bewegungsprüfung durch diese Alltagsfunktionen sinnvoll ergänzt werden. Häufig sind auch bei der unteren Extremität Bewegungen des Gelenkkomplexes unter Belastung mit dem Körpergewicht sinnvoll, da die Gelenke der unteren Extremität auch im Alltag das eigene Körper-

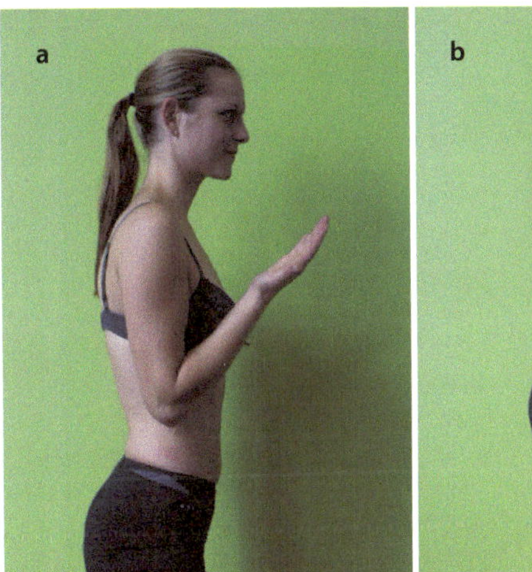

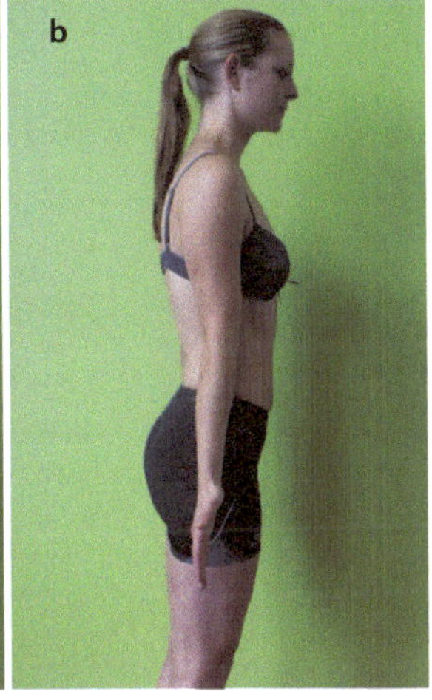

Abb. 5.12 **a,b Beurteilung der aktiven Ellenbogenbewegungen.** **a** Ellenbogenflexion, **b** Ellenbogenextension

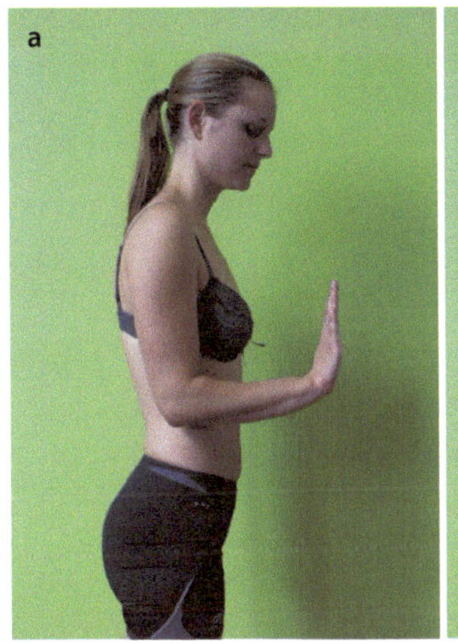

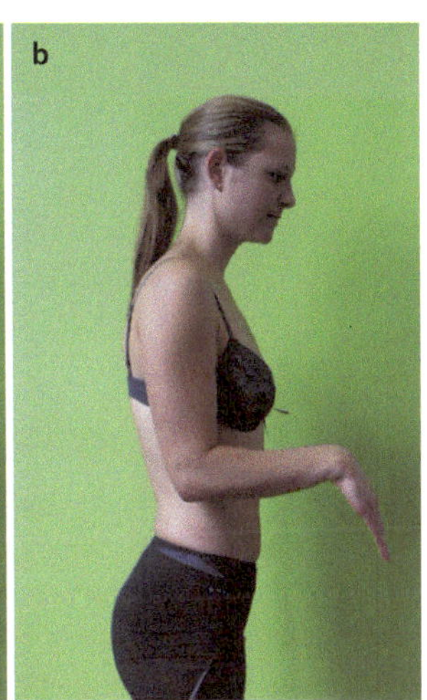

Abb. 5.13 **a,b Beurteilung der Handbewegungen.** **a** Dorsalextension der Hand **b** Palmarflexion der Hand

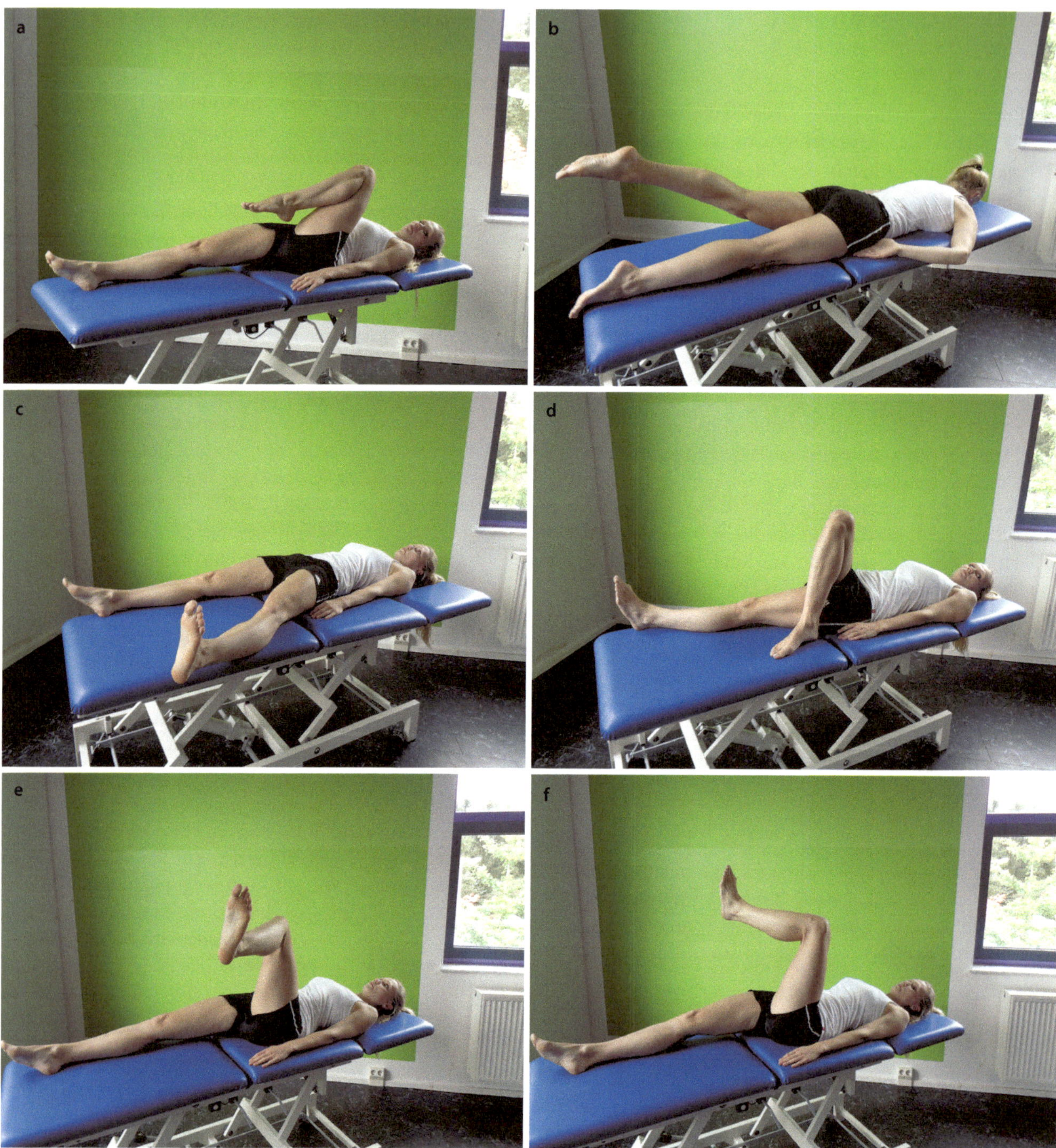

Abb. 5.14 a–f Beurteilung der aktiven Hüftbewegungen. **a** Flexion der Hüfte, **b** Extension der Hüfte, **c** Abduktion der Hüfte, **d** Adduktion der Hüfte, **e** Innenrotation der Hüfte, **f** Außenrotation der Hüfte

gewicht tragen müssen. Manchmal lassen sich die Symptome erst dadurch ausreichend reproduzieren und für die Therapie beschreiben. Sind die Symptome des Patienten durch die physiologischen Bewegungen (Flex, Ext, Abd, Add, IR, AR) nicht ausreichend reproduzierbar, empfiehlt sich eine Progression der Belastungsintensität. Dies kann durch Gewichtsbelastungen, Steigerung der Wiederholungszahl oder auch durch Kombination der einzelnen Bewegungsrichtungen erreicht werden.

Die zu erwartenden Normwerte der aktiven physiologischen Bewegungsamplituden für diesen Gelenkkomplex sind:
- Flexion/Extension (140°/0°/20°),
- Abduktion/Adduktion (45°/0°/30°),
- Innenrotation/Außenrotation (30°/0°/60°).

Flexion der Hüfte (Abb. 5.14a)

Bei der Flexion des Hüftgelenkes ist ein aktives Bewegungsausmaß von etwa 140° zu erwarten. Ausweichbewegungen sollten dabei nicht auftreten, sie weisen stets auf eine abnormale Situation (eine Funktionsstörung) des Hüftkomplexes und der umgebenden Strukturen (Muskeln, Bänder, Sehnen oder Nerven) hin. Sind bei der aktiven Prüfung der Hüftflexion Abweichungen von der erwarteten Norm oder auch signifikante Abweichungen im Seitenvergleich festzustellen, so müssen diese einzelnen Bauteile (Muskeln, Bänder, Sehnen oder Nerven) auch weiter untersucht werden. Hierzu gibt der positive Bewegungsbefund ausreichend Anlass.

Durchführung: Für die aktive Flexion der Hüfte liegt der Patient in Rückenlage und nähert einen Oberschenkel dem Oberkörper an. Der Therapeut kontrolliert das Bewegungsausmaß (ggf. kann auch mit einem Goniometer das aktive Bewegungsausmaß gemessen werden) und das Einhalten der Achse und der Ebene während der gesamten Bewegung.

Klinisch wichtige Beobachtungspunkte sind dabei:

- Beinachse,
- Becken (Ausweichmechanismen? Weiterlaufende Bewegung?).

Unter klinischen Aspekten ist die Flexionsbewegung der Hüfte wohl die wichtigste. Sie reagiert bei einer Vielzahl funktioneller Störungen sehr schnell und neigt am ehesten zu einer Einschränkung und Steifigkeit.

Extension der Hüfte (Abb. 5.14b)

Die physiologische Extension des Hüftkomplexes schlägt quantitativ normalerweise mit etwa 10–20° zu Buche. Auf eine weiterlaufende Bewegung über das Os sacrum in die lumbalen Wirbelsäulenabschnitte ist zu achten, und bei Bedarf ist eine Korrektur dieser aktiven Bewegung (ohne Ausweichmechanismen) durchzuführen.

Durchführung: Zur Prüfung der aktiven Hüftextension liegt der Patient auf dem Bauch oder auf der Seite. Das gestreckte Bein wird in der Hüfte nach hinten gestreckt. Der Therapeut legt dabei eine Hand auf das Os sacrum, um weiterlaufende Bewegungen in die Lendenwirbelsäule rechtzeitig zu erkennen und ggf. korrigieren zu können.

Klinisch wichtige Beobachtungspunkte sind dabei:

- Beinachse,
- Becken (Ausweichmechanismen? Weiterlaufende Bewegung?),
- lumbale Wirbelsäulensegmente (Hohlkreuzbildung?).

Abduktion der Hüfte (Abb. 5.14c)

Von einer normalen Bewegungsamplitude der Abduktionsbewegung der Hüftgelenke spricht man bei 45° aktiver Mobilität. Dabei sind besonders folgende Beobachtungspunkte klinisch relevant:

- Beinachse (v. a. die rotatorische Ausweichbewegung muss beachtet werden),
- Ausweichbewegungen des Beckens (seitliches Verkippen),
- lumbale Wirbelsäule.

Durchführung: Hier hat sich die Rückenlage bewährt. Dabei hat der Patient ausreichend Unterstützungsfläche, und die Bewegung kann durch die Unterlage auch erleichtert werden, um Ausweichbewegungen zu minimieren oder gar zu eliminieren. Das gestreckte Bein wird nach außen abgespreizt. Ausweichmechanismen im Becken oder der Wirbelsäule müssen korrigiert werden.

Adduktion der Hüfte (Abb. 5.14d)

Die aktive Adduktion der Hüftgelenke ist wiederum eine Kompromissbewegung. Für das vollständige Bewegungsausmaß ist es erforderlich, entweder das andere Bein vor das zu Bewegende zu positionieren oder mit dem zu testenden Bein die Ebene zu verlassen (das Bein der zu testenden Seite wird über das andere Bein bewegt = zusätzliche Flexion für die Überprüfung der aktiven Adduktion). Ein normales Bewegungsausmaß ist ab 20–30° erreicht.

Durchführung: In Rückenlage wird ein Bein über das andere aufgestellt. Nun kann das gestreckte unten abgelegte Bein über die Körpermitte in Richtung Adduktion bewegt werden. Beurteilt wird neben der Bewegungsamplitude auch die Qualität (Ausweichverhalten – Einhalten von Achse und Ebene) der Bewegungsdurchführung und die Bewegungskontrolle.

Klinisch wichtige Beobachtungspunkte sind dabei:

- Beinachse,
- Becken (Ausweichmechanismen? Weiterlaufende Bewegung?),
- lumbale Wirbelsäulensegmente (Hohlkreuzbildung?).

Innenrotation der Hüfte (Abb. 5.14e)

Das Bewegungsausmaß der aktiven Innenrotation der Hüftgelenke ist im Normalfall geringer als das aktive Bewegungsausmaß der Außenrotation. Dabei entspricht das Verhältnis von IR:AR in etwa einer 1:2-Verteilung. Als Anhaltspunkt für die Beurteilung der Normalität der Rotationsfähigkeit der Hüftgelenke oder für einen Annäherungswert an die Normalität kann auch die Summe der Winkelmaße herangezogen werden: IR + AR = ca. 90°. Der Normwert der aktiven Hüftgelenksinnenrotation liegt bei ca. 25–30°.

Durchführung: In Rückenlage mit einer 90/90-Position von Hüft- und Kniegelenk kann die Rotation gut kontrolliert durchgeführt werden. Für eine Hüftgelenksinnenrotation bewegt sich dabei der Unterschenkel nach außen. Gleichzeitig muss die Femurachse während der Drehbewegung stabil gehalten werden können.

Klinisch wichtige Beobachtungspunkte sind dabei:

- Femurachse,
- Becken (Ausweichmechanismen? Weiterlaufende Bewegung?),
- lumbale Wirbelsäulensegmente (Hohlkreuzbildung?).

Klinisch fällt bei der Betrachtung der Innenrotation eine deutliche Anfälligkeit für Steifigkeiten und Mobilitätsverluste auf. Da die Innenrotation auch eine deutliche Mehrbelastung für die kapsulären Anteile des Hüftgelenkes darstellt, wird auch verständlich, warum diese Bewegungsrichtung bei funktionellen Störungen einschränkt.

Außenrotation der Hüfte (Abb. 5.14f)

Die aktive Hüftgelenksaußenrotation gilt zwischen 45° und 60° als normal beweglich. Die Außenrotation ist auch weniger von Mobilitätseinschränkungen betroffen, da das Hüftgelenk – und vor allem der Kapsel-Band-Apparat – in der Außenrotationsposition tendenziell eher entlastet wird. Auch bei arthrotischen Veränderungen der Knorpelzonen bleibt die Außenrotation meist länger erhalten als die Innenrotation. Die Außenrotation entlastet den Kapsel-Band-Apparat des Hüftgelenkes, und die Innenrotation spannt die Gelenkkapsel.

Durchführung: In Rückenlage mit einer 90/90-Position von Hüft- und Kniegelenk kann die Rotation gut kontrolliert durchgeführt werden. Für eine Hüftgelenksaußenrotation bewegt sich dabei der Unterschenkel nach innen. Gleichzeitig muss die Femurachse während der Drehbewegung ebenfalls wieder stabil gehalten werden können.

Klinisch wichtige Beobachtungspunkte sind dabei:

- Femurachse,
- Becken (Ausweichmechanismen? Weiterlaufende Bewegung?),
- lumbale Wirbelsäulensegmente (Hohlkreuzbildung?).

Physiologische Kniebewegungen (Abb. 5.15)

Der wichtigste Freiheitsgrad des Kniegelenkes liegt wohl in der Flexions-Extensions-Achse. Bei zunehmender Knieflexion kommt ein weiterer Freiheitsgrad hinzu: Die Rotationsachse wird frei und gleicht unebene Untergründe und koordinative Ansprüche aus. Bei der aktiven Bewegungsprüfung des Kniekomplexes werden demnach vier Bewegungsrichtungen beurteilt und mit den Kriterien Quantität, Qualität und Schmerz beschrieben. Beurteilt werden sollten zudem auch die Beinachse und etwaige Abweichungen der knöchernen Lagebeziehung der beiden Gelenkpartner Tibia und Femur (z. B. Genu-varum-, Genu-valgum-Positionen).

Die zu erwartenden Normwerte der aktiven Bewegungsamplituden für diesen Gelenkkomplex sind:

- Flexion/Extension (140°/0°/0°–5°),
- Innenrotation/Außenrotation (30°/0°/40°).

Flexion des Kniegelenkes (Abb. 5.15a)

Die Überprüfung der aktiven Kniebewegungen kann standardisiert aus der Rückenlage des Patienten erfolgen. Hieraus ergeben sich ausreichend Möglichkeiten, die Bewegungsrichtungen zu beurteilen und für die Therapie zu kategorisieren.

Durchführung: Der Patient beugt das Kniegelenk in Rückenlage an. Dabei darf auch das Hüftgelenk mitbewegt werden. Soll die Knieflexion aus einer Neutralposition für die Hüfte beurteilt werden, so muss das zu untersuchende Bein in den Überhang an die Kante der Therapieliege gebracht werden.

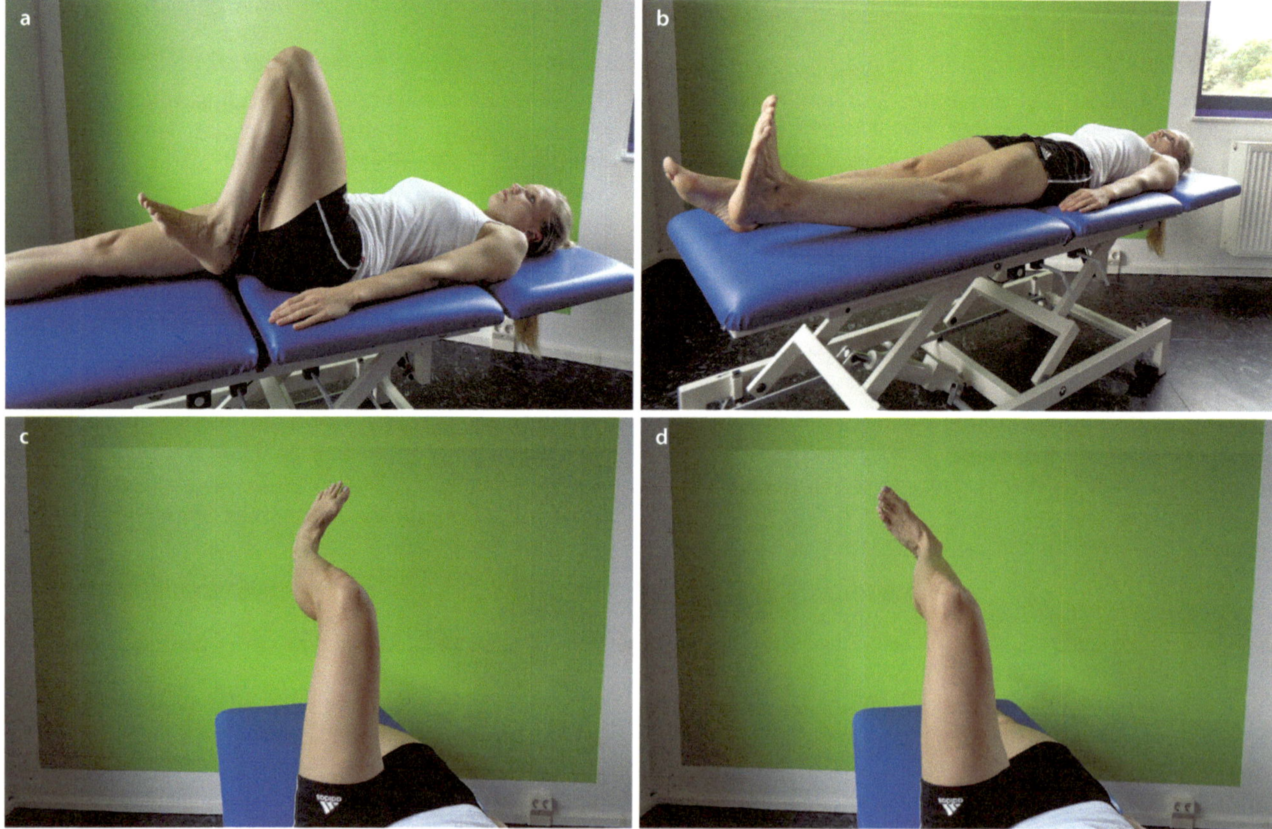

Abb. 5.15 a–d Beurteilung der aktiven Kniebewegungen. **a** Flexion des Kniegelenks, **b** Extension des Kniegelenks, **c** Innenrotation des Kniegelenks, **d** Außenrotation des Kniegelenks

Beurteilt werden neben dem aktiven Bewegungsausmaß auch das Bewegungsverhalten der beiden Gelenkpartner, das Einhalten der Bewegungsachse sowie das Verhalten der gesamten Beinachse.

Extension des Kniegelenkes (◘ Abb. 5.15b)

Für die Knieextension wird der Patient aufgefordert, die Kniekehle in die Unterlage (in die Therapieliege) zu drücken. Nun wird die Ferse von der Unterlage abgehoben, während die Kniekehle in Kontakt mit der Unterlage bleibt. Beurteilt werden das aktive Bewegungsausmaß sowie die Schlussrotation der Tibia nach außen.

Rotationsfähigkeit des Kniekomplexes

Für die Beurteilung der Rotationsfähigkeit des Kniegelenkes ist eine Flexionsstellung des zu untersuchenden Kniegelenkes erforderlich. Nur in einer gebeugten Kniegelenkstellung wird dieser zusätzliche Freiheitsgrad funktionell freigeschaltet. Standardisiert kann in einer 90°-Flexionsstellung des Kniegelenkes begonnen werden. Mit zunehmender Flexion wird auch die Rotationsfähigkeit besser, zunehmende Annäherungen an die Nullstellung reduzieren die Rotationsfähigkeit der Tibia wieder. Die aktive Rotation der Tibia kann in nahezu jeder gebeugten Knieposition durchgeführt und beurteilt werden.

Innenrotation des Kniegelenkes (◘ Abb. 5.15c)

In der gebeugten Knieposition dreht der Patient die Tibia nach innen (dabei drehen die Zehen ebenfalls nach innen). Beurteilt werden das aktive Bewegungsausmaß, die Stabilität der Tibia-Längsachse sowie die muskuläre Sicherung der Bewegung.

Außenrotation des Kniegelenkes (◘ Abb. 5.15d)

Für die Außenrotation dreht der Patient aus derselben Ausgangsstellung wie für die Innenrotation die Tibia aktiv nach außen. Dabei drehen auch die Zehen nach außen. Beurteilt werden das aktive Bewegungsausmaß, die Stabilität der Tibia-Längsachse sowie die muskuläre Sicherung der Bewegung.

Physiologische Fußbewegungen: der Fuß als kinematischer Komplex (◘ Abb. 5.16)

Der Fuß verfügt über eine enorme Bewegungsfähigkeit, die stets als Gesamtprodukt aller am Fußkomplex befindenden Gelenke zusehen ist. Zudem ist der Fußkomplex – unter anderem durch diese Vielzahl an beteiligten Gelenken – noch enorm verformbar und damit auch höchst belastbar in Alltags- und Sportbewegungen. Diese Deformationsfähigkeit ermöglicht eine immense Mobilität bei optimaler Stabilität. Die Gesamtbewegungen Flexion, Extension, Inversion und Eversion des Fußkomplexes finden in folgenden Gelenken statt:

- talocrural (OSG: zwischen Talus und der Malleolengabel),
- talocalcanear (USG: zwischen Talus und Calcaneus),
- talonavicular,
- talocalcaneocuboidal,
- cuboid – Os cuneiforme III,
- naviculare – Ossa cuneiformia I+II,
- cuboid – Ossa metatarsalia IV+V,
- Ossa cuneiformia I–III – Ossa metatarsalia I–III,
- Zehengelenke (Grund-, Mittel- und Endgelenke).

Allein schon die Anzahl der an den Fußbewegungen beteiligten Gelenke macht deutlich, dass es sich hier um einen kinematischen Komplex handelt – und nicht um ein einzelnes Gelenk.

Die Untersuchung der aktiven Bewegungsfähigkeit des Fußkomplexes kann sowohl im Sitzen (dann bestenfalls mit frei hängenden Füßen) als auch im Liegen optimal durchgeführt werden. Standardisiert hat dich die liegende Position bewährt. Die Standardbewegungen Flexion, Extension, Inversion und Eversion können und sollen auch durch funktionelle und belastete Bewegungen (z. B. Treppensteigen, Zehengang, Fersengang, Hüpfen oder Springen) ergänzt und vervollständigt werden. Diese zusätzlichen Testbewegungen richten sich nach dem individuellen funktionellen Problem des Patienten und werden dann auch individuell ausgewählt und in die Diagnostikkaskade integriert.

Die zu erwartenden Normwerte der aktiven Bewegungsamplituden für diesen Gelenkkomplex sind:

- Plantarflexion/Dorsalextension (30°–50°/0°/20°–30°),.

Plantarflexion des Fußkomplexes (◘ Abb. 5.16a).

Der Patient wird aufgefordert, den Fußrücken und die Zehen „lang" zu machen. Dabei nähern sich die Zehen der Unterlage an (bei Ausgangsstellung Rückenlage). Beurteilt werden das aktiv mögliche Bewegungsausmaß, der harmonische Bogen des Fußrückens (die harmonische Bewegungsverteilung durch alle beteiligten Gelenkreihen) und eventuell auftretende Ausweichmechanismen.

Dorsalextension des Fußkomplexes (◘ Abb. 5.16b)

Der Fußrücken wird nach oben (in Richtung Tibia) gezogen. Beurteilt werden das aktiv mögliche Bewegungsausmaß, die harmonische Bewegungsverteilung durch alle beteiligten Gelenkreihen (auch eventuell bestehende Steifigkeiten) und eventuell auftretende Ausweichmechanismen.

Inversion des Fußkomplexes (◘ Abb. 5.16c)

Bei der Inversion handelt es sich um eine Komplexbewegung der kinematischen Kette, die aus den Bewegungsrichtungen Plantarflexion des OSG in Kombination mit einer Supination des Vorfußes und einer Adduktion des Rückfußes (Calcaneus) zusammengesetzt ist. Man könnte auch sagen, der Fuß faltet sich nach innen zusammen. Dabei sollten alle Bewegungskomponenten endgradig ausgeschöpft werden, bevor die nächste Bewegungsrichtung hinzugenommen wird.

Eversion des Fußkomplexes (◘ Abb. 5.16d)

Bei der Eversion handelt es sich um eine Komplexbewegung der kinematischen Kette, die aus den Bewegungsrichtungen

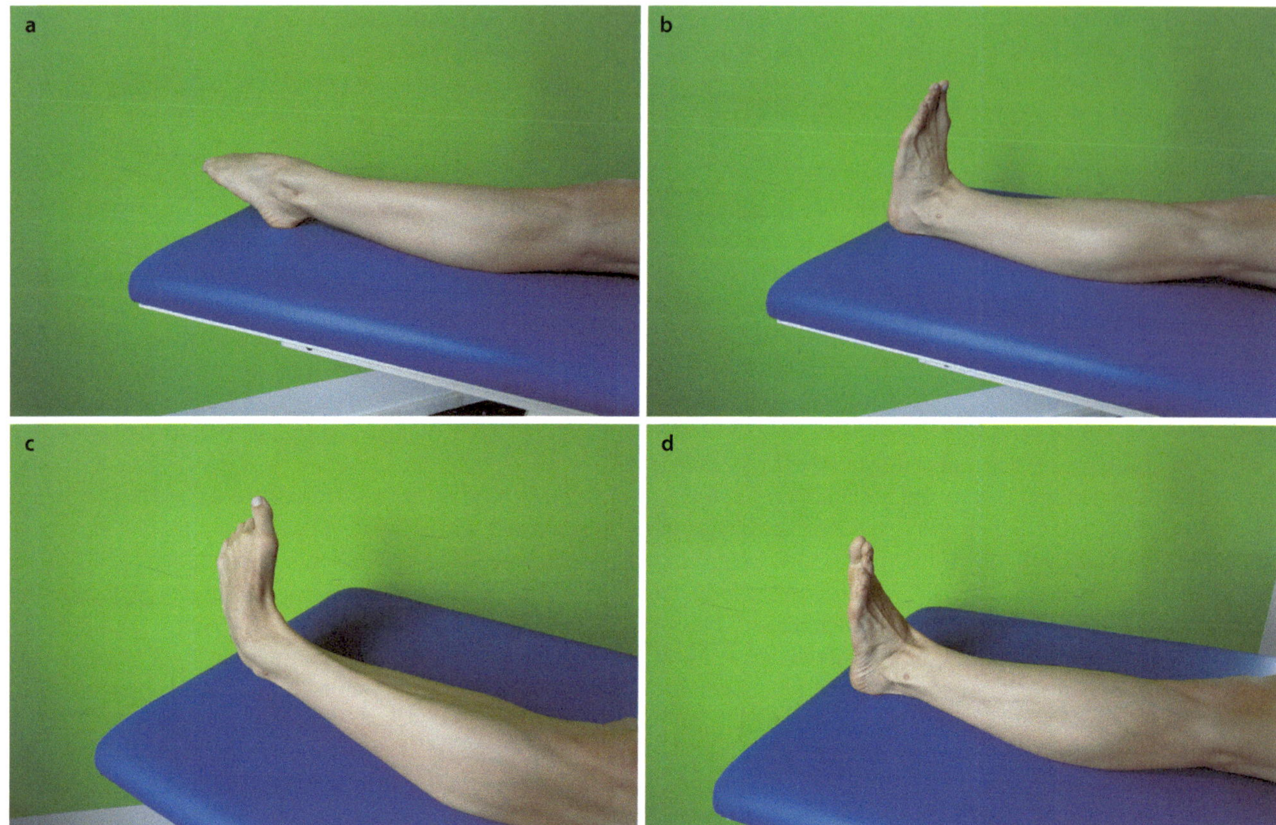

Abb. 5.16 **a–d Beurteilung der aktiven Fußbewegungen. a** Plantarflexion des Fußkomplexes, **b** Dorsalextension des Fußkomplexes, **c** Inversion des Fußkomplexes, **d** Eversion des Fußkomplexes

Dorsalextension des OSG in Kombination mit einer Pronation des Vorfußes und einer Abduktion des Rückfußes (Calcaneus) zusammengesetzt ist. Man könnte auch sagen, der Fuß faltet sich nach außen zusammen. Auch bei der Eversion sollten zunächst alle Bewegungskomponenten endgradig ausgeschöpft werden, bevor die weiteren Bewegungsrichtungen daraufgesetzt werden.

5.8 Beurteilung der aktiven Mobilität der Halswirbelsäule (HWS)

Um die Mobilität eines Strukturkomplexes „Halswirbelsäule" effektiv beurteilen zu können, sind grundlegende Kenntnisse der Anatomie und der Biomechanik (mechanisches Bewegungsverhalten der zervikalen Strukturen) unerlässlich.

In den folgenden Abschnitt werden klinisch relevante anatomische Strukturen und Aufbau der HWS kurz erläutert, um die Grundlagen für die biomechanischen Eigenschaften der Wirbelsäule zu schaffen.

5.8.1 Anatomische Übersicht der HWS

Topographische Anatomie (Abb. 5.17)

Die **HWS** besteht aus

- sieben Wirbeln,
- den zwischen den Wirbeln gelagerten Bandscheiben (Abb. 5.17a),
- dem stabilisierenden Kapsel-Band-Apparat,
- den aus den intervertebralen Foraminae austretenden versorgenden Nerven (Abb. 5.17b) und
- den umgebenden Muskeln (Abb. 5.17c).

Funktionelle Anatomie (Abb. 5.18)

Funktionell wird die HWS in **drei Abschnitte** eingeteilt:

1. **Obere HWS** (C0–C2): Entspricht den oberen Kopfgelenken mit den Gelenkpartnern Okziput (C0), Atlas (C1) und Axis (C2)
2. **Mittlere HWS** (C3–C5): Beinhaltet den Bereich mit der größten Lordose, weshalb die Strukturen dieses Halswirbelsäulenabschnitts eher schwierig zu palpieren und zu differenzieren sind.
3. **Untere HWS** (C6–Th3): Funktionell gehören die ersten drei Brustwirbel noch zum unteren Halswirbelsäulenabschnitt.

5.8.2 Biomechanik der HWS

Die Fachdisziplin der Biomechanik (Biomechanik) beschreibt das angepasste mechanische Bewegungsverhalten der körpereigenen Gewebearten auf von außen einwirkende Einflüsse oder Kräfte.

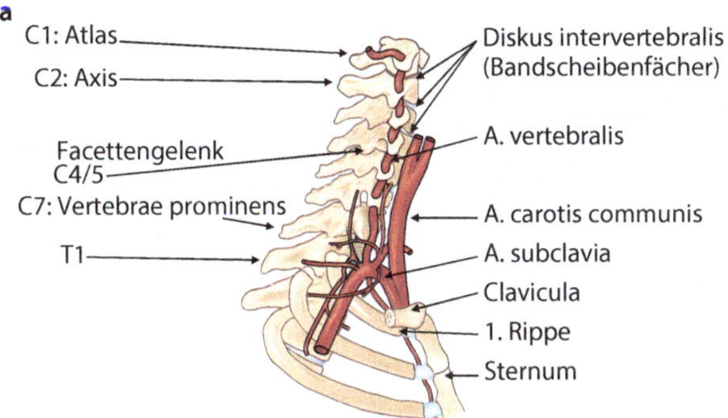

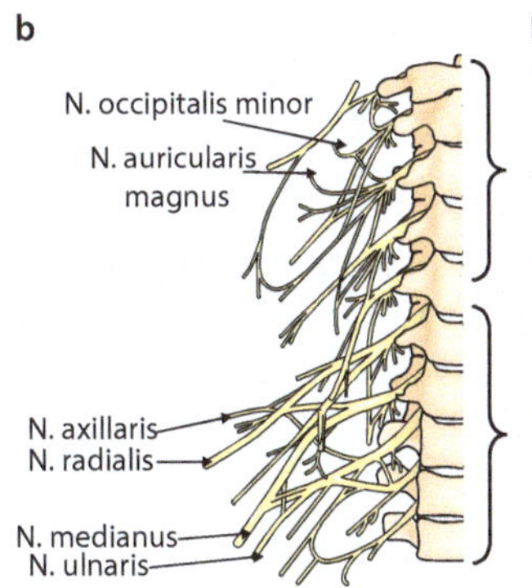

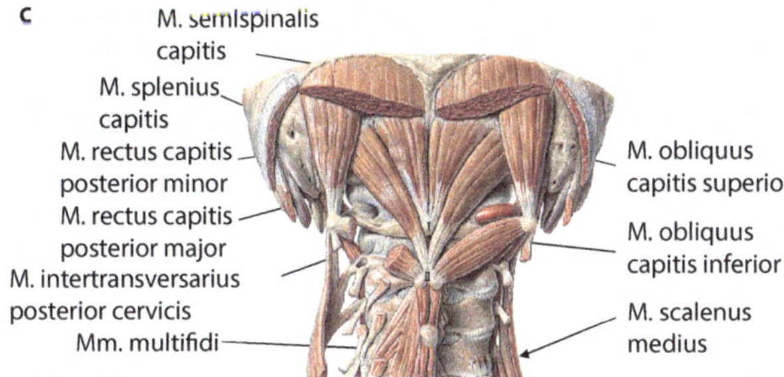

Abb. 5.17 a–c Topographisch-anatomische Übersicht der HWS. **a** Knöcherne Strukturen mit Disci intervertebrales **b** Neurale Strukturen: Plexus cervicalis und Plexus brachialis **c** Dorsale muskuläre Strukturen: Subokzipitalmuskulatur

Biomechanik

Eine prägnante Beschreibung findet sich in Isaak Newtons **Wechselwirkungsprinzip**, auch „Lex tertia" genannt: „Auf jede Aktion folgt stets eine Reaktion" (Aktion = Reaktion). Einfach formuliert bedeutet dies, dass jede Form von äußerer Einwirkung (Aktion) auf den menschlichen Organismus zu einer entsprechenden Adaption (Reaktion) des betroffenen und beteiligten Gewebes im Körper führt.

Nach dem Newton'schen Wechselwirkungsprinzip treten **Kräfte** an einem Körper immer **paarweise** auf und wirken **entgegengesetzt** (Kraft = Gegenkraft). Am menschlichen Körper bedeutet dies, dass von außen einwirkende Kräfte von den Geweben im Organismus nicht einfach nur absorbiert werden, sondern dass die betroffenen Gewebe eine Kraft mit demselben Betrag dagegensetzen. Die einwirkende Kraft wird vom Körpergewebe „gespiegelt" und wirkt zurück nach außen. Diese forcierte Außenwirkung bringt Veränderung in das Gewebe, es findet eine mechanische Adaption auf den äußeren Reiz hin statt.

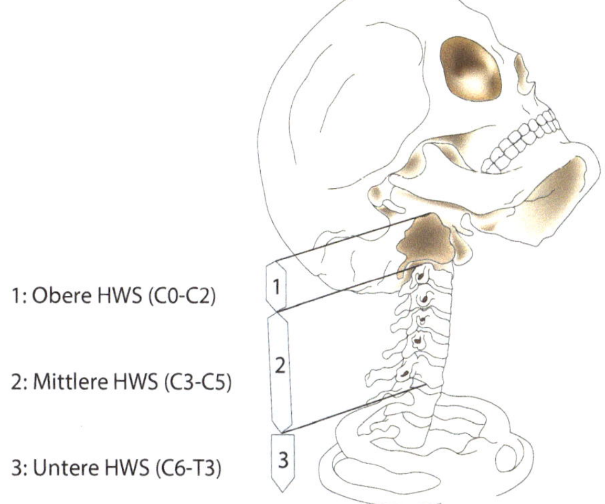

Abb. 5.18 Funktionelle Dreiteilung der HWS

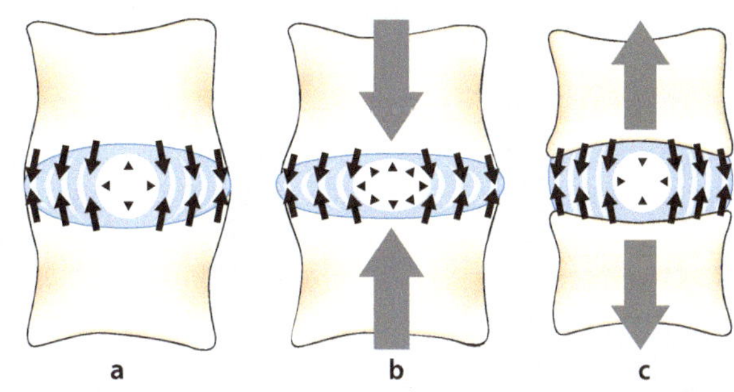

Abb. 5.19 a2013c Äußere Krafteinflüsse und Wechselwirkung. **a** Normale Wechselwirkungslage der Kräfte in einem Bewegungssegment. **b** Verstärkte äußere Druckkräfte in axialer Kompressionsrichtung **c** Entlastende Position für die diskale Struktur

Äußere Krafteinflüsse und Wechselwirkung

Das mechanische Bewegungsverhalten der anatomischen Strukturen der Halswirbelsäule (HWS) auf äußere Einflüsse (Druck- und Zugkräfte) ist in Abb. 5.19 dargestellt. Die mechanischen Wirkungen am Gewebe beziehen sich vorerst auf eine permanente und eher statische Einwirkung der äußeren Kräfte, noch ohne Berücksichtigung einer bestimmten Bewegungsrichtung der knöchernen Anteile des Bewegungssegments.

Normale Wechselwirkungslage der Kräfte in einem Bewegungssegment (Abb. 5.19a)

Im Normalzustand sind die von außen einwirkenden Kräfte und die inneren Gegenkräfte des Bewegungssegments im **Gleichgewicht**. Die Druckverteilung im Bandscheibenfach ist gleichmäßig, und es entstehen keine Zonen mit unphysiologisch hohem Druck auf das Gewebe.

Für die beteiligten Gewebe (Anulus fibrosus, Nucleus pulposus, ligamentäre Strukturen) bedeutet dieser Zustand eine normale, **physiologische Stoffwechsellage**. Die Gesamtheit der Bandscheibe kann gut mit Nährstoffen versorgt werden.

5

Verstärkte äußere Druckkräfte in axialer Kompressionsrichtung (Abb. 5.19b)

Bei verstärkten und anhaltend einwirkenden äußeren **Druckkräften** verändert sich die Kraftsituation für die beteiligten Gewebe. Es werden höhere Gegenkräfte gefordert, um die Kraftdifferenz auszugleichen. Dadurch entsteht ein verstärkter Druck auf den Discus intervertebralis mit resultierender negativer Stoffwechsellage und einer Minderversorgung der beteiligten Strukturen. In diesem Zustand wird dem Bandscheibengewebe die Möglichkeit der Diffusion (Ernährung der Gewebe durch Wechsel von Druck und Entlastung) genommen.

Entlastende Position für die diskale Struktur (Abb. 5.19c)

Bei **Zugkräften** kommt es eher zu einer entlasteten Situation im Bandscheibenfach. Auf den Anulus fibrosus wirken überwiegend Zugkräfte ein und fordern eine Verlängerung der Struktur. Durch diese Verlängerungsbeanspruchung kann der Stoffwechsel in eine negative Bilanz abdriften.

Wirkung äußerer Krafte auf die diskalen Strukturen

Geht die Wirkung der äußeren Kräfte in eine bestimmte **Bewegungsrichtung** über, ergeben sich für die beteiligten Gewebe unterschiedliche Belastungen. Diese sind in Abb. 5.20 für Flexions-, Extensions-, Rotations- und Lateralflexionsbewegungen dargestellt. Die Kraftwirkung wird anhand der Effekte auf die diskalen Strukturen erklärt.

Wirkung von Flexionskräften auf die diskalen Strukturen (Abb. 5.20a)

Wirken Flexionskräfte auf die diskalen Strukturen ein, sind folgende **mechanischen Veränderungen** zu beschreiben:

- Die Wirbelkörper im Bewegungssegment werden ventral zusammengeführt → ventraler Druck auf den Faserring.
- Dorsal werden die Wirbelkörper voneinander entfernt → dorsale Zugspannung auf den Faserring.
- Der Nucleus pulposus wird nach dorsal verlagert (ventrale Druck- und dorsale Sogwirkung).
- Die Druckkräfte des Nucleus pulposus deformieren die Struktur des Anulus fibrosus.
- Die Facettengelenke bewegen sich auseinander (→ eher Zugbelastung).

Wirkung von Extensionskräften auf die diskalen Gewebe (Abb. 5.20b)

Bei extensorisch gerichteten Kräften treten die folgenden **mechanischen Veränderungen** auf:

- Ventrale Zugspannung des Anulus fibrosus durch auseinanderbewegende Wirbelkörper.
- Dorsale Druckbelastung des Anulus fibrosus durch zueinanderbewegende Wirbelkörper.
- Der Nucleus pulposus wird nach ventral verlagert und deformiert den Anulus fibrosus.
- Die Facettengelenke werden ineinandergeschoben (→ eher Druckbelastung).

Wirkung von WS-Rotation auf die diskalen Strukturen (Abb. 5.20c)

Rotatorisch einwirkende Kräfte verursachen, bei axialer Rotation, **keine extremen Spitzenbelastungen** auf die regionalen Diskusareale. Da sich die Wirbelkörper des Bewegungssegments nicht voneinander entfernen, sondern lediglich gegeneinander verdrehen, bleibt die Druck- bzw. Zugbelastung relativ konstant. Die durch die Drehung entstehenden Rotationskräfte wirken auf den Anulus fibrosus und die ligamentären Strukturen. Belastet werden auch die Facettengelenke, die eine Rotation der Wirbelsäule wesentlich limitieren und führen.

Wirkung von Lateralflexion auf die diskalen Strukturen (Abb. 5.20d)

Die **Lateralflexion** bringt unilateralen Druck, mit Verlagerung des Nucleus pulposus und einseitiger Belastung des Anulus fibrosus:

- Konkavseitige Annäherung der Wirbelkörper mit resultierender Kompression auf den Anulus fibrosus.

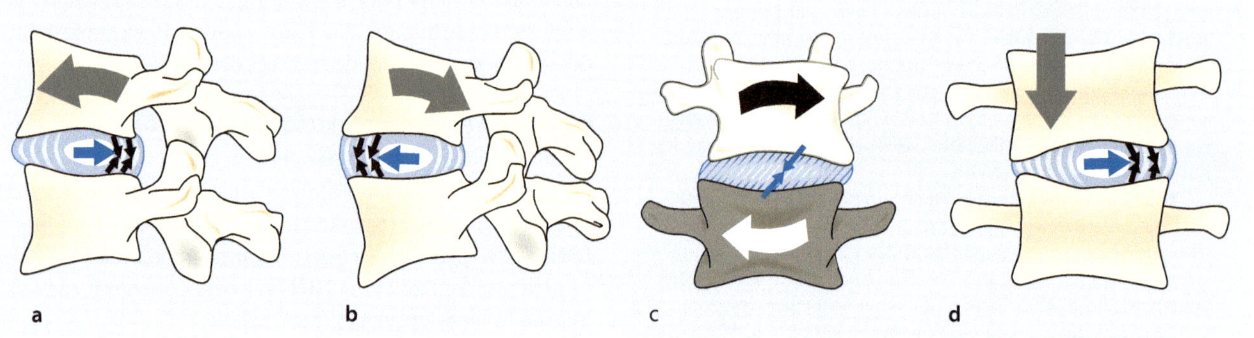

Abb. 5.20 **a–d Wirkung äußerer Kräfte auf die diskalen Strukturen. a** Flexionskräfte, **b** Extensionskräfte, **c** rotatorisch wirkende Kräfte, **d** lateralflexorisch wirkende Kräfte

- Konvexseitige Entfernung der Wirbelkörper mit Zugbelastung des Anulus fibrosus.
- Verlagerung des Nucleus pulposus auf die Konvexseite mit kompressiver Deformation des Anulus fibrosus.

5.8.3 Aktive Bewegungsprüfung/-beurteilung der HWS

Die theoretischen Überlegungen der Biomechanik sollten mit in die aktive Bewegungsprüfung/-beurteilung der HWS eingebunden werden, um evtl. auftretende Symptome auf mechanischer Ebene erklären zu können.

Qualitative Beurteilung von aktiven Bewegungen der HWS (◘ Abb. 5.21): HWS-Flexion (◘ Abb. 5.21a)

Zu beurteilen sind vor allem die harmonische und gleichmäßige **Krümmung der HWS** in Flexionsrichtung. Dabei können auffallen:

- verstärkte Flexion in einzelnen Segmenten,
- verringerte Flexion in einzelnen Segmenten,
- segmentale Stufenbildungen,
- Ausweichbewegungen (Rotation oder Lateralflexion der HWS),
- weiterlaufende Bewegungen in die angrenzenden Gelenkkomplexe (Schultergürtel und BWS).

Als Maß für die Bewegungsamplitude kann die Gesichtsebene herangezogen werden.

HWS-Rotation nach links/rechts (◘ Abb. 5.21b, c)

Bei der zervikalen Rotation ist es hilfreich, zuerst die quantitative Bewegung (Bewegungsausschlag kann anhand der Nase-Schulter-Linie bestimmt werden) in einem Rechts-Links-Vergleich zu bestimmen. Dies erleichtert die qualitative Beurteilung der Bewegungsrichtungen.

Da die zervikale Rotation biomechanisch mit einer Lateralflexion gekoppelt ist, sind stets beide Bewegungsrichtungen zu erkennen, was als normal einzustufen ist. Als **Ausweichbewegungen** bei HWS-Rotation werden somit lediglich eine Flexions- und/oder Extensionskomponente gewertet. Weiterlaufende Bewegungen in den Schultergürtel oder die BWS sind ebenfalls im klinischen Kontext zu bewerten.

HWS-Lateralflexion nach links/rechts (◘ Abb. 5.21d, e)

Die HWS-Lateralflexion zeigt biomechanisch ebenfalls eine Koppelung zur Rotation, d. h., bei dieser Bewegung können eine Flexions- oder Extensionskomponente als **Ausweichbewegungen** gewertet werden. Des Weiteren werden segmentale **Hyper-** bzw. **Hypomobilitäten** im Hinblick auf die klinischen Symptome bewertet. Weiterlaufende Bewegungskomponenten in den Schultergürtel oder die BWS müssen ebenfalls in den klinischen Bewertungsprozess integriert werden.

Auffällige Schutzspannungen in der beteiligten Muskulatur oder Schutzdeformitäten im umgebenden Bindegewebe sind bei der aktiven Bewegungsprüfung der HWS-Lateralflexion (wie bei allen anderen Bewegungsrichtungen) klinisch relevant für den weiteren Untersuchungs- und Therapieverlauf.

HWS-Extension (◘ Abb. 5.21f)

Für das Maß der zervikalen Extension kann die Gesichtsebene herangenommen werden. Ausweichbewegungen in Richtung Rotation sowie Lateralflexion sind ebenso zu bemerken wie segmentale Stufenbildungen (segmentale Hyper- bzw. Hypomobilität).

5.9 Beurteilung der aktiven Mobilität der Lendenwirbelsäule (LWS)

Die Beurteilung der aktiven Mobilität der lumbalen Wirbelsäulenabschnitte nimmt eine Sonderstellung ein, da immer auch die **benachbarten Regionen** (Hüfte, Becken und thorakale Wirbelsäule) an den Bewegungen mitbeteiligt sind. Da die LWS inmitten dieser Strukturkomplexe liegt, ist eine **selektive Untersuchung**

- zum einen nicht sinnvoll, da die LWS in einer Bewegungskette agiert, und
- zum anderen schwer durchführbar, da der Therapeut die aktiven Bewegungen zu sehr führen und kontrollieren müsste.

Die LWS isoliert und spezifisch zu bewegen, dürfte den meisten Patienten sehr schwer fallen und ist auch unter dem Aspekt der alltagsorientierten funktionellen Untersuchung nicht erforderlich. Da bei Alltagsbewegungen alle benachbarten Regionen im Sinne einer **funktionellen Bewegungskette** beteiligt sind, erscheint es nur konsequent, wenn dies bei der physiotherapeutischen Untersuchung ebenfalls so belassen wird.

Wichtig ist es, die **Symptome** oder evtl. reproduzierbare vergleichbare Zeichen des Patienten bei den einzelnen Bewegungstests im Auge zu behalten. Ggf. ist eine differenzierende Untersuchung erforderlich, um festzustellen, ob die Symptome in der LWS oder in den angrenzenden Regionen ausgelöst werden.

> Ein vergleichbares Zeichen ist ein durch die körperliche Untersuchung reproduzierbares – für den Patienten meist unangenehmes – Sinneserlebnis, das jedoch kein direktes primäres Symptom darstellt.

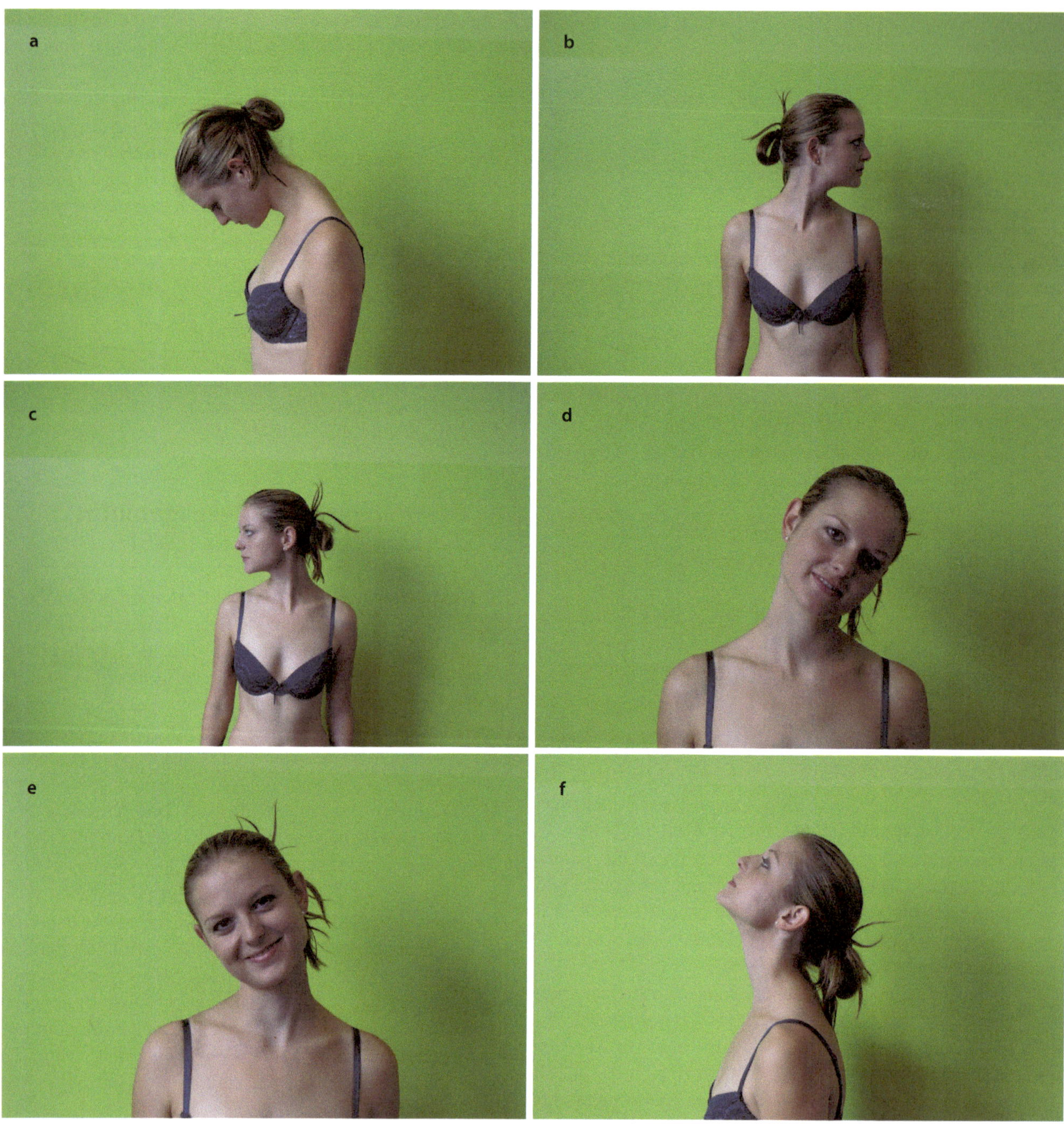

Abb. 5.21 a–f Qualitative Beurteilung aktiver HWS-Bewegungen. **a** HWS-Flexion, **b**, **c** HWS-Rotation nach links/rechts, **d**, **e** HWS-Lateralflexion nach links/rechts, **f** HWS-Extension

Ein vergleichbares Zeichen steht noch in keinem direkten Zusammenhang mit der Hauptsymptomatik, sondern weist lediglich auf einen möglichen Zusammenhang oder ein zusätzliches Problem hin. Es kann ein Hinweis auf eine initiierende, begleitende oder unterhaltende Problematik sein und dem Therapeuten weitere erforderliche Untersuchungen auf dem Diagnostikweg aufzeigen oder wichtige klinische Hinweise für zusätzlich mögliche Behandlungsinterventionen geben.

5.9.1 Anatomische Übersicht der LWS

- **Topographische und funktionelle Anatomie (Abb. 5.22 und 5.23)**

Anatomische Kenntnisse der klinisch relevanten Strukturen erleichtern immer die Anwendung von allgemeinen und speziellen Untersuchungstechniken in der physiotherapeutischen Diagnostik. In ▶ Übersicht 5.2 sind die klinisch auffälligsten Strukturen der lumbalen Wirbelsäule aufgelistet.

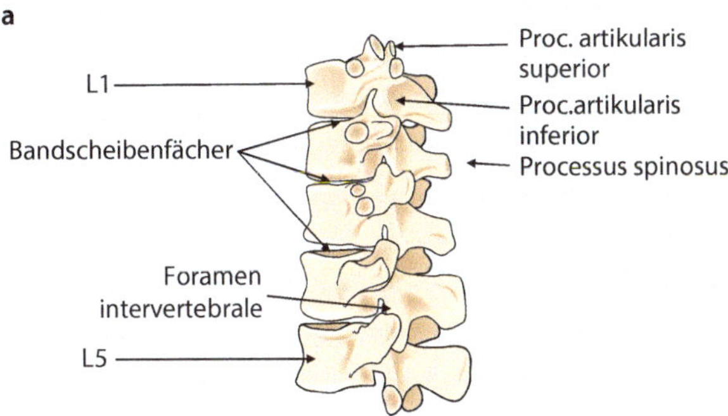

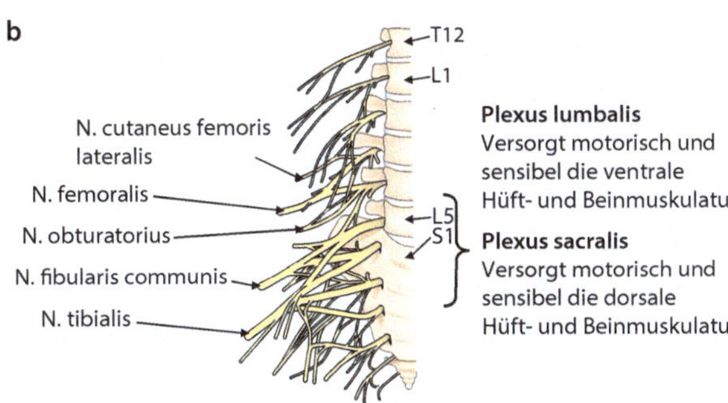

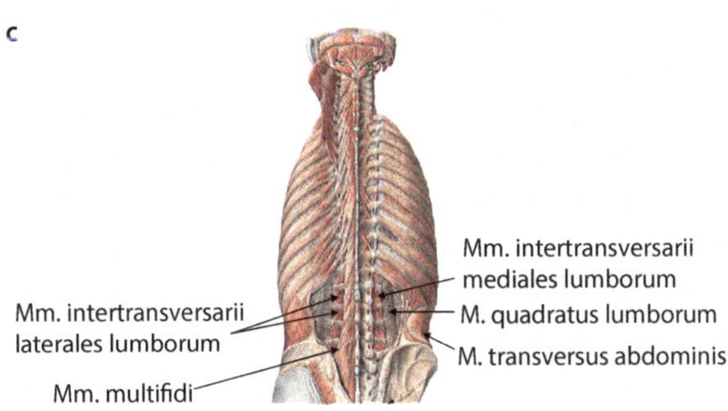

Abb. 5.22 a–c **Topographisch-anatomische Übersicht der LWS.** **a** Knöcherne Strukturen, **b** neurale Strukturen: Plexus lumbalis und Plexus sacralis, **c** stabilisierende muskuläre Strukturen

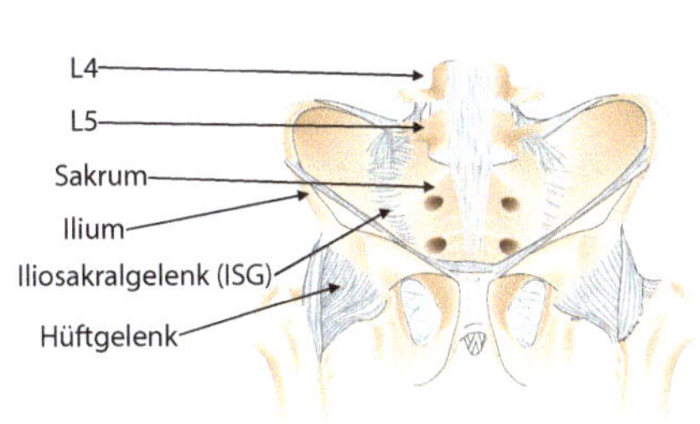

Abb. 5.23 Funktionelle Beziehungen der lumbalen Wirbelsäule

Übersicht 5.2. Bauteile der lumbalen Wirbelsäule

Stabile Bauelemente

- Wirbelkörper und Wirbelbogen
- Proc. spinosus
- Proc. transversus

Mobile Bauelemente

- Discus intervertebralis (bestehend aus Anulus fibrosus und Nucleus pulposus)
- Facettengelenk (Gelenkpartner: Proc. articularis superior des unteren Wirbels und Proc. articularis inferior des oberen Wirbels)
- Foramen intervertebrale
- Lig. longitudinale anterius
- Lig. longitudinale posterius
- Lig. intertransversarium
- Lig. flavum

5.9.2 Biomechanik der LWS

Bei der biomechanischen Beurteilung einer aktiven Bewegung der LWS sind einige Vorüberlegungen bzgl. des mechanischen Bewegungsverhaltens der Lendenwirbelsäule anzustellen.

Mechanisches Bewegungsverhalten der LWS-Strukturen (Abb. 5.24)

Aus dem physiologischen, als normal anzusehenden mechanischen Bewegungsverhalten der klinisch relevanten LWS-Strukturen lassen sich bereits erste Vermutungen bzgl. einer an der Problematik beteiligten Struktur herleiten. Aus den mechanischen Auffälligkeiten oder Besonderheiten, z. B. einer Symptomreproduktion in einer bestimmten Phase einer Bewegung, lassen sich diese Beteiligungen dann mechanisch erklären.

Lumbale Flexion (Abb. 5.24a)

Bei der physiologischen lumbalen Flexion sind bestimmte mechanische Komponenten mit entsprechenden Folgen, sog. **mechanischen Konsequenzen** für die umliegenden Strukturen verbunden. Knöcherne mechanische Bewegungskomponenten und mechanische Konsequenzen für die **umliegenden Strukturen** (bezogen auf ein Bewegungssegment) sind:

- Die Wirbelkörper nähern sich ventral an:
  - Druckbelastung auf den ventralen Anulus fibrosus.
  - Dorsalverlagerung des Nucleus pulposus mit Deformation/Kompression des dorsalen Anulus fibrosus in a.-p.-Richtung.
  - Entlastung des Lig. longitudinale anterius (mechanische Annäherung).
- Die Wirbelkörper entfernen sich dorsal voneinander:
  - Zugbelastung auf den dorsalen Anulus fibrosus.
  - Zugbelastung auf das Lig. longitudinale posterius.

5

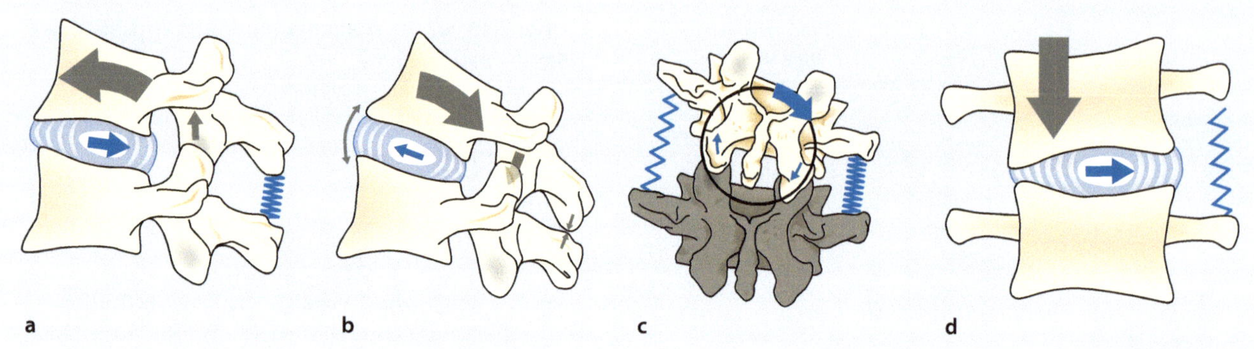

Abb. 5.24 a–d Mechanisches Bewegungsverhalten der LWS-Strukturen bei **a** lumbaler Flexion, **b** lumbaler Extension, **c** lumbaler Rechtsrotation, **d** lumbaler Lateralflexion

- Der Proc. articularis inferior des oberen Wirbels gleitet gegen den Proc. articularis superior des unteren Wirbels nach kranial:
  - Gleitbewegung im Facettengelenk in Richtung Facettenöffnung.
  - Zugbelastung des Lig. flavum.
- Die Proc. spinosi entfernen sich voneinander:
  - Zugbelastung (Spannung) des Lig. interspinale.

Lumbale Extension (Abb. 5.24b)

Für die lumbale Extension sehen die **mechanischen Ereignisse** wie folgt aus:

- Die Wirbelkörper entfernen sich ventral voneinander:
  - Zugbelastung an den ventralen Fasern des Anulus fibrosus.
  - Zugbelastung auf das Lig. longitudinale anterius.
- Die Wirbelkörper nähern sich dorsal einander an:
  - Druckbelastung auf die dorsalen Fasern des Anulus fibrosus.
  - Ventralverlagerung des Nucleus pulposus mit Deformation (Druckbelastung) des ventralen Anulus fibrosus in p.-a. Richtung.
  - Entlastung des Lig. longitudinale posterius (mechanische Annäherung).
- Der Proc. articularis inferior des oberen Wirbels gleitet im Verhältnis zum Proc. articularis superior des unteren Wirbels nach kaudal:
  - Gleitbewegung im Facettengelenk in Richtung Facettenschluss.
  - Annäherung des Lig. flavum (Entlastung).
- Die Proc. spinosi nähern sich einander an (Kissing-spine-Phänomen):
  - Entlastung des Lig. interspinale (mechanische Annäherung).

Lumbale Rotation nach rechts (Abb. 5.24c)

Die lumbale Rotation bringt eine Vielzahl an mechanischen Ereignissen auf die beteiligten knöchernen Gelenkpartner und führt somit zu ebenso vielen **mechanischen Konsequenzen** für die umgebenden Strukturen:

- Der obere Wirbel dreht gegen den unteren nach rechts:
  - Der linke Proc. articularis inferior des oberen Wirbels gleitet nach kranial.
  - Der rechte Proc. articularis inferior des oberen Wirbels gleitet nach kaudal.
  - Das linke Facettengelenk beschreibt eine Facettenschlussbewegung.
  - Das rechte Facettengelenk beschreibt eine Facettenöffnungsbewegung.
  - Discus intervertebralis: Bei axialer Rotation findet lediglich eine rotatorische Gleitbewegung zwischen den hyalinen Knorpelflächen der beteiligten Grund- und Deckplatten des Bewegungssegments und dem Bandscheibengewebe statt.

Lumbale Lateralflexion (Abb. 5.24d)

Bei der Lateralflexion entsteht eine konkave Seite, indem der obere Wirbel auf diese Seite kippt, und kontralateral eine konvexe Seite:

- Auf der **konkaven Seite** nähern sich die Wirbel einander an:
  - Druckbelastung auf den konkavseitigen Anulus fibrosus.
  - Verlagerung des Nucleus pulposus auf die konvexe Wirbelsäulenseite mit Deformation durch Druckbelastungen des konvexseitigen Anulus fibrosus in transversaler Bewegungsrichtung.
  - Entlastung des Lig. intertransversarium (durch Annäherung der Proc. transversi auf der Konkavseite der Wirbelsäule).
- Auf der **konvexen Seite** entfernen sich die Wirbel voneinander:
  - Zugbelastung am konvexseitigen Anulus fibrosus.
  - Zugbelastung des Lig. intertransversarium (durch Entfernung der Proc. transversi auf der Konvexseite der Wirbelsäule).

5.9.3 Aktive Bewegungsprüfung/-beurteilung der LWS

Nachfolgend wird eine mögliche Vorgehensweise zur Untersuchung der **aktiven lumbalen Bewegungsrichtungen** vorgestellt. Die Erkenntnisse aus der Biomechanik sind immer in die Untersuchung der aktiven LWS-Beweglichkeit einzubeziehen. Auf deren Basis lassen sich viele klinische Symptome, die in einer aktiven Bewegung reproduziert werden können, erklären. Erklärungsansätze müssen dann konsequenterweise in der Therapie weiterverfolgt werden, d. h., bei entsprechender Wahl der Behandlungstechniken sollte eine Verbesserung der Einschränkung/des funktionellen Defizits erreicht werden können. Sind keine Veränderungen zu verzeichnen, ist das therapeutische Vorgehen nochmals gründlich zu überdenken. Ggf. sind weitere Untersuchungen, auch die angrenzenden Strukturen betreffend, erforderlich.

Qualitative Beurteilung von aktiven Bewegungen der LWS (◘ Abb. 5.25): LWS-Flexion (◘ Abb. 5.25a)

Eine **quantitative** Beurteilung der LWS-Flexion ist einfach über die Messung des Finger-Boden-Abstands (FBA), bei extendierten Kniegelenken, machbar. Für die **qualitative** Beurteilung der lumbalen Flexion sind folgende Kriterien von größerer klinischer Relevanz:

- harmonische Biegung der LWS,
- regionale Hyper- bzw. Hypomobilität,
- Stufenbildungen im Dornfortsatzrelief,
- Ausweichbewegungen: Lateralflexion oder Rotationskomponente,
- weiterlaufende Bewegungen in die Hüftgelenke,
- Verhalten der Knieextension während der LWS-Flexion,
- Kopfposition während der LWS-Flexion.

LWS-Rotation nach links/rechts (◘ Abb. 5.25b, c)

Eine Möglichkeit des **quantitativen Vergleichs** (Rechts-Links-Vergleich) der lumbalen Rotation ist über die Beurteilung der Verdrehung des Schultergürtels gegen das Becken einfach möglich. **Qualitative Merkmale** einer lumbalen Rotation mit großer klinischer Relevanz sind:

- harmonische Rotation im LWS-Verlauf,
- regionale Hyper- bzw. Hypomobilitäten,
- weiterlaufende Bewegungen in Becken und Hüftgelenke,
- muskuläre Schutzmaßnahmen des Körpers (Hypertonus oder Muskelspasmus als Zeichen einer Schmerzreaktion),
- Bewegungsverhalten von Schultergürtel und Skapula inkl. Thorax.

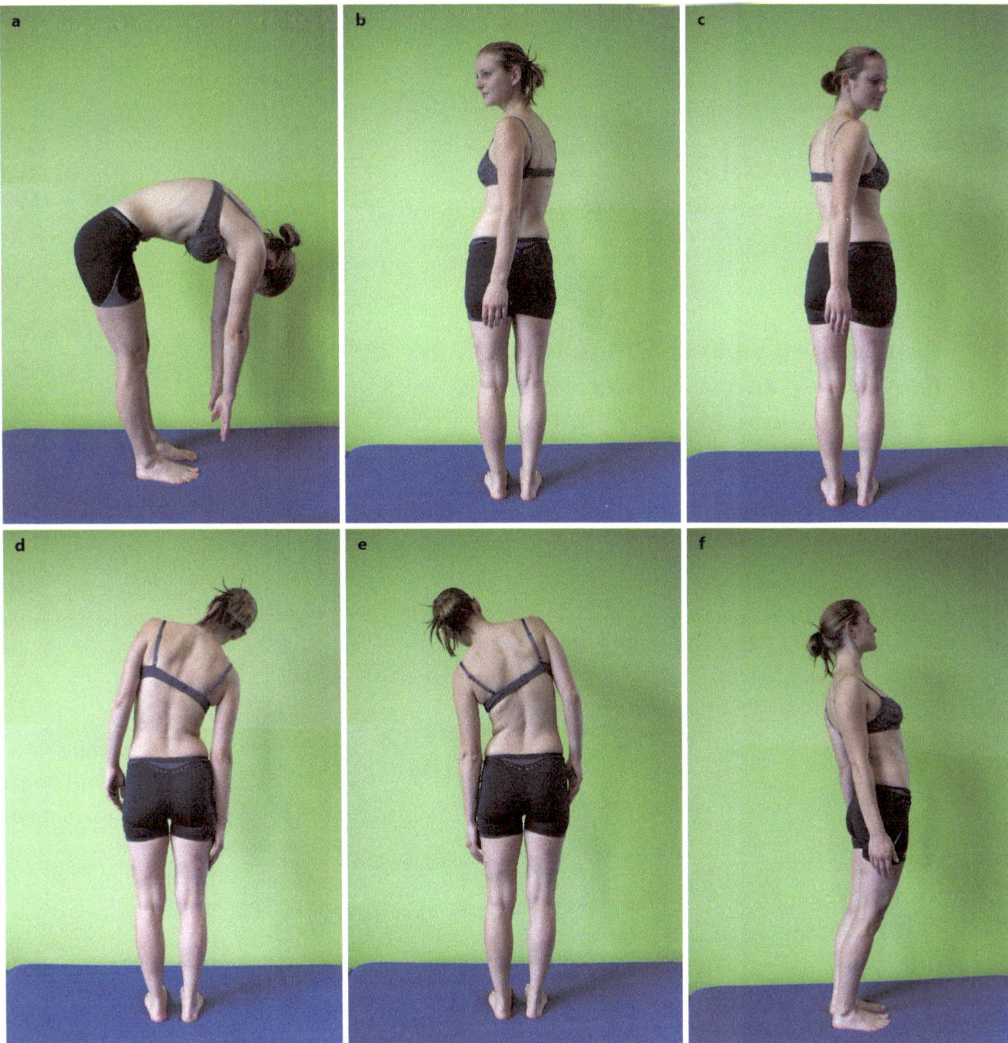

◘ Abb. 5.25 a–f Qualitative Beurteilung der aktiven LWS-Bewegungen. **a** LWS-Flexion, **b**, **c** LWS-Rotation nach links/rechts, **d**, **e** LWS-Lateralflexion nach rechts/links, **f** LWS-Extension

LWS-Lateralflexion nach rechts/links (Abb. 5.25d, e)

Quantitativ kann das aktive Bewegungsausmaß der lumbalen Lateralflexion einfach über den Abstand von der Hand (am gestreckten Arm) bis zum lateralen Kniegelenkspalt gemessen werden. Alternativ kann das Bewegungsausmaß optisch in einem kurzen Rechts-Links-Vergleich beurteilt und eine evtl. Differenz im Seitenvergleich abgeschätzt werden. **Qualitative Parameter** zur Beurteilung der Lateralflexion in der LWS sind:

- harmonische Seitneigung der LWS,
- evtl. „Knickbildung" im Wirbelsäulenverlauf aufgrund segmentaler Hyper- bzw. Hypomobilitäten,
- Faltenbildung der Haut und des Bindegewebes im Rechts-Links-Vergleich,
- weiterlaufende Bewegungen in Becken, Hüftgelenke und BWS,
- Ausgleichsbewegungen der HWS und Kopfpositionierung.

LWS-Extension (Abb. 5.25f)

Für die lumbale Extension kann eine **quantitative** Beurteilung über die Distanz zwischen den Fingerspitzen und der Kniekehle bei Rückbeuge des Oberkörpers messbar gemacht werden. **Qualitative Merkmale** sind u. a.:

- gleichmäßige Lordosebildung in der LWS,
- Beurteilung evtl. Ausweichbewegungen in Becken oder Hüftgelenken sowie thorakale Ausweichmanöver,
- muskuläre Reaktionen während der lumbalen Extension,
- regionale Hyper- bzw. Hypomobilität mit Bildung von Einziehungen oder Ausstülpungen (segmentale Stufenbildung) im Wirbelsäulenverlauf.

5.10 Beurteilung von funktionellen Bewegungsketten: weiterlaufende oder kombinierte Bewegungen

Bei manchen aktiven Bewegungen sind weiterlaufende Bewegungen in die benachbarten Gelenke oder auch kombinierte Bewegungen (z. B. Flexion + Abduktion + Außenrotation in der Schulter) eine normale, sinnvolle und unter funktionellen Aspekten erwünschte (also durchaus physiologische) Reaktion. Diese **funktionellen Bewegungsketten** werden in der physiotherapeutischen körperlichen Untersuchung ebenfalls untersucht und beurteilt.

> **Ein Fehlen weiterlaufender oder kombinierter Bewegungen kann Hinweis auf eine bestehende funktionelle Störung geben.**

Kombinierte Bewegungen (Abb. 5.26)

- Funktionell ist eine zusätzlich einsetzende **Außenrotation bei glenohumeraler Abduktion** (Abb. 5.26a) eine sinnvolle Ergänzung in der Bewegungskette, um eine vergrößerte Amplitude für die G/H-Abduktion zu erreichen. Dadurch kann das Tuberculum majus humeri unter dem Akromion herausdrehen und die Abduktion bis zu 180° (endgradig) freigeben.
- In Abb. 5.26 ist bei endgradiger glenohumeraler Abduktion die Tendenz des Humerus zur Außenrotation im glenohumeralen Gelenk zu erkennen. Dies ist eine **normale** (physiologische), zusätzlich ablaufende **Bewegungskomponente** bei der Abduktionsbewegung. Sie wird aufgrund der knöchernen anatomischen Situation zum Erreichen der endgradigen Position benötigt.
- **T-Shirt hinten in die Hose schieben** (Abb. 5.26b) oder **Jacke anziehen** (Abb. 5.26c): Diese funktionelle Tätigkeit vereint drei glenohumerale Bewegungen zu einer funktionellen Gesamtbewegung: Schulterextension mit Adduktion und Innenrotation. Weist eine dieser Bewegungskomponenten eine Störung auf, kann die gesamte Bewegung eingeschränkt sein; zumindest ist das funktionelle Ergebnis quantitativ bzw. qualitativ schlechter und evtl. auch mit Schmerzen verbunden.
- Bei funktionellen Tätigkeiten wie **Treppen steigen** (Abb. 5.26d) sind immer auch kombinierte Bewegungen (Hüfte: Flexion, Abduktion, Außenrotation → Extension, Adduktion, Innenrotation) zu erkennen:
  - Rechtes Bein (**Schwungbein**): Flexion + Abduktion + Außenrotation.
  - Linkes Bein (**Standbein**): Extension + Adduktion + Innenrotation.
- Eine **Hüftflexion** läuft in eine entlordosierende Beckenaufrichtung (lumbale Flexion) weiter (Abb. 5.26e, f).
- Eine **LWS-Flexion** wird funktionell in eine Hüftflexion weiterlaufen (Abb. 5.26g). Da die beteiligten Gelenkkomplexe (lumbale Wirbelsäule und Hüftgelenke) über direkte anatomische Verbindungen ineinander übergehen, sind mechanische Koppelungen der einzelnen Bewegungen als physiologisch anzusehen. Dabei kann es immer zu gegenseitigen Irritationen durch weiterlaufende Bewegungen kommen, was die Lokalisation von Symptomen manchmal schwieriger gestalten kann.
- **LWS-Rotationsbewegungen** laufen rotatorisch weiter nach kranial in die thorakalen Wirbelsäulenabschnitte (Abb. 5.26h).

Da die Wirbelsäule ein **gesamtheitliches Achsenorgan** des Rumpfes ist, können die einzelnen Bewegungen nicht selektiv auf einen Teilbereich der Wirbelsäule (z. B. die Lendenwirbelsäule) reduziert werden. Vielmehr ist bei allen Bewegungen eine weiterlaufende mechanische Belastung und Veränderung der oberen/unteren Wirbelsäulenabschnitte zu erwarten. Das heißt, Bewegungen, die in der lumbalen Wirbelsäule initiiert werden, laufen – wenn der Bewegungsimpuls nicht vorher gestoppt wird – in die darüber- bzw. darunterliegenden Wirbelsäulensegmente weiter. Dort können diese weiterlaufenden Bewegungen für eine Reproduktion bzw. Inhibition von Symptomen verantwortlich gemacht werden.

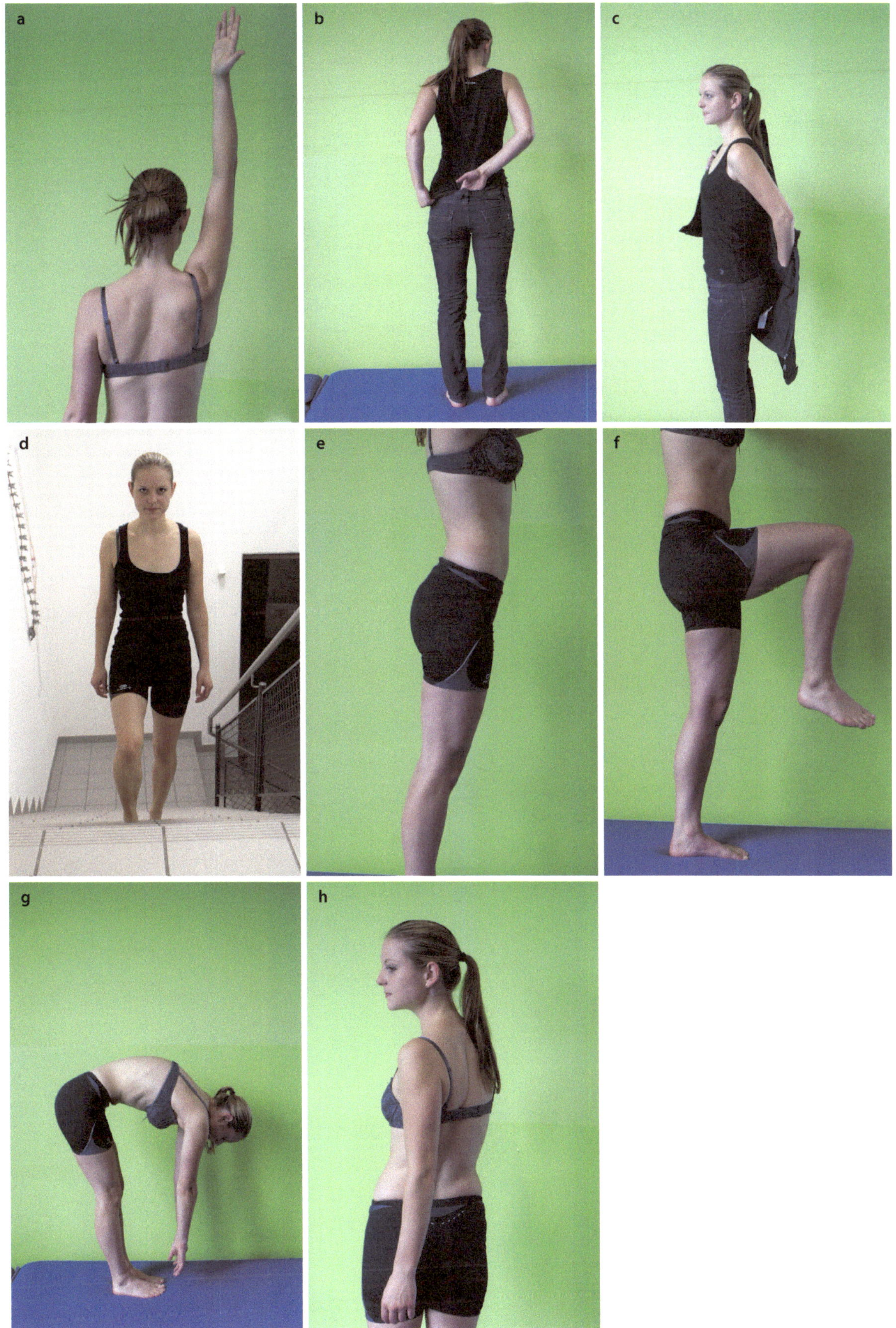

Abb. 5.26 a–h Kombinierte Bewegungen. **a** Kombinierte humerale Außenrotation bei glenohumeraler Abduktion **b, c** T-Shirt in die Hose schieben, Jacke anziehen **d** Treppen steigen **e, f** Lumbale Lordose vor der Hüftflexion, weiterlaufende Bewegungen in Beckenregion und LWS bei Flexion der Hüftgelenke **g** Weiterlaufende Bewegungen in Hüftgelenke und Beckenregion bei lumbaler Flexion **h** Weiterlaufende Rotation an der Wirbelsäule

5.11 Zusammenfassung

Immer wenn Bewegungen unter **funktionellen Aspekten** beurteilt werden, kommt weiterlaufenden oder kombinierten Bewegungen in der Begutachtung eine größere Bedeutung zu. Lediglich in der rein mechanischen Sichtweise von Bewegungen hat eine Bewegungsrichtung einen klar definierten Beginn und ein definiertes Bewegungsende, und daher werden die Bewegungsrichtungen einzeln nach mechanischen Gesetzmäßigkeiten beurteilt. Im funktionellen **Bewegungsalltag** kombiniert unser Körper die Bewegungen oder lässt sie entsprechend in angrenzende Gelenkkomplexe weiterlaufen, um das bestmögliche Ergebnis zu erzielen. Dieses Vorgehen ermöglicht eine größere **Bewegungsökonomie** und sichert ein funktionelles Bewegungsergebnis. Somit ist es bei funktionellen Aktivitäten sinnvoll, auch das Funktionieren einer gesamten Bewegungskette (weiterlaufende oder kombinierte Bewegungen) und ihrer Bestandteile zu beurteilen (▶ Kap. 4, Integration von ADL).

Findet eine normalerweise erwartete weiterlaufende oder kombinierte Bewegung nicht oder nur in sehr geringem Umfang statt, muss sich der Therapeut die Frage nach dem **Warum** stellen, da auch das Fehlen dieser physiologischen Bewegungsbestandteile ein wichtiger Hinweis im klinischen Kontext ist.

Literatur

Bartrow K (2014a) Schwachstelle Rücken. TRIAS, Stuttgart
Bartrow K (2014b) Die 50 besten Rückenschmerzkiller. TRIAS, Stuttgart
Bogduk N (2000) Klinische Anatomie von Lendenwirbelsäule und Sakrum. Springer, Berlin/Heidelberg
Bruzek R (2008) Bewegungsausmaße messen. Physiopraxis 1:34–35
Buck M, Beckers D, Adler S (2010) PNF in der Praxis, 6. Aufl. Springer, Berlin/Heidelberg
Buckup K (2008) Klinische Tests an Knochen, Gelenken und Muskeln – Untersuchungen, Zeichen, Phänomene, 4. Aufl. Thieme, Stuttgart
Dietz B (2009) Let's sprint, let's skate – Innovationen im PNF-Konzept. Springer, Berlin/Heidelberg
Kapandji IA (2001) Funktionelle Anatomie der Gelenke, Bd 1–3, 3. Aufl. Hippokrates, Stuttgart
Laube W (Hrsg) (2009) Sensomotorisches System. Thieme, Stuttgart
Maitland GD (1994) Manipulation der Wirbelsäule, 2. Aufl. Springer, Berlin/Heidelberg
Maitland GD (1996) Manipulation der peripheren Gelenke, 2. Aufl. Springer, Berlin/Heidelberg

Neurologische Untersuchung (NU)

K. Bartrow, *Untersuchen und Befunden in der Physiotherapie*, Physiotherapie Basics,
https://doi.org/10.1007/978-3-662-58298-5_6

Funktionen des Nervensystems testen

Die neurologische Befundung beinhaltet alle Assessments, Scores und Testverfahren, die erforderlich sind, um die Funktionsfähigkeit des Nervensystems in seinen Teilaspekten zu überprüfen. Das primäre **Hauptziel** ist es, eine Erklärung für die Symptome des Patienten zu lokalisieren und klinisch zu beweisen.

Um eine an die Symptome bzw. Funktionsstörung des Patienten angepasste **Untersuchung des Nervensystems in all seinen Funktionsfähigkeiten** durchführen zu können, ist es wichtig, die Funktionen des Nervensystems genau zu definieren und die passenden physiotherapeutischen Untersuchungsmöglichkeiten zu ermitteln.

6.1 Anatomischer Aufbau des Nervensystems (NS) – ein Überblick

Der grundlegende Aufbau des Nervensystems kann in eine zentrale Einheit, das zentrale Nervensystem (ZNS) und in eine periphere Einheit, das periphere Nervensystem (PNS), eingeteilt werden (◘ Abb. 6.1).

Das zentrale Nervensystem besteht aus Gehirn, Meningen und Rückenmark. Das periphere NS beinhaltet aus dem Rückenmark austretende Nerven, die einen Verlauf in die peripheren Körperabschnitte haben. Es beginnt funktionell ab der ersten synaptischen Verschaltung im Rückenmark und strukturell ab dem Austritt der neuralen Strukturen aus dem intervertebralen Foramen (IVF).

Noch innerhalb des Rückenmarkkanals befindet sich die Nervenwurzel, die sich aus den beiden Ästen Radix dorsalis (sensorisch) und Radix ventralis (motorisch) bildet. Beide Teile (Radix ventralis und dorsalis) verbinden sich im intervertebralen Foramen (IVF) im Spinalganglion (s. ◘ Abb. 6.2.). Nach dem Austritt aus dem IVF beginnt der eigentliche „Spinalnerv" mit seinen beiden Verläufen Ramus dorsalis (der auch alle dorsal gelegenen Strukturen – Facettengelenke und Rückenmuskulatur – innerviert) und Ramus ventralis (der die ventralen Strukturen – das Zielgewebe – versorgt).

Periphere Nerven bilden nahe der Austrittsstellen an der Wirbelsäule einen sog. Plexus. Dabei handelt es sich um Nervengeflechte, in denen die Faserverläufe der austretenden Spinalnerven gebündelt und zu einer Art netzartigem „Maschengewebe" verwoben werden. Diese plexiforme Ausrichtung gewährt den peripheren Nerven mehr Stabilität, Beweglichkeit und auch eine deutlich größere Belastbarkeit, da sich die einwirkenden mechanischen Kräfte im Plexus besser verteilen können. Der weitere Verlauf der peripheren Nerven endet dann im Zielgewebe. Zur Plexusbildung peripherer Nerven s. auch ◘ Abb. 5.14b und 5.19b.

Die anatomische Bausubstanz eines peripheren Nervs besteht im Wesentlichen aus den impulsleitenden Strukturen (Nervenfasern – Faszikel – Axon) und den bindegewebigen Hüllschichten (von innen nach außen: Endo-, Peri-, Epi- und Mesoneurium) (◘ Abb. 6.3).

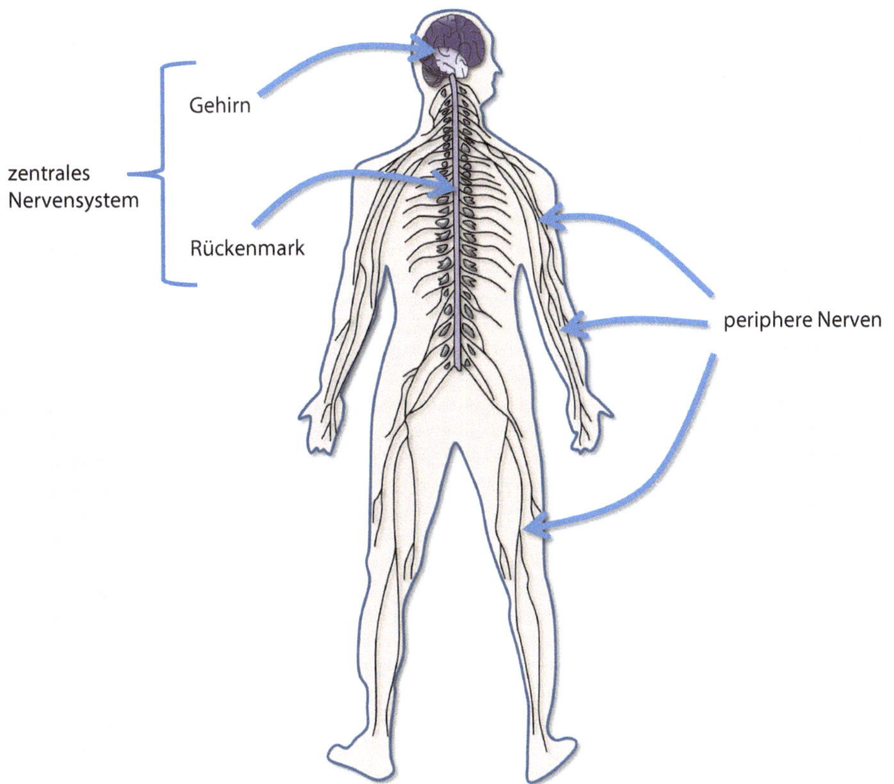

◘ **Abb. 6.1** Aufbau des Nervensystems. (Aus Beck 2013)

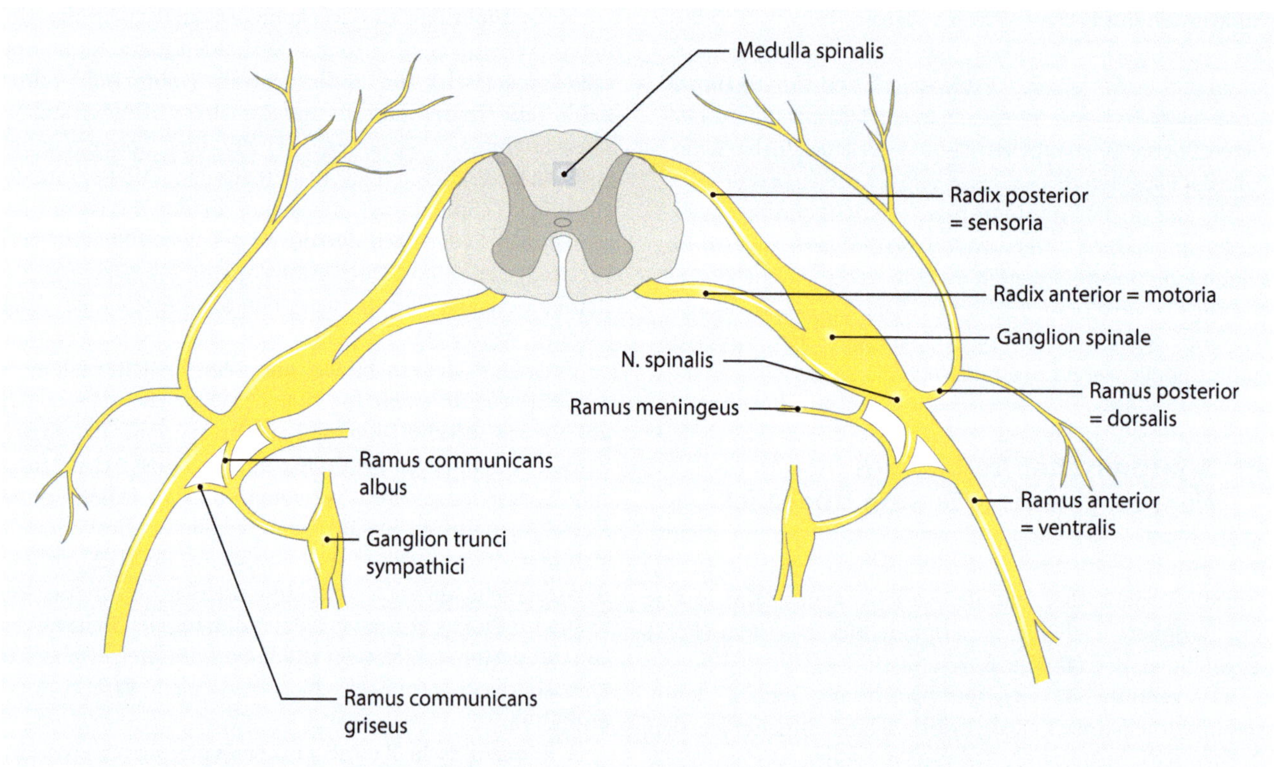

Abb. 6.2 Peripheres Nervensystem. (Aus Tillmann 2010)

Abb. 6.3 Aufbau peripherer Nerven. (Aus Berger und Hierner 2009)

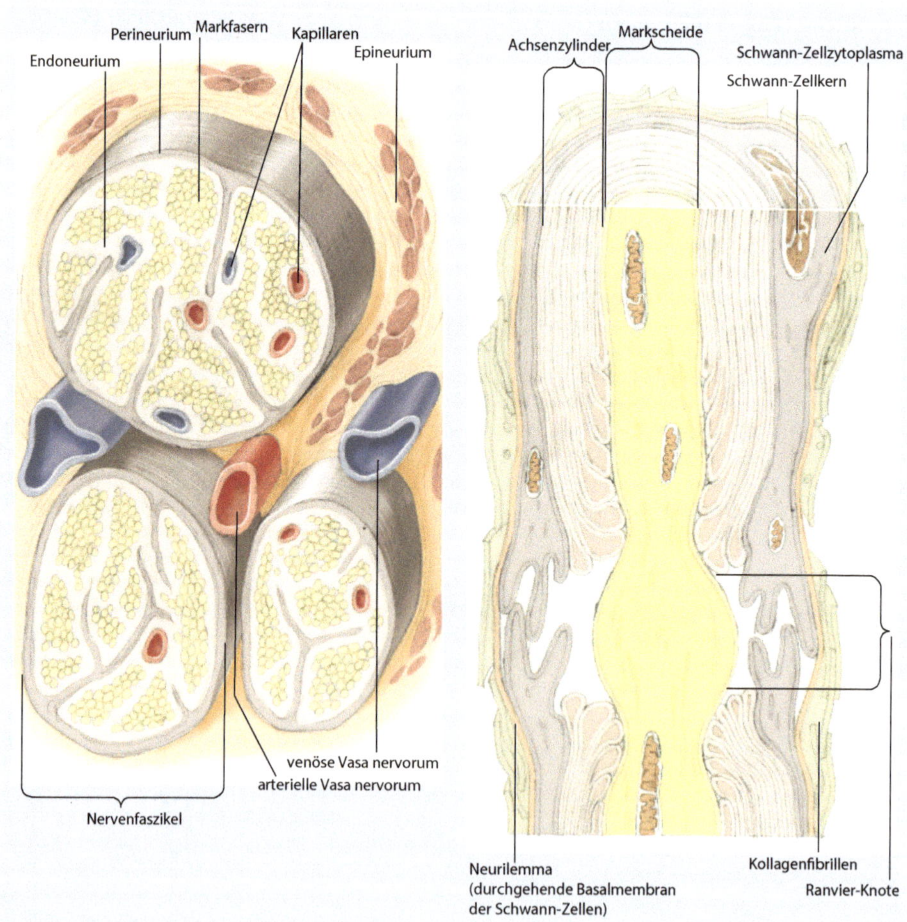

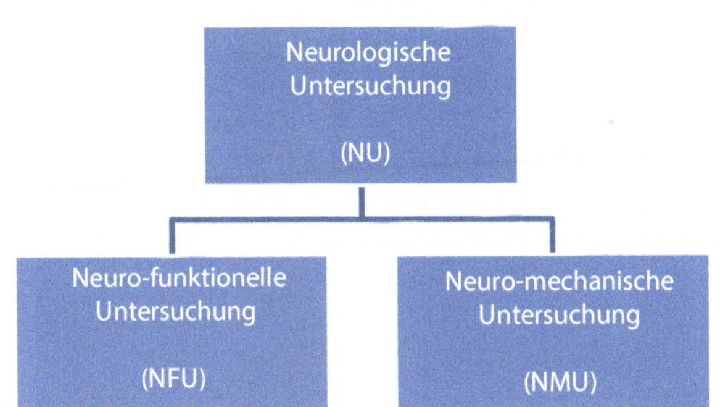

Abb. 6.4 Schematische Einteilung der neurologischen Untersuchung

6.2 NU: NFU und NMU

Das Nervensystem wird als „Gesamtheit des Nervengewebes als morphologische und funktionelle Einheit …" (Pschyrembel 1994) beschrieben. Abgeleitet aus dieser Definition ergeben sich zwei Hauptaspekte – zwei Achsen der neurologischen Untersuchung (Abb. 6.4), die für die klinische Interpretation von neuro-muskulo-skeletalen Beschwerden eine große Bedeutung haben, die neurofunktionelle Untersuchung (NFU) und die neuromechanische Untersuchung (NMU).

Die Achsen einer neurologischen Untersuchung sind
- **die neurofunktionelle Untersuchung (NFU) und**
- **die neuromechanische Untersuchung (NMU).**

6.2.1 Neurofunktionelle Untersuchung (NFU)

Die primäre funktionelle Aufgabe des Nervensystems besteht in der **Übermittlung von Informationen** und **Befehlen**. Diese Funktion nimmt das Nervensystem als neurofunktionelle Einheit für Reizaufnahme – Reizverarbeitung – Reizantwort wahr, die Kommunikation des zentralen Nervensystems (ZNS) mit den peripheren Anteilen (peripheren Nerven und Zielorganen) des gesamten motorischen und sensiblen Systems. Neurofunktionell wird die Innervation des Gewebes bzgl. Motorik, sensorischer Verarbeitung und resultierenden Reaktionen geprüft.

Bei der funktionellen Untersuchung neuraler Funktionen werden geprüft:
- **Reflexe (segmentale neuromuskuläre Funktionsprüfung der Eigenreflexe),**
- **Kennmuskeln (Testen des neuromuskulären Zusammenspiels zur Kraftentwicklung) und**
- **Sensibilität (Überprüfung der Reaktion auf sensible Reize in den Dermatomen, mit segmentaler Zuordnung bei Funktionsstörungen).**

Durch diese neurologischen Kennzeichen können Störungen der Übermittlung von Informationen auf dem Weg von der Zentrale (ZNS: Gehirn und Rückenmark) in die Peripherie (periphere Nerven: bis zum Erfolgsorgan) aufgedeckt und lokalisiert werden. Die **Innervation** der peripheren Gewebe (Muskeln, innere Organe, Knochen) folgt einem strengen Muster. Jedes periphere Gewebe wird von einem bestimmten Bereich der Wirbelsäule versorgt. Das bedeutet im Umkehrschluss, dass die peripher auftretenden Symptome aufgrund von Funktionsstörungen an der Wirbelsäule einem verantwortlichen Segment zugeordnet werden können.

Um die zwei Achsen der neurologischen Untersuchung getrennt voneinander betrachten zu können, wird für den ersten Teilaspekt der Untersuchung der Funktionsfähigkeit der neuralen Strukturen der Begriff **neurofunktionelle Untersuchung (NFU)** verwendet.

Der neurofunktionelle Aspekt bezieht sich auf die primäre Funktion der neuralen Strukturen – die Informationsübermittlung – mit dem Ziel, Körper- bzw. Organfunktionen zu initiieren und zu steuern.

Für die physiotherapeutische Untersuchung v. a. in der orthopädisch-traumatischen Fachrichtung haben sich bestimmte Bereiche der **neuralen Kommunikations-** und **Steuerfunktionen** klinisch als besonders relevant erwiesen. Funktionsstörungen dieser Bereiche sind bei vielen Patienten zu erkennen und für den Physiotherapeuten recht einfach und sicher zu untersuchen (Tab. 6.1).

Tab. 6.1 Aspekte der neurofunktionellen Untersuchung

Funktionsbereich	Klinische Untersuchung
Eigenreflexe (Schutzfunktion)	Reflextest mit dem Reflexhammer
Sensibilität in den Dermatomen	Sensibilitätsprüfung im Dermatomverlauf mit Tuch, Feder oder Nadel
Kennmuskulatur (neuraldominanter Krafttest)	Manuelle Muskelfunktionsprüfung

6.2.2 Neuromechanische Untersuchung (NMU)

Das Nervensystem hält noch eine weitere wichtige Funktion bereit, die ebenfalls bei vielen Patienten symptomatisch auffällig ist, und deren Untersuchung ebenfalls sehr sicher durchzuführen ist.

Die sekundäre Funktion ergibt sich u. a. aus o. g. Definition, die besagt, das Nervensystem habe eine Morphologie – eine Form, eine körperliche Struktur. In dieser Hinsicht unterliegt das Nervensystem den Gesetzen der Mechanik.

Damit ist gemeint, das Nervensystem – die anatomischen Strukturen (peripheres Nervensystem, Rückenmark und Meningen) hat auch eine mechanische Komponente, die es zu untersuchen gilt, und die häufig eine hohe klinische Relevanz aufweist.

6

Die mechanische Komponente des neuralen Systems lässt sich untersuchen durch:
- neurale Spannungstests für obere/untere Extremität und Wirbelsäule (Rückenmark und Dura; ► Übersicht 6.1),
- gezielte Palpation der oberflächlich verlaufenden peripheren Nervenstrukturen und
- Palpation an sog. mechanischen Kontaktstellen der Nerven mit dem umliegenden Gewebe.

Praxistipp

Bei neurodynamischen Funktionsstörungen klagen die Patienten häufig über sog. **neurale Symptome** wie z. B. Kribbeln, Taubheitsgefühle oder signifikanten Kraftverlust bei alltäglichen Aktivitäten. Auch **plötzlich einschießende Schmerzen**, die besonders bei bestimmten Bewegungen/Aktivitäten auftreten, sind ein Hinweis auf eine neurodynamische Störung (Butler 1998; Shacklock 2008).

Übersicht 6.1. Neurale Spannungstests für obere/untere Extremität und Wirbelsäule

Obere Extremität (ULTT: Upper Limb Tension Tests)
- ULTT 1: N. medianus mit Abduktion der Schulter
- ULTT 2a: N. medianus mit Depression des Schultergürtels und Außenrotation der Schulter
- ULTT 2b: N. radialis mit Depression des Schultergürtels und Innenrotation der Schulter
- ULTT 3: N. ulnaris mit Schulterabduktion und Ellenbogenflexion

Untere Extremität (LLTT: Lower Limb Tension Tests)
- PKB: N. femoralis + Plexus lumbalis mit den Nervenwurzeln L2–L4
- SLR: N. ischiadicus + Plexus sacralis mit den Nervenwurzeln L4–S2/3

Wirbelsäule (Rückenmark und Dura)
- SLUMP-Test

(Butler 1998)

Für eine bessere Unterscheidung der beiden Achsen der NU ist es sinnvoll, für die zweite Funktion des Nervensystems den Begriff der **neuromechanischen Untersuchung (NMU)** zu verwenden.

In der Physiotherapie bezeichnet man den neuromechanischen Funktionsbereich als Neuro(bio)mechanik oder Neurodynamik – die Fähigkeit des Nervensystems, sich an Bewegungen anzupassen.

Die Neurodynamik ist eine vergleichsweise junge Disziplin in der Physiotherapie und bedarf einiger Übung, was die Untersuchungsmethodik mit Interpretation der Befunde und später die entsprechend erforderlichen Behandlungstechniken anbelangt. Jedoch ist die Neurodynamik spätestens seit David Butler (1998) und Michael Shacklock (2008) ein weiteres Erklärungsmodell in der physiotherapeutischen Untersuchung und Behandlung von neuro-muskuloskeletalen Funktionsstörungen.

Beide Funktionen, die Informationsübermittlung und die adäquate Dynamik im Gewebeverbund, sind in der optimalen Gesamtfunktion des Nervensystems untrennbar gekoppelt:
- Nur mit intakter Dynamik bzw. der davon abhängigen Neurobiomechanik kann der Nerv seine Informationen komplett, effektiv und schnell zum Zielgewebe (Muskeln, innere Organe) transportieren.
- Umgekehrt ist eine optimale Innervation des Zielgewebes unerlässlich für eine normale Mechanik.

Man stelle sich einen Nerv vor, der sich durch falsch innervierte, hypertone Muskulatur hindurchbewegen muss und dabei noch alle Informationen sinnvoll übermitteln soll.

Bei **Funktionsstörungen mit neuralen Symptomen** findet man häufig eingeschränkte Funktionsfähigkeiten in beiden Neurofunktionen. Das heißt, beim Patienten sind oft funktionelle Defizite wie z. B. Reflexabschwächungen/-ausfälle, Sensibilitätsstörungen oder Schmerzen und gleichzeitig eine eingeschränkte neurale Mobilität des peripheren Nervs gegenüber seinem Kontaktgewebe („mechanical interface") zu finden.

6.3 Grundlagen und Stellenwert der NU im physiotherapeutischen Denkprozess

6.3.1 Grundlagen einer neurologischen Untersuchung

Die NU ist **keine Pflichtuntersuchung** für alle Patienten. Da die Befunderhebung ökonomisch und daher möglichst zeitsparend sein soll, ist es wichtig, sich genau zu überlegen, wann eine NU zwingend erforderlich ist. Unter bestimmten Bedingungen kann die NU zu einem späteren Zeitpunkt eingebaut werden, oder die einzelnen Teilaspekte (NFM oder NMU) können mit unterschiedlicher Priorität behandelt werden (◘ Abb. 6.5).

Gründe für eine neurologische Untersuchung

Eine NU ist obligatorisch, wenn:
- der Patient in der aktuellen Episode neurologische Symptome angibt (Kribbeln, Taubheit, Ameisenlaufen, ausstrahlende Beschwerden/Schmerzen, Kraftlosigkeit),
- der Patient früher schon einmal neurologische Symptome hatte,
- der Patient aktuell ausstrahlende Schmerzen hat,
- die Beschwerden zu Beginn der Episode ausstrahlend waren und sich zunehmend zentralisieren (nach proximal) oder an den Rumpf annähern,
- die Beschwerden anfangs zentral/proximal waren und dann in die Peripherie (nach distal) ausstrahlen,
- der Patient bewegungsabhängige, plötzlich einschießende Beschwerden angibt.

Abb. 6.5 Gründe für eine neurologische Untersuchung. (Maitland 1994, 1996)

Neurologische Untersuchung immer durchführen, wenn:	Neurologische Untersuchung später durchführen, wenn:	Eine neurologische Untersuchung ist nicht erforderlich, wenn
• neurologische Symptome irgendwann in der aktuellen Epsiode aufgetreten sind	• keine neurologischen Symptome vorhanden sind • aber die Beschwerden auf die Behandlung nicht die gewünschte Reaktion zeigen	• keine neurologischen Symptome vorhanden sind • sich jedoch die Symptome in der gewünschten und geplanten Art und Weise aufgrund der Behandlung verändern

- In anderen Fällen, z. B. wenn keine neurologischen Symptome vorhanden sind, kann die **NU zurückgestellt** werden. Erst wenn sich die Symptomatik als resistent gegen die Behandlung zeigt, sollte die NU auf jeden Fall zu einem späteren Zeitpunkt nachgeholt werden.
- Es wird **keine neurologische Untersuchung** gemacht, wenn der Patient keine neurologischen Symptome hat und gut auf die Therapieinterventionen anspricht, d. h., die Situation des Patienten verbessert sich kontinuierlich. In diesem Fall kann auf die NU verzichtet werden.
- In manchen Fällen ist es jedoch **ratsam**, die mechanische Komponente des Nervensystems trotz fehlender neurologischer Symptomreproduktion zu testen, um weitere Informationen zu erhalten, die für die Wahl der Therapiemaßnahmen interessant sein könnten. Vor allem bei persistenten und **therapieresistenten Restbeschwerden** sollte die Untersuchung des Nervensystems auf jeden Fall angeschlossen werden.

Da die neuralen Strukturen in unserem Körper oberste Priorität haben, ist deren Untersuchung wichtig,
- **zum einen, um das funktionelle Problem des Patienten einschätzen und eine Prognose abgeben zu können,**
- **zum anderen, um das weitere Vorgehen in Untersuchung und Therapie planen zu können.**

Zeitpunkt der neurologischen Untersuchung

Neurale Strukturen mit einer Funktionsstörung werden vom Körper **geschützt** durch
- Hypertonus der umgebenden Muskulatur,
- Hypomobilität (Bewegungsunwilligkeit) der lokalen und angrenzenden Gelenke und
- funktionelle Ausweichmechanismen an entsprechend gefährdeten Stellen oder bei potenziell gefährdenden Bewegungen.

Deshalb ist es für eine verantwortungsvolle Therapie immanent wichtig, in der Befunderhebung evtl. vorhandene neurale Funktionsstörungen sehr **früh zu erkennen** und zu untersuchen, um im weiteren Verlauf der körperlichen Untersuchung und Therapie keine Gefährdung der neuralen Strukturen und damit eine Verschlechterung der Symptomatik zu riskieren.

Praxistipp

Gibt der Patient in der Anamnese neurologische Symptome an, wird die NU im Normalfall **nach der aktiven Bewegungsprüfung** durchgeführt (optimaler Zeitpunkt).

Prüfschwerpunkte

Die **aktive Bewegungsprüfung** beantwortet die folgenden Fragen:
- Bestehen Bewegungsunwilligkeiten (Ausweichmechanismen) oder Einschränkungen der Mobilität, bedingt durch Gelenkfunktionsstörungen oder hypertone Muskulatur zum Schutz des Nervensystems?
- Sind **neurologische Symptome** provozierbar?
- Inwieweit ist der Patient bereit, Bewegungen durchzuführen?

Hypothese: Der Patient wird aktive Bewegungen nur in dem Ausmaß symptomfrei durchführen, in dem keine potenzielle Schädigung des Nervensystems eintritt. Daran ist die individuelle **Mobilitäts**- und **Belastungstoleranz** des Patienten für die weiteren Untersuchungen zu erkennen.

Die Ergebnisse der NU haben Aussagekraft für die weitere Planung von Untersuchung und Therapie und für die Prognose des Patienten.

6.3.2 Durchführung der NU

Wie für alle Untersuchungen und Tests in der Physiotherapie gilt: Es ist sinnvoll, sich für die Untersuchung ein **einheitliches** und **systematisches Vorgehen** anzugewöhnen:

- Jede Untersuchung sollte stets in derselben **Ausgangsstellung** durchgeführt werden.
- Die **Reihenfolge** der einzelnen Testkomponenten sollte stets exakt gleichbleibend eingehalten werden, um abweichende Ausgangsbedingungen für das Zielgewebe zu vermeiden.

Eine **Systematik** bringt den Vorteil, die Routineuntersuchungen ohne größere Abweichungen und Veränderungen durchführen zu können und einheitliche, vergleichbare Ergebnisse zu erhalten. Für eine sichere Untersuchung und die regelmäßig kommenden Wiederbefunde zur Überprüfung der Therapieergebnisse ist das von entscheidender Wichtigkeit.

> **Nur wenn die NU einheitlich und wiederholbar durchgeführt wird, sind die Ergebnisse von Erstuntersuchung und Wiederbefunden vergleichbar und lassen einen Rückschluss auf die erzielten Veränderungen zu.**

NFU

Für die neurofunktionelle Untersuchung (NFU), bestehend aus Tests für Reflexe, Kennmuskeln und Sensibilität, gelten die in ► Übersicht 6.2 aufgelisteten Regeln.

Übersicht 6.2. NFU: Regeln

- Immer im **Seitenvergleich** (rechts und links) testen.
- Die nicht betroffene, nicht erkrankte oder **verletzte Seite zuerst** testen.
- **Einheitliche Ausgangsstellung** benutzen, und diese bei wiederholtem Testen möglichst exakt in gleicher Art und Weise einnehmen.
- Wenn möglich, sollte immer **derselbe Therapeut** die NFU durchführen, um keine größeren Abweichungen der Testergebnisse durch interpersonelle Varianten zu riskieren.
- **Einheitliche** und konsequente **Dokumentation** der Befunde ist essenziell für eine effektive Therapieplanung.

NMU

Für die neuromechanische Untersuchung (NMU), bestehend aus den Spannungstoleranztests, gelten die Regeln in ► Übersicht 6.3 (Maitland 1994, 1996).

Übersicht 6.3. NMU: Regeln

- Immer im **Seitenvergleich** (rechts/links) testen.
- Die nicht betroffene (**symptomfreie**) **Seite zuerst** testen, um eine Information von „Normalität" zu erhalten.
- Vor dem ersten Spannungstest die **endgradige** und **symptomfreie Mobilität** der beteiligten Gelenke feststellen, um evtl. Symptome der neuralen/artikulären/muskulären Strukturen zuordnen zu können.
- **Einheitliche** und reproduzierbare **Ausgangsstellung** einnehmen und bei jedem Re-Test in derselben Position untersuchen.
- **Ausgangsstellung** sollte **spannungsfrei** für das Nervensystem sein (Rückenlage mit beiden Händen auf dem Bauch hat sich als Standard bewährt, soweit vom Patienten größtmöglich symptomfrei einzunehmen).
- **Einheitliche** und konsequente **Befunddokumentation** hilft, die Therapie am aktuellen Problem des Patienten auszurichten.

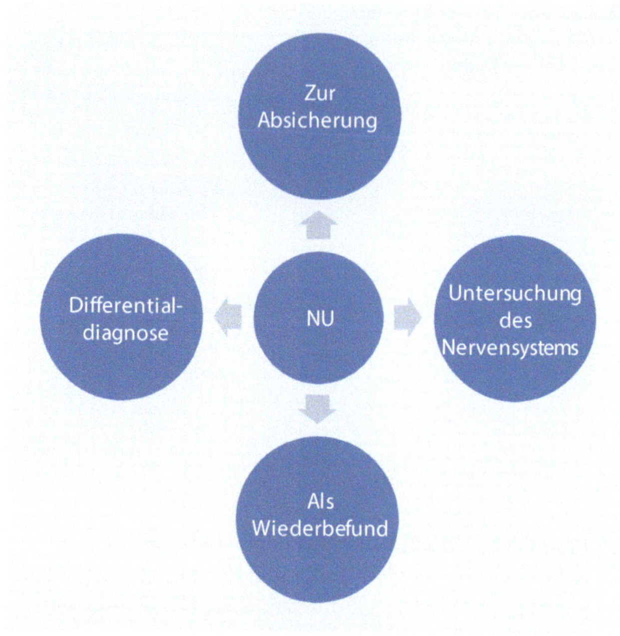

Abb. 6.6 Funktionen der NU im physiotherapeutischen Kontext

6.3.3 Stellenwert der NU im physiotherapeutischen Denkprozess

Funktionen der NU

- Die NU ist nicht nur ein wesentlicher Bestandteil der physiotherapeutischen Befunderhebung, wenn der Patient neurologische Symptome aufweist, sondern sollte als zusätzliches **Untersuchungs**- und **Informationssystem** genutzt werden. Je mehr Informationen in der Untersuchung über den Patienten gesammelt werden, desto exakter werden Behandlung, Beurteilung und Prognose für den Patienten ausfallen (Abb. 6.6).
- Mithilfe der gesammelten Daten können **effektivere Therapieinterventionen** geplant, auf den Patienten zugeschnitten und durchgeführt werden. Dadurch kann ein umfangreiches Patientenmanagement erreicht werden, das alle Bedürfnisse des Patienten abdeckt.
- Eine NU hat für den Physiotherapeuten einen nicht unerheblichen **Sicherheitsaspekt**: Eine rasche Verschlechterung von neurologischen Symptomen kann auf eine ernsthafte neurologische Erkrankung hinweisen und eine momentane Kontraindikation für die Physiotherapie darstellen. In diesem Fall wäre eine neurologische Differenzialdiagnostik beim Neurologen zwingend erforderlich. So können Fehlbehandlungen und resultierende größere Beschwerden für den Patienten vermieden werden.
- Neurologische Symptome können sehr gut als Wiederbefund in einer Behandlungsserie verwendet werden und eine **gezielte** und **patientenzentrierte Therapie** unterstützen (Abb. 6.7). Vor allem die neurodynamischen Tests sind in der Behandlung von Patienten mit neuro-muskulo-skeletalen Beschwerden eine nicht zu unterschätzende Hilfe, um Veränderungen der Symptome im Problembereich zu erfassen.

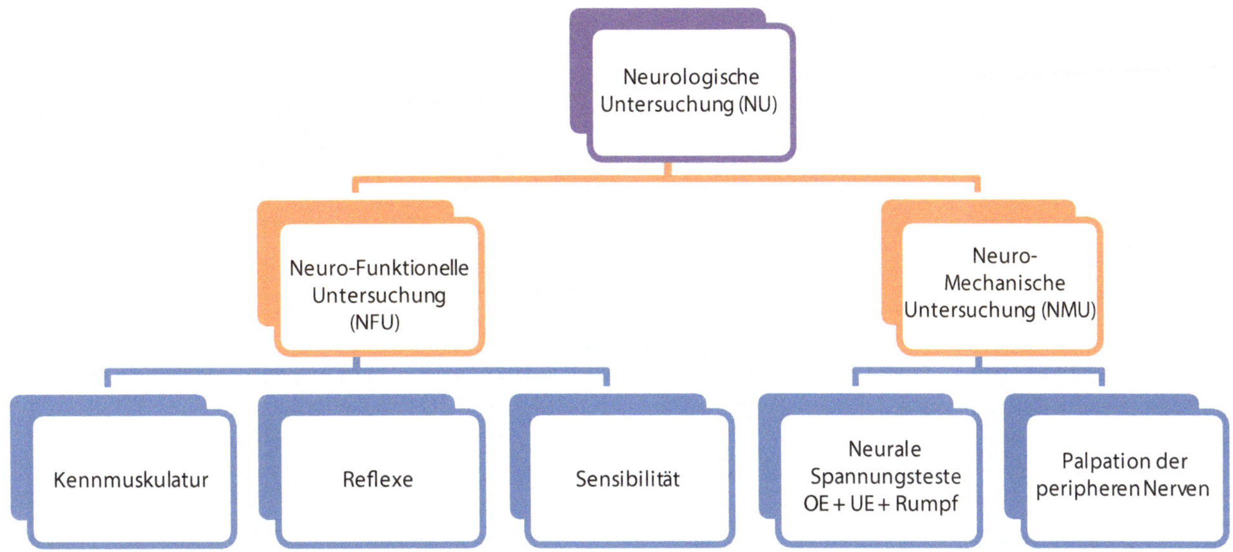

Abb. 6.7 Mind Map mit Inhalten einer neurologischen Untersuchung

6.4 Orthopädische Patienten mit neurologischen Symptomen

Häufig wurde das Nervensystem lediglich bzgl. seiner Funktion als Informationsübermittlungssystem in Betracht gezogen. Doch dadurch, dass dem Nervensystem eine mechanische Komponente zugesprochen wird, ergeben sich vielfältige **Vernetzungsmöglichkeiten** zwischen den Funktionsstörungen am aktiven Bewegungsapparat und dem Nervensystem als mechanische Quelle, Ursache oder unterhaltendem Faktor für dieselben.

Jeder Nerv, der ein Zielgewebe innerviert, muss an seinen Innervationsort gelangen. Der Nerv muss sich seinen **Weg** durch das Gewebe **bahnen** und eine gewisse Mobilität gegenüber dem umgebenden Kontaktgewebe haben. Auf dem Weg durch das Gewebe kann der Nerv durch Traumata, Entzündungen, Vernarbungen, Verklebungen etc. verändert und gestört werden.

Gewebeveränderungen können das umgebende Kontaktgewebe des Nervs betreffen oder auch den Nerv selbst.

Gewebeveränderungen

Bei einem Patienten mit proximaler **Radiusfraktur** können die umliegenden peripheren Nerven entweder **direkt** durch das Frakturtrauma oder **indirekt** durch Schwellung oder muskulären Hypertonus (Schonhaltung) irritiert und in ihrer Funktion der Informationsübermittlung gestört werden. Infolge können sich Fehlinnervationen entwickeln, die zu weiteren Störungen am Bewegungsapparat führen.

- Bei jeder orthopädischen bzw. chirurgischen Störung/Verletzung kann ein Patient auch neurologische Funktionsstörungen (funktionell oder dynamisch) haben. Damit ist ein orthopädisch-chirurgischer Patient im klinischen Sinne auch als neurologischer Patient zu betrachten (Maitland 1994, 1996).

6.5 Neurofunktionelle Untersuchung (NFU) der oberen Extremität

6.5.1 Zuordnung zu den Segmenten des HWS-Bereichs

Kennmuskeln

C4	M. trapezius
C5	M. deltoideus
C6	M. biceps brachii
C7	M. triceps brachii
C8	M. extensor pollicis longus + M. flexor digitorum profundus
Th1	Mm. interossei

Reflexe

C5/C6	Bizepssehnenreflex (BSR)
C7/C8	Trizepssehnenreflex (TSR)

Dermatomzuordnung

C5	Lateraler Oberarm
C6	Radialer Unterarm + Daumen
C7	Mittelfingerregion
C8	Ulnare Handseite, kleiner Finger, medialer Unterarm
Th1	Medialer Oberarm

6

Motorische Etagen

C4	Schultergürtelelevation
C5	Schulterabduktion
C6	Handgelenkextension, Ellenbogenflexion
C7	Handgelenkflexion
C8	Fingerflexion
Th1	Fingerabduktion

(Vgl. Maitland 1994, 1996)

6.5.2 Untersuchung der Kennmuskulatur für den HWS-Bereich

Untersucht wird die neuromuskuläre Zusammenarbeit, mit dem Ziel, die **Kraftentwicklung** in der Muskulatur zu beurteilen. Ein asymmetrischer Kraftwert kann natürlich auch auf eine muskuläre Dysbalance hinweisen und muss nicht zwingend eine neurologische Störung bedeuten. Erst der Vergleich mit den Symptomen bzw. die Reproduktion der Symptome des Patienten macht einen Befund in dieser Untersuchung zu einem neurologischen Befund.

Testen der Neuromotorik C4–Th1 (▣ Abb. 6.8): Segment: C4 (▣ Abb. 6.8a)

Funktion	Hochziehen der Skapula
Muskeln	M. trapezius + M. levator scapulae
Nervenwurzel	C5
Reflex	BSR

Test Der Therapeut gibt Widerstand an der Schulter gegen das Hochziehen des Schultergürtels. Der Patient versucht, den Schultergürtel gegen den Widerstand des Therapeuten anzuheben (Schulter zum Ohr bringen).

Segment: C5 (▣ Abb. 6.8b)

Funktion	Abduktion des Arms
Muskeln	M. deltoideus
Nervenwurzel	C5
Reflex	BSR

Test Der Patient hält den Arm in der Schulter in Abduktion. Der Therapeut baut einen Widerstand am lateralen Oberarm oder am Ellenbogengelenk auf. Gegen diesen Widerstand versucht der Patient, den Arm weiter in Abduktion zu bewegen.

Segment: C6 (▣ Abb. 6.8c)

Funktion	Ellenbogenflexion
Muskeln	M. biceps brachii
Nervenwurzel	C6
Reflex	BSR

Test Der Patient hält den Ellenbogen bei 90° Flexion in supinierter Position. Der Therapeut baut einen Widerstand gegen die Ellenbogenflexion am Unterarm, proximal des Handgelenks auf. Der Patient versucht, den Ellenbogen gegen den Druck zu beugen.

Segment: C7 (▣ Abb. 6.8d)

Funktion	Ellenbogenextension
Muskeln	M. triceps brachii
Nervenwurzel	C7
Reflex	TSR

Test Der Patient hält den Ellenbogen etwa bei 90° flektiert. In dieser Position baut der Therapeut einen Widerstand gegen die Extensionsrichtung auf. Der Patient versucht nun, den Ellenbogen gegen den Widerstand des Therapeuten zu strecken.

Segment: C8 (▣ Abb. 6.8e, f)

Funktion 1	Daumenextension
Muskeln	M. extensor pollicis longus
Nervenwurzel	C8
Reflex	–

Test In ca. 90° flektierter Unterarm- und Mittelstellung für Pro-/Supination hält der Patient seine Daumen extendiert (Schumi-Daumen). Der Therapeut gibt nun Widerstand gegen die Daumenextension, und der Patient versucht dem Widerstand standzuhalten.

Funktion 2	Fingerflexion
Muskeln	M. flexor digitorum profundus
Nervenwurzel	C8
Reflex	–

Test In ca. 90° Ellenbogenflexion und Mittelstellung für Pro-/Supination wird ein angepasster Druck gegen die Fingerflexion ausgeübt. Der Therapeut versucht, die Hand des Patienten zu öffnen; der Patient versucht den Widerstand zu überwinden.

Segment Th1 (▣ Abb. 6.8g)

Funktion	Ab- + Adduktion der Finger
Muskeln	Mm. Interossei
Nervenwurzel	Th1
Reflex	–

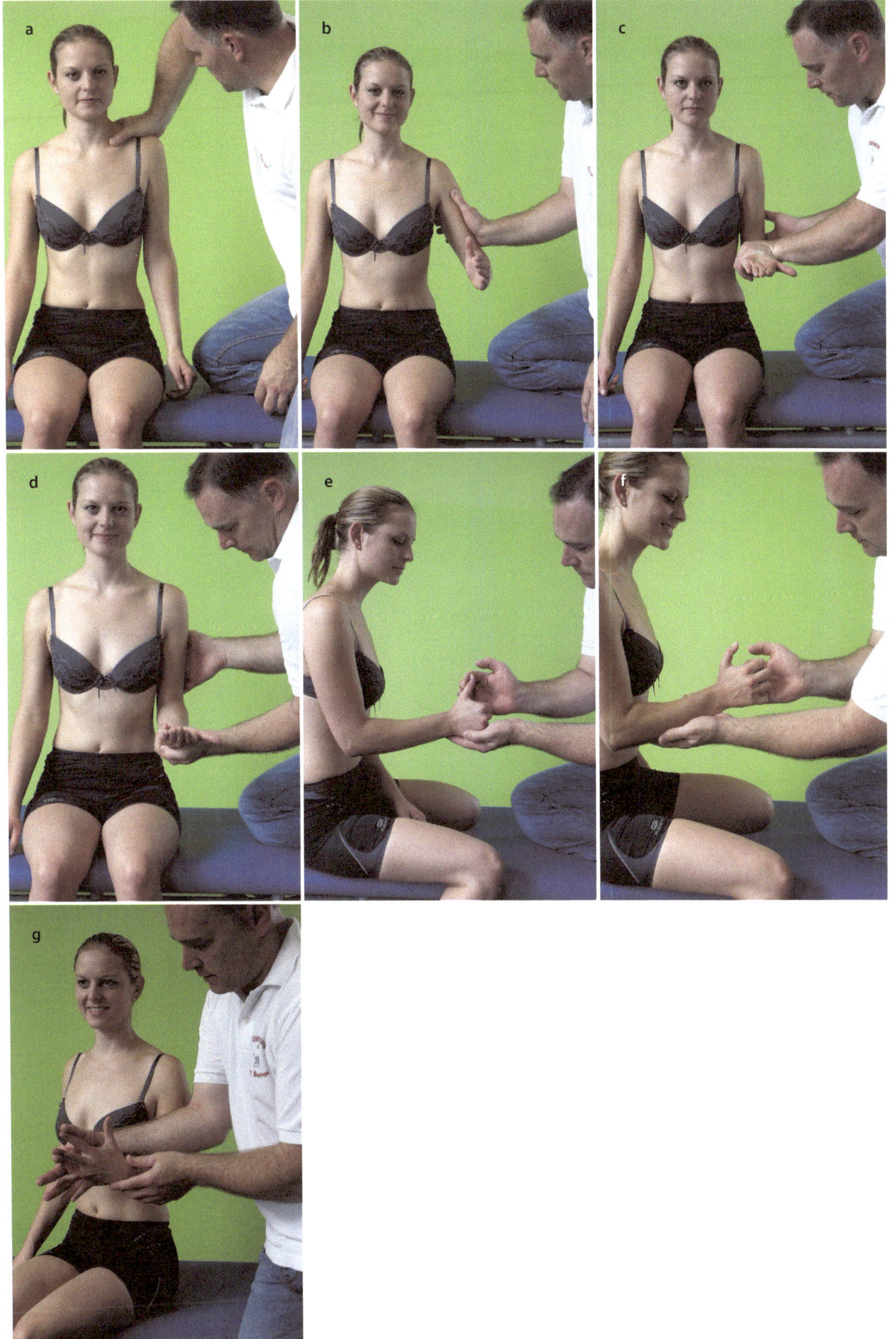

Abb. 6.8 a–g **Test der Neuromotorik C4–Th1.** **a** C4: Hochziehen der Skapula **b** C5: Schulterabduktion **c** C6: Ellenbogenflexion **d** C7: Ellenbogenextension **e, f** C8: Daumenextension, Fingerflexion **g** Th1: Ab-/Adduktion der Finger

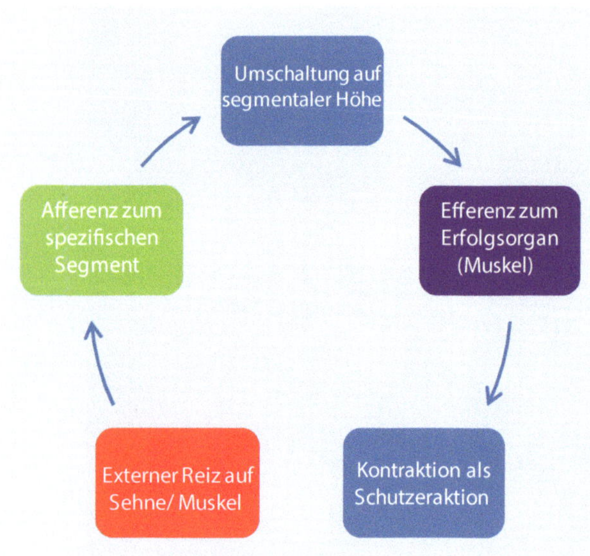

Abb. 6.9 Eigenreflex: Reflexkreis

Test Der Therapeut hält die Finger des Patienten zusammen bzw. auseinander. Der Patient versucht, den Widerstand zu brechen.

6.5.3 Überprüfung der Reflexe der oberen Extremität

Segmentale Zuordnung zur Zervikalregion

In diesem Kapitel werden die klinisch relevanten **Eigenreflexe** der oberen Extremität für die körperliche Untersuchung erarbeitet. Bei der Reflexuntersuchung geht es um die Beurteilung der neuromuskulären Zusammenarbeit auf **segmentaler Wirbelsäulenebene**, ohne Beteiligung höherer motorischer Zentren (Abb. 6.9). → Die Afferenz bis zum entsprechenden Wirbelsäulensegment und die Efferenz über den peripheren Nerv bis zum Erfolgsorgan (Muskel) spielen eine entscheidende Rolle in der Beurteilung der monosynaptischen Reflexe.

Im Bereich der oberen Extremität gibt es eine Vielzahl von Reflexen, die in den zervikalen Segmenten der Wirbelsäule verschaltet werden (Tab. 6.2). Jedoch ist die klinische Relevanz nicht bei allen Reflexen gleichermaßen stark vorhanden.

> **Bei der täglichen Arbeit in Praxis oder Klinik treten zwei Eigenreflexe an der oberen Extremität sehr häufig auf:**
> - **Bizepssehnenreflex (BSR) und**
> - **Trizepssehnenreflex (TSR)**

Tab. 6.2 Zervikal modulierte Reflexe der oberen Extremität

Segment	Reflex	Muskel	Auslösung	Reaktion	Peripherer Nerv
C4–C6	Skapulohumeralreflex	M. infraspinatus M. teres minor	Schlag auf den medialen Rand der unteren Skapulahälfte	Add/AR des hängenden Arms	N. suprascapularis N. axillaris
C5–C6	BSR	M. biceps brachii M. brachioradialis M. deltoideus	Schlag auf die Bizepssehne bei flektiertem Ellenbogen	Ellenbogenflexion	N. musculocutaneus
C6–C7	Radiusperiostreflex	M. biceps brachii M. brachioradialis	Schlag auf die Lateralseite des distalen Radiusendes	Ellenbogenflexion	N. radialis N. musculocutaneus
C7–C8	TSR	M. triceps brachii	Schlag auf die Trizepssehne bei flektiertem Ellenbogen	Ellenbogenextension	N. radialis
C6–C8	Daumenreflex	M. flexor pollicis longus	Schlag auf die Sehne des M. flexor pollicis longus	Flexion im Daumenendgelenk	N. medianus
C7/C8	Fingerflexorenreflex	M. flexor digitorum superficialis Mm. flexor carpi radialis et ulnaris	Schlag auf die Beugesehnen am Unterarm	Flexion der Finger bzw. des Handgelenks	N. medianus N. ulnaris

Tab. 6.3 Reflexsteuerung

	Auslösung des Reflexes	Zuständiger Nerv	Segmentale Höhe	Efferenz/Reizantwort	Erfolgsorgan/Muskel
TSR	Schlag auf die Trizepssehne	N. radialis	C7/8	Ellenbogenextension	M. triceps brachii
BSR	Schlag auf die Bizepssehne	N. musculocutaneus	C5/6	Ellenbogenflexion/Supination des Unterarms	M. biceps brachii

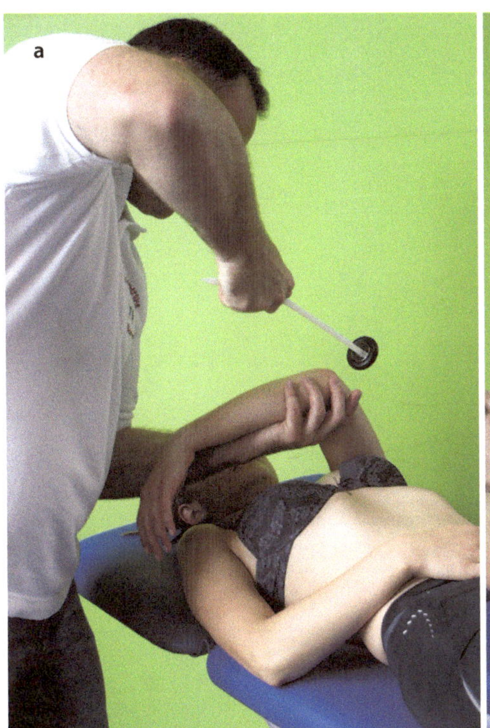

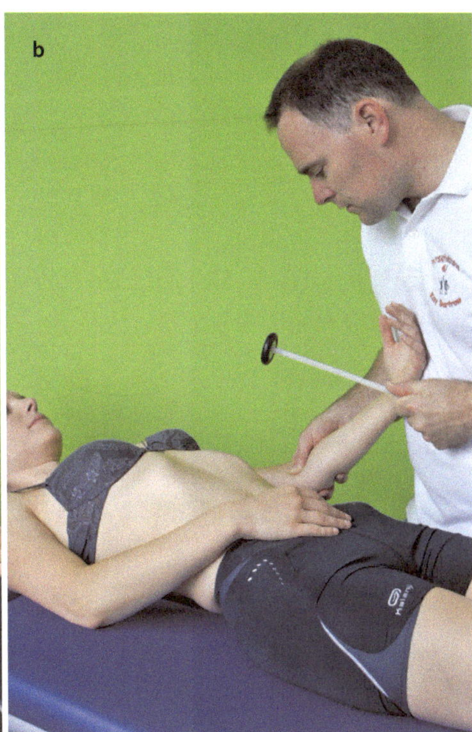

Abb. 6.10 a, b **Reflextestung.** a TSR in RL, b BSR in RL

Reflextestung (Abb. 6.10)

Klinisch relevante Eigenreflexe der oberen Extremität sind vor allem der **Bizepssehnenreflex** (BSR, Abb. 6.10a) und der **Trizepssehnenreflex** (TSR, Abb. 6.10b). Diese beiden wichtigen Eigenreflexe sind im Überblick in Tab. 6.3 dargestellt.

6.5.4 Überprüfung der Sensibilität der oberen Extremität

Zuordnung zur zervikalen Wirbelsäule

Die Überprüfung der peripheren Sensibilität an der oberen Extremität dient primär der **Unterscheidung** zwischen **peripherer** und **zentraler Innervationsstörung**: Wo ist der Ort der Funktionsstörung zu suchen und zu behandeln,

- im Segment des zugehörigen Wirbelsäulenabschnitts (Nervenwurzelbereich) oder
- im peripheren Nervenverlauf?

Am Beispiel des **N. radialis** wird ein mögliches Vorgehen zur Differenzierung einer peripheren und segmentalen Problematik gezeigt.

Differenzierung: periphere vs. segmentale Problematik : Versorgungsgebiete des N. radialis

In ► Übersicht 6.4 sind die Versorgungsgebiete des N. radialis zusammengefasst.

Übersicht 6.4. Motorische und sensible Versorgungsgebiete des N. radialis

Motorische Versorgung

- M. triceps brachii
- M. brachioradialis
- M. ext. carpi rad. longus
- M. supinator
- M. ext. digitorum communis
- Mm. ext. pollicis longus et brevis
- M. ext. digiti minimi
- M. ext. carpi ulnaris
- M. abd. pollicis longus

Sensible Versorgung

- Distales Drittel des lateralen Oberarms
- Oberarm dorsalseitig
- Unterarm dorsalseitig
- Handrücken
- Finger I+II

Verlauf des N. radialis

Der anatomische Verlauf der peripheren Nerven der oberen Extremität wird in Abb. 6.11 nachvollziehbar.

Dermatom

In Abb. 6.12 ist u. a. das sensibel innervierte Dermatom des N. radialis aufgezeichnet.

Unterscheidende Merkmale einer Innervationsstörung

Innervationsstörung des N. radialis	Segmentale Innervationsstörung C5/6
Sensible Ausfälle (distal der Störung): Dorsalseite von Ober-/Unterarm, laterale Handrückenseite und Finger I (komplett) und II (partiell)	Sensible Ausfälle im Dermatom C5 oder C6 (nicht in den Dermatomen proximal oder distal davon)

Innervationsstörung des N. radialis	Segmentale Innervationsstörung C5/6
Motorische Ausfälle (distal der Störung): Extensoren, mit typischem Bild der Fallhand	Motorische Störungen: C5 → M. deltoideus, C6 → M. biceps brachii

6.5.5 Neurofunktionelle Untersuchung der oberen Extremität

Die neurologische Untersuchung wird anhand eines ► Fallbeispiels (Neurofunktionelle Untersuchung der oberen Extremität) vorgestellt, das deren Aussagekraft verdeutlicht.

6.6 Neurofunktionelle Untersuchung (NFU) der unteren Extremität

6.6.1 Zuordnung zu den LWS-Segmenten

Kennmuskulatur

L2	M. iliopsoas
L3	M. quadriceps femoris
L4	M. tibialis anterior (+ Quadrizeps)
L5	M. extensor hallucis longus
L5/S1	M. extensor digitorum

Fallbeispiel: Neurofunktionelle Untersuchung der oberen Extremität

Patientin, 38 Jahre, Hausfrau/zweifache Mutter, wurde in der Praxis zur physiotherapeutischen Behandlung vorstellig.
Primäre Hauptproblematik: Starke Dauerschmerzen in der zerviko-thorakalen Übergangsregion mit Ausstrahlung in den rechten Arm bis Handgelenk (v. a. in den Daumenbereich). Konstantes Taubheitsgefühl des rechten Arms (v. a. Daumenbereich), mit Gefühl von Kraftlosigkeit beim Halten oder Tragen von Gegenständen, bei der täglichen Hausarbeit (Sprudelkisten tragen, Bügelbrett aus dem Keller holen, Kind [2 Jahre alt]).

- Die Information über ausstrahlende Schmerzen in den rechten Arm zeigt bereits die Relevanz der neurologischen Untersuchung.

Anamnese (Geschichte und Entwicklung der Beschwerden): Patientin gibt die o. g. Beschwerden als **Hauptproblem** an. Die Beschwerden sind seit ca. 6 Wochen persistent und zeigen sich im Verlauf progredient. „Anfangs waren es nur Verspannungen im Nacken", gab die Patientin an. Im Laufe der Zeit (innerhalb der ersten 3 Wochen) kamen dann die Ausstrahlungen in den rechten Arm hinzu. Zuerst waren die Beschwerden nur intervallförmig, seit ca. 2 Wochen jedoch konstant, mit Taubheitsgefühl, Kribbeln im Unterarm und Kraftlosigkeitsgefühl beim Heben und Tragen in der gesamten Schulter-Arm-Region.

- Hier wird klar: Eine neurologische Untersuchung ist unumgänglich.

Vor dieser akuten Episode hatte die Patientin regelmäßig rezidivierende HWS-Beschwerden über einen Zeitraum von ca. 5 Jahren. Zu diesem Zeitpunkt gab es weder einen Unfall noch Verletzungen. Jedoch kam in dem Jahr ihr erstes Kind zur Welt. Seither rezidivierende Beschwerden im Abstand von ca. 6–8 Monaten. Im letzten halben Jahr progredienter Verlauf und deutlich stärkere Schmerzen mit intensiveren Ausstrahlungen.

- Gedanke: Heben und Tragen in neuer und ungewohnter Art und Weise + Geburtsstress + neue Lebensführung/Lebenssituation durch das Kind + viele neue Tätigkeiten im Haushalt wie z. B. Windeln wechseln, Kind baden und anziehen → neue Spannungs-/Zwangshaltungen, Haltungsasymmetrien, ungewohnte Haltungen für die Mutter etc.

24-h-Verlauf der Beschwerden (Tagesverlauf): Morgens etwas leichtere Beweglichkeit und etwas weniger Schmerz. Im Tagesverlauf zunehmende Schmerzesymptomatik (belastungsabhängig: je mehr Heben und Tragen am Tag, desto intensiver der Schmerz und die Ausstrahlung) und bewegungsabhängige Irritation in den rechten Arm. Abends stark zunehmende Beschwerden: lokaler Schmerz + Irritation in den rechten Arm. Nachts unruhiger Schlaf: braucht eine gewisse Zeit, um zur Ruhe zu kommen und eine optimale Schlafposition zu finden. Bevorzugt Rückenlage und ein flaches Kissen.
Provokation: Kopf nach links drehen, rechte Schulter nach unten drücken, rechten Arm seitlich anheben → Abduktion ab 50°, Kaffeekanne halten und Kaffee in eine Tasse gießen etc. verursachen verstärkte Irritation in den rechten Arm bis zum Daumengebiet.
Inhibition: Rückenlage, Kopf auf flachem Kissen. Manchmal hilft Wärme (Dinkelkissen oder Kirschkernsäckchen). Sanftes Bewegen des Kopfes in Rückenlage → leichtes Kopfnicken mit kleiner Bewegungsamplitude reduziert den Schmerz und die Ausstrahlung.
Momentane Beschwerden: Im Moment der ersten Untersuchung gibt die Patientin den lokalen Schmerz in der Schulter-Nacken-Region mit NAS (4/10) sowie Ausstrahlungen in den rechten Arm mit NAS (5/10) an.
Erste Hypothesen: Es zeigt sich ein Beschwerdebild, das geprägt ist von der Irritation einer neuralen Struktur. Ausstrahlende neurologische Beschwerden (Taubheit, kribbeliges Gefühl und Kraftlosigkeit) verlangen eine neurale Erklärung. Möglich wären:

- Bandscheibenproblematik mit Irritation der zervikalen Nervenwurzeln → Beeinträchtigung des Plexus brachialis → N. radialis-Reizung (Irritation in den Daumen),
- Nervenwurzelreizung durch Gelenkdysfunktion mit Einengung des intervertebralen Foramens und entsprechender Irritation,
- mögliche lokale Nervenirritation im Plexus brachialis-Gebiet (durch unbewegliche Rippen 1+2 oder muskulären Hypertonus der Mm. scaleni oder im Bereich der peripheren Nerven (zuallererst: N. radialis).

Um den akuten und überwiegend neurologischen Symptomen der Patientin gerecht zu werden, und zur eigenen Absicherung, entschließt sich der Therapeut, zuerst die neurologische Untersuchung (NU) durchzuführen.
Neurologische Untersuchung (NU): Zuerst kommt die NFU für die obere Extremität.

1. Dokumentation der Kennmuskelprüfung

Segment/ Testbewegung	Rechts	Links
C4: Schulter hochziehen	↓	Normal
C5: Abduktion	↓	Normal
C6: Ellenbogenflexion	↓↓	Normal
C7: Ellenbogenextension	↓↓	Normal
C8: Daumenextension	↓↓↓	Normal
Th1: Ab-/Adduktion der Finger	↓	Normal

↓Leichtes Defizit. ↓↓Deutliches Defizit. ↓↓↓Starkes Defizit

2. Dokumentation der Reflextests

Reflex	Rechts	Links
TSR	↓↓	Normal
BSR	Nicht auslösbar	Normal

3. Dokumentation der Sensibilitätstests

Dermatom	Rechts	Links
C5	↓↓	Normal
C6	↓↓	Normal
C7	↓	Normal
C8	Normal	Normal
Th1	Normal	Normal

- Mit diesen Untersuchungsergebnissen lassen sich die nach der Anamnese aufgestellten Hypothesen stützen und bestätigen.

Ergebnis: Eine rechtsseitige **periphere neurologische Störung** ist damit bewiesen und bedarf nun einer weiterreichenden Untersuchung, sprich einer erweiterten ärztlichen Diagnostik. Der Patientin wurde (nach Absprache mit dem behandelnden Arzt) die Konsultation eines Neurologen empfohlen. Aufgrund der NU und deren Ergebnissen war eine weitere Diagnostik indiziert und sinnvoll.

Auch für die Kommunikation mit den behandelnden Ärzten sind die Ergebnisse einer NU enorm wichtig. Eine NU ermöglicht eine zielgerichtete Fragestellung an den Arzt und gibt eine beweiskräftige Aussage über die Ergebnisse der physiotherapeutischen Untersuchung und für die Prognose des Patienten bzgl. möglicher Therapieerfolge.

Bei der ärztlich angeordneten MRT kam ein gesicherter **Bandscheibenvorfall im Segment C5/6** zutage, der ohne diese Aufnahmen lediglich hypothetisch geblieben wäre.

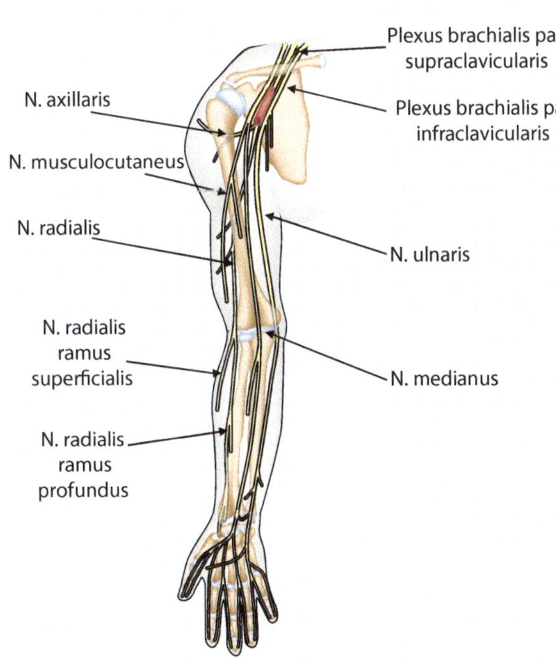

Abb. 6.11 Anatomischer Verlauf von N. radialis, N. ulnaris und N. medianus

Dermatomzuordnung

L3	Medial: Knie und Oberschenkel
L4	Dorsal: Fuß, ventral: Tibia
L5	Große Zehe, Fußballen
S1	Laterale Seite des Fußes, kleine Zehe
S2	Unter der Ferse

Motorische Etagen

L2	Hüftflexion
L3	Knieextension
L4	Dorsalextension des Fußes mit Inversion
L5	Extension der Großzehe
L5/S1	Zehenextension
S1	Plantarflexion des Fußes/Eversion
S2	Zehenflexion

(Vgl. Maitland 1994, 1996)

S1	Mm. peronei
S1/S2	M. triceps surae
S2	Zehenflexoren

Reflexe

L3/L4	Patellarsehnenreflex (PSR)
S1/S2	Achillessehnenreflex (ASR)

6.6.2 Untersuchung der Kennmuskulatur für den LWS-Bereich

Untersucht wird die neuromuskuläre **Kraftentwicklung** der unteren Extremität. Die motorische Versorgung im Bein kann im Stehen, in Rücken- und Bauchlage getestet werden. Aus ökonomischen Gründen erscheint es sinnvoll, für die Kennmuskelprüfung der NU eine einzige Ausgangsstellung zu benutzen. In der Praxis hat sich die **Rückenlage** als Grundposition empfohlen.

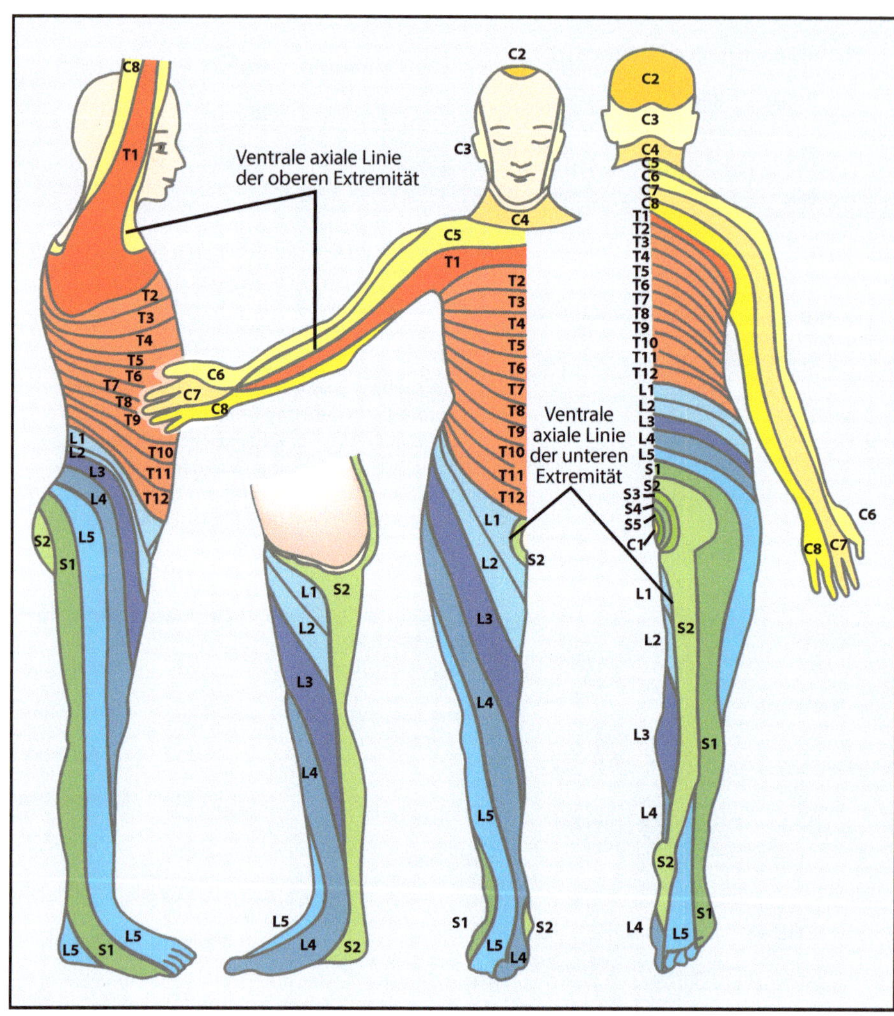

Abb. 6.12 Dermatomschema zur Übersicht der segmentalen sensiblen Innervation

Testen der Neuromotorik L2–S2 (Abb. 6.13)

Der Reihenfolge nach wird der erste Test im Stand durchgeführt, alle übrigen Tests in Rückenlage.

S1 (Abb. 6.13a)

Funktion	Plantarflexion
Muskeln	M. gastrocnemius
Nervenwurzel	S1
Reflex	–

Test Der Patient steht im **Einbeinstand** auf den Zehen. Dann wird der Fuß gegen die Schwerkraft und das eigene Körpergewicht in die Plantarflexion gebracht. Um das Gleichgewicht zu halten, ist das Abstützen mit den Händen/Fingern an der Bankkante erlaubt.

Segment: L2 (Abb. 6.13b)

Funktion	Hüftflexion
Muskeln	M. iliopsoas
Nervenwurzel	L2
Reflex	–

Test Patient liegt in **Rückenlage**, Hüft- und Kniegelenk in 90° Flexion (90-90-Position). Der Therapeut baut einen Widerstand von proximal des Kniegelenks gegen die Hüftflexion auf. Der Patient versucht, die Hüfte gegen diesen Widerstand weiter in die Flexion zu bewegen oder sich zumindest nicht in die Extension bewegen zu lassen.

Segment: L3 (Abb. 6.13c)

Funktion	Knieextension
Muskeln	M. quadriceps
Nervenwurzel	L3
Reflex	Patellarsehnenreflex (PSR)

Test Patient liegt in RL. Der Therapeut greift unter dem leicht gebeugten Knie durch und gibt einen Widerstand gegen die

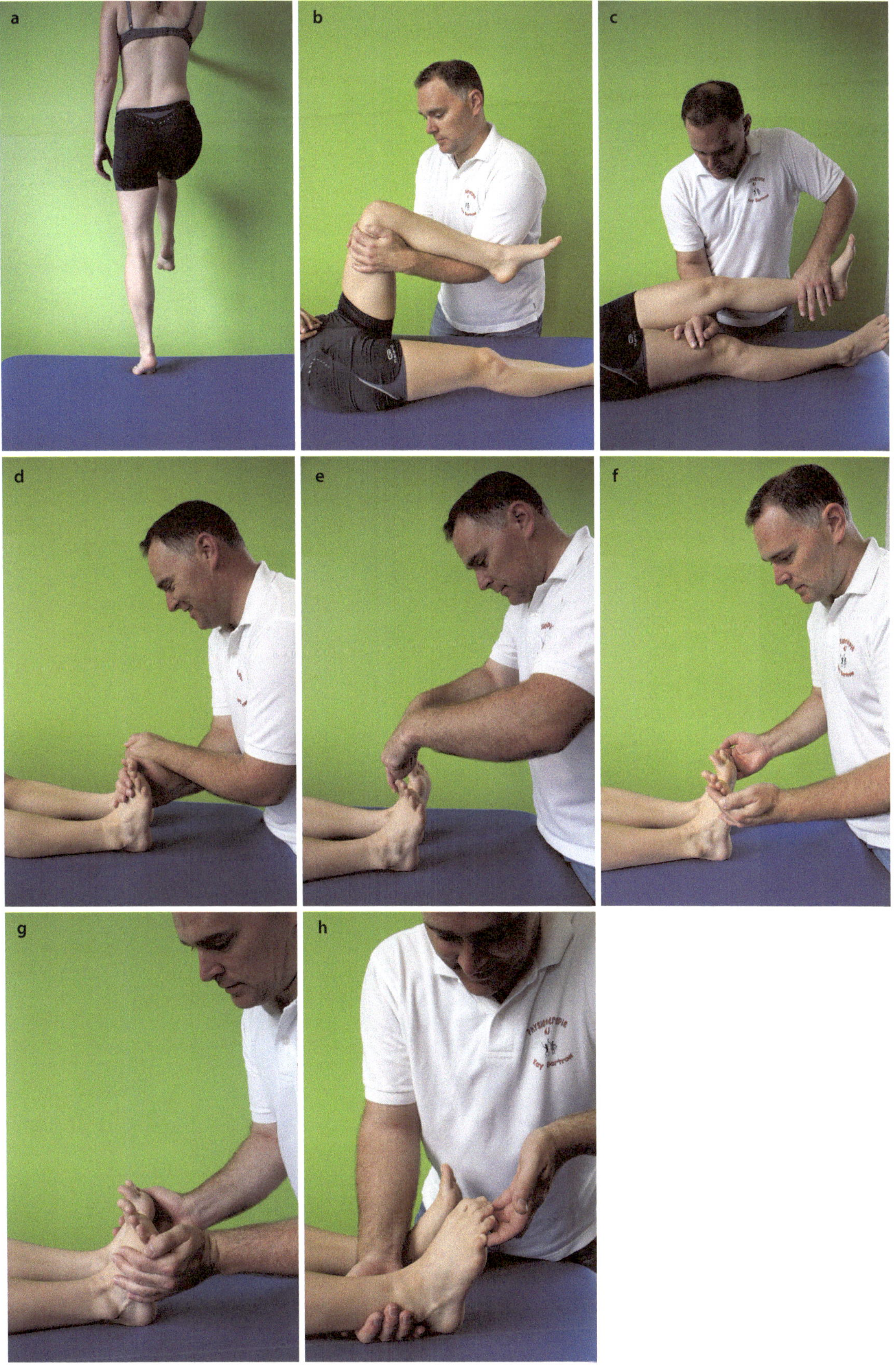

Abb. 6.13 a–h **Test der Neuromotorik L2–S2. a** S1: Plantarflexion **b** L2: Hüftflexion **c** L3: Knieextension **d** L4: Dorsalextension mit Inversion **e** L5: Extension der Großzehe **f** L5/S1: Zehenextension **g** S1: Eversion **h** S2: Zehenflexion

Knieextension. Der Patient versucht, das Kniegelenk gegen den Widerstand zu strecken.

Segment: L4 (Abb. 6.13d)

Funktion	Dorsalextension mit Inversion
Muskeln	M. tibialis anterior
Nervenwurzel	L4
Reflex	Patellarsehnenreflex (PSR)

Test Der Fuß des Patienten ist in D'ext + Inv eingestellt. Der Therapeut gibt an der dorsomedialen Fußseite einen Widerstand gegen die Inversion und Dorsalextension. Der Patient versucht, den Fuß in der Position zu halten und nicht in Plantarflexion und Eversion bewegen zu lassen.

Segment: L5 (Abb. 6.13e)

Funktion	Extension der Großzehe
Muskeln	M. extensor hallucis longus
Nervenwurzel	L5
Reflex	–

Test Fuß und Großzehe des Patienten sind in Dorsalextension eingestellt. Der Therapeut baut einen Widerstand an der Großzehe gegen die Dorsalextension auf. Der Patient versucht, die Großzehe in der Ausgangsposition zu halten oder weiter in die Extensionsrichtung zu bewegen.

Segment: L5/S1 (Abb. 6.13f)

Funktion	Zehenextension
Muskeln	Mm. extensor digitorum longus et brevis
Nervenwurzel	L5/S1
Reflex	–

Test Fuß und Zehen des Patienten sind in D'ext eingestellt. Der Therapeut baut einen Widerstand an den Zehen II–IV gegen die Dorsalextension auf. Der Patient versucht, gegen den Widerstand zu halten oder die Bewegung (Extensionsrichtung) zu vergrößern.

Segment: S1 (Abb. 6.13g)

Funktion	Eversion
Muskeln	Mm. peroneus longus et brevis
Nervenwurzel	S1
Reflex	Achillessehnenreflex (ASR)

Test Der Patient versucht, die Fersen zusammenzuhalten, die Fußsohlen auseinanderzudrehen und dabei den äußeren Fußrand nach außen anzuheben. Der Therapeut gibt einen Widerstand gegen diese Eversion.

Segment: S2 (Abb. 6.13h)

Funktion	Zehenflexion
Muskeln	Mm. lumbricales, Mm. flexor hallucis longus et brevis, Mm. flexor digitorum longus et brevis
Nervenwurzel	S2
Reflex	–

Test Der Patient bewegt die Zehen in Flexion über die Fingerkuppen des Therapeuten. Der Therapeut versucht nun, mit Widerstand gegen die Flexion, die Zehen des Patienten wieder zu strecken. Der Patient hält gegen den Widerstand an oder versucht, die Flexion noch zu verstärken.

6.6.3 Überprüfung der Reflexe der unteren Extremität

Segmentale Zuordnung zur Lumbalregion

Auch für die untere Extremität existieren viele Reflexe, die in den lumbalen Wirbelsäulensegmenten verschaltet werden (Tab. 6.4). In Abb. 6.14 sei nochmals an den Reflexkreis eines Eigenreflexes erinnert.

Reflextestung (Abb. 6.15 und Tab. 6.5)

Klinisch relevante Eigenreflexe der unteren Extremität sind vor allem
- **der Patellarsehnenreflex (PSR, Abb. 6.15a) und**
- **der Achillessehnenreflex (ASR, Abb. 6.15b).**

Praxistipp

Merkhilfe für die wichtigsten klinischen Reflexe mit zugehörigem Segment:

In Zweier-Paketen von unten nach oben durchgezählt (1+2, 3+4, 5+6, 7+8) ergeben sich jeweils die zugehörigen Wirbelsäulensegmente (Abb. 6.16).

6.6.4 Überprüfung der Sensibilität der unteren Extremität

Zuordnung zur lumbalen Wirbelsäule

Die Überprüfung der sensiblen Qualitäten im Dermatom des Oberflächengewebes ist der dritte Punkt in der neurofunktionellen Untersuchung.

Eine reduzierte oder gesteigerte Sensibilität ist als Symptom einer Störung der neurologischen Funktionen anzusehen.

Die Untersuchung der Sensibilität ist klinisch wichtig für die Unterscheidung zwischen einer segmentalen (z. B. Ausfall

Tab. 6.4 Lumbal modulierte Reflexe der unteren Extremität und des Rumpfes

Segment	Reflex	Muskel	Auslösung	Reaktion	Peripherer Nerv
L1–L2	Kremasterreflex	M. cremaster	Bestreichen der Haut an der oberen Innenseite des Oberschenkels	Hochsteigen des Hodens	N. genitofemoralis
L2–L4	Adduktorenreflex	Adduktorengruppe	Schlag auf den medialen Femurkondylus	Adduktion des Beins	N. obturatorius
L3/L4	PSR	M. quadriceps femoris M. tibialis anterior	Schlag auf die Patellasehne unterhalb des Knies	Knieextension	N. femoralis
L5	Tibialisposteriorreflex	M. tibialis posterior M. ext. hallucis longus	Schlag auf die Sehne des Tibialis posterior hinter dem medialen Knöchel	Supination des Fußes	N. tibialis
S1	ASR	M. triceps surae Peroneusgruppe	Schlag auf die Achillessehne	Plantarflexion des Fußes	N. tibialis
S2	ASR	M. peroneus brevis Plantare Fußmuskeln M. add. hallucis	Schlag auf die Achillessehne (bei gebeugtem Knie, Fuß in 90°)	Plantarflexion des Fußes	N. tibialis
S3–S4	Bulbocavernosusreflex	M. bulbocavernosus	Kneifen in das Dorsum penis	Kontraktion des Bulbocavernosus	N. pudendus
S3–S5	Analreflex	M. sphincter ani externus	Kneifen der Haut von Anus oder Damm	Kontraktion des Sphincter ani externus	N. pudendus

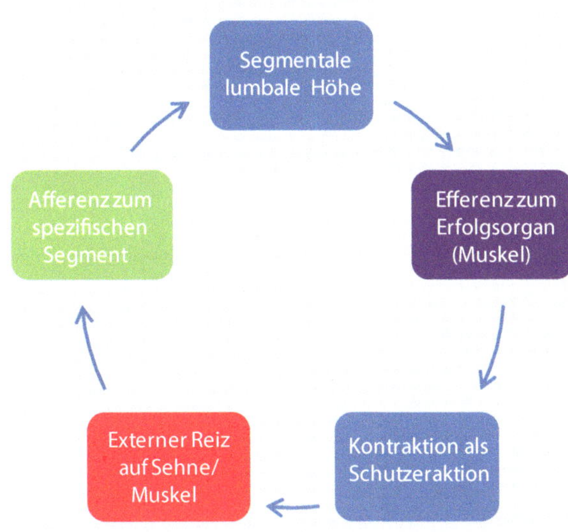

Abb. 6.14 Reflexkreis eines monosynaptischen Eigenreflexes

des Segments L3/4 mit Sensibilitätsverlust im Dermatomgebiet L3/4) und einer peripheren Innervationsstörung (z. B. aufgrund einer Schädigung des **N. femoralis** mit Sensibilitätsverlust im peripheren Versorgungsgebiet des Nervs). Es gilt herauszufinden, ob die neuroanatomischen Strukturen zentral vor dem Plexus (proximal der Verästelung in den Plexus, z. B. Nervenwurzel) oder distal davon (periphere Nervenstrukturen, z. B. N. femoralis) behandelt werden müssen.

Differenzierung: periphere vs. segmentale Problematik : Versorgungsgebiete des N. femoralis

Die exakte Kenntnis der Dermatome und Versorgungsgebiete der peripheren Nerven erleichtert die klinische Interpretation und damit die Wahl der richtigen Behandlungstechniken. In ▶ Übersicht 6.5 sind die Versorgungsgebiete des N. femoralis aufgelistet.

Übersicht 6.5. Motorische und sensible Versorgungsgebiete des N. femoralis

Motorische Versorgung
- M. iliopsoas
- M. quadriceps femoris
- M. sartorius
- M. pectineus

Sensible Versorgung
- Ventraler Oberschenkel
- Ventro-medialer Unterschenkel
- Kniegelenk

Verlauf des N. femoralis

Der Verlauf der ventralen peripheren Nerven der unteren Extremität wird in Abb. 6.17 nachvollziehbar.

Dermatome

In Abb. 6.18 ist die Sensibilitätsprüfung der Dermatome L3 und L4 dargestellt.

6

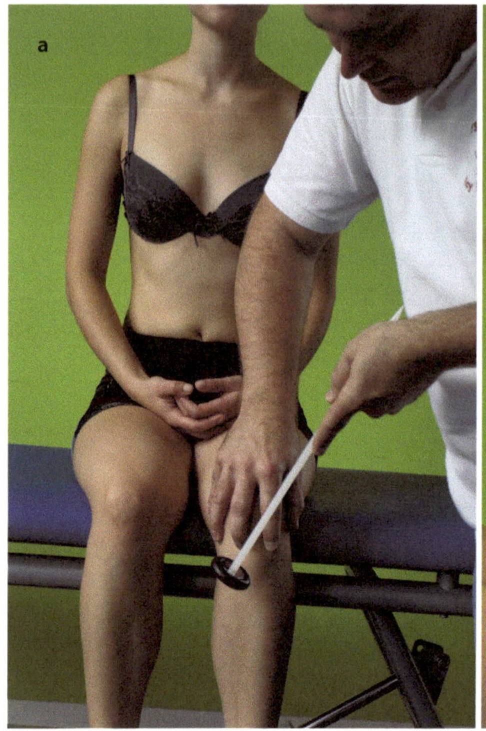
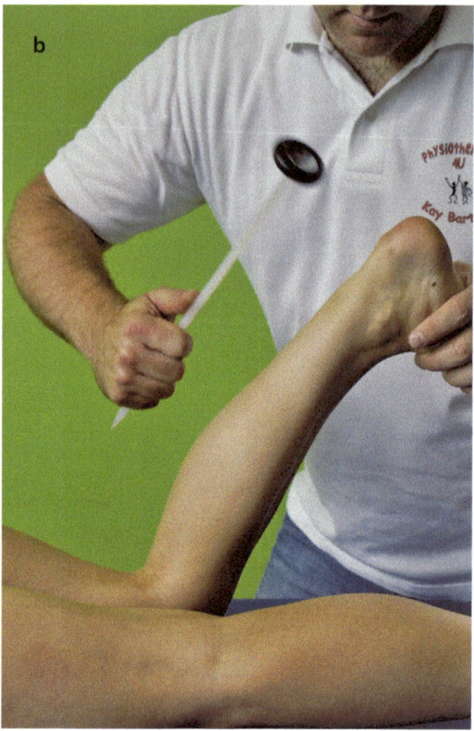

Abb. 6.15 a, b **Reflextestung**. **a** PSR im Sitz an der Bankkante, **b** ASR in BL mit leichter Vorspannung der Achillessehne

Tab. 6.5 Reflextestung

	Auslösung des Reflexes	Zuständiger Nerv	Segmentale Höhe	Efferenz/ Reizantwort	Erfolgsorgan/ Muskel
PSR	Schlag auf die Patellasehne	N. femoralis	L3/4	Knieextension	M. quadriceps femoris
ASR	Schlag auf die Achillessehne	N. tibialis	S1/2	Plantarflexion	M. triceps surae

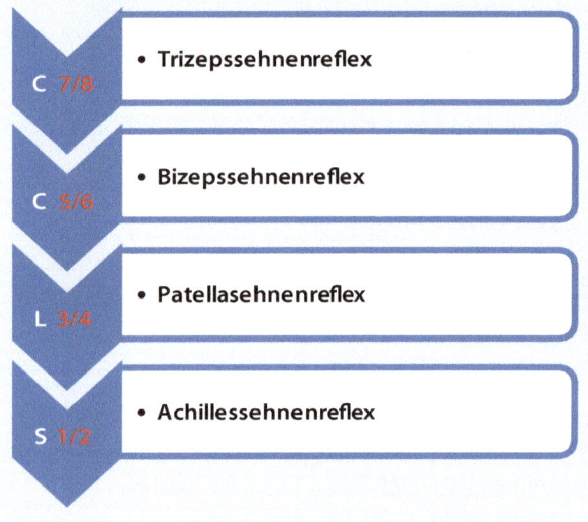

Abb. 6.16 Klinisch relevante Eigenreflexe mit segmentaler Zuordnung

Unterscheidende Merkmale einer Innervationsstörung

Innervationsstörung des N. femoralis	Segmentale Innervationsstörung L3/4
Sensible Ausfälle im peripheren Versorgungsgebiet des N. femoralis (ventraler Oberschenkel und ventro-medialer Unterschenkel) Intakte Sensibilität im lateralen und medialen Oberschenkel (Bereiche des Tractus iliotibialis und der Adduktoren: sind Dermatomgebiete von L2–L4, die nicht mit dem N. femoralis verlaufen → eine segmentale Innervationsstörung scheidet aus)	Sensible Ausfälle in den Dermatomen L3+L4 Intakte Sensibilität im Dermatom L2 (das auch noch im peripheren Versorgungsgebiet des N. femoralis liegt → somit scheidet eine periphere Störung des N. femoralis aus)
Motorische Störung des M. quadriceps femoris	Motorische Störung der Kennmuskeln: L3 → M. quadriceps femoris, L4 → M. tibialis anterior

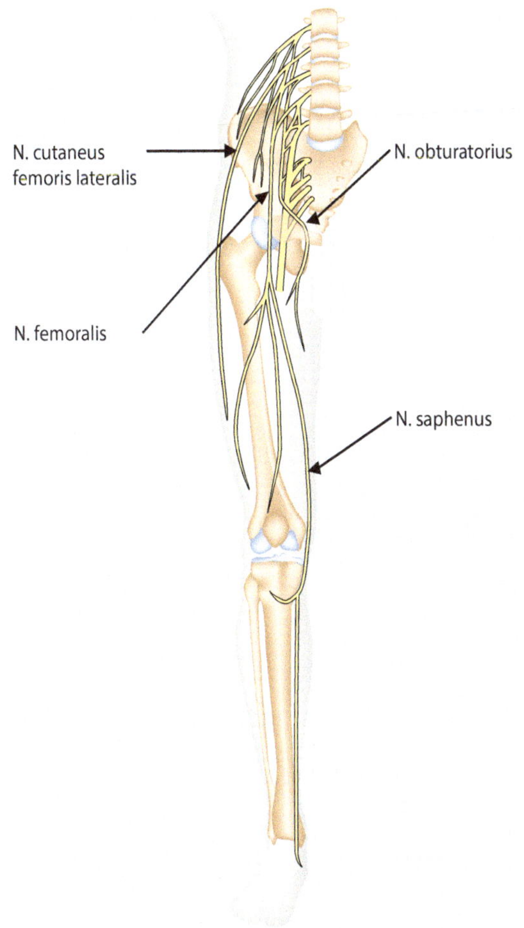

Abb. 6.17 Anatomischer Verlauf der ventralen Nerven der unteren Extremität

Beurteilung der Sensibilität

Für die Sensibilitätsprüfung sind **verschiedene Reize** nötig, z. B.

- ein Taschentuch für die Empfindung einer leichten Berührung,
- die Spitze eines Reflexhammers bzw. eine kleine Nadel für das Empfinden eines oberflächlichen Hautschmerzes oder
- die Rückseite eines Stifts als stumpfer Reizgegenstand.

Die unterschiedlichen Reize werden von verschiedenen Rezeptoren der Haut – sog. **Mechanosensoren**, bestehend aus schnell leitenden afferenten Fasern – wahrgenommen (▶ Übersicht 6.6). Der wesentliche Unterschied zwischen den einzelnen Mechanosensoren ist die **Adaptionsgeschwindigkeit** bei der Reizaufnahme und Reizweiterleitung, mit der die verschiedenen Qualitäten der Oberflächensensibilität empfunden werden können.

Wichtig ist die Beurteilung einer evtl. **Veränderung der Sensibilität** im Behandlungsverlauf. Die gefundenen Auffälligkeiten, z. B. ein kleines Areal mit reduzierter Berührungsempfindung und einem leichten Taubheitsgefühl in Dermatom L3, sollten sich im Laufe einer Behandlungsserie verändern:

- Lassen die Sensibilitätsstörungen langsam nach, spricht dies für einen positiven Therapieverlauf und die richtige Wahl der Behandlungstechnik an der richtigen Struktur.
- Werden die Sensibilitätsdefizite deutlicher, kann dies ein Zeichen für eine ernsthafte neurologische Erkrankung sein, oder zumindest für einen progredienten Verlauf der funktionellen Störung, die differenzialdiagnostisch von einem Neurologen abgeklärt werden sollte. In diesem Fall müssen Wahl der Behandlungstechnik und zu behandelnde Struktur nochmals überdacht werden.

Abb. 6.18 **a, b Untersuchung der Dermatome L3 und L4.** **a** L3 mit einem Tuch, **b** L4 mit der Spitze des Reflexhammers

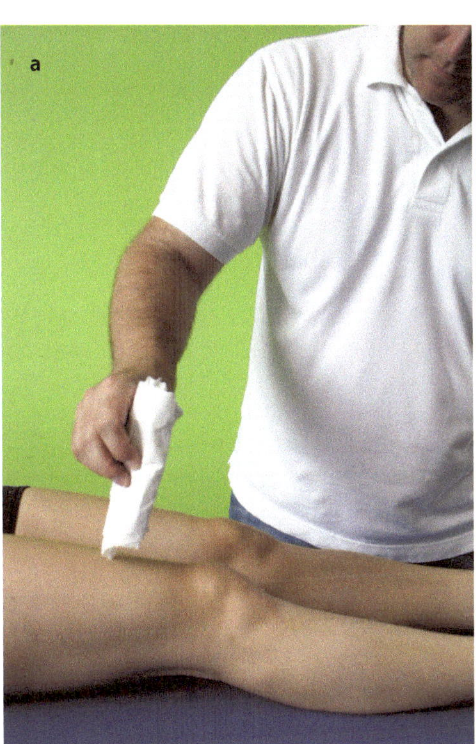

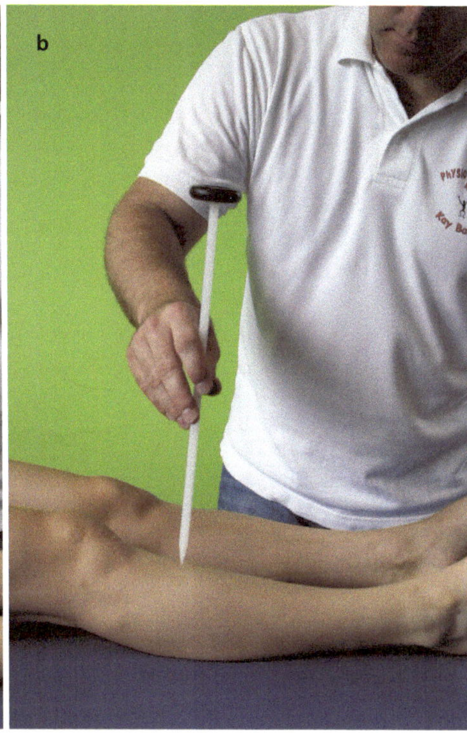

Übersicht 6.6. Hautrezeptoren

Mechanozeptoren
- Merkel-Zellen/Ruffini-Rezeptoren:
  - Langsam adaptierend
  - Wahrnehmung v. a. von Druck und Spannung
- Pacini-/Meissner-Rezeptoren:
  - Schnell adaptierend
  - Wahrnehmung v. a. von Berührung und Vibration

Nozizeptoren
- Schmerzwahrnehmung (Oberflächenschmerz an der Haut)

6.7 Neuromechanische Untersuchung (NMU)

6.7.1 Aussagen der neuromechanischen Untersuchung

Bei neurodynamischen Funktionsstörungen in Extremitäten oder Rumpf werden die beteiligten peripheren neuralen Strukturen und das den Nerv umgebende Gewebe, d. h. die **mechanischen Kontaktflächen** des Nervs mit seiner Umgebung, mittels spezieller Tests untersucht.

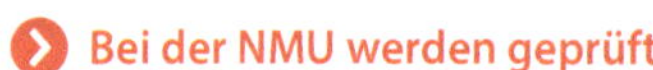

Bei der NMU werden geprüft:
- **Bewegungs- und Spannungsverhalten der peripheren Nervenstrukturen und**
- **mechanisches Verhalten der nervenumgebenden Strukturen auf externe Reize, z. B. Druck- oder Zugreize.**

Bei einer Reproduktion der (auch bei anderen Bewegungen) aktuellen Symptome kann man von einer neurodynamischen Funktionsstörung ausgehen.

Praxistipp

Wichtig sind die neuromechanischen Untersuchungen bei allen Patienten mit Beschwerden in **Schulter-Arm-Nacken** und **Lende-Becken-Hüfte-Bein** mit unklarer Ursache.

Die Aussage der neuromechanischen Untersuchung ist die Unterscheidung zwischen
- **einer neurogen bedingten Problematik oder**
- **einer muskulo-skeletal bedingten Funktionsstörung mit nozireaktivem Spannungsaufbau oder sonstigen Schutzmaßnahmen (Abb. 6.19).**

Direkte **Konsequenz** für die Therapie ist:
- Bei einer **neurogenen Ursache** der Beschwerden sollten die neuralen Strukturen und das beteiligte Kontaktgewebe behandelt werden.
- Bei **muskulo-skeletalen Störungen** wird der Gewebeverbund (Gelenk, Muskeln und Kapsel-Band-Apparat) behandelt.

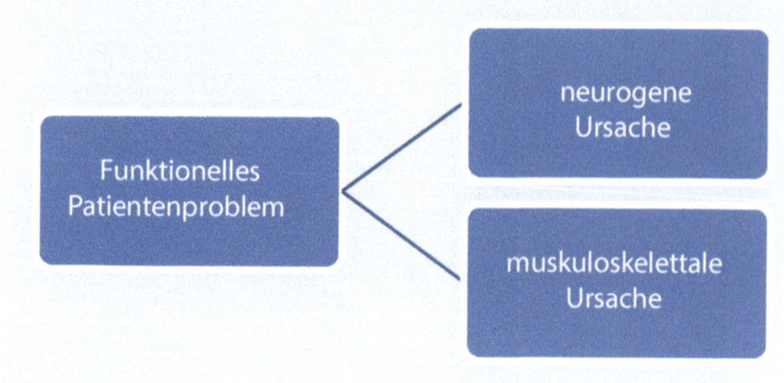

Abb. 6.19 Einfache Darstellung möglicher Ursachen einer Funktionsstörung

Werden diese klinischen Unterscheidungen (▶ Übersicht 6.7) in der physiotherapeutischen Diagnostik übergangen, kann das kausale Problem des Patienten nicht zu 100 % erkannt und therapiert werden.

Übersicht 6.7. Mögliche Ursachen bei neurogenen und muskulo-skeletalen Beschwerden

Neurogene Ursachen
- Direkte Traumatisierung des Nervengewebes (z. B. als Begleitverletzung einer Fraktur oder durch Injektionstrauma [Injektion in den Nerv])
- Verklebungen im Nervengewebe nach einer Verletzung
- Verklebungen des Nervengewebes mit der umgebenden Gewebeschicht nach einer Verletzung
- Kompression des neuralen Gewebes im peripheren Verlauf durch Schwellungen, muskulären Hypertonus oder infolge knöcherner Fehlstellungen
- Lokale Entzündungsreaktion des Nervengewebes
- Kompression der Nervenwurzel durch verengtes intervertebrales Foramen oder Bandscheibenprolaps (auch eine Protrusion ist plausibel)

Muskulo-skelettale Ursachen
- Muskelverletzung (Faserriss, Kontusion, kompletter Muskelabriss etc.)
- Knöcherne Verletzung (z. B. Fraktur)
- Arthrotisch degenerative Veränderungen
- Kapsel-Band-Verletzungen

6.7.2 Bewegungsanpassung peripherer Nerven: Neurobiomechanik

Das gesamte Nervensystem, im Besonderen jeder periphere Nerv sowie die Dura im Rückenmark haben die Eigenschaft, sich durch mechanische Reaktionen an Bewegungen anzupassen.

Das Nervengewebe kann auf äußere Krafteinwirkungen und die resultierenden mechanischen Veränderungen reagieren und sich den veränderten Bedingungen über verschiedene Mechanismen anpassen (Butler 1998).

Hätte das Nervensystem diese Anpassungsmöglichkeiten nicht, würden die mechanischen Veränderungen den peripheren Nerv oder die Dura bei jeder Bewegung reizen, da sie die mechanischen Belastungen nicht kompensieren könnten (z. B. bei Flexion die Nervenstrukturen auf der Extensionsseite, bei Extension die auf der Flexionsseite verlaufenden Nerven). Konsequenz wäre eine symptomatische Reaktion der Nervengewebe bei jeder einzelnen Bewegung.

▪ Mechanische Adaptionsmöglichkeiten von peripheren Nerven und Dura: Straffen

Neuralstruktur inkl. Hüllstrukturen (Endo-, Peri-, Epi- und Mesoneurium) liegen in angenäherter Position (leicht gefaltet, ähnlich einer Ziehharmonika) im Gewebe. Bei von außen einwirkenden mechanischen Kräften straffen sich die zuvor gefalteten Gewebe bis zu ihrer vollen Länge. Ist dieser Mechanismus (**Ziehharmonika-Mechanismus**) erschöpft, beginnt die zweite Anpassung des neuralen Gewebes: das Gleiten.

▪▪ Gleiten

Man unterscheidet einen inneren und einen äußeren Gleitmechanismus:

- **Äußerer Gleitmechanismus:** Das gesamte Nervengewebe (peripherer Nerv inkl. Hüllstrukturen) kann sich gegen das umliegende Kontaktgewebe (Knochen, Muskeln etc.) bewegen.
- **Innerer Gleitmechanismus:** Die einzelnen bindegewebigen Hüllstrukturen eines peripheren Nervs (Endo-, Peri-, Epi- und Mesoneurium) können sich gegeneinander bewegen, unter Ausschöpfung aller ihnen zur Verfügung stehenden Reserven (Ziel: strukturelle Verlängerung). → Die einzelnen neuralen Hüllen können sich teleskopartig auseinanderbewegen.

Sind die beiden Gleitmechanismen ausgeschöpft, bleibt der Nervenstruktur noch die letzte Alternative zur Bewegungsanpassung: das Spannen.

▪▪ Spannen

Sind die Mechanismen Straffen und Gleiten erschöpft, und kommt noch weitere Bewegungsforderung am Nervengewebe an, kann sich das Gewebe des peripheren Nervs dank seiner Elastizität selbst in Spannung bringen. Alle Restelastizitäten des Gewebes werden aufgebraucht, bis der Nerv am Ende seiner Mobilität ist (Butler 1998; Shacklock 2008).

> Das Spannen bringt den Nerv an seine letzte Bewegungsreserve, und in diesem Zustand ist er sehr anfällig für Verletzungen, vor allem bei großer Krafteinwirkung. Die größte Bewegungsanpassung findet statt über
> - das Straffen der gefalteten Strukturen und
> - das Gleiten der Hüllstrukturen gegeneinander und gegen das umliegende(n) Gewebe.

6.7.3 Neuromechanische Untersuchung der oberen Extremität

▪ Symptomatik einer gestörten Neurodynamik

Die drei versorgenden peripheren Nerven der oberen Extremität – N. radialis, N. medianus und N. ulnaris – zeigen bei Störungen in der Neurodynamik typische klinische **Symptome**:

- bewegungsabhängige Schmerzen oder
- ziehende ausstrahlende Beschwerden in den Armbereich.

Häufig sind auch **neurologische Symptome** zu finden, z. B.

- Kribbeln,
- Taubheitsgefühl oder
- plötzlich einschießende Schmerzen.

Diese Symptome lassen sich nicht sofort von muskulo-skeletalen Störungen unterscheiden; eine mechanische Beteiligung des peripheren Nervs muss erst per Differenzialdiagnostik ausgeschlossen bzw. bestätigt werden. Dazu werden **standardisierte Testverfahren** angewendet, die den peripheren Nerv sowie das umliegende Gewebe unter mechanische Belastung (Spannung) bringen, wodurch die Symptome des Patienten reproduziert werden können. Des Weiteren ist es wichtig, die reproduzierten Symptome über **sensibilisierende Bewegungen** auf eine neurale Beteiligung hin zu untersuchen.

> Eine sensibilisierende Bewegung bewirkt eine Erhöhung der neuralen Spannung. Die Bewegung wird möglichst weit entfernt vom symptomatischen Bereich (z. B. Gelenkkomplex) durchgeführt.

Sensibilisierende Bewegungen

Bei einer **Ellenbogenproblematik** werden sensibilisierende Bewegungen über die HWS durchgeführt. Der symptomatische Ellenbogenkomplex bleibt während der Untersuchung mechanisch unverändert. Treten dann – bei einer HWS-Bewegung in der neuralen Spannungsposition – Symptome am Ellenbogen auf, ist eine neurodynamische Funktionsstörung anzunehmen.

- Die reproduzierten Symptome am Ellenbogengelenk können nur über die mechanischen Veränderungen des Nervensystems, bedingt durch die modulierende Bewegung der HWS erklärt werden.

▪ Indikationen

Die **Upper Limb Tension Tests** (**ULTT**) sind anzuwenden bei

- Beschwerden in der oberen Extremität (Schulter-, Ellenbogen- oder Handregion)
- Symptomen im Kopfbereich (z. B. Kopfschmerzen unklarer Genese),
- zervikalen Wirbelsäulenbeschwerden,
- Beschwerden im Bereich der thorakalen Wirbelsäule.

◘ **Tab. 6.6** Spannungsprovokation des N. medianus

Verlauf des N. medianus	Spannungsprovokation
Die Faserzuläufe des N. medianus stammen aus den Segmenten C6–Th1	HWS: Lateralflexion zur Gegenseite, Schultergürtel: Depression
Startet seinen Weg durch die Axilla in die mediale Bizepsloge	Schultergelenk: Abduktion + Außenrotation
Verläuft weiter nach distal, durchläuft auf dem Weg zum Unterarm in der Ellenbeuge den M. pronator teres	Ellenbogen: Extension, Unterarm: Supination
Zieht vom Ellenbogen ventral am Unterarm entlang zum Handgelenk und durchläuft den Karpaltunnel	Handgelenk und Finger: Extension

▪ Voruntersuchungen bei neuromechanischen Tests

Es ist erforderlich, zuvor die **Mobilität** der beteiligten Gelenke (Schulter-, Ellenbogen- und Handgelenk) zu testen, um Unbeweglichkeiten, Spannungen, Ausweichbewegungen oder Schmerzen im Gelenkkomplex zu erkennen.

> **Bei der Voruntersuchung sollen Symptome festgehalten werden, die nicht primär mit der Mobilität des Nervensystems verknüpft sind.**

▪ ULTT 1: Belastungstest für den N. medianus

Der ULTT 1 bringt den **N. medianus** (aus dem Plexus brachialis C6–Th1) unter Spannung (◘ Tab. 6.6; zum Verlauf der drei Armnerven – N. radialis, N. medianus und N. ulnaris ◘ Abb. 6.11).

▪▪ ULTT 1: Reihenfolge der Durchführung (◘ Abb. 6.20): ULTT 1-a (◘ Abb. 6.20a)

Der Patient ist an der therapeutenseitigen Bankkante in Rückenlage positioniert. Der Therapeut hält den Schultergürtel in leichter Depression fixiert und bewegt den Arm in **Abduktion** (bis ca. 110°). Während der Durchführung sollte auf Gegenspannung oder Ausweichmechanismen geachtet werden. Diese müssen ggf. korrigiert werden.

ULTT 1-b (◘ Abb. 6.20b) Die nächste Komponente ist die endgradige **Außenrotation** im Schultergelenk.

ULTT 1-c (◘ Abb. 6.20c) Im nächsten Schritt wird der Unterarm supiniert und die Hand- und Fingergelenke in **Extension** gebracht und gehalten.

ULTT 1-d (◘ Abb. 6.20d) Als letzter Schritt der ULTT-1-Testbewegung wird das **Ellenbogengelenk** bis zur ersten Symptomreproduktion **gestreckt**. Zu beachten ist, dass die Stellung in allen anderen Gelenken beibehalten wird, um den mechanischen Stress auf den neuralen Strukturen nicht zu verlieren.

◘ **Tab. 6.7** Spannungsprovokation des N. radialis

Verlauf des N. radialis	Spannungsprovokation
Die Faserzuläufe des N. radialis stammen aus den Segmenten C5–C8	HWS: Lateralflexion zur Gegenseite, Schultergürtel: Depression
Verläuft durch die Axilla auf die Humerusrückseite durch den Sulcus n. radialis	Schultergelenk: Innenrotation + Abduktion
Verläuft weiter nach distal an die laterale Ellenbogenseite. Verzweigt sich dort in den R. superficialis (sensibel) und R. profundus (motorisch), der auf dem Weg zum Unterarm und Handgelenk den M. supinator durchläuft	Ellenbogen: Extension, Unterarm: Pronation
Verläuft am Handgelenk über den R. superficialis am Handrücken, der motorische Anteil (R. profundus) zieht zwischen die Finger I–III	Handgelenk und Finger: Flexion (Faustschluss mit Daumen in der Faust) + evtl. leichte ulnare Abduktion

ULTT 1-e (◘ Abb. 6.20e) Final kann eine Differenzierung mittels sensibilisierender Bewegungen über die **HWS** stattfinden. Der Patient bewegt die HWS in **Lateralflexion** zur Therapeutenseite hin. Dadurch wird der neuromechanische Belastungsstress reduziert, und eine Reduktion der Symptome ist zu erwarten. Tritt genau dies ein, ist eine neurodynamische Funktionsstörung anzunehmen.

▪ ULTT 2b: Belastungstest für den N. radialis

Der ULTT 2b belastet den N. radialis (◘ Tab. 6.7).

▪▪ ULTT 2b: Reihenfolge der Durchführung (◘ Abb. 6.21): ULTT 2b-a (◘ Abb. 6.21a)

Der Patient wird in Rückenlage diagonal über die Liege mit dem Oberkörper an die Bankkante (dicht an der Seite des Therapeuten mit Schulterüberhang) positioniert. Mit der Leiste hält der Therapeut den **Schultergürtel in Depression**.

ULTT 2b-b (◘ Abb. 6.21b) Die nächste Komponente ist die komplette **Innenrotation** des Arms im Schultergelenk. Bedingt durch die Grifftechnik kommt es gleichzeitig zu einer endgradigen Pronation im Unterarm. Der Therapeut fixiert mit seinem Unterarm den Ellenbogen des Patienten in Extension.

ULTT 2b-c (◘ Abb. 6.21c) Der nächste Schritt in der Testreihe betrifft den **Handkomplex**. Hier wird eine **Flexion** der

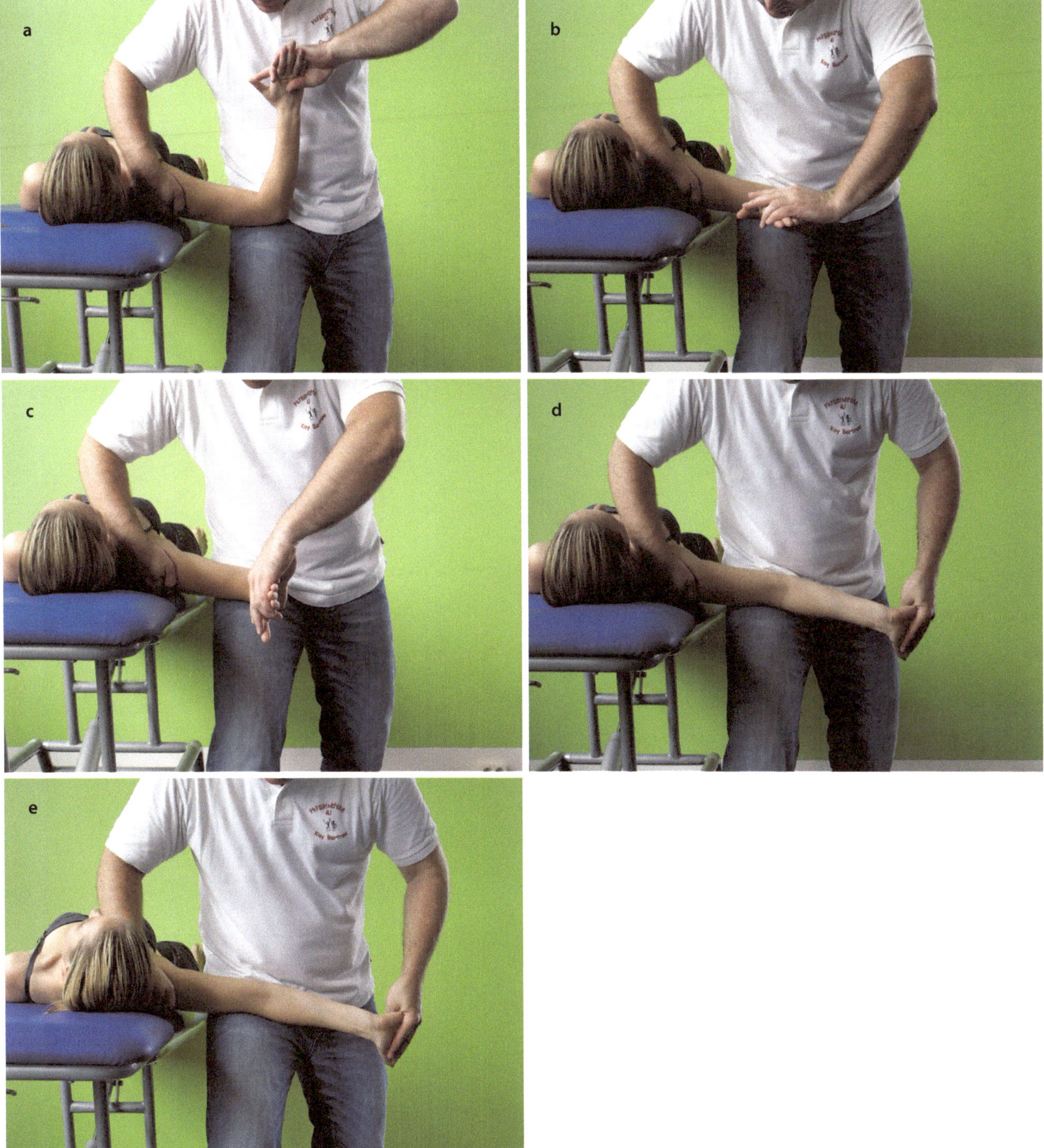

Abb. 6.20 a–e **ULTT 1. a** ULTT 1-a: Abduktion im Schultergelenk **b** ULTT 1-b: Außenrotation im Schultergelenk **c** ULTT 1-c: Extension von Handgelenk und Fingern **d** ULTT 1-d: Ellenbogenextension **e** ULTT 1-e: Lateralflexion der HWS

Hand und Finger eingestellt (Faustschluss). Eine verstärkte neuromechanische Belastung wird durch Daumenflexion (Daumen kann in die Faust eingeschlossen werden) und ulnare Deviation des gesamten Handkomplexes erreicht.

ULTT 2b-d (Abb. 6.21d) Die sensibilisierende Bewegung findet über eine **Schultergelenkabduktion** statt. Dadurch können neuromechanisch bedingte Störungen lokalisiert und identifiziert werden. Eine weitere Möglichkeit ist die **zervikale Lateralflexion**:

- Lateralflexion zur **Therapeutenseite** entlastet die neuralen Strukturen,
- Lateralflexion zur **Gegenseite** baut vermehrt neuromechanischen Spannungsstress auf.

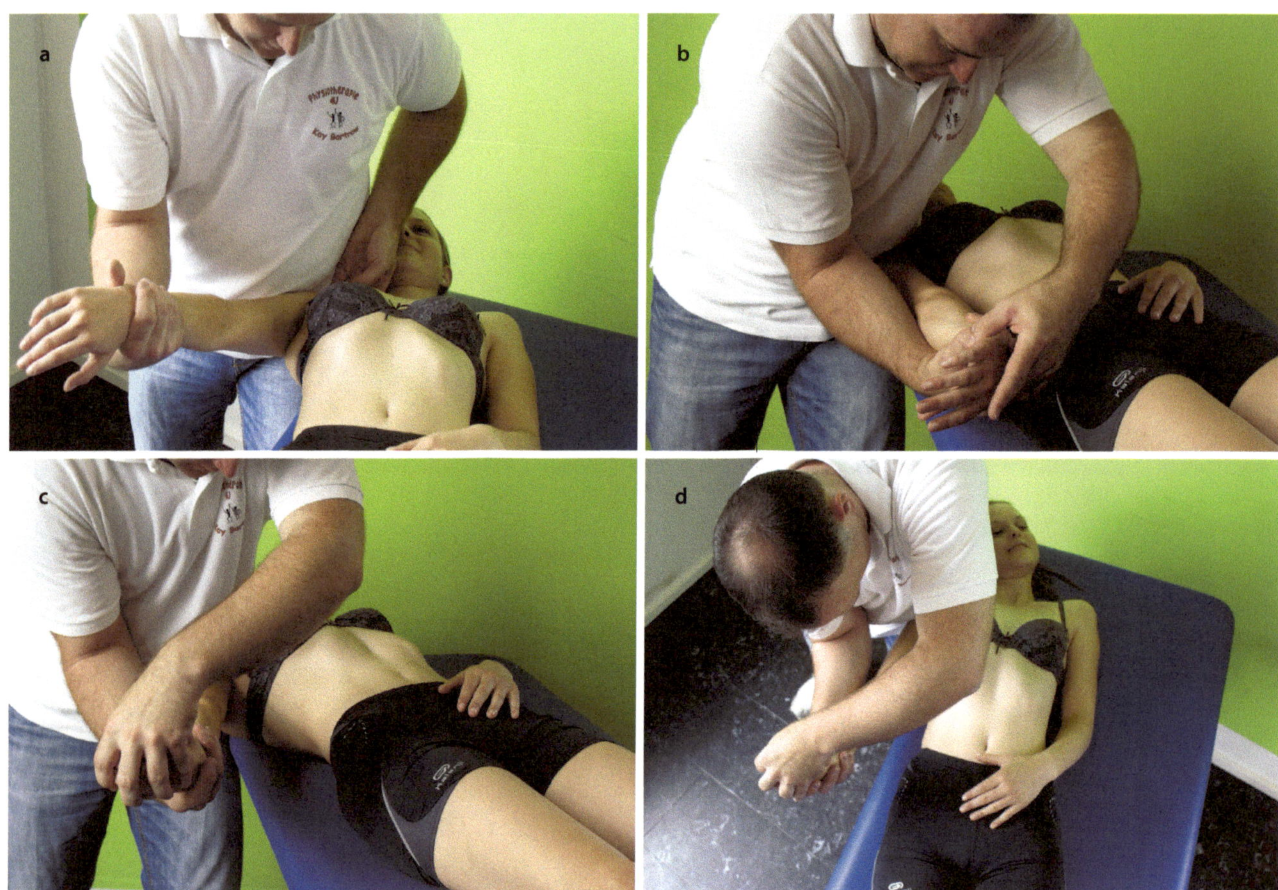

Abb. 6.21 **a–d ULTT 2b. a** ULTT 2b-a: Schultergürteldepression **b** ULTT 2b-b: Innenrotation im Schultergelenk **c** ULTT 2b-c: Handgelenk- und Fingerflexion **d** ULTT 2b-d: Abduktion im Schultergelenk

Tab. 6.8 Spannungsprovokation des N. ulnaris

Verlauf des N. ulnaris	Spannungsprovokation
Die Faserzuläufe des N. ulnaris stammen aus den Segmenten C8–Th1	HWS: Lateralflexion zur Gegenseite, Schultergürtel: Depression
Zieht durch die Axilla in die mediale Bizepsloge	Schultergelenk: Außenrotation + Abduktion
Verläuft am Ellenbogen dorsal am Epicondylus medialis in den Sulcus n. ulnaris und zieht nach distal zur ulnaren Handgelenkregion	Ellenbogen: Flexion, Unterarm: Supination (je nach individuellem Verlauf am Unterarm kann manchmal auch eine Pronation für vermehrten mechanischen Stress erforderlich sein)
Verzweigt sich im ulnaren Handgelenkbereich (Loge de Guyon – über das Retinaculum flexorum) in R. profundus (motorisch) und R. superficialis (sensibel)	Handgelenk und Finger: Extension mit Supination im Unterarm (manchmal auch mit Pronation)

ULTT 3: Belastungstest für den N. ulnaris

Der dritte mechanische Belastungstest für die obere Extremität, der ULTT 3, bringt den N. ulnaris auf Spannung (Tab. 6.8).

ULTT 3: Reihenfolge der Durchführung (Abb. 6.22): ULTT 3-a (Abb. 6.22a)

Der Patient liegt in Rückenlage an der Kante der Liege. Die Ellenbogenspitze hat der Therapeut an seine Leiste positioniert, um die spätere Abduktion im Schultergelenk kontrollieren zu können. Mit der rechten Hand hält der Therapeut den **Schultergürtel in Depression** fixiert. Mit der linken Hand wird die Hand des Patienten so gegriffen, dass **Handgelenk-** und **Fingerextension** sowie **Pro-/Supination** im Unterarm kontrolliert werden können.

ULTT 3-b (Abb. 6.22b) Unter Beibehalten der Schultergürteleinstellung und der Grifftechnik an der Hand bewegt der Therapeut das **Handgelenk** des Patienten in **Extension** und den Unterarm in maximale **Supination**.

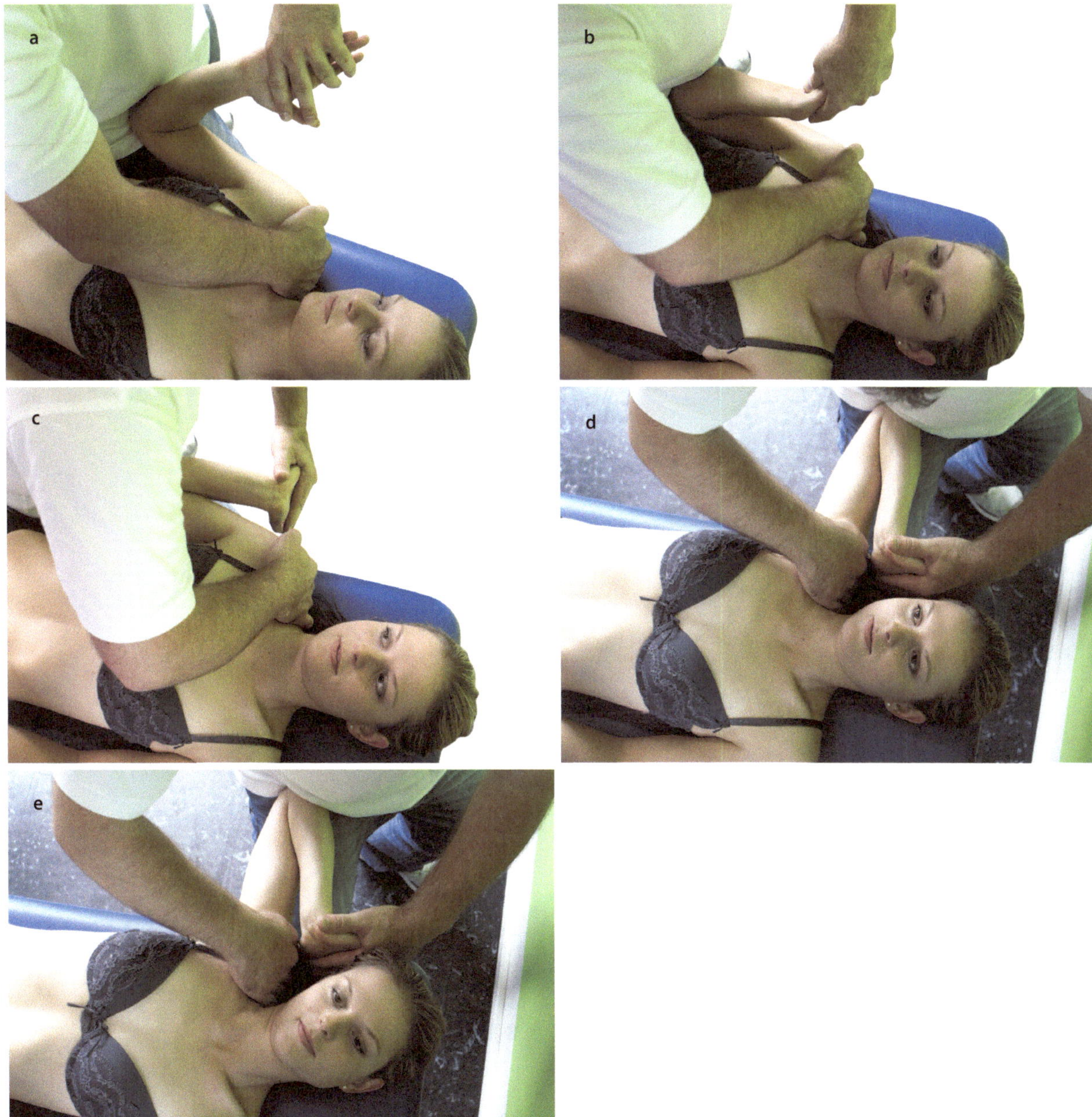

■ **Abb. 6.22** a–e **ULTT 3. a** ULTT 3-a: Einstellung des Arms **b** ULTT 3-b: Extension im Handgelenk und Supination im Unterar. **c** ULTT 3-c: Außenrotation im Schultergelenk **d** ULTT 3-d: Abduktion im Schultergelenk **e** ULTT 3-e: HWS-Lateralflexion

ULTT 3-c (■ Abb. 6.22c) Die Depression des Schultergürtels sollte nochmals kontrolliert und ggf. nachkorrigiert werden. Dann folgt eine **Außenrotation** im Schultergelenk.

ULTT 3-d (■ Abb. 6.22d) Mit allen gehaltenen Testkomponenten wird der Arm im Schultergelenk in **Abduktion** bewegt, so weit, bis Symptome reproduziert werden können. In der Endposition hält sich der Patient quasi mit der eigenen Hand das Ohr zu.

ULTT 3-e (■ Abb. 6.22e) Die sensibilisierende Bewegungskomponente findet in der Halswirbelsäule über **Lateralflexion** statt:

- Bei Lateralflexion zum Therapeuten hin (zur **Testseite**) werden die Symptome meist reduziert.
- Bei Lateralflexion zur **Gegenseite** ist mit einer Verstärkung der Symptome zu rechnen.

6.7.4 Neuromechanische Untersuchung der unteren Extremität

- Lower Limb Tension Tests (LLTT) : Passive Kniebeugung (PKB)

Mit dem PKB wird der **N. femoralis** (aus dem Plexus lumbalis L1–L4) auf mechanische Spannungstoleranz untersucht (■ Tab. 6.9) (vgl. Butler 1998; Trepel 2004).

Tab. 6.9 Spannungsprovokation des N. femoralis

Verlauf des N. femoralis	Spannungsprovokation
Durchtritt den Leistenkanal im medialen Drittel und teilt sich am ventralen Oberschenkel in einen motorischen Ast für die Oberschenkelmuskulatur und zwei sensible Äste: einer versorgt die ventralen Hautareale am Oberschenkel, der andere (N. saphenus) verläuft nach distal zum medialen Unterschenkel	Hüftextension + Knieflexion

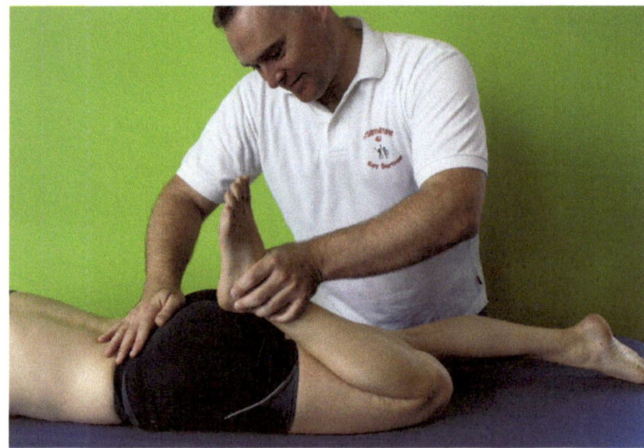

Abb. 6.23 PKB: Durchführung

Indikationen sind:
- Beschwerden im Knie- und ventralen Oberschenkelbereich,
- Beschwerden in der lumbalen Wirbelsäulenregion L1–L4.

Der genaue anatomische Verlauf des N. femoralis und seiner distalen Verzweigungen lässt sich in Abb. 6.16 nachverfolgen.

PKB: Durchführung (Abb. 6.23) Ausgangsstellung des Patienten ist Bauchlage, und der Kopf sollte zum Therapeuten gedreht sein. Dadurch sind Reaktionen des Patienten (z. B. Schmerzen) für den Therapeuten besser zu erkennen, und die Kommunikation fällt leichter. Diese Ausgangsstellung sollte möglichst einheitlich bei jeder Wiederholung eingenommen werden, um die Ergebnisse miteinander vergleichbar zu machen.

Der Therapeut beugt passiv das Knie des Patienten bis zur ersten Symptomreproduktion. Dann können sensibilisierende Bewegungen über die Fuß- (z. B. Dorsalextension im OSG) oder Hüftgelenke (z. B. Hüftab-/adduktion) durchgeführt werden (je nach Lokalisation der Symptome; sensibilisierende Bewegungen sollten möglichst weit vom symptomatischen Gelenk entfernt durchgeführt werden), um eine neurodynamische Beteiligung an den Symptomen zu verifizieren.

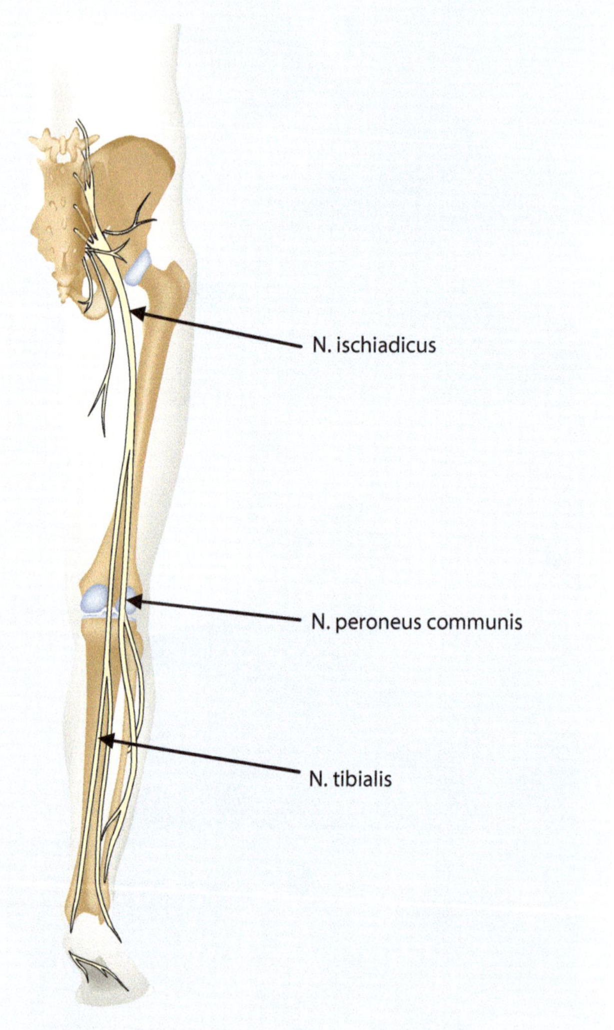

Abb. 6.24 Verlauf des N. ischiadicus

Tab. 6.10 Spannungsprovokation des N. ischiadicus

Verlauf des N. ischiadicus	Spannungsprovokation
Verlässt das Becken auf der Dorsalseite und zieht auf dem rückseitigen Oberschenkel nach distal bis vor die Kniekehle, teilt sich dort in N. tibialis und N. peroneus communis auf	Hüftflexion + Knieextension (zur Modulation Hüftab-/adduktion)

Straight Leg Raise (SLR)

Mit diesem sehr bekannten Spannungstest für den **N. ischiadicus** (aus dem Plexus sacralis L4–S3, Verlauf Abb. 6.24) werden die segmentalen Nervenwurzeln und der Nerv auf Spannungstoleranz untersucht (auch bekannt als Lasègue-Zeichen; Tab. 6.10).

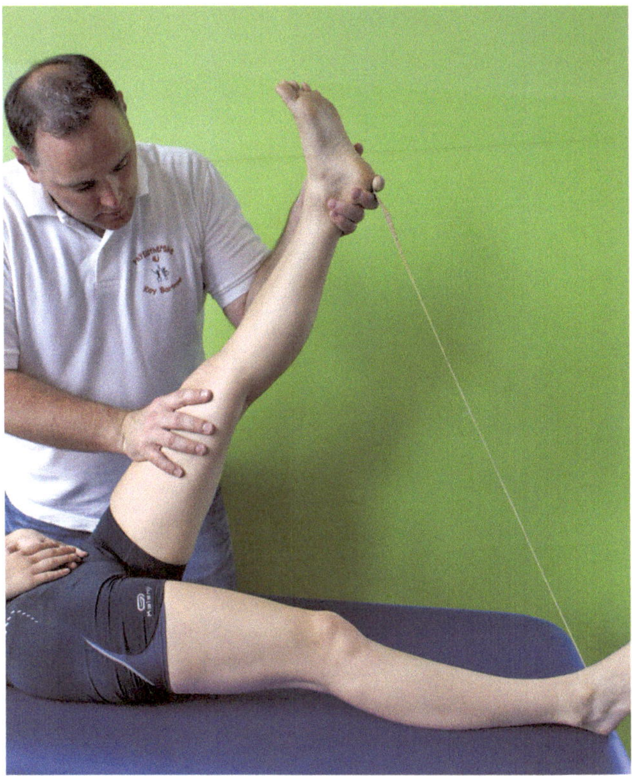

Abb. 6.25 SLR: Durchführung SLR

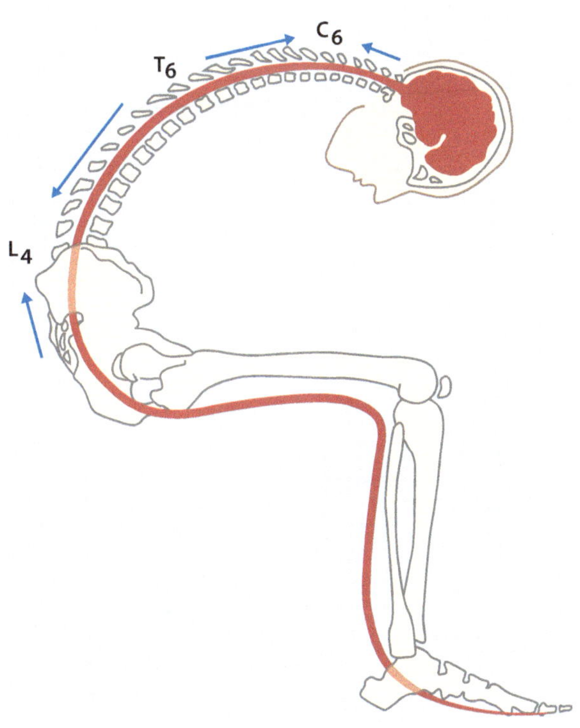

Abb. 6.26 Nervensystem als Kontinuum

Indikationen sind:

- Beurteilen von neuraler Spannung in der unteren Extremität (dorsaler Ober-/Unterschenkel und Fußgelenke),
- Beurteilen einer Bandscheibenproblematik in der unteren Lendenwirbelsäule.

SLR: Durchführung (Abb. 6.25) Ausgangsstellung des Patienten ist Rückenlage. Wird diese vom Patienten nicht toleriert, kann der SLR auch in Seitlage durchgeführt werden. Der Patient liegt dicht an der therapeutenseitigen Bankkante und hat die Hände auf dem Bauch liegen → einheitliche standardisierte Ausgangsstellung für den SLR.

Die Fersen des Patienten sollten an der Bankkante gelagert sein, um den Abstand der abgehobenen Ferse bis zur Bankkante mit dem Maßband messen zu können. Dadurch kann des Testergebnis quantifiziert werden, und in einem späteren Vergleich können die erreichten Veränderungen einfacher beurteilt werden.

Dann wird das im Kniegelenk gestreckte Bein vom Therapeuten soweit angehoben, bis die ersten Symptome reproduzierbar sind. In dieser symptomatischen Position können sensibilisierende Bewegungen (je nach Lokalisation der Symptome) über das Hüft- (z. B. mit Ab-/Adduktion) oder Sprunggelenk (z. B. mit Dorsalextension bzw. Plantarflexion) durchgeführt werden.

Ziel ist es, mit diesen Bewegungen eine Beteiligung des Nervensystems an der Symptomatik zu belegen und eine neurodynamische Funktionsstörung als Quelle der Symptome zu beweisen.

6.8 Neuromechanische Untersuchung des Rumpfes

SLUMP-Test: Rückenmark und Dura

Der SLUMP-Test wird heute weit verbreitet als **Basistest** für die Beurteilung der neuro-meningealen Mobilität angesehen und verbindet praktisch gesehen den SLR mit einer passiven Nackenflexion (PNF). Da das Nervensystem ein Kontinuum ist, bringen die Bewegungen im SLUMP-Test Spannung auf das gesamte Nervensystem. Von beiden Körperenden, über die Hebel Kopf und Beine wird Spannung auf die neuralen Strukturen gebracht, mit dem Ziel, eine vergleichbare Reaktion bzw. eine Veränderung der Symptome zu erreichen (Abb. 6.26).

> Da das Nervensystem ein Kontinuum ist, bringen die Bewegungen im SLUMP-Test Spannung auf das gesamte Nervensystem.

Über den SLUMP-Test kann der Therapeut Störungen in der neuromechanischen Beziehung des Nervensystems zu seinem umgebenden Gewebe erkennen. Des Weiteren lassen sich Aussagen über die Mobilität der neuralen Hüllstrukturen bzgl. einer Beteiligung an der Symptomatik machen.

Indiziert ist der SLUMP-Test

- bei Patienten mit unspezifischen Rückenschmerzen und neurodynamischen Beschwerden im Alltag (z. B. Symptomverstärkung beim Autofahren oder Bücken),
- zur Differenzialdiagnostik.

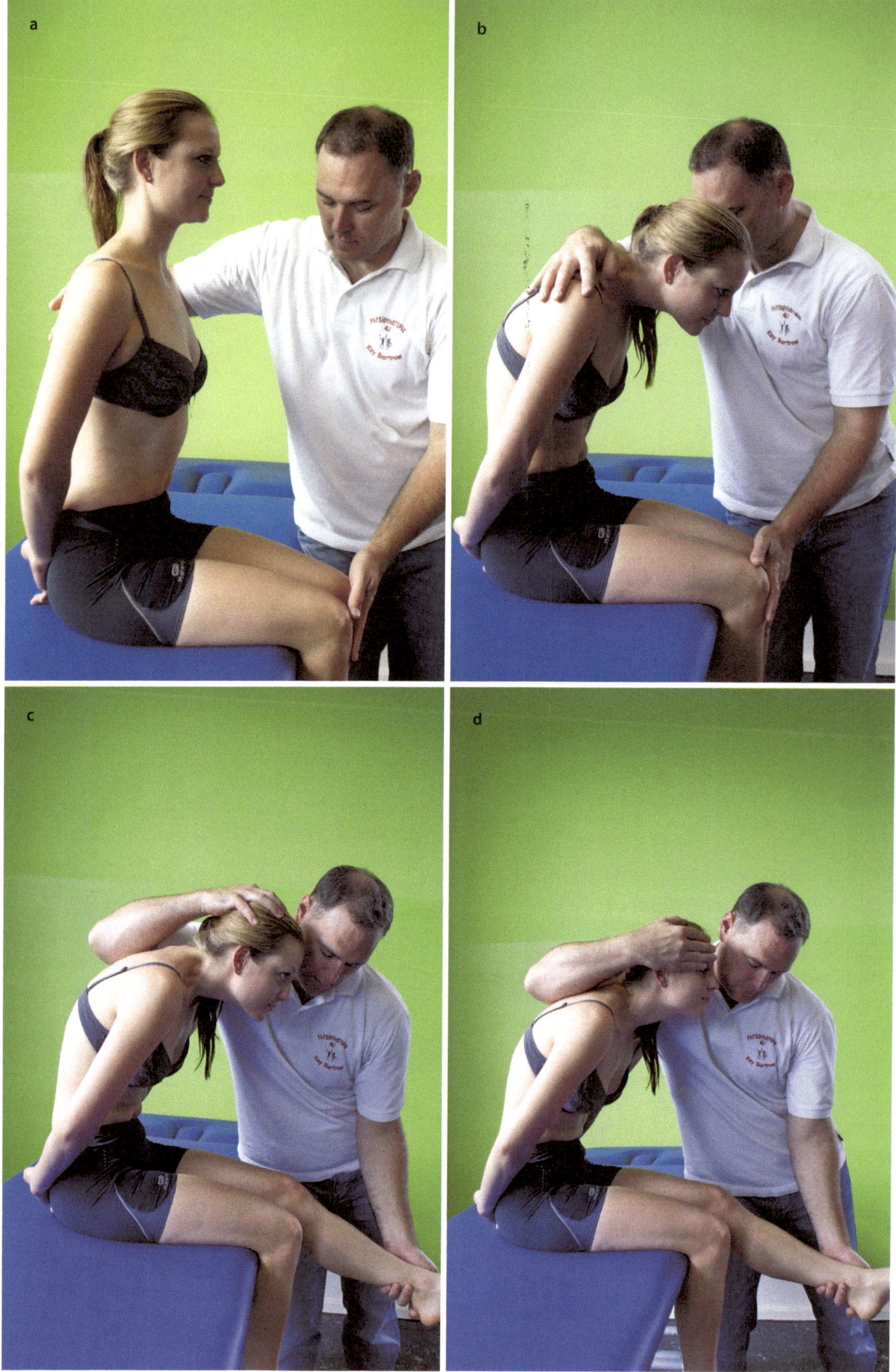

Abb. 6.27 a–d SLUMP-Test. **a** SLUMP-a: Ausgangsposition **b** SLUMP-b: „Zusammensacken" des Oberkörpers **c** SLUMP-c: Stauchung der Wirbelsäule **d** SLUMP-d: passive Knieextension

SLUMP-Test: Reihenfolge der Durchführung (■ Abb. 6.27): SLUMP-a (■ Abb. 6.27a)

Als **Ausgangsposition** ist Sitz des Patienten an der Bankkante als Standard definiert. In besonderen Fällen, falls der Patient nicht sitzen kann, ist der SLUMP auch in RL oder SL durchführbar. Die Unterschenkel des Patienten sollten frei hängen, die Arme soll er frei hängend hinter dem Rücken halten. Diese Position sollte noch keine Symptome auslösen.

SLUMP-b (■ Abb. 6.27b) Der Patient wird gebeten, den **Oberkörper „zusammensacken"** zu lassen. Wichtig ist, dass das Sakrum senkrecht zur Bankfläche stehen bleibt.

SLUMP-c (■ Abb. 6.27c) Der Therapeut belastet die Wirbelsäule über den Schultergürtel (**Stauchung der Wirbelsäule** wie beim Spannen eines Bogens) und übt damit einen Spannungsreiz auf die neuro-meningealen Strukturen aus.

SLUMP-d (■ Abb. 6.27d) Die nächste Testkomponente ist die **passive Knieextension**. Der Therapeut streckt das Knie des Patienten. Zur Verstärkung der neuromechanischen Spannung kann die Bewegung mit einer Dorsalextension im OSG verbunden werden. Die Knieextension wird so weit durchgeführt, bis sich die ersten Symptome reproduzieren lassen.

Anschließend kann eine **sensibilisierende Bewegung** durchgeführt werden:
- HWS-Flexion zur Spannungsverstärkung bzw.
- HWS-Extension zur Spannungsreduktion.

6.9 Palpation peripherer Nerven

6.9.1 Anatomische Nervenengpässe

Periphere Nerven haben in bestimmten Körperregionen engen Kontakt zum umliegenden Gewebe und/oder verlaufen sehr oberflächlich, wodurch sie stärker mechanischen Reizen ausgesetzt sind und bei entsprechend einwirkenden mechanischen Kräften symptomatisch werden können.

Solche anatomisch vorbelasteten Stellen sind v. a. an der **oberen** und **unteren Extremität** zu finden, und sie spielen eine bedeutende Rolle im klinischen Arbeitsalltag der Physiotherapie.

Die peripheren Nerven sind an diesen Stellen meist **gut palpabel**. Diese Palpationsmöglichkeiten erweitern das Spektrum der neurologischen Untersuchung; und anhand von anatomischen Engpassyndromen lassen sich Pathologien im Bereich der neurologischen Funktionsstörungen sehr gut nachvollziehen.

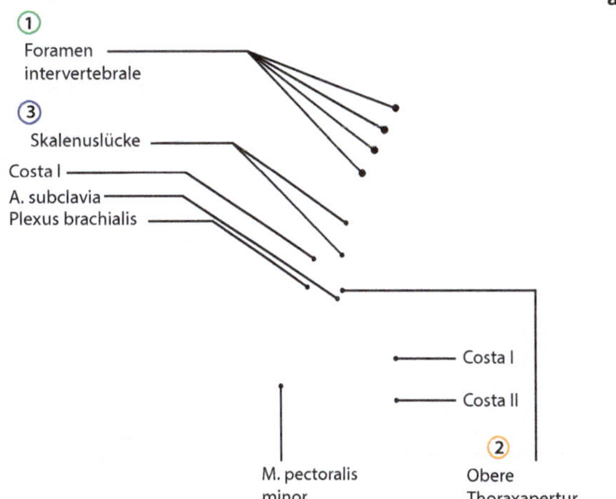

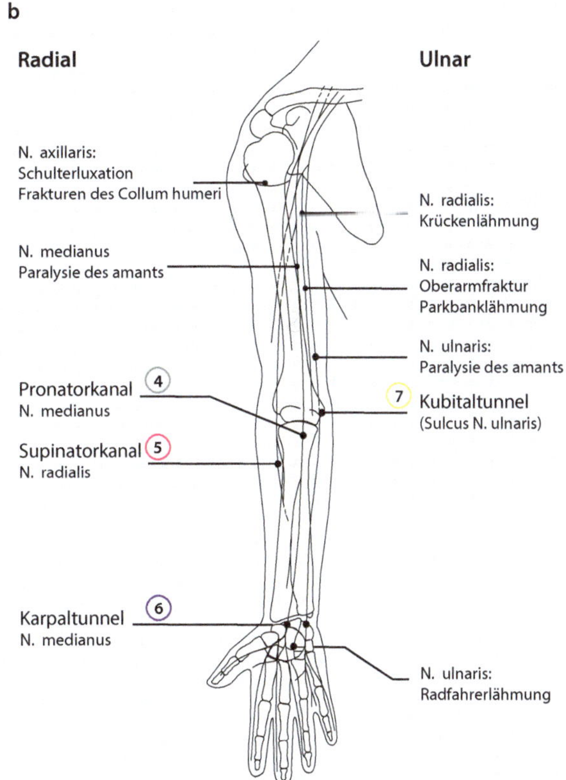

■ **Abb. 6.28 a, b Neurale Engstellen a** im Schultergürtelbereich, **b** an der oberen Extremität

Engpasssyndrome am Schultergürtel und an der oberen Extremität (■ Abb. 6.28)

Engpasssyndrome im Schultergürtelbereich und am Arm und ihre klinischen Auswirkungen sind in ■ Tab. 6.11 beschrieben.

6

Tab. 6.11 Anatomische Engpasssyndrome der oberen Extremität

Anatomischer Engpass	Klinische Auswirkung
Am **Foramen intervertebrale der HWS**: Engpass v. a. durch Bandscheibenvorfall oder -protrusion (BSV oder BSP), Osteochondrosen oder Blockierungen der Facettengelenke der Wirbelsäule. Betroffen sind v. a. Nervenwurzel, Spinalnerv oder Plexus mit peripheren Nervenstrukturen	Schmerzausstrahlung ins Dermatom Schwäche des betroffenen Kennmuskels Sensibilitätsstörungen im Dermatom Evtl. Reflexausfall (BSR/TSR)
An der **oberen Thoraxappertur**: Engpass durch Tumoren an der 1./2. Rippe oder an der Klavikula. Betroffen ist v. a. der Plexus brachialis mit seinen peripheren Verzweigungen	Schmerzausstrahlungen in den Arm Vegetative Störungen (z. B. Miktionsstörungen)
In der **Skalenuslücke**: Enpass durch hypertone Muskulatur, immobile Gelenke der 1. und 2. Rippe, Schwellungen oder andere Raumforderungen. Betroffen sind v. a. die Nerven des Plexus brachialis (sind in der Skalenuslücke lokalisiert)	Sensible Auffälligkeiten und Schmerzen in Hand- und Unterarmregion Tragen, Heben; oft sind schon kleine Bewegungen des Arms schmerzhaft Kraftverlust Schwellungsneigung im Handgelenkbereich Sensibilitätsausfälle im Handgelenkbereich Paresen im Arm bis zur Hand Pulsanomalien
Engstelle im Bereich des **M. supinator** kann den R. profundus n. radialis komprimieren und klinische Symptome einer Fallhand verursachen	Extensorenschwäche durch neurale Kompression des N. radialis Häufig Entzündung der Bursa bicipitoradialis
M. pronator teres kann für den N. medianus ein Engpass sein. Im sog. Pronatorkanal kann eine Druckläsion des N. medianus klinische Symptome auslösen	Parästhesien im Hand- und Fingerbereich Sensibilitätsstörungen Teilweise deutliche Medianusparese, mit klinischem Bild der Schwurhand durch den Ausfall der radialseitigen Fingerflexoren
Beim **Karpaltunnelsyndrom** (KTS) kommt es zu einer Druckläsion des N. medianus im Karpaltunnel	Ausstrahlende Beschwerden im gesamten Armbereich bis zur Schulter- und Nackenregion Schwellungsneigung der Hand Nächtliche Parästhesien (Kribbeln, pelziges Gefühl etc.) Kraftverlust
Im **Sulcus n. ulnaris** des Ellenbogens kann der N. ulnaris durch Kompression klinisch auffällig werden	Sensibilitätsstörungen der ulnaren Hand- und Fingerseite („eingeschlafene Hände und Finger") Lokaler Druckschmerz bei der Palpation Kraftverlust der kleinen Handmuskeln Bei bleibenden Schäden: klinisches Bild der Krallenhand Trophikstörungen in Hand und Unterarm

Engpasssyndrome an der unteren Extremität (Abb. 6.29)

Engpasssyndrome am Bein und ihre klinischen Auswirkungen sind in Tab. 6.12 zusammengefasst.

6.9.2 Palpationsstellen von peripheren Nerven

Eine neurologische Untersuchung besteht aus drei Hauptbereichen:

- Funktionsprüfung der Leitfähigkeit (Reflexe, Sensibilität, Kennmuskeln),
- Testen der Spannungstoleranz (ULTT + LLTT + SLUMP),
- Palpation der peripheren Nervenstrukturen.

Die Palpation von peripheren Nerven vermittelt dem Untersucher ein Bild von der **Struktur** des Nervs. Ein peripherer Nerv fühlt sich normalerweise hart und rund an, wie eine „Spaghetti al dente". Je nach Masse der bindegewebigen Anteile oder Anzahl der Faszikel eines peripheren Nervs kann es schwer sein, eine neurologische Reaktion wie z. B. Kribbeln, stechenden Schmerz o. Ä. auszulösen.

Periphere Nerven haben eine **transversale Mobilität**, d. h., sie lassen sich von einer Seite zur anderen gegen das umliegende Gewebe verschieben:

- Bei **verstärkter Spannung** (z. B. durch eine Kompressionsproblematik) nimmt diese transversale Bewegungsfreiheit zunehmend ab.
- Durch **Verklebungen** des peripheren Nervs mit seinem mechanischen Kontaktgewebe oder seinen Hüllstrukturen, die z. B. durch eine Injektionsverletzung bedingt

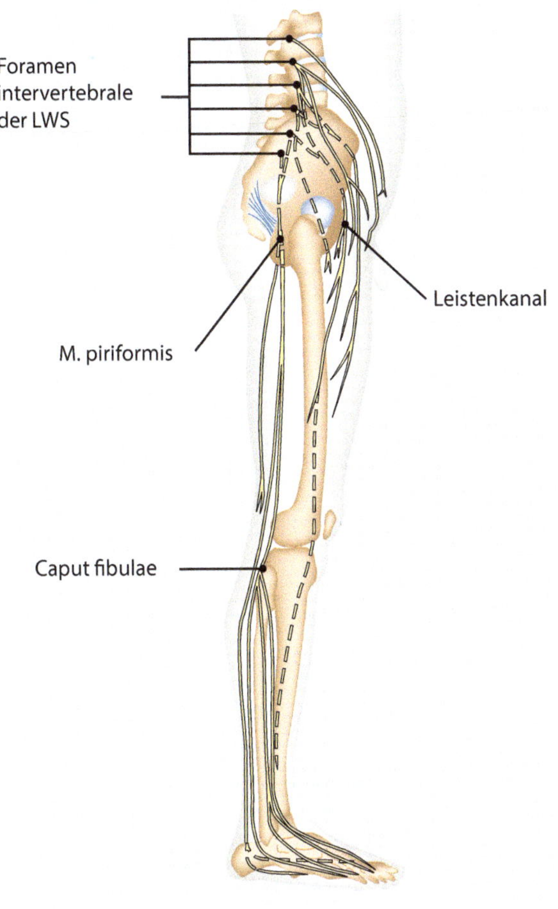

Abb. 6.29 Neurale Engstellen an der unteren Extremität

sein können, geht die transversale Verschieblichkeit manchmal komplett verloren.

> **Veränderungen durch Verletzung oder Spannungsänderungen des Nervs und seiner Kontaktgewebe lassen sich palpieren und geben dem Therapeuten wichtige Informationen über den**
> - **Mobilitätszustand des Nervs,**
> - **pathologische Veränderungen (z. B. Verklebungen) und**
> - **reduzierte oder gesteigerte Mechanosensitivität.**

Palpationsstellen von peripheren Nerven der OE

In Tab. 6.13 sind die klinisch relevanten peripheren Nervenstrukturen der oberen Extremität und ihre Palpationsgebiete zusammengefasst.

Palpationsstellen der peripheren Nerven der UE

Die peripheren Nerven der unteren Extremität werden nach Beinvorder- und Beinrückseite eingeordnet (Tab. 6.14 und 6.15).

Tab. 6.12 Engpasssyndrome der unteren Extremität

Anatomischer Engpass	Klinische Auswirkung
Das **Foramen intervertebrale der LWS**: Engpass durch Bandscheibenvorfall oder -protrusion (BSV oder BSP). Betroffen sind die Nervenwurzeln und Spinalnerven der unteren Extremität	Ausstrahlende Schmerzen im betroffenen Dermatom Reflexausfälle/-abschwächung (PSR, ASR) Paresen der Kennmuskeln Sensibilitätsstörungen im betroffenen Dermatom
Am **M. piriformis** kann eine Einklemmung des N. ischiadicus entstehen. Bei kleineren Nervenverletzungen kann es zu Verwachsungen des N. ischiadicus kommen	Glutealschmerz mit Ausstrahlung in Sakrumbereich (ISG), Hüftgelenk und dorsalen Oberschenkel Bücken und Heben von Gegenständen ist schmerzhaft Kombinationsbewegung Flex/Add/IR des Hüftgelenks ist schmerzhaft
Oberhalb des **Caput fibulae** verläuft der N. fibularis communis sehr dicht an der Oberfläche (kutan) und ist mechanischen Druckkräften ausgeliefert	Ausstrahlende Schmerzen in den Unterschenkel im Nervenverlauf Kraftlose Dorsalextension (durch paretische Fußheber)
Im **Leistenkanal** (Lig. inguinale) kann es zu einer Einklemmung des N. femoralis kommen	Belastungsabhängige Schmerzen am Oberschenkel und in der Leiste Sensibilitätsstörungen am Oberschenkel Hüftgelenkextension ist schmerzhaft

Tab. 6.13 Palpation der peripheren Nerven der OE

Peripherer Nerv der OE	Palpationsstellen
N. medianus	Axilla, kranial der A. axillaris. Evtl. ist eine neurale Spannungsposition (ULTT 1) bei der Palpation von Vorteil Mediale Bizepslücke (N. medianus läuft in Richtung Ellenbogengelenk) Ellenbogenbeuge medial der Bizepssehne Proximal oder distal des M. pronator teres (Nerv läuft durch den Muskel)
N. ulnaris	In der Axilla, kaudal der A. axillaris Am dorsalen Epicondylus medialis (Sulcus n. ulnaris; N. ulnaris verläuft subkutan) Im Handgelenkbereich in der Loge de Guyon: zwischen Os pisiforme und Os hamatum
N. radialis	Dorsalseite des Humerus: Sulcus n. radialis, unterhalb des M. triceps caput laterale In der Ellenbeuge lateral der Bizepssehne Auf der ventralen Seite des Caput radii ist der N. radialis durch die Weichteile hindurch manchmal palpabel
N. radialis r. superficialis	Am medialen Rand des M. brachioradialis (zwischen M. brachioradialis und M. extensor carpi radialis longus) unterhalb des Ellenbogengelenks

6

Tab. 6.14 Palpation der dorsalseitigen peripheren Nerven der UE

Peripherer Nerv der UE: dorsale Seite	Palpationsstellen
N. ischiadicus	Zwischen Tuber ossis ischii und Trochanter major
N. tibialis	In der Kniekehle, zwischen den beiden Köpfen des M. gastrocnemius Am dorsokaudalen Teil des Malleolus medialis, bevor sich der Nerv in seine Endverzweigungen aufteilt (Nn. plantaris medialis et lateralis)
N. fibularis communis	Teilweise in der Kniekehle, medialseitig der Bizepssehne Um das Caput fibulae (Nerv läuft um das Caput herum)
N. fibularis profundus	Zwischen M. tibialis anterior und M. extensor hallucis longus Zwischen Metatarsale I+II
N. fibularis superficialis	Fußrücken in Richtung lateraler Fußrand
N. suralis (wird aus dem R. communicans fibularis und dem N. cutaneus surae medialis gebildet)	Am lateralen Fußrand, posterior des Malleolus lateralis (zwischen Achillessehne und Malleolus lateralis)

Tab. 6.15 Palpation der ventralseitigen peripheren Nerven der UE

Peripherer Nerv der UE: ventrale Seite	Palpationsstellen
N. femoralis	Im Leistenkanal, lateral der A. femoralis (deren Pulsation im Leistenkanal gut zu lokalisieren ist)
N. cutaneus femoris lateralis	Medial der Spina iliaca anterior superior (SIAS)
N. saphenus	Auf der medialen Knieseite (unterhalb des medialen Gelenkspalts) zwischen den Sehnen von M. sartorius und M. gracilis, die beide zum Pes anserinus verlaufen
N. saphenus r. infrapatellaris	Medialer Tibiarand

Literatur

Bartrow K (2013a) Die neurologische Untersuchung in der CMD-Praxis – Teil 1. Z Physiother 65:43–46. Pflaum, München

Bartrow K (2013b) Die neurologische Untersuchung in der CMD-Praxis – Teil 2. Z Physiother 65:42–44. Pflaum, München

Bartrow K (2013c) Neurologische Untersuchung der HWS – Teil 1: Neuro-funktionelle Untersuchung. Z Physiother 65:57–61. Pflaum Verlag, München

Bartrow K (2013d) Neurologische Untersuchung der HWS – Teil 2: Neuro-mechanische Untersuchung. Z Physiother 65:63–67. Pflaum Verlag, München

Beck H (2013) Biologie des Geistesblitzes – Speed up your mind. Springer, Berlin/Heidelberg

Berger A, Hierner R (2009) Plastische Chirurgie, Bd 4. Springer, Berlin/Heidelberg

Butler DS (1998) Mobilisation des Nervensystems. Springer, Berlin/Heidelberg

Kern N (2010) Integration der Neurodynamik in die Neurorehabilitation „INN". Zeitschrift 62:59–64

Maitland GD (1994) Manipulation der Wirbelsäule, 2. Aufl. Springer, Berlin/Heidelberg

Maitland GD (1996) Manipulation der peripheren Gelenke, 2. Aufl. Springer, Berlin/Heidelberg

v Piekartz HJM, Egan Moog M (2004) Periphere Nerven untersuchen – Nervenmobilisation an der unteren Extremität. Physiopraxis 11–12:2–7

v Piekartz HJM, Egan Moog M (2005) Dem Plexus brachialis auf der Spur – Obere Extremität: Tests der Neurodynamik. Physiopraxis 6:16–20

v Piekartz HJM, Egan Moog M (2006) Auf den Nerv gefühlt – Palpation des peripheren Nervensystems. Physiopraxis 7–8:22–26

Pschyrembel (1994) Klinisches Wörterbuch, 257. Aufl. de Gruyter, Berlin

Shacklock M (2006) Von neuraler Spannung zu klinischer Neurodynamik. Man Ther 10:22–30

Shacklock M (2008) Angewandte Neurodynamik – Neuromuskuloskeletale Strukturen verstehen und behandeln. Elsevier, München

Shacklock M, Studer V (2007) Manuelle Behandlung von Kreuzschmerzen und Ischialgie nach dem Konzept der klinischen Neurodynamik. Man Ther 11:17–23

Tillmann B (2010) Atlas der Anatomie, 2. Aufl. Springer, Berlin/Heidelberg

Trepel M (2004) Neuroanatomie – Struktur und Funktion, 3. Aufl. Urban & Fischer, München

Passive Bewegungsprüfung

K. Bartrow, *Untersuchen und Befunden in der Physiotherapie*, Physiotherapie Basics,
https://doi.org/10.1007/978-3-662-58298-5_7

Wichtige Kriterien in der physiotherapeutischen Diagnostik sind Quantität und Qualität einer Bewegung sowie währenddessen auftretende Schmerzen. Diesen drei Bewegungsbewertungen wird in der passiven Bewegungsprüfung das Kriterium **Endgefühl** hinzugefügt. Zudem können **Muskelspannung** und **Bewegungsverhalten der Gelenke** ertastet werden. Bei der passiven Bewegungsprüfung wird vor allem das **Ende der Bewegung** bewertet und in Kontext zu den Beschwerden des Patienten gebracht.

7.1 Kriterien einer passiven Bewegung

Bei der passiven Bewegungsprüfung führt der Patient die Bewegungen nicht mittels seiner Muskelkraft aus, sondern der Therapeut bewegt die Gelenke des Patienten. Ein wesentlicher Unterschied zur aktiven Bewegungsprüfung ist die **fehlende Muskelaktivität** des Patienten während der Gelenkbewegung.

Neben den offensichtlichen **Kriterien** einer passiven Bewegung,
- messbare Quantität,
- sichtbare Qualität,
- gefühlter Schmerz und
- wahrgenommenes Endgefühl (◘ Abb. 7.1),

hat der Therapeut die Möglichkeit, die **qualitativen Parameter** einer Bewegung des Patienten selbst zu erfühlen, z. B.
- die Muskelspannung während der Bewegung und
- das Bewegungsverhalten von Gelenk und Gelenkkapsel.

Da der Therapeut das Gelenk in der Hand hält und sich am „Ort des mechanischen Geschehens" befindet, sind Veränderungen gut zu objektivieren.

▪ Quantität

Bei der Beurteilung des passiven Bewegungsausmaßes werden die realisierten Bewegungsamplituden des passiv bewegten Gelenks zum einen mit der **Körpergegenseite** und zum anderen mit den gängigen Normwerten der Mobilität verglichen. Seitendifferente Auffälligkeiten und Abweichungen von den Normwerten zeigen einen Behandlungsbedarf des untersuchten Gelenks an.

▪ Endgefuhl

> **Die passive Bewegungsreserve ist die passiv noch mögliche Bewegungsfähigkeit zwischen physiologischem und anatomischem Bewegungsende.**

Für die Bewegungsamplituden normaler physiologischer Bewegungen existieren sog. Normwerte der Mobilität (◘ Tab. 5.1 in ▶ Kap. 5). Eine passive Bewegung geht meist über dieses Bewegungsausmaß hinaus, bis an das reale anatomische Ende der Bewegung. Das heißt, zum anatomischen Bewegungsende hin findet der Therapeut einen **gewebebedingten Widerstand** – das **Endgefühl**, das er zu beurteilen hat.

Ein **physiologisches Endgefühl** hat in jedem Fall eine elastische Komponente. Im Normalfall haben alle Gelenke einen (manchmal sehr dünnen, aber in jedem Fall noch vorhandenen) Knorpelüberzug auf den Gelenkflächen, der dieses **elastische Endgefühl** erzeugt.

> **Bei einem harten Endgefühl (ohne eine Spur von Elastizität) kann der Therapeut von einem pathologisch veränderten Endgefühl ausgehen, das eine arthrotische Degeneration anzeigt.**

▪▪ Physiologische Varianten des Endgefühls: Hart-elastisches Endgefühl

Ein hart elastisches Endgefühl entsteht durch das Aufeinandertreffen der Knorpelschichten der Gelenkpartner am Ende der Bewegung, z. B. bei
- Extension im Ellenbogengelenk,
- Extension im Kniegelenk,
- Extension in den Fingergrundgelenken II–V.

> **Ein hart-elastisches Endgefühl ist charakteristisch für einen knöchern-knorpeligen Stopp am Ende der passiven Bewegung.**

▪▪ Fest-elastisches Endgefühl

Als fest-elastisch wird ein Endgefühl bezeichnet, wenn die Bewegung endgradig von kapsulären und/oder ligamentären Strukturen begrenzt wird, z. B. bei
- Innen-/Außenrotation des Hüftgelenks,
- Inversion/Eversion des Fußkomplexes,
- Flexion des Schultergelenks (gleno-humeral).

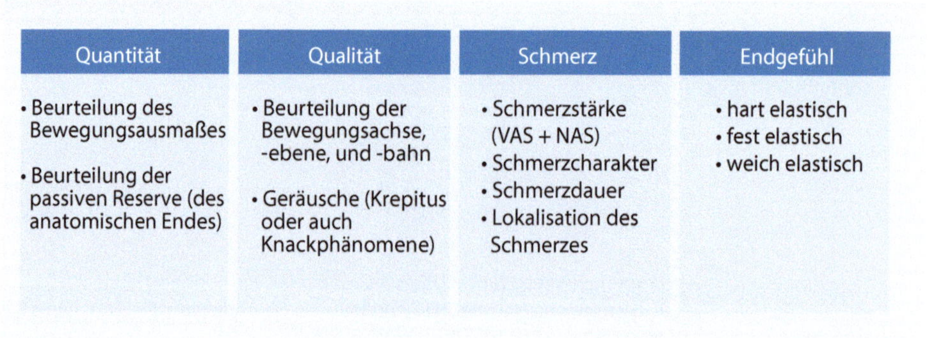

◘ **Abb. 7.1** Beurteilungskriterien bei der passiven Bewegungsprüfung

Quantität	Qualität	Schmerz	Endgefühl
• Beurteilung des Bewegungsausmaßes • Beurteilung der passiven Reserve (des anatomischen Endes)	• Beurteilung der Bewegungsachse, -ebene, und -bahn • Geräusche (Krepitus oder auch Knackphänomene)	• Schmerzstärke (VAS + NAS) • Schmerzcharakter • Schmerzdauer • Lokalisation des Schmerzes	• hart elastisch • fest elastisch • weich elastisch

> Ein fest-elastisches Endgefühl ist bezeichnend für einen ligamentären Stopp am Ende der passiven Bewegung.

Weich-elastisches Endgefühl

Ein weich-elastisches Endgefühl entsteht, wenn die umgebende Muskulatur die Bewegung durch „Einklemmung" zwischen den bewegenden Gelenkpartnern begrenzt, z. B. bei
- Flexion im Ellenbogengelenk,
- Flexion im Kniegelenk.

> Ein weich-elastisches Endgefühl entsteht bei einem muskulären (Weichteil-)Stopp am Ende der passiven Bewegung.

Qualität

Bei der Beurteilung der Qualität von passiven Bewegungen sind vom Therapeuten klinische Erfahrungswerte und ein feinfühliges Augenmaß gefragt. Je öfter das Beurteilen von **Bewegungsachsen** und **-ebenen** während der passiven Bewegung praktiziert wird, desto leichter fällt es, evtl. Abweichungen einzuordnen.

Gelenkgeräusche während einer passiven Bewegung sprechen meist für artikuläre Veränderungen (Tab. 7.1). Bei **Gelenkgeräuschen** unterscheidet man primär zwischen
- einem Krepitus und
- einem Knackgeräusch.

> Der Krepitus gibt Hinweis auf eine degenerative Veränderung (häufig des Gelenkknorpels), das Knacken auf größere Veränderungen (z. B. Meniskusverletzungen, knöcherne Deformität oder freie Gelenkkörper).

Tab. 7.1 Gelenkgeräusche und klinische Erklärungsmodelle

Ursachen	Erklärungsmodell
Degenerative Veränderungen des Gelenkknorpels	Ein aufgerauter und unelastischer Gelenkknorpel hat die Tendenz, unter mechanischer Belastung geräuschhaft zu werden. Bei verändertem Gelenkknorpel ist die Reibung größer als bei einem normalen und gut ernährten.
Veränderte Gelenkstellung (angeborene oder traumatische erworbene Dysplasie)	Eine veränderte Gelenkstellung bewirkt eine Veränderung der Bewegungsmechanik und kann Ursache für Gelenkgeräusche sein (vermehrte Gelenkbelastung → verstärkte Reibung)
Absplitterung kleiner Knorpelteile oder knöcherner Ausriss der Gelenkinnenstrukturen	Der dann freie Gelenkkörper kann sich bei bestimmten Bewegungen im Gelenk einklemmen und dabei (auch beim Loslösen) ein Geräusch verursachen

Schmerzen

Schmerzen bei der passiven Bewegungsprüfung sollten sofort untersucht werden. Mit ihren vielen Testmöglichkeiten bietet die passive Untersuchung den richtigen Rahmen, um Veränderungen von **Schmerzqualität** und **-intensität** bei von außen einwirkenden mechanischen Reizen oder den Einfluss einer Ausgangsposition auf den Schmerz zu beobachten.

Modulation eines Schmerzes bei passiver Bewegung: Mechanisches Denkmodell (Abb. 7.2)

Mittels Modulation mit **Druck** und/oder **Zug** am passiv bewegten Gelenk kann man unterscheiden, ob der Schmerz von einer **intraartikulären** (→ unter Druck steigendes Schmerzniveau) oder einer **extraartikulären Struktur** (→ unter Zug steigendes Schmerzniveau) ausgelöst wird.

1. Was passiert mechanisch, wenn manueller **Druck** auf ein Gelenk gebracht wird?
   - **Primärer Effekt:** Die knöchernen Gelenkpartner nähern sich einander an. Im Gelenk entstehen größere mechanische Kompressionskräfte, die auf alle Strukturen im Gelenkinnenraum wirken (v. a. auf den Gelenkknorpel, im Kniegelenk z. B. auch auf die Kreuzbänder, Menisken).

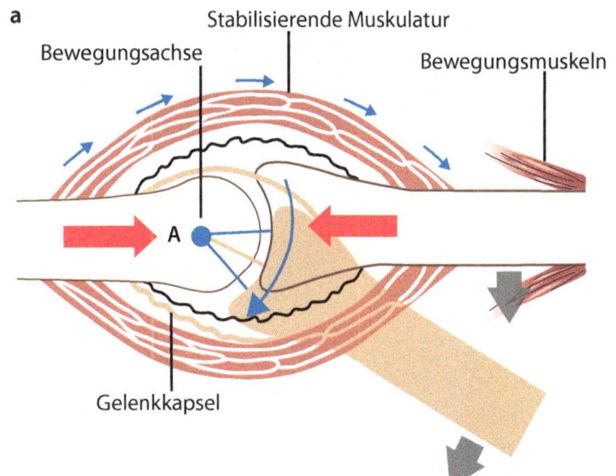

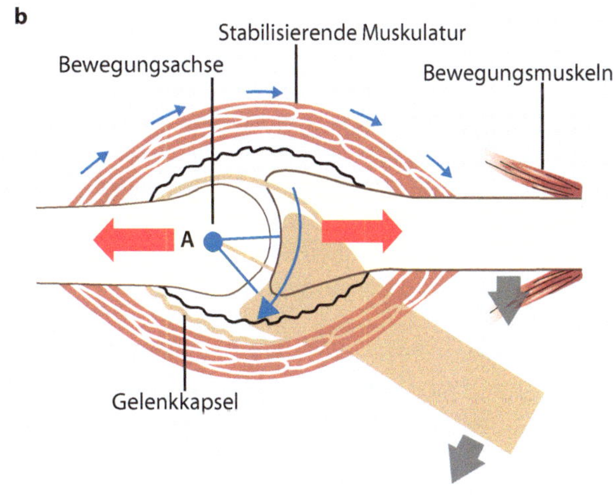

Abb. 7.2 **a,b Mechanische Wirkung** von **a** Druck, **b** Zug am Gelenk

- **Sekundärer Effekt:** Die umgebenden Strukturen (Kapsel-Band-Apparat, extraartikuläre Führungs- bzw. Stabilisationsbänder) nähern sich an und werden dadurch tendenziell entlastet, da sich die Zugspannung reduziert und der Faserverbund durch die Annäherung geringeren Kräften ausgesetzt ist (◻ Abb. 7.2a).

> **Wirkung von manuellen Druckkräften an einem Gelenk:**
> - **verstärkte Belastung der intraartikulären Strukturen,**
> - **verstärkte Entlastung der extraartikulären Strukturen.**

2. Was passiert mechanisch, wenn manueller **Zug** auf ein Gelenk gebracht wird?
   - **Primärer Effekt:** Die knöchernen Gelenkpartner entfernen sich voneinander, und die einwirkenden Kräfte im Gelenkinnenraum werden reduziert. Das heißt, die intraartikulären Strukturen erfahren durch manuellen Zug eine mechanische Entlastung (die mechanische Deformation der intraartikulären Gewebe reduziert sich auch), da sich der Raum im Gelenk vergrößert (durch die sich voneinander entfernenden Gelenkpartner).
   - **Sekundärer Effekt:** Die umgebenden extraartikulären Strukturen müssen diese Lageveränderung mitmachen, sie kommen eher unter verstärkten Zug (◻ Abb. 7.2b). Diese Verlängerungsbeanspruchung bedeutet eine verstärkte mechanische Belastung der extraartikulären Strukturen mit verstärkter Deformation.

> **Wirkung von manuellen Zugkräften an einem Gelenk:**
> - **verstärkte Entlastung der intraartikulären Strukturen,**
> - **verstärkte Belastung der extraartikulären Strukturen. (Maitland 1994, 1996; Frisch 2009)**

Funktionelles Denkmodell

Um eine muskuläre Ursache von Schmerz zu klären, werden **isometrische** oder **dynamische Muskelkontraktionen** angewendet.

Die mechanischen Auswirkungen einer funktionellen Muskelkontraktion begrenzen sich nicht nur auf das aktive Muskelgewebe, sondern verändern über die direkten anatomischen Verbindungen auch die angrenzenden Gewebe (**Muskel-Sehne-Knochen-Gelenk-Komplex**). Das heißt, eine Muskelkontraktion bringt auch für die verbundenen Gewebe eine mechanische Veränderung. Deshalb können die angrenzenden Strukturen (Sehnen, Gelenkkapsel etc.) als Schmerzquelle nicht ausgeschlossen werden, wenn eine Muskelkontraktion einen Schmerz verstärkt.

Mechanischer Effekt einer Muskelkontraktion auf ein Gelenk: Eine Muskelkontraktion bringt unweigerlich Bewegung in ein Gelenk. Wenn sich die Gelenkpartner bewegen, verändert sich automatisch die Spannung von Gelenkkapsel und gelenkumgebenden ligamentären Strukturen.

> **Schmerz während einer Muskelkontraktion kann auf zwei Arten entstehen:**
> 1. **Auslöser ist die beteiligte Muskulatur (gestörte Muskelfunktion) → die Kontraktion verstärkt den Schmerz.**
> 2. **Auslöser sind die periartikulären Strukturen, die sich bei einer Muskelkontraktion mit verändern → die Muskelkontraktion verstärkt den Schmerz.**

Eine Muskelaktivität (Muskelfunktionsprüfung) ist folglich nicht als differenzialdiagnostische Maßnahme zu betrachten, sondern vielmehr als ein weiteres Mosaiksteinchen in der Befund- und Untersuchungskaskade.

7.2 Entwicklung der Bewegungsgrade einer passiven Bewegung: Belastungs-Deformations-Kurve nach dem manualtherapeutischen Konzept

> **Bei der passiven Bewegungsprüfung wird vor allem das Ende der Bewegung bewertet und in Kontext zu den Beschwerden des Patienten gebracht.**

Im endgradigen Bereich einer Bewegung ist Feingefühl vom Therapeuten gefordert, um die Veränderungen in den Strukturen ertasten zu können. Um die endgradige Bewegung besser einordnen und für den klinischen Gebrauch interpretieren zu können, ist es wichtig, die mechanischen Komponenten (**Arthrokinematik**) zu definieren und quantitativ zu erfassen. Der Therapeut sollte wissen,

- welche mechanischen Bewegungskomponenten zu ertasten sind, und
- wie viel Bewegungsspiel am Bewegungsende noch vorhanden ist.

7.2.1 Arthrokinematik: Bewegungskomponenten

Rollbewegungen (◻ Abb. 7.3a)

Das mechanische Charakteristikum einer **Rollbewegung** ist, dass stets ein neuer anatomischer Punkt des distalen Gelenkpartners mit einem anderen anatomischen Punkt des proximalen Gelenkpartners in Kontakt kommt. Bei einer Rollbewegung findet rein mechanisch betrachtet ein **Weggewinn** statt, wenn sich die Bewegungsachse mit der Bewegung verlagern kann. Das heißt, eigentlich müsste der bewegende Gelenkpartner eine Strecke zurücklegen. Da dies in einem Gelenk mit erheblichen Unannehmlichkeiten verbunden wäre (der Gelenkpartner würde „aus dem Gelenk fallen" → Luxationsgefahr), findet zeitgleich eine **Gleitbewegung** statt, sodass die Gelenkzentrik erhalten bleibt und die Bewegungsachse während der gesamten Bewegung stabil gehalten werden kann.

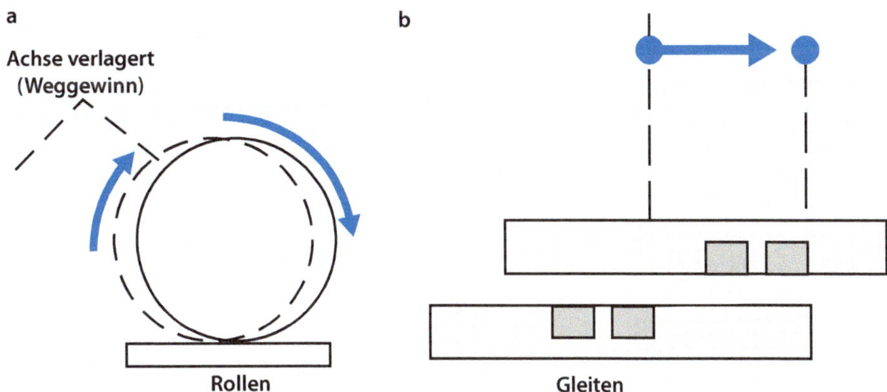

Abb. 7.3 **a,b Arthrokinematik. a** Rollbewegungen, **b** Gleitmechanismus

Klinische Auffälligkeiten

Die Rollbewegung des distalen Gelenkpartners gegen den proximalen entspricht eher der Vorstellung einer physiologischen Bewegung wie z. B. Flexion, Extension, Abduktion, Adduktion oder Rotationsbewegung nach innen/außen.

Klinisch fällt eine Rollbewegung auf, wenn das Gleiten im Verhältnis reduziert oder verstärkt auftritt. Resultierend sind die Gelenkpartner in selektiven Zonen einer größeren mechanischen Belastung ausgesetzt, was **degenerative Prozesse** begünstigt, die auf lange Sicht in einer Arthrose gipfeln.

Gleitbewegungen (Abb. 7.3b)

Das mechanische Charakteristikum einer **Gleitbewegung** ist der Umstand, dass während der Bewegung derselbe anatomische Punkt auf dem distalen (mobilen) Gelenkpartner mit immer neuen anatomischen Punkten des proximalen (fixierten) Gelenkpartners in Verbindung kommt. Auch bei einer Gleitbewegung wird ein **Weggewinn** realisiert, wenn die Bewegungsachse mitverlagert werden kann. Da auch bei Gleitbewegungen die funktionelle Gelenkmechanik mit einer stabilen Bewegungsachse im Vordergrund steht, treten Gleitbewegungen stets mit Rollbewegungen auf.

> **In der physiologischen Gelenkmechanik findet die Gleitbewegung (translatorische Zusatzbewegung) stets gemeinsam mit der Rollbewegung statt.**

Klinische Auffälligkeiten

Störungen des Gleitmechanismus sind meist auf eine Veränderung der chondralen Gleitflächen, d. h. der Knorpelschichten an den Gelenkpartnern zurückzuführen. In diesem Fall kann eine erhöhte mechanische Reibung während einer Bewegung entstehen. Diese führt zu einer verstärkten **Deformation der Knorpelschichten**, und im Laufe der Zeit kann sich das Bild einer Arthrose ausprägen.

Mögliche **klinische Symptome** sind:

- Bewegungseinschränkung,
- Gelenkgeräusche (Krepitus),
- Bewegungsschmerz.

> **Bei einer Gelenkbewegung finden Rollen und Gleiten stets gekoppelt und in einem ausgewogenen Verhältnis statt. Ist dieses Verhältnis gestört, kommt es zu Funktionsstörungen im Gelenk selbst.**

7.2.2 Belastungs-Deformations-Kurve

Gleitbewegungen schöpfen die **passiven Reserven** einer endgradigen Bewegung vollständig aus. Über Gleitbewegungen am Bewegungsende kann der Therapeut viele zusätzliche Informationen über die an der Bewegung beteiligten Strukturen erhalten. Endgradige Gleitbewegungen straffen Gelenkkapsel und Führungsbänder eines Gelenkkomplexes und belasten vermehrt die **Gelenkinnenstrukturen** wie z. B. intraartikulären Diskus oder Gelenkknorpel.

> **Über passive Gleitbewegungen am Bewegungsende kann der Therapeut Symptome an den belasteten Strukturen reproduzieren und eine Aussage über deren Beteiligung an der primären Problematik machen (Maitland 1994, 1996).**

Endgradige Bewegungssauschläge nutzen die Elastizität und Deformationsfähigkeit des Kapsel-Band-Apparats (Belastungs-Deformations-Kurve Abb. 7.4). Die **elastische Deformationsfähigkeit** ist ausschlaggebend dafür, wie viel Gewebewiderstand der Therapeut bei den passiven Bewegungen zu erwarten hat.

Endgradiger Bewegungsspielraum

Wie viel Bewegungsspielraum am Ende einer Bewegung noch vorhanden ist, erläutert die folgende Darstellung anhand der Belastungs-Deformations-Kurve (Abb. 7.4).

Jedes körpereigene Gewebe hat eine ihm eigene Elastizität, aus der die jeweilige Belastbarkeit abgeleitet werden kann. Das heißt, jedes Gewebe hat eine spezifische **Obergrenze für Belastbarkeit**, die im Normalfall nicht überschritten werden sollte. Gehen die einwirkenden Kräfte über diese Grenze hinaus, ist das Gewebe potenziell gefährdet und kann reißen. Es droht eine Traumatisierung (Verletzung) des überbelasteten Gewebes.

7

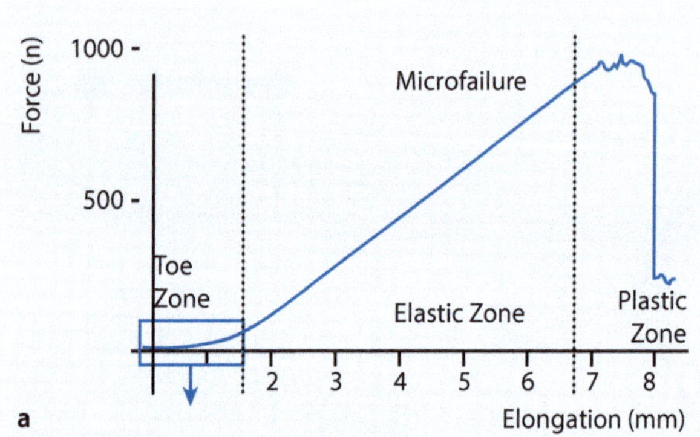

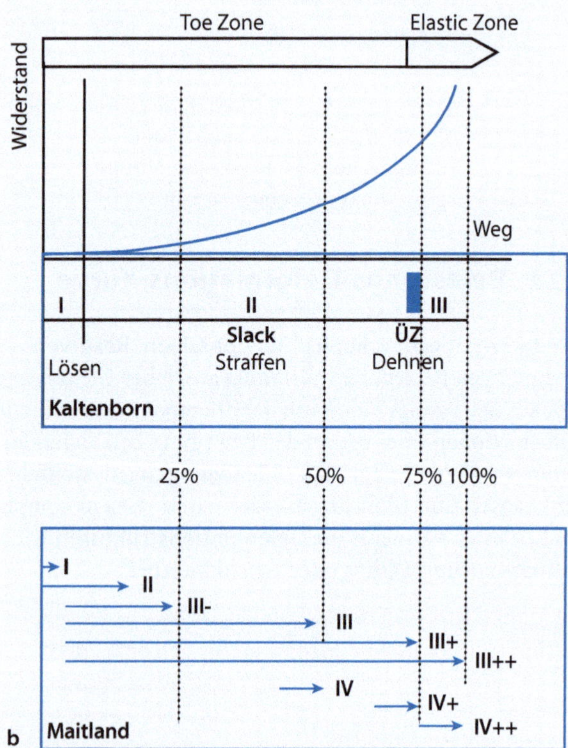

Abb. 7.4 Belastungs-Deformations-Kurve bei passiven Bewegungen

Bei einer mechanischen **Zugbelastung** verhält sich das Gewebe wie folgt:

- Zuerst werden die **Gewebefasern gestrafft**. (In der Manuellen Therapie nach Kaltenborn wird dieser Vorgang „den Slack aufnehmen" genannt, im Maitland-Konzept stehen die Bewegungsgrade I+II zur Verfügung). Das heißt, die Bewegungsreserven des entspannten Gewebes werden für eine Bewegungsveränderung genutzt, ohne eine nennenswerte Deformation des Gewebes zu produzieren.
- Im nächsten Schritt werden die **elastischen Rückstellkräfte** des Gewebes **aufgebraucht**. Das heißt, das belastete Gewebe wird im elastischen Bereich verlängert und mit zunehmender einwirkender Kraft deutlich deformiert (vergleichbar mit dem Ziehen an einem Gummi).
- Die Verlängerung im elastischen Bereich kann bis zur **Obergrenze der Elastizität** durchgeführt werden, ohne das Gewebe zu gefährden.
- Bei kontinuierlicher Verlängerung tritt das Gewebe jenseits der elastischen Zone in den **plastischen Bereich** ein (vgl. die Verlängerung eines Gummis bis ans Ende der Elastizität: das Gummi verfärbt sich, es wird hell bis weiß → Verfärbung kennzeichnet den Beginn der Plastizität, das Gummi „leiert" aus). Ab diesem Punkt der Gewebeverlängerung sind **kleinere Risse** im Gewebe möglich, und durch die Mikroverletzungen ist die Gefahr eines bleibenden Elastizitätsverlusts gegeben.
- Wird das Gewebe weiterhin durch äußere Krafteinwirkung verlängert, steigt die Gefahr der Verletzung stark an.

Diese Grundlagen der Bewegungsmechanik sollten bei der passiven Bewegungsprüfung mit berücksichtigt werden, um die reale Belastung der beteiligten Strukturen und die Deformation der endgradig bewegten und mit Verlängerungsbeanspruchung belasteten Gewebe besser einschätzen zu können und eine Überlastung der Strukturen zu vermeiden.

7.3 Passive Bewegungsprüfung der oberen Extremität

Für die **praktische Umsetzung** einer passiven Bewegungsprüfung sollten einige grundlegende Überlegungen angestellt werden:

- Wie viel Bewegung ist zu erwarten? → Normwerte der Mobilität vergleichen und an die passive Reserve am Bewegungsende denken.
- Welches Endgefühl ist zu erwarten? → Hart-elastisch für Knorpel-Stopp, fest-elastisch für Sehnen- Bänder-Kapsel-Stopp, weich-elastisch für Muskel-Stopp.
- Wie stark ist der Patient von der Problematik betroffen? → Angaben aus der Anamnese über Funktionseinschränkungen im Alltag oder Schmerzverhalten im Tagesverlauf vergleichen → hilft bei der Entscheidung, wie weit die passive Bewegung mit entsprechender Symptomreproduktion toleriert wird.

Bewertet werden vor allem Auffälligkeiten wie
- **Bewegungseinschränkungen (→ Bewegungsunwilligkeiten),**
- **muskuläre Gegenspannungen (→ Ausweichtendenzen),**
- **Schmerzen,**
- **Gelenkgeräusche (Krepitus oder Knacken).**

Praktische Durchführung: Schultergelenk (Abb. 7.5)

Schulter: Abduktion (Abb. 7.5a)

Die passive Abduktionsbewegung der Schulter wird am effektivsten in **drei Schritten** geprüft:

- **0–60°:** Therapeut steht lateral des zu bewegenden Arms.
- **60–120°:** Therapeut steht zwischen Arm (medial des Arms) und Behandlungsbank.
- **120–180°:** Im endgradigen Bewegungsbereich muss auf eine reaktive Außenrotation geachtet werden, die physiologisch abläuft, und das Gelenk sollte gründlich stabilisiert werden.

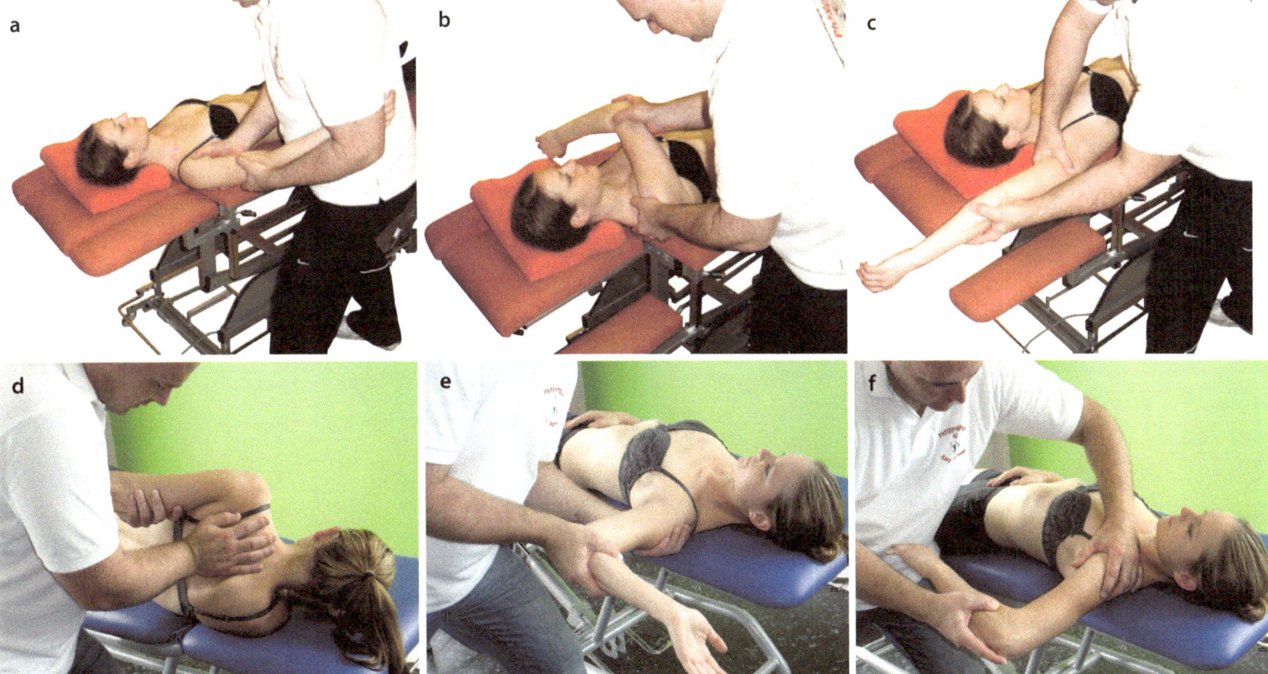

■ **Abb. 7.5** **a–f Passive Bewegungsprüfung des Schultergelenks.** **a** Abduktion, **b** Adduktion (horizontale Adduktion), **c** Flexion, **d** Extension, **e** Außenrotation, **f** Innenrotation

▪▪ Schulter: Adduktion (■ Abb. 7.5b)

Die Adduktion kann funktionell sinnvoll auch in der **horizontalen Bewegung** (bei ca. 90° Flexion) durchgeführt werden: Das Bewegungsende wird besser erreicht, und durch die größere Bewegungsamplitude kann das Endgefühl besser erspürt und beurteilt werden.

▪▪ Schulter: Flexion (■ Abb. 7.5c)

Die endgradige Schulterflexion ähnelt in der Ausgangsstellung der Abduktionsbewegung. Auch die Grifftechniken sind vergleichbar. Lediglich die Richtung des Bewegungsimpulses variiert: Für die Abduktion richtet sich der Bewegungsimpuls nach medial, für die Flexion nach dorsal.

▪▪ Schulter: Extension (■ Abb. 7.5d)

Für die endgradige Überprüfung der Extensionsbewegung muss der zweite Gelenkpartner (Skapula) fixiert werden. Bei unzureichender Fixation wird die Skapula stets die Tendenz haben, sich vom Rumpf (von den Rippen) abzuheben und in die Bewegung weiterzulaufen, und es stellt sich kein Endgefühl in dieser Bewegungsrichtung ein.

▪▪ Schulter: Außenrotation (■ Abb. 7.5e)

Die Außenrotation lässt sich sehr sicher in der Rückenlage (**90° Abduktion**) überprüfen und bewerten. Zu beachten ist, dass die Außenrotation in Neutral-Null-Position eine kleinere Amplitude aufweisen kann als in 90° Abduktionsstellung:

- In ca. 90° Abduktionsstellung erreicht die Außenrotation knapp 90°,
- in Neutral-Null-Position meist lediglich 60–75°.

Bei den meisten Patienten lassen sich bei abduziertem Arm größere Außenrotationswerte feststellen.

▪▪ Schulter: Innenrotation (■ Abb. 7.5f)

Für die Innenrotation hat sich ebenfalls die Rückenlage als Ausgangsstellung bewährt. Eine Hand sollte stets dicht am Gelenk positioniert werden: zur Bewegungskontrolle, Stabilisation und Palpation von besonderen Auffälligkeiten.

Auch die Innenrotation zeigt bei veränderter Ausgangsstellung unterschiedliche Mobilitätswerte: In Neutral-Null-Position ist das Bewegungsausmaß meist größer als bei 90° abduziertem Arm.

▪▪ Ellenbogengelenk (■ Abb. 7.6): Ellenbogenflexion (■ Abb. 7.6a)

Um passiv die Ellenbogenflexion zu testen, wird mit der einen Hand proximal das Ellenbogengelenk fixiert und palpiert, während die zweite Hand distal des Ellenbogengelenks den Unterarm umgreift und in Flexion bewegt.

▪▪ Ellenbogenextension: rotationsneutraler Unterarm (■ Abb. 7.6b)

Bei der Ellenbogenextension ist darauf zu achten, keine Ausweichbewegungen ins Schultergelenk zuzulassen. Dazu legt der Therapeut seinen Unterarm von ventral auf das Schultergelenk des Patienten, um dieses zu fixieren und eine weiterlaufende Protraktion des Schultergürtels zu verhindern.

Für die endgradige Extension wird das Ellenbogengelenk so gehalten, dass das Olekranon zwischen zwei Fingern liegt und keinen direkten Druck bekommt. Mit diesem Griff können auch Veränderungen am Gelenk palpiert werden. Die andere Hand des Therapeuten liegt distal des Ellenbogengelenks und bewegt bis zum Bewegungsende.

7

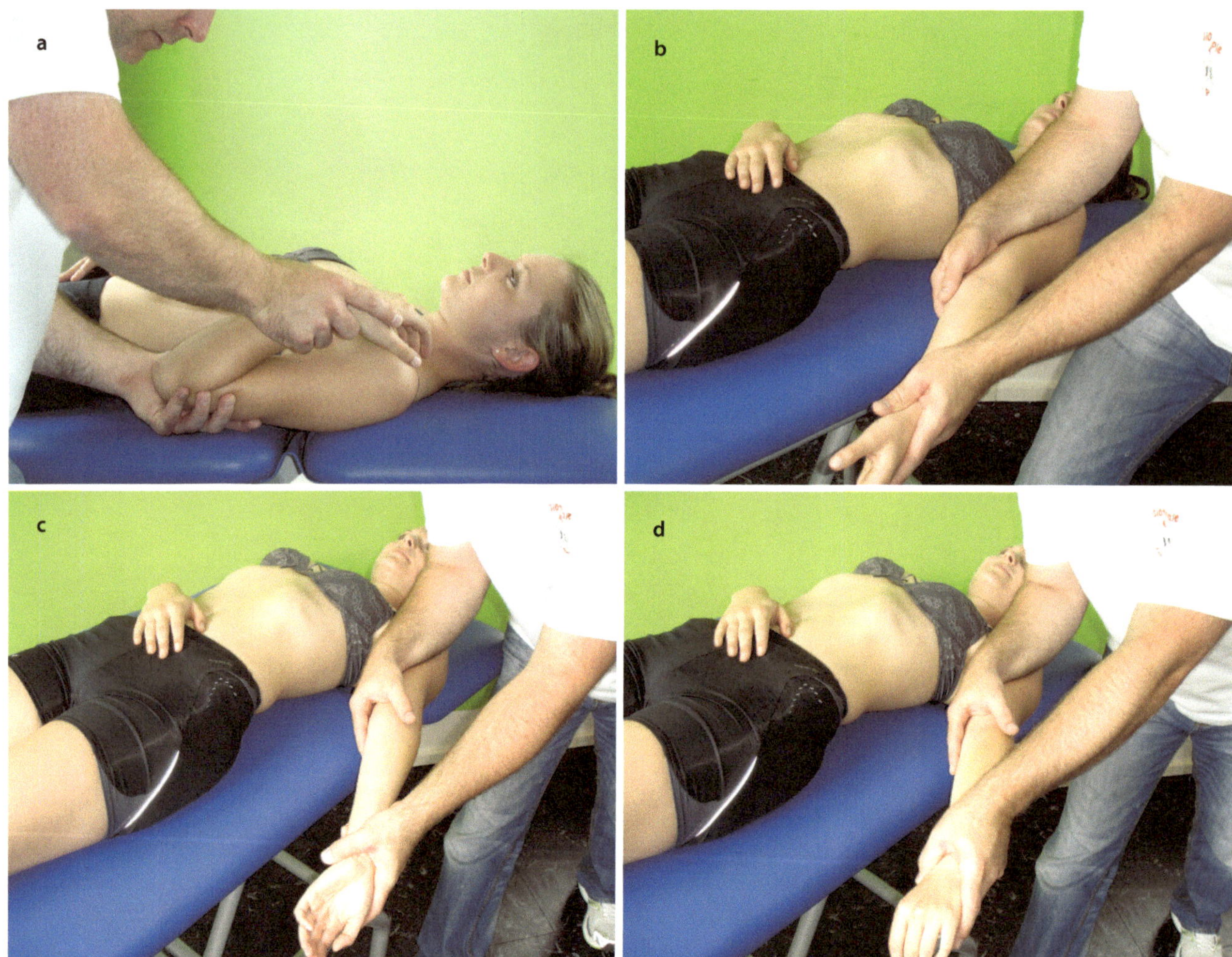

Abb. 7.6 a–d **Passive Bewegungsprüfung des Ellenbogengelenks.** **a** Flexion, **b** Extension mit rotationsneutralem Unterarm, **c** Extension mit supiniertem Unterarm, **d** Extension mit proniertem Unterarm

Ellenbogenextension: supinierter Unterarm (Abb. 7.6c)

Die Ellenbogenextension kann in variablen Ausgangsstellungen, z. B. mit supiniertem Unterarm durchgeführt werden. Dadurch verändern sich die mechanischen Bedingungen im Gelenk, und der Therapeut kann die Gewebereaktionen auf beide Bewegungen miteinander kombinieren.

Ellenbogenextension: pronierter Unterarm (Abb. 7.6d)

Die Ellenbogenextension mit proniertem Unterarm wird ebenfalls für mechanische Variabilität und spezifischere Diagnostik getestet.

Handgelenk (Abb. 7.7): Dorsalextension des Handgelenks (Abb. 7.7a)

Die Dorsalextension des Handgelenks findet primär in **drei Gelenkreihen** statt:

- Radiokarpalgelenk + Karpoulnargelenk mit zwischengelagertem Discus articularis (Gelenkpartner: distale Enden von Radius und Ulna und proximale Handwurzelreihe),
- interkarpale Gelenkreihe (Gelenkpartner: distale und proximale Reihe der Handwurzelknochen),
- Karpo-metakarpale Gelenkreihe (Gelenkpartner: distale Handwurzelreihe und Mittelhandknochen).

Der Therapeut hält die Patientenhand so, dass die Zeigefinger den proximalen Gelenkpartner fixieren und die Daumen einen Mobilisationsimpuls auf den jeweils distalen Gelenkpartner ausüben können. Mit dieser Griffhaltung kann der Therapeut jede Gelenkreihe für die passive Extension der Hand auf Symptome überprüfen.

Palmarflexion des Handgelenks (Abb. 7.7b)

Für die passive Palmarflexion der Hand hat sich dieselbe Grifftechnik wie bei der Dorsalextension bewährt. Nur der Unterarm des Patienten wird supiniert. Auch die Palmarflexion findet primär in den o. g. drei Gelenkreihen statt.

Ulnare Abduktion des Handgelenks (Abb. 7.7c)

Die Ulnarabduktion ist ca. 2- bis 3-mal größer als die Radialabduktion.

Die distale Ulna (proximaler Gelenkpartner) wird fixiert, und der Karpus wird auf den Proc. styloideus ulnae zubewegt. Das Endgefühl ist eher fest-elastisch. Es wird hauptsächlich von dem zwischen den Gelenkpartnern gelagerten Discus articularis verursacht, der als eine Art „Gelenkpuffer" fungiert.

▪▪ Radiale Abduktion des Handgelenks (◘ Abb. 7.7d)

Die radiale Abduktionsbewegung hat einen deutlich geringeren Bewegungsausschlag als die ulnare.

Der Therapeut fixiert den distalen Radius und bewegt den Karpus auf den Proc. styloideus radii zu. Das zu spürende Endgefühl ist eher hart.

7.4 Passive Bewegungsprüfung der unteren Extremität

Für die praktische Umsetzung der passiven Bewegungsprüfung der Gelenke der unteren Extremität gelten dieselben Grundüberlegungen wie für die obere Extremität.

Da Patienten mit derselben Diagnose jedoch unterschiedliche Symptome haben können, sind einheitliche Untersuchungs- und Behandlungstechniken keine Option; d. h., **Grifftechniken** müssen stets an das aktuelle Symptombild angepasst werden. Das gilt natürlich auch für die passive Bewegungsprüfung. Die folgenden Beschreibungen zeigen lediglich eine mögliche Vorgehensweise, um in die Praxis einzusteigen. Das Anpassen an patientenspezifische Problematiken darf und soll sich weiter entwickeln.

▪ Praktische Durchführung: Hüftgelenk (◘ Abb. 7.8)

Hüftgelenk: Flexion (◘ Abb. 7.8a)

Die passive Mobilitätsprüfung der Hüftflexion kann generell in verschiedenen Ausgangsstellungen durchgeführt werden. In ◘ Abb. 7.8a ist die Variante in Rückenlage dargestellt. Der Patient wird dicht an der Kante der Behandlungsliege positioniert, und der Therapeut hält das Bein des Patienten am Unter- und distalen Oberschenkel. Der zu erwartende Bewegungsausschlag liegt bei 130–140° Flexion.

Beobachtet werden Gelenkgeräusche, Schmerz und Unbeweglichkeiten.

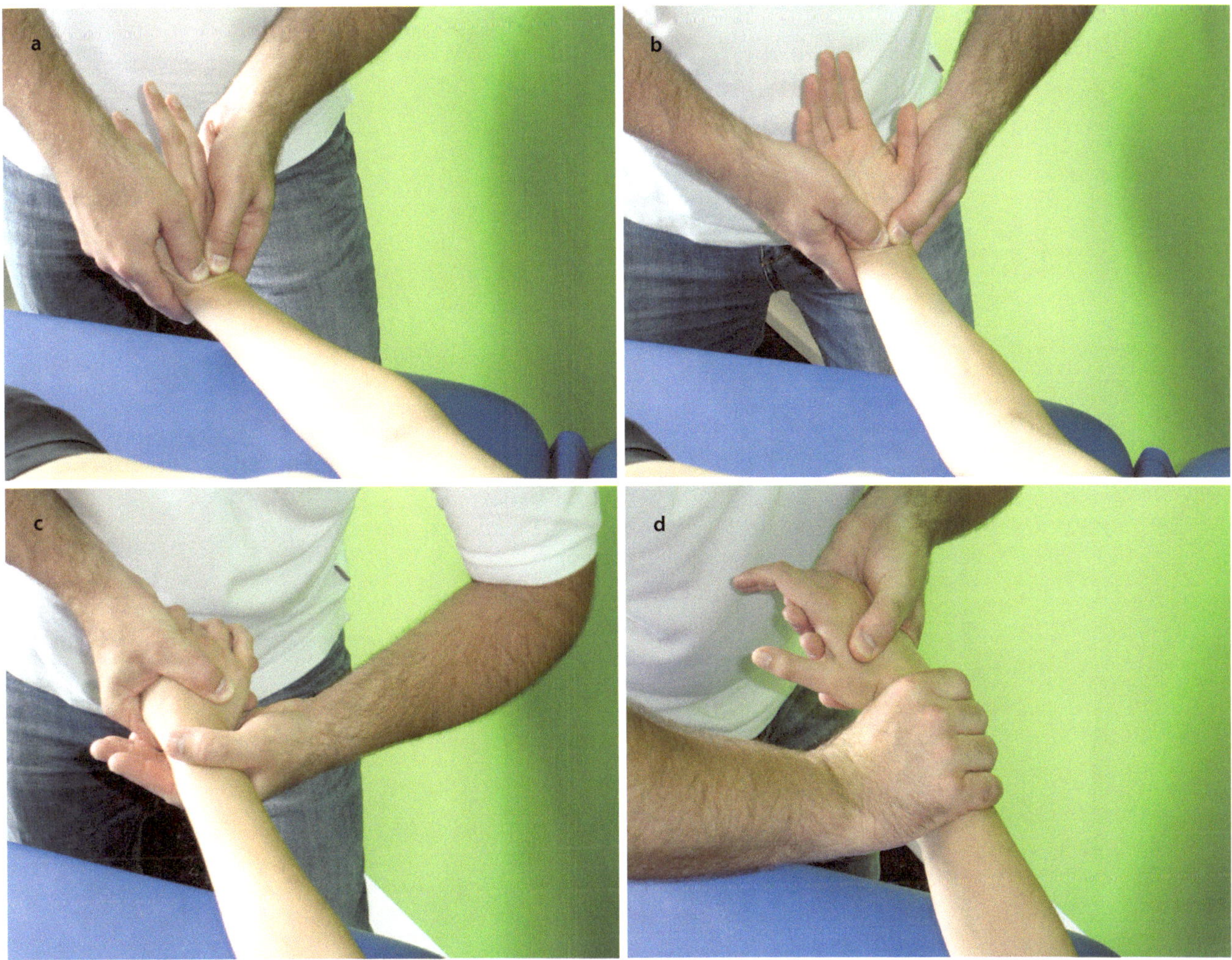

◘ **Abb. 7.7 a–d Passive Bewegungsprüfung des Handgelenks. a** Dorsalextension, **b** Palmarflexion, **c** Ulnarabduktion, **d** Radialabduktion

▪▪ Hüftgelenk: Extension (◘ Abb. 7.8b)

Für die Extension des Hüftgelenks ist die Bauchlage geeignet (auch in Seitlage denkbar). Der Therapeut bewegt das Hüftgelenk über den Oberschenkel in Extension und legt eine Hand an den lumbosakralen Übergang.

An dieser Stelle (Sakrum/LWS) sollen weiterlaufende Bewegungen (zu erwarten ist eine weiterlaufende LWS-Extension) oder Ausweichmechanismen sowie Schutzspannungen der lumbalen Muskulatur getastet werden.

▪▪ Hüftgelenk: Abduktion (◘ Abb. 7.8c)

Eine physiologische Abduktionsbewegung des Hüftgelenks hat eine Bewegungsamplitude von ca. 45°. Die passive Bewegungsprüfung kann in Rückenlage optimal durchgeführt werden, da hier bestmögliche Kontrolle über Bewegungsrichtung und Bewegungsachse gegeben ist.

Während der Bewegung werden Hüftgelenk und knöchernes Becken palpiert, um Ausweichbewegungen auch ertasten zu können.

7

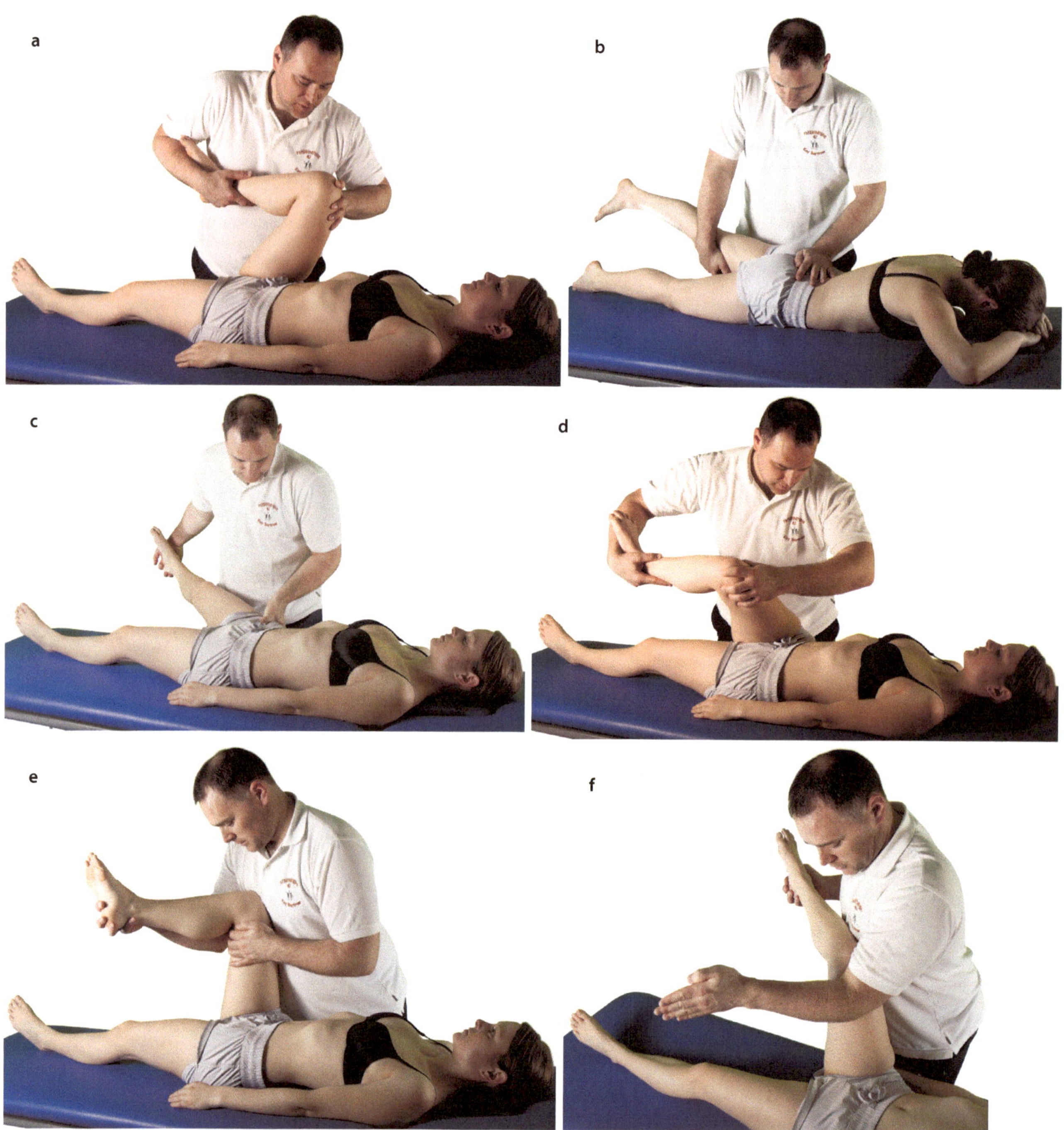

◘ **Abb. 7.8** **a–f Passive Bewegungsprüfung des Hüftgelenks.** **a** Flexion, **b** Extension, **c** Abduktion, **d** Adduktion, **e** Außenrotation, **f** Innenrotation

▪▪ Hüftgelenk: Adduktion (◘ Abb. 7.8d)

Die Adduktionsbewegung des Hüftgelenks kann entweder mit

- gestrecktem Knie- und neutralem Hüftgelenk oder
- 90° Knie- und 90° Hüftflexion

geprüft und bewertet werden. Eine modifizierte Ausgangsstellung bringt häufig neue Erkenntnisse für die noch folgenden Behandlungsinterventionen. In Rückenlage, Knie und Hüfte in 90° Flexion, wird die Adduktion über den Femur geführt.

Besonders zu beachten sind Symptome in der Region um den Leistenkanal.

▪▪ Hüftgelenk: Außenrotation (◘ Abb. 7.8e)

Der rotatorische Freiheitsgrad des Hüftgelenks lässt sich bestens in Rückenlage untersuchen. Dabei wird der Patient an der Bankkante positioniert, und der Therapeut stellt die Außenrotation in der Hüfte ein.

Besonders zu beachten sind Gelenkgeräusche oder ein Gelenkschnappen.

▪▪ Hüftgelenk: Innenrotation (◘ Abb. 7.8f)

Die Innenrotation des Hüftgelenks wird ebenfalls in Rückenlage getestet. Für das Beurteilen der Gesamtrotationsamplitude kann ein Richtwert benutzt werden. Beide Rotationsrichtungen (von der maximalen Außenrotation bis zur maximalen Innenrotation) sollten einen Bewegungsausschlag von 80–90° ergeben.

Der **Richtwert** lässt sich schnell ermitteln: Der Therapeut stellt das Hüftgelenk des Patienten in maximaler Außenrotation ein, und seinen Unterarm legt er parallel zum Unterschenkel des Patienten an. Dann bewegt er das Hüftgelenk in maximale Innenrotation. Für ein normales Gesamtbewegungsausmaß sollte der Winkel zwischen Unterschenkel des Patienten und Unterarm des Therapeuten zwischen 80° und 90° liegen.

▪▪ Kniegelenk (◘ Abb. 7.9): Knieflexion (◘ Abb. 7.9a)

Die Bewegungsprüfung des Kniegelenks kann in Rückenlage durchgeführt werden. Für die Knieflexion kann ein Normwert von 140° angenommen werden.

Zu bewerten sind Ausweichbewegungen, Einklemmungsgefühle oder Schmerzen.

▪▪ Knieextension (◘ Abb. 7.9b)

Eine Extensionsbewegung des Kniegelenks wird über den distalen Hebel, den Unterschenkel, durchgeführt. Dazu wird der Femur proximal des Kniegelenks fixiert und das Knie über den Unterschenkel gestreckt.

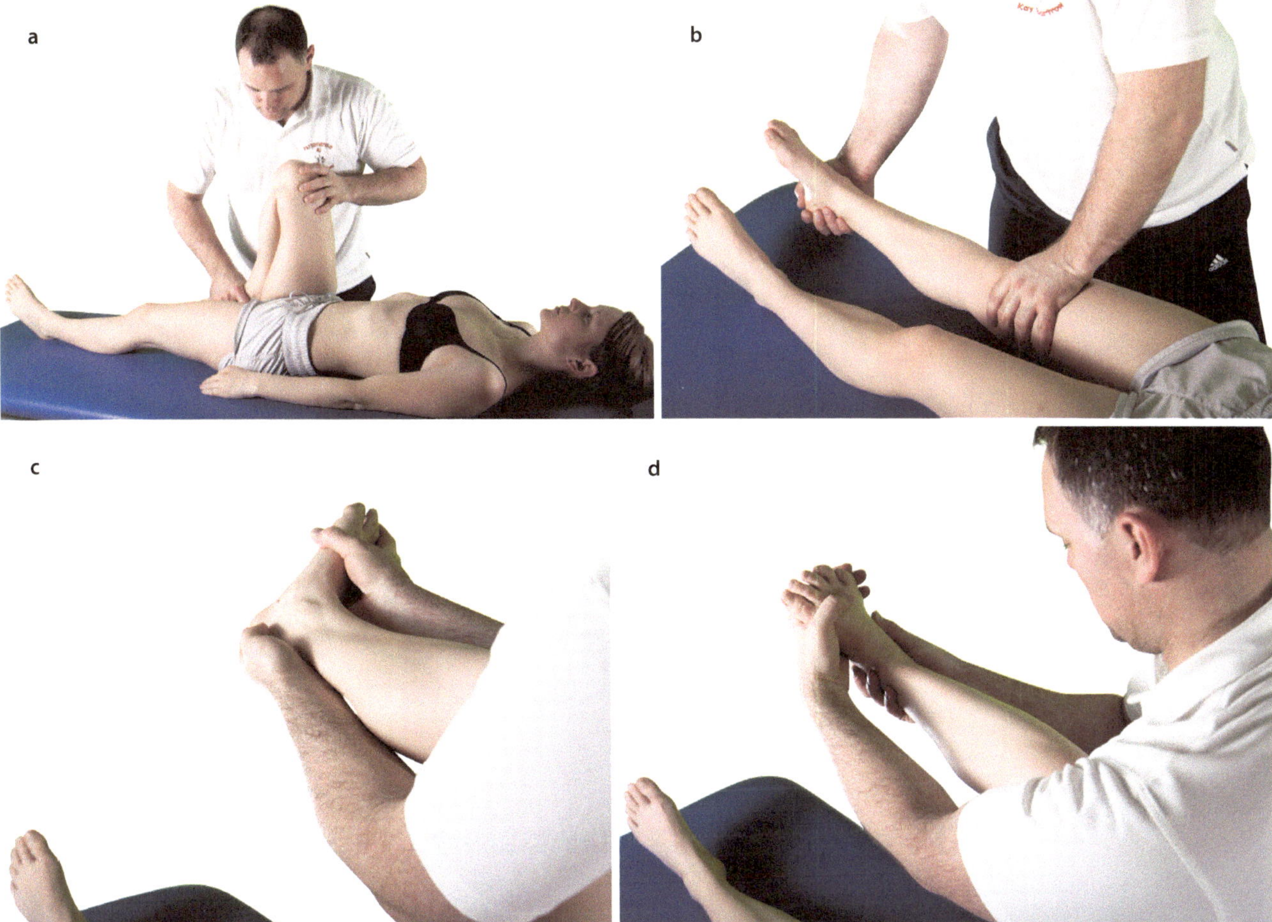

◘ **Abb. 7.9** **a–d Passive Bewegungsprüfung des Kniegelenks.** **a** Flexion, **b** Extension, **c** Außenrotation, **d** Innenrotation

Beobachtet werden Symptome wie z. B. Schmerz, Knacken oder Reiben im Gelenk sowie Bewegungseinschränkung mit entsprechendem Steifigkeitsgefühl.

Kniegelenk: Außenrotation (Abb. 7.9c)

Die tibiale Rotationsbewegung kann in Rückenlage mit gebeugtem Kniegelenk getestet werden. Mit zunehmender Knieflexion wird der zusätzliche Freiheitsgrad – die Rotation – im Kniegelenk frei, und kann beurteilt werden. Das Kniegelenk kann über den Femur zwischen Oberarm und Thorax des Therapeuten fixiert werden. Mit beiden Händen wird der Fuß umgriffen und der Unterschenkel nach außen gedreht werden.

Praxistipp

Für die tibiale Außenrotation ist die **linke Hand** des Therapeuten an der Ferse des Patienten.

7

Kniegelenk: Innenrotation (Abb. 7.9d)

Die Innenrotation des Kniegelenks wird in derselben Position geprüft wie zuvor die tibiale Außenrotation. Zur besseren Bewegungskontrolle sollte der Therapeut jedoch die Griffposition der Hände variieren.

Praxistipp

Für die tibiale Innenrotation ist die **rechte Hand** des Therapeuten an der Ferse des Patienten.

Fußkomplex (Abb. 7.10)

In Abb. 7.11 sind die Bewegungsachsen des Fußkomplexes eingezeichnet.

Fußkomplex: Plantarflexion (Abb. 7.10a)

In der Praxis hat sich die Bauchlage als Ausgangsstellung für die Durchführung der passiven Bewegungsprüfung des Fußkomplexes bewährt. In dieser Position kann der Therapeut die Untersuchungsparameter optimal kontrollieren.

Der Therapeut greift den Fußkomplex dicht am oberen Sprunggelenk. Mit der proximalen (rechten) Hand fixiert er die Malleolen, mit der distalen (linken) Hand den Kalkaneus. In einer simultanen Bewegung wird der Kalkaneus gegen die Malleolen in Plantarflexion bewegt.

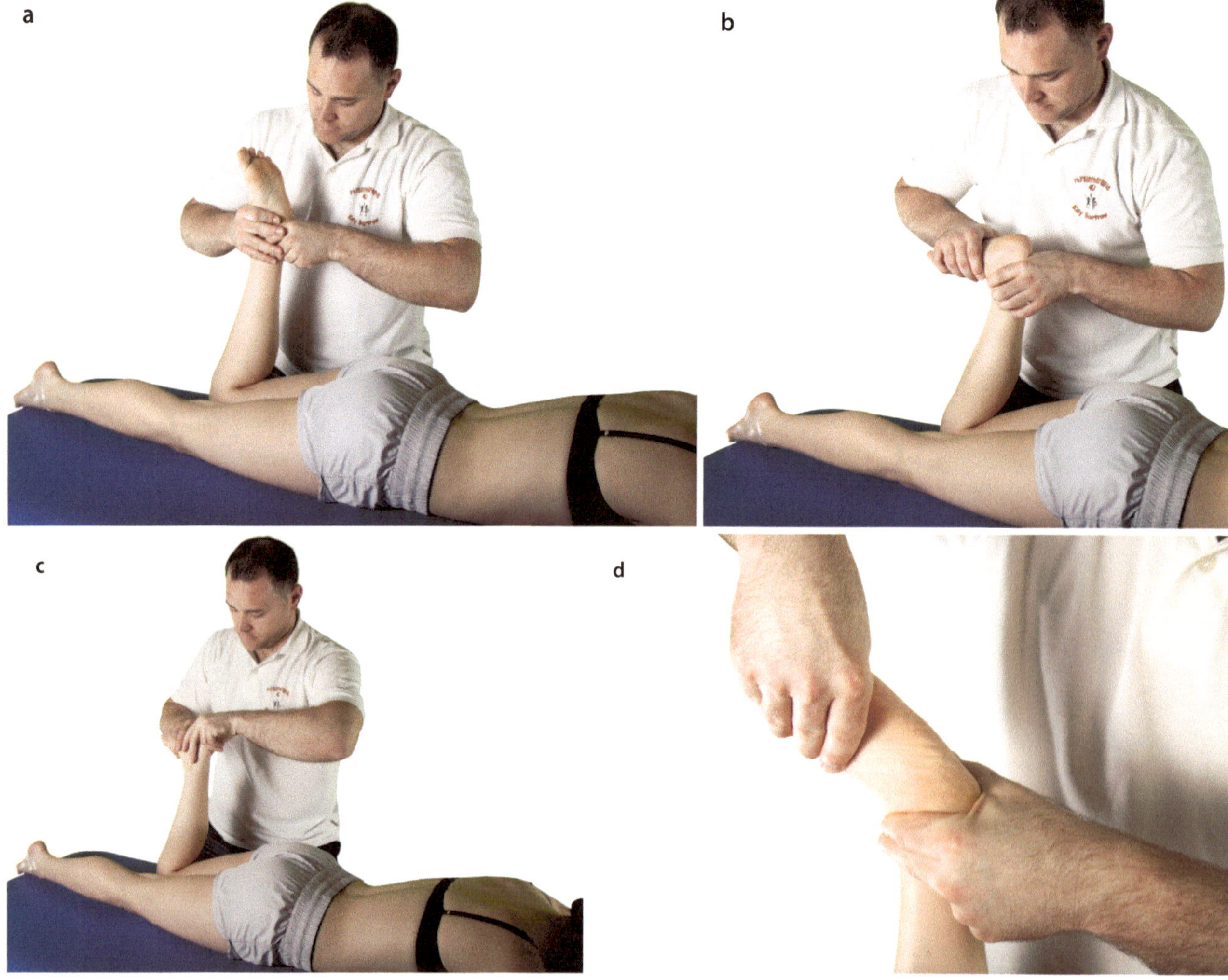

Abb. 7.10 **a–d Passive Bewegungsprüfung des Fußkomplexes.** **a** Plantarflexion, **b** Dorsalextension, **c** Eversion, **d** Inversion

Fußkomplex: Dorsalextension (Abb. 7.10b)
Für die Dorsalextension fixiert der Therapeut mit der proximalen (linken) Hand die Malleolengabel, und die distale (rechte) Hand umgreift den Mittelfuß dicht an den Fußwurzelknochen. Beide Hände bewegen simultan in die Dorsalextension. Durch das gleichzeitige Bewegen beider Therapeutenhände kommt die Bewegung schneller am Bewegungsende an.

Fußkomplex: Eversion (Abb. 7.10c)
Die Eversion ist eine **komplexe Bewegung** der Fußgelenke mit folgenden Komponenten:
- Dorsalextension im OSG (talo-krural),
- Pronation des Vorfußes (tarso-metatarsal),
- Abduktion des Rückfußes (tarso-kalkanear).

Zu beobachten sind Veränderungen in allen Teilelementen.

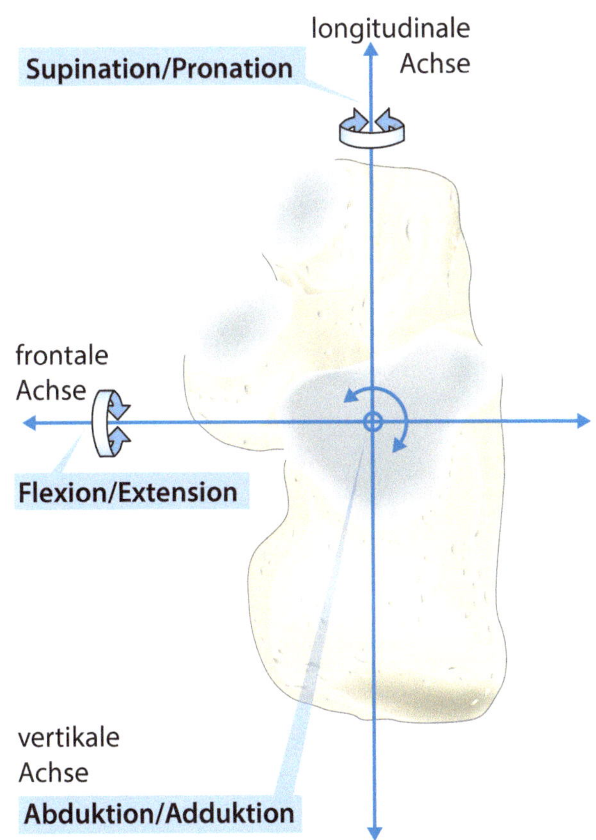

Abb. 7.11 Bewegungsachsen des Fußkomplexes

Fußkomplex: Inversion (Abb. 7.10d)
Die Inversion ist wie die Eversion eine **komplexe Fußbewegung** mit drei Elementen:
- Plantarflexion im OSG,
- Supination des Vorfußes,
- Adduktion des Rückfußes.

Die einzelnen Bewegungselemente (auch bei der Eversion) können selektiv oder in der Komplexbewegung beurteilt werden. Fallen bei der Gesamtbewegung Veränderungen auf, ist eine differenzierende Untersuchung erforderlich. Anhand der diagnostischen Ausschlussuntersuchungen soll die Beteiligung der einzelnen Komponenten an der Problematik für eine zielgerichtete Therapie evaluiert werden.

7.5 Passive Bewegungsprüfung der Wirbelsäule

Die passive Bewegungsprüfung der Wirbelsäule ist etwas umfangreicher, da es sich nicht um ein einzelnes Gelenk handelt, sondern vielmehr um Bewegungen, die sich in eine funktionelle Gelenkkette zusammenfügen. Demzufolge ist es recht schwierig, die selektive Bewegung eines Wirbelsegments zu beurteilen, da die Wirbelsäule ihre große Gesamtbeweglichkeit ja gerade daraus bezieht, dass sie in einer **funktionellen Bewegungskette** arbeitet.

Durchführung: Lumbale Wirbelsäule (Abb. 7.12)

LWS: Flexion/Extension (Abb. 7.12a)

Zur Beurteilung der Flexions-/Extensionsbewegungen der lumbalen Wirbelsäule hat sich die Seitlage bewährt. Die anderen Bewegungsrichtungen (Lateralflexion und Rotation) werden neutral eingestellt, um für die Flexions-Extensions-Achse bestmögliche Untersuchungsbedingungen zu geben.

Der Patient wird dicht an der Bankkante positioniert, um die LWS über die Beine bewegen zu können. Die Knie des Patienten werden an der Taille oder am Beckenkamm des Therapeuten angelehnt, damit er beide Hände frei hat, um die Bewegung zu kontrollieren. Mit einer Hand greift der Therapeut die Füße des Patienten und drückt die Knie über die Unterschenkel fest in die Taille. Mit der zweiten Hand palpiert der Therapeut segmental die Bewegungsausschläge der Lendenwirbelsäule. Sanfte Bewegungsausschläge in Flexions-/Extensionsrichtung geben Auskunft über die segmentale Mobilität der LWS.

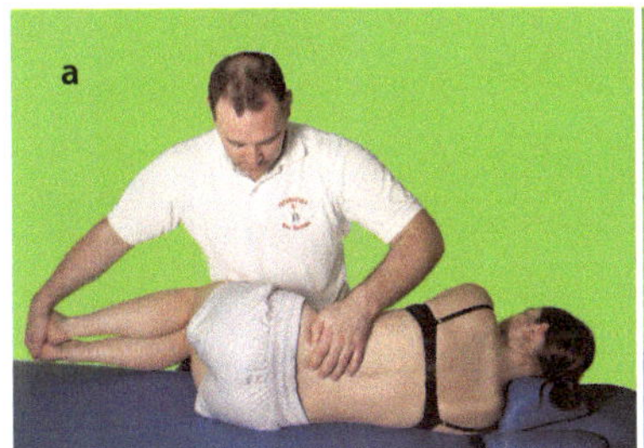

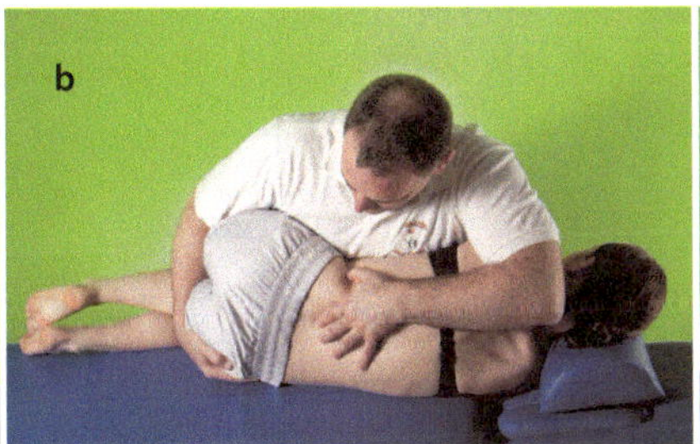

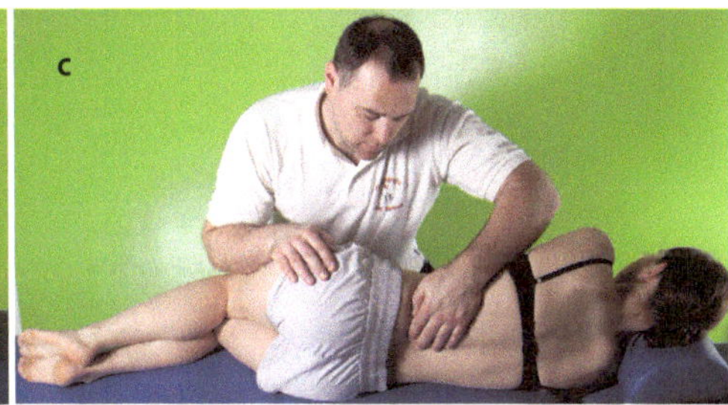

Abb. 7.12 **a–c Passive Bewegungsprüfung der LWS. a** Flexion/Extension, **b** Lateralflexion, **c** Rotation

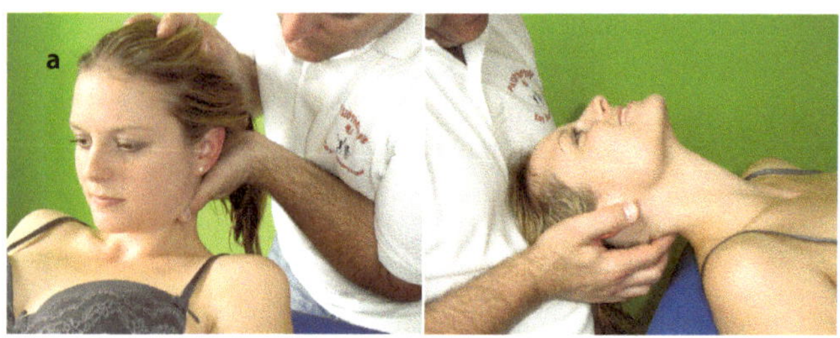
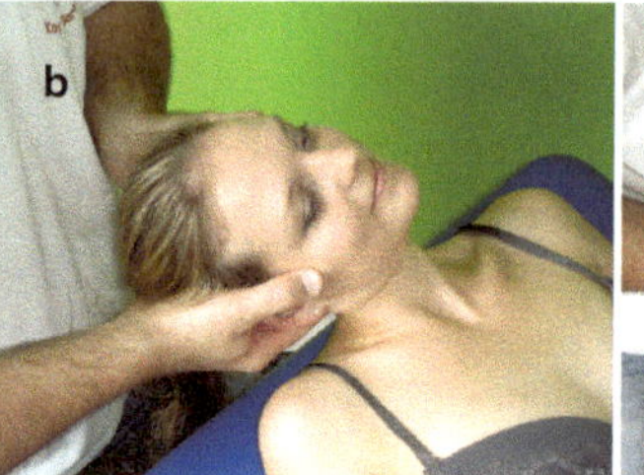
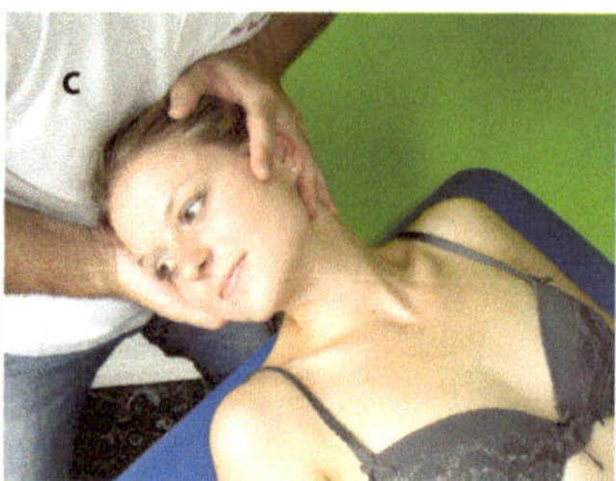

Abb. 7.13 **a–c Passive Bewegungsprüfung der HWS. a** Flexion/Extension, **b** Lateralflexion, **c** Rotation

Beurteilt wird die Mobilität der Facettengelenke im Rechts-Links-Vergleich sowie die Mobilität eines Segments mit den darüber- und darunterliegenden Segmenten.

7

LWS: Lateralflexion (Abb. 7.12b)

Für die Beurteilung der passiven Lateralflexion der lumbalen Wirbelsäulenabschnitte greift der Therapeut mit einer Hand unter das Becken des in Seitlage positionierten Patienten. Über diesen Hebelarm kann die LWS leicht in Lateralflexion bewegt werden. Mit der anderen Hand palpiert der Therapeut die segmentalen Bewegungsausschläge und vergleicht die Mobilität mit dem darüber- und darunterliegenden Segment.

LWS: Rotation (Abb. 7.12c)

Die lumbale Rotation wird durch Bewegungen über Femur und Becken auf die lumbale Wirbelsäule übertragen. Der Therapeut bewegt den Femur gegen das Becken und bringt damit die LWS in rotatorische Bewegung, die mit der anderen Hand palpatorisch beurteilt wird. Das heißt, der Therapeut erspürt, wie viel rotatorische Bewegung im LWS-Segment ankommt und vergleicht diese mit dem Bewegungsausschlag im darüber- und darunterliegenden Segment.

Zervikale Wirbelsäule (Abb. 7.13): HWS: Flexion/ Extension (Abb. 7.13a)

Für die Beurteilung des Bewegungsverhaltens der HWS in Flexions-/Extensionsrichtung wird der Patient so in Rückenlage positioniert, dass die Schultern an der kranialen Bankkante liegen; Kopf und Nacken liegen über die Bankkante hinaus in den Händen des Therapeuten.

Der Therapeut fixiert mit beiden Händen HWS und Kopf des Patienten, und mit dieser Grifftechnik kann er die HWS in Flexion oder Extension bewegen. Die Bewegungsausschläge werden mit dem darüber- und darunterliegenden Segment verglichen. Zu beachten sind alle auftretenden Symptome.

HWS: Lateralflexion (Abb. 7.13b)

Für die zervikale Lateralflexion wird obige Ausgangsstellung beibehalten, lediglich die Grifftechnik variiert. Der Therapeut stellt seine Handkanten gegen die Lateralflexion ein, um die Bewegung segmental durchführen zu können.

HWS: Rotation (Abb. 7.13c)

Ausgangsstellung des Patienten für die HWS-Rotationsprüfung ist auch Rückenlage, mit Kopf und Nacken im Überhang.

Der Kopf des Patienten wird auf den Unterarm des Therapeuten positioniert, und mit der anderen Hand fixiert der Therapeut das Kinn des Patienten. Nun kann die Rotation der HWS mit stabiler Bewegungsachse durchgeführt werden, indem der Therapeut den Kopf des Patienten über das Kinn zur Seite dreht. Unweigerlich läuft die Kopfdrehung in eine zervikale Rotationsbewegung weiter, die der Therapeut mit den Nachbarsegmenten vergleichen kann.

Literatur

Frisch H (2009) Programmierte Untersuchung des Bewegungsapparates, 9. Aufl. Springer, Berlin/Heidelberg

Maitland GD (1994) Manipulation der Wirbelsäule, 2. Aufl. Springer, Berlin/Heidelberg

Maitland GD (1996) Manipulation der peripheren Gelenke, 2. Aufl. Springer, Berlin/Heidelberg

Percht G (2007) Effekt Manueller Therapie bei akutem und subakutem Rückenschmerz. Man Ther 11:221–228

Schomacher J (2008) Fähigkeit des spezifischen manuellen Bewegens in einzelnen Wirbelsegmenten. Man Ther 12:113–124

Tillmann B (2010) Atlas der Anatomie, 2. Aufl. Springer, Berlin/Heidelberg

Trepel M (2004) Neuroanatomie – Struktur und Funktion, 3. Aufl. Urban & Fischer, München

Palpation

K. Bartrow, *Untersuchen und Befunden in der Physiotherapie*, Physiotherapie Basics,
https://doi.org/10.1007/978-3-662-58298-5_8

Der Begriff „Palpation“ entstammt dem Lateinischen (palpare = sanft klopfen) und bedeutet heute schlicht **Tastbefund**. Es handelt sich um einen taktilen Untersuchungsgang in der klinischen Untersuchungsreihe, bei dem durch manuelles Fühlen an bestimmten, für die Behandlung relevanten Strukturen, Veränderungen des Körpergewebes erkannt und beurteilt werden können.

8.1 Palpable Körpergewebe und Beurteilungskriterien

Die Palpation kann in eine **allgemeine** und eine **spezielle Palpation** eingeteilt werden (▫ Abb. 8.1).

Bei der **speziellen Palpation** werden einzelne anatomische Strukturen untersucht, die im klinischen Kontext an der Problematik beteiligt sein können. Um diese Strukturen zu lokalisieren und die Palpationsarbeit am Patienten zu erleichtern, sind Kenntnisse der topographischen und funktionellen Anatomie erforderlich. Palpable Körperstrukturen und Beurteilungskriterien sind in ▫ Tab. 8.1 zusammengefasst.

8.2 Palpationstechniken

Wie bei allen Untersuchungstechniken in der Physiotherapie gibt es auch bei der Palpation **keine einzig richtige Technik** in der Anwendung am Patienten. Jede Untersuchungs- bzw. Grifftechnik sollte immer am jeweiligen Patientenproblem orientiert sein und kann sich durchaus erst während der Untersuchung entwickeln. Zu **berücksichtigen** sind

- die proportionalen Verhältnisse zwischen Therapeut und Patient,
- die zur Verfügung stehende Kraft des Therapeuten sowie
- die Mobilität und
- die Schmerzempfindlichkeit des Patienten.

Wahl der Palpationstechnik

Die Konstellation „Therapeut: kleine Hände, Patient: großer kräftiger Eishockeyspieler“ erfordert andere Palpations- und Untersuchungstechniken als die Konstellation „Therapeut: große Hände, Patientin: klein und zierlich“.

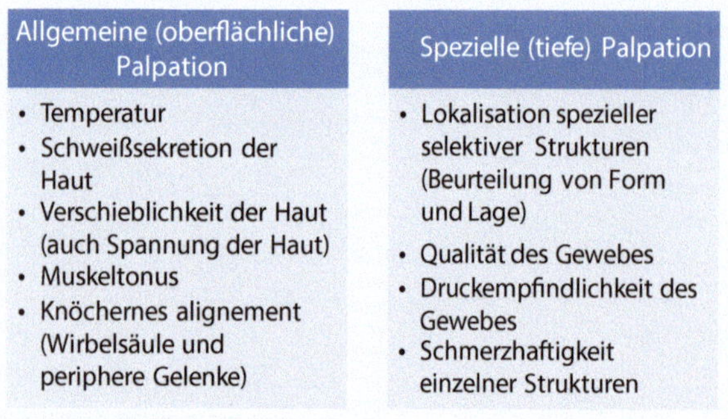

- Solche Parameter haben einen **direkten Einfluss** auf die Wahl der Untersuchungs- und Behandlungstechniken – auch in der Palpation.

Allgemeine (oberflächliche) Palpation	Spezielle (tiefe) Palpation
• Temperatur • Schweißsekretion der Haut • Verschieblichkeit der Haut (auch Spannung der Haut) • Muskeltonus • Knöchernes alignement (Wirbelsäule und periphere Gelenke)	• Lokalisation spezieller selektiver Strukturen (Beurteilung von Form und Lage) • Qualität des Gewebes • Druckempfindlichkeit des Gewebes • Schmerzhaftigkeit einzelner Strukturen

▫ **Abb. 8.1** Einteilung der Palpation

▫ **Tab. 8.1** Beurteilungskriterien von palpablen Körpergeweben

Körpergewebe	Beurteilungskriterien
Knöcherne Strukturen	Form Lage Knochenpunkte (z. B. Tuberositas tibiae)
Muskuläre Strukturen	Tonussituation Schmerzhaftigkeit Kontinuität Evtl. mit Kontraktion
Ligamentäre/kapsuläre Strukturen	Lage, Form und Ausdehnung Schwellungen Kontinuität
Neurale Strukturen	Form Verschieblichkeit Mechanosensitivität (Druck- und Bewegungsempfinden)
Blutgefäße (Arterien)	Pulsation Füllung der Pulsation

Zur **Beurteilung der Gewebesituation** können sowohl selektierende Grifftechniken wie der Pinzettengriff als auch flächige Grifftechniken eingesetzt werden. Je nach zu palpierender/m Struktur/Gewebe muss sich der Griff den Gegebenheiten anpassen.

> **Es gibt nicht die eine Palpationstechnik, sondern eine ganze Bandbreite von verschiedenen Möglichkeiten, anatomische Strukturen zu lokalisieren und in Form, Verlauf, Funktionalität und Kontinuität zu beurteilen.**

8.3 Inhalte des Tastbefunds

In ▸ Übersicht 8.1 sind die Inhalte eines Tastbefunds zusammengefasst.

Übersicht 8.1. Inhalte des Tastbefunds

- Palpation von Schweißsekretion und Oberflächentemperatur
- Verschieblichkeit und Abhebbarkeit der Haut
- Beurteilung des Muskeltonus
- Knöchernes Alignment
- Palpation von knöchernen und artikulären Strukturen
- Palpation von muskulären Strukturen
- Palpation von ligamentären und kapsulären Strukturen
- Palpation von arteriellen Blutgefäßen
- Palpation von Nerven

8.3.1 Palpation von Schweißsekretion und Oberflächentemperatur

■ **Hauttemperatur**

Um die Hauttemperatur optimal beurteilen zu können, ist eine **flächige Palpation** der Hautoberfläche sinnvoll. Dazu wird die gesamte dorsalseitige Handfläche eingesetzt. Da die Handinnenfläche variablen Temperaturen ausgesetzt ist und sich an dieser Stelle verstärkt Schweiß bilden kann, ist es angebracht, Temperatur und Schweißsekretion des Patienten mit dem **Handrücken** zu beurteilen. Die Beurteilung findet stets im **Seitenvergleich** statt und sollte beidseits mit derselben Hand durchgeführt werden, um keine unterschiedlichen Wahrnehmungen (rechte gegen linke Hand) zu riskieren.

Die Temperatur lässt sich auch sehr gut **ohne direkten Kontakt** beurteilen, indem der Therapeut mit seinem Handrücken knapp oberhalb der Hautoberfläche über die zu beurteilende Region fährt. Wahrgenommen wird die abgestrahlte Wärme, die im Seitenvergleich beurteilt wird.

Hauttemperatur und Schweißsekretion werden mit dem Handrücken palpiert, mit oder ohne Hautkontakt.

■ **Schweißsekretion**

Für die Palpation der Schweißsekretion wird der sog. **Skin Drag** in einem Hautareal untersucht und beurteilt. Es handelt sich um einen Nachzieheffekt der Haut, der bei verstärkter Schweißbildung entsteht.

Der Therapeut fährt mit dem Handrücken über das zu untersuchende Hautareal (in direktem Hautkontakt). Trifft seine Hand auf eine Stelle mit verstärkter Schweißbildung, kommt es zu einer dezenten Adhäsion des Handrückens. Die Haut des Patienten verschiebt sich ein wenig mit der Therapeutenhand mit, und es entsteht eine leichte Hautspannung (der Therapeut bleibt mit dem Handrücken an der Patientenhaut „kleben").

8.3.2 Verschieblichkeit und Abhebbarkeit der Haut

Für das Verschieben und Abheben von Haut und subkutanem Bindegewebe sind **selektierende Grifftechniken** anzuwenden, die es erlauben ein umschriebenes Gebiet zu greifen und zu bewegen. Geeignet ist der **Pinzettengriff**. Mit Daumen und Zeigefinger kann das Gewebe zielgerichtet gegriffen, fixiert und bewegt werden.

Beurteilt werden die allgemeine Mobilität des Gewebes und die mechanische Empfindlichkeit.

8.3.3 Beurteilung des Muskeltonus

Um den Muskeltonus beurteilen zu können, müssen die einzelnen Muskelstrukturen lokalisiert und gegriffen werden können. Dazu eignen sich **greifende** und **fixierende Palpationstechniken**, z. B. der Pinzettengriff oder für **tiefere Palpationen** z. B. die Technik mit zwei Fingern aufeinander (Mittelfinger unterstützt den Zeigefinger für ein tieferes Eindringen in das Gewebe) oder mit beiden Daumen. Der Muskeltonus sollte im Seitenvergleich getestet werden, da für eine objektive Beurteilung ein Referenzwert für den Grad der normalen muskulären Spannung des Patienten benötigt wird.

8.3.4 Knöchernes Alignment

Diese Beurteilung betrifft das regelrechte Aufeinanderstehen (Aufeinandertreffen) der knöchernen Strukturen an Gelenken oder Wirbelsäule. Auch die äußere Form der Knochen wird in diesen Untersuchungsgang miteinbezogen. Verglichen wird der Grad der Deformation, d. h. der Veränderung der äußeren Gestalt und Form der Gelenke mit der Gegenseite und den bekannten Normen. Primär sollten jedoch **Gelenkstellung** (Position der Gelenkpartner zueinander) und die resultierende **Gelenkfunktion** (Bewegungspalpation) beurteilt werden.

8.3.5 Palpation von knöchernen und artikulären Strukturen

Grundlegender Ansatz für die Palpation der anderen Gewebe oder Strukturen ist die Lokalisation der knöchernen Strukturen. Aufgrund der harten Substanz sind Knochen meist gut zu ertasten und zu lokalisieren. Knöcherne Palpationspunkte können wertvolle **Orientierungspunkte** für das Auffinden schwerer zugänglicher Strukturen wie z. B. tief liegenden Nerven oder Muskeln sein.

Orientierung an den Knochen

Der **M. biceps brachii** lässt sich über den Humerusknochen lokalisieren, die **Trizepssehne** über die Fossa olecrani am Humerus.

Auch die **Gelenkstrukturen** lassen sich über die beteiligten Knochen lokalisieren,

- zum einen über den proximalen und distalen **Gelenkpartner**,
- zum anderen über den **Gelenkspalt**, der eine Kontinuitätsunterbrechung der knöchernen Struktur (zum Zweck der Beweglichkeit) darstellt.

Gelenke lassen sich bestens mit aktiver oder passiver Bewegung lokalisieren und abtasten.

■ **Beurteilungskriterien der Knochenpalpation: Stellung der Knochen zueinander**

Das sog. knöcherne Alignment dient der Beurteilung der **Gelenkstellung** im Raum. Abweichungen von der Norm geben Grund zur Spekulation über Ursachen von Funktionsstörungen.

■■ **Äußere Form**

Die anatomische Form eines Knochens ändert sich durch **traumatische Einflüsse** (z. B. Fraktur, Operation) oder durch chronisch **degenerative Deformationen** aufgrund permanenter Fehlbelastungen.

Knöcherne Referenzpunkte

Einzelne knöcherne Palpationspunkte wie z. B. Akromion, Proc. coracoideus oder Margo lateralis – alle an der Skapula gelegen – erleichtern das Auffinden anderer anatomischer Strukturen.

8.3.6 Palpation von muskulären Strukturen

Muskuläre Strukturen müssen exakt lokalisiert und gegen das umliegende Gewebe (Knochen, Nachbarmuskeln oder Sehnen) abgegrenzt werden können. Grundlegende anatomische Kenntnisse über den Muskelverlauf (Ansatz und Ursprung des Muskels) sind sehr hilfreich, um sich den Faserverlauf des zu palpierenden Muskels vorstellen zu können. Geeignete **Grifftechniken** für die Palpation von Muskeln sind Pinzettengriff, Finger auf Finger- oder Daumentechnik.

8

Es ist mitunter sehr effektiv, den Muskel **quer zum Faserverlauf** zu palpieren. Diese Technik ermöglicht eine exaktere Abgrenzung zu den umliegenden Muskeln und liefert nützliche Hinweise zur Schmerzempfindlichkeit.

Beurteilungskriterien der Muskelpalpation: Tonussituation

Tonusveränderungen sind meist **Schutzmechanismen** aufgrund einer Gewebeverletzung. Zu unterscheiden sind Hypo- oder Hypertonus.

Kontinuität

Ein Muskel hat im Normalfall keine Unterbrechungen. **Palpable Lücken** im Muskelgewebe sind Hinweis auf eine Verletzung (Faserriss oder Faserbündelriss bis hin zum kompletten Muskelabriss).

Palpationsschmerz

Schmerzen im Palpationsgebiet deuten auf eine **verstärkte Mechanosensitivität** hin, z. B. durch

- direkte Verletzung des Muskelgewebes,
- entzündliche Prozesse im Muskel bzw. im umliegenden Gewebe oder
- Innervationsstörung infolge einer neuralen Funktionsstörung.

Sehnenübergänge

Ein Sehnenübergang ist die Verbindung zwischen Muskel und Knochen, über die die Bewegungskraft übertragen wird. An beiden Enden des Muskels gibt es einen Muskel-Sehnen- und einen Knochen-Sehnen-Übergang, auf die jeweils hohe mechanische Kräfte einwirken. Bei **Überlastungen** sind diese Übergänge potenzielle Verletzungsstellen, die mit entsprechenden klinischen Symptomen auffällig werden.

Um sich abzusichern, auch die richtige Struktur zu palpieren, bietet sich gerade bei der Muskelpalpation eine

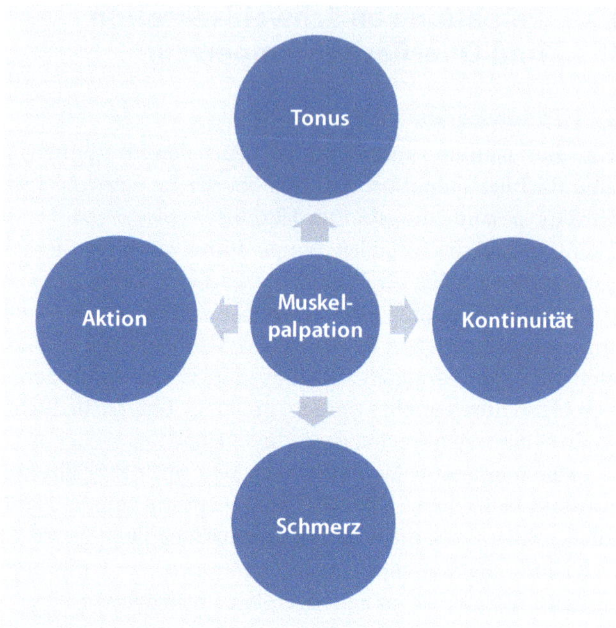

Abb. 8.2 Beurteilungskriterien der Muskelpalpation

Aktivierung des Muskels in seiner spezifischen Funktion an (Abb. 8.2). Dadurch kann der Muskel besser gegen das umliegende Gewebe (benachbarte Muskeln, Sehnen etc.) abgegrenzt werden, und spezielle Muskelareale wie Muskel-Sehnen- oder Muskel-Knochen-Übergänge können leichter lokalisiert werden.

8.3.7 Palpation von kapsulären und ligamentären Strukturen

Die **Gelenkkapsel** liegt meist etwas tiefer im Gewebe direkt um das zugehörige Gelenk. Im Normalzustand ist eine Gelenkkapsel schwierig zu palpieren, erst eine **kapsuläre Verletzung** mit z. B. Kapselschwellung macht diese Struktur für den Untersucher „griffiger".

Die kapselverstärkenden **Ligamente** sind meist oberflächlicher gelegen und somit schneller und sicherer zu lokalisieren. Ligamente sind vom Gewebe her eher **fest** (zähe, derbe Struktur) und daher besser gegen die umliegenden Strukturen abzugrenzen. Im Gegensatz zu einem peripheren Nerv, der eher rund und hart ist, fühlen sich Ligamente meist **flach** und **breit** an.

Beurteilungskriterien der Kapsel- und Bandpalpation: Form und Mobilität

Ligamente fühlen sich eher eben und flach an und lassen sich schlecht gegen das umliegende Gewebe verschieben. Die Palpation **quer zum Faserverlauf** erleichtert die Beurteilung der räumlichen Ausdehnung.

Kontinuität

Eine Kontinuitätsunterbrechung ist durch **Lückenbildung** im Faserverlauf der Bandstruktur zu erkennen, bei einer Bandruptur auch durch tastbare ligamentäre Stümpfe.

Schwellung

Vor allem eine Kapselschwellung ist ein wesentlicher Beurteilungspunkt bei **akuten Gelenkverletzungen**.

8.3.8 Palpation von arteriellen Blutgefäßen

Arterielle Blutgefäße sind aufgrund ihrer deutlichen Pulsation leichter zu lokalisieren als venöse Blutgefäße, die einen sehr geringen Druck aufweisen. Venöse Gefäße sind i. d. R. nur bei oberflächlichem Verlauf zu palpieren.

Arterielle Blutgefäße eignen sich als **Referenzpunkte** zum Auffinden anderer Strukturen (z. B. N. femoralis neben A. femoralis im Leistenkanal) und sind bei bestimmten Erkrankungen (z. B. Herz- oder Atemwegserkrankungen) wichtige zu beurteilende Strukturen.

Beurteilungskriterien für die Gefäßpalpation: Pulsation

Bei arteriellen Blutgefäßen ist die Pulsation recht einfach zu ertasten, z. B. an der A. femoralis in der Leiste oder an der A. brachialis an der medialen Seite des Humerus. Quantifizierbar ist die Pulsation über die **Pulsschläge/min**.

Pulsfüllung

Die Beurteilung der Füllung des Pulses im Seitenvergleich lässt Rückschlüsse auf die periphere Blutversorgung (Sauerstoffversorgung der Muskulatur etc.) zu. Bei **Seitendifferenzen** ist an eine mechanische Einklemmung der Arterie (durch äußere Krafteinwirkung) oder auch an intraarterielle Veränderungen wie z. B. arteriosklerotische Veränderungen zu denken.

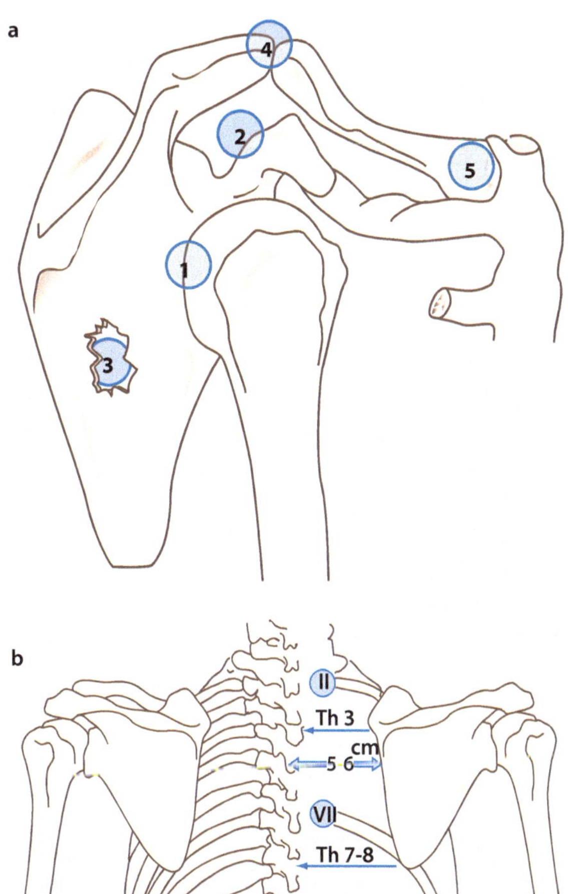

Abb. 8.3 a,b Palpation Schulterkomplex. a Knöcherne Strukturen des Schulterkomplexes: **1** Gleno-humerales Gelenk, **2** subakromiales Gelenk (akromio-humerales Gelenk), **3** skapulo-thorakales Gelenk, **4** akromio-klavikuläres Gelenk, **5** sterno-klavikuläres Gelenk **b** Orientierungspunkte in der dorsalen Schulterregion

8.3.9 Palpation von Nerven

Oberflächlich verlaufende Nerven sind aufgrund ihrer markanten strukturellen Eigenschaften (hart und rund, gegen die Umgebung verschieblich) recht einfach zu palpieren. Nervenpalpationen sind in der neurologischen Untersuchung (▶ Abschn. 6.6) praxisnah dargestellt.

8.4 Klinisch relevante Strukturen für die Palpation

In Abb. 8.3, 8.4, 8.5, 8.6, 8.7, 8.8, 8.9, 8.10, 8.11 und 8.12 werden diejenigen Strukturen der Gelenkkomplexe vorgestellt, die in der Praxis palpatorisch befundet werden. Die Abbildungen sollen Orientierungshilfe geben und das praktische Üben erleichtern.

Aber auch die besten anatomischen Abbildungen ersetzen nicht den wichtigsten Punkt im Lernprozess der Palpation: das **praktische Üben** am menschlichen Modell. Daher sind die Abbildungen als Aufforderung zum praktischen Selbststudium am menschlichen Modell zu verstehen. Praktische Inhalte haben die Eigenschaft, theorieresistent zu sein. Das heißt, die Palpation ist ein Teil der physiotherapeutischen Diagnostik, der immer wieder praktisch geübt und am Patienten erfahren werden muss, um „Fingerspitzengefühl" zu erlangen.

8.5 Checklisten Palpation

Die Tabellen zu den jeweiligen Palpationskreisen (Tab. 8.2, 8.3, 8.4, 8.5, 8.6 und 8.7) geben einen schnellen Überblick über die klinisch relevanten Strukturen in den jeweiligen Körperregionen. Sie dienen auch als Lernkatalog für die wichtigsten Strukturen.

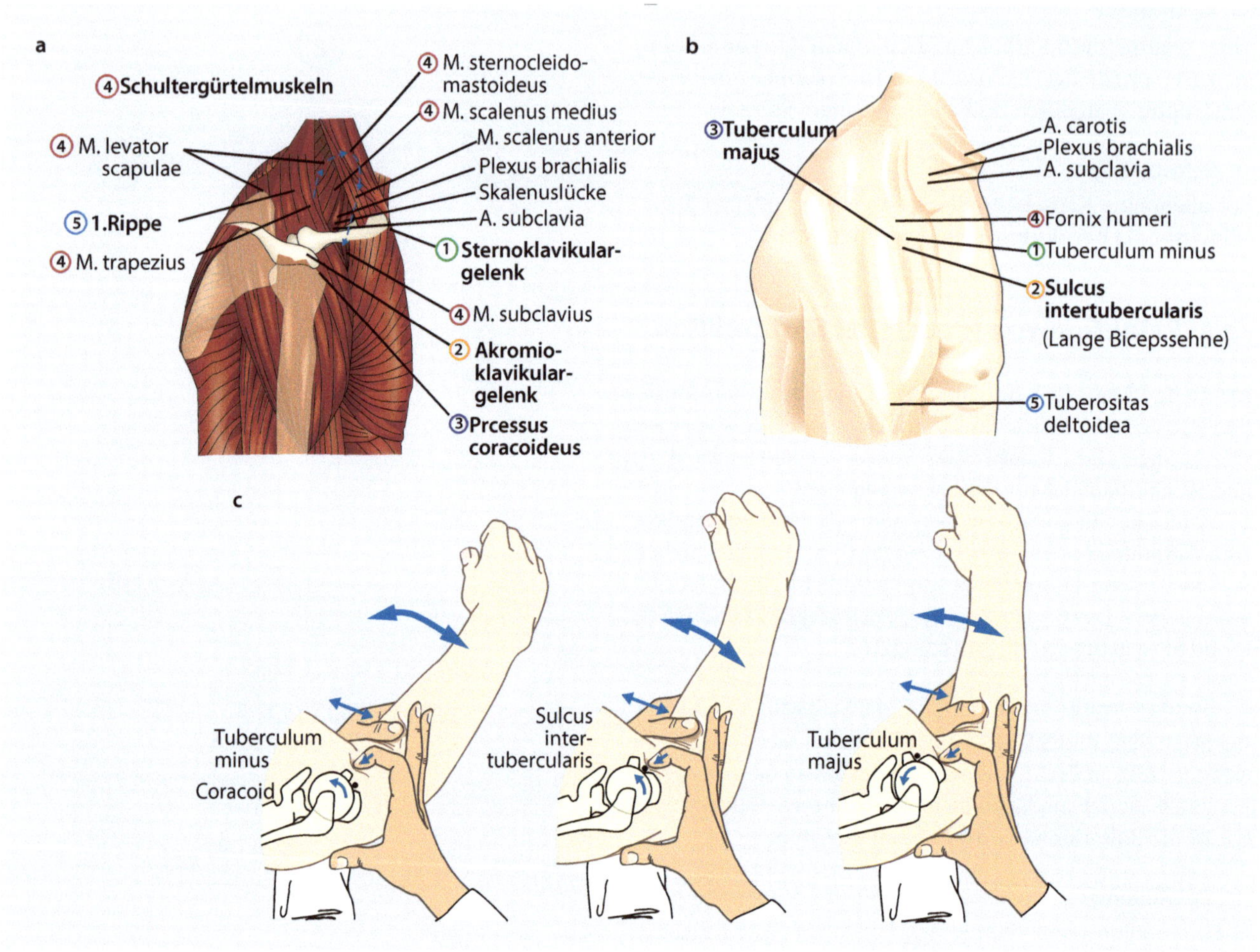

a
④Schultergürtelmuskeln
④ M. levator scapulae
⑤ 1.Rippe
④ M. trapezius
④ M. sternocleido-mastoideus
④ M. scalenus medius
M. scalenus anterior
Plexus brachialis
Skalenuslücke
A. subclavia
① Sternoklavikular-gelenk
④ M. subclavius
② Akromio-klavikular-gelenk
③ Prcessus coracoideus
b
③Tuberculum majus
A. carotis
Plexus brachialis
A. subclavia
④Fornix humeri
①Tuberculum minus
②Sulcus intertubercularis
(Lange Bicepssehne)
⑤Tuberositas deltoidea
c
Tuberculum minus
Coracoid
Sulcus inter-tubercularis
Tuberculum majus

Abb. 8.4 **a–c Schulterpalpation.** **a** Palpation von lateral: Gelenke und Muskeln **b** Differenzierung am Humerus **c** Differenzierung zwischen Tuberculum majus et minus humeri

a
Deltoides
Deltoides
Biceps, Caput breve
Coracobrachialis
Pectoralis major
Biceps, Caput longum
Triceps, Caput longum
Triceps, Caput longum
b
Supraspinatus
Infraspinatus
Teres minor
Supraspinatus
Subscapularis
Biceps, Caput longum
Teres minor
Infra-spinatus
Supraspinatus
Subscapularis
Biceps, Caput longum

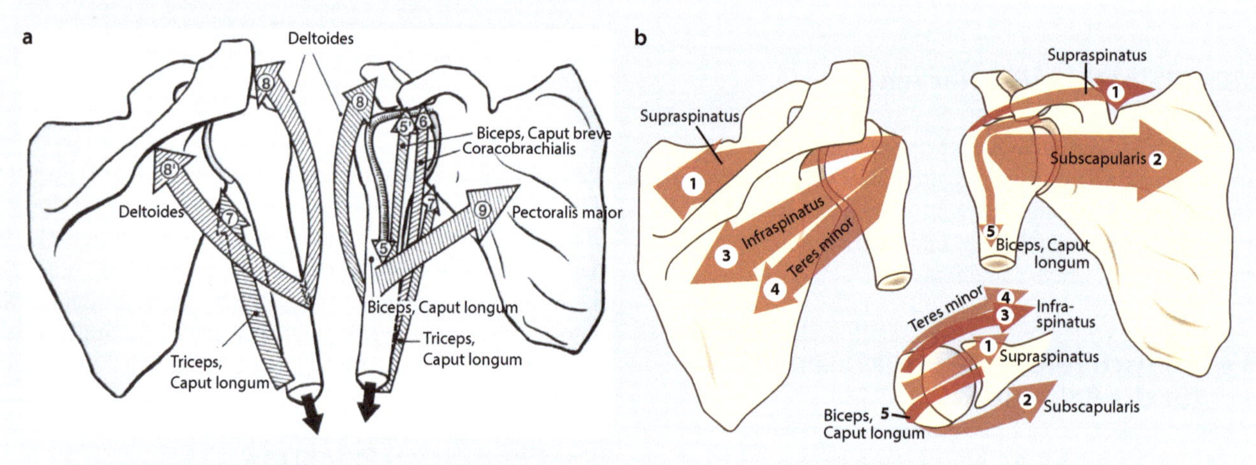

Abb. 8.5 **a,b Schulterpalpation.** **a** Muskeln zwischen Humerus und Skapula **b** Rotatorenmanschette des Schultergelenks

a
1 Sehne des M. biceps brachii
M. brachioradialis
5 N. cutaneus antebrachii lateralis
2 Bursa bicipito radialis
3 A. brachialis
M. pronator teres
4 N. medianus
b
N.ulnaris
Flexorensehnen:
M. pronator teres
M. Flexor carpi radialis
3
1 Sulcus olecrani medialis
2 Lig. collaterale ulnare
M. flexor digitorum superficialis
M. palmaris longus
M. flexor carpi ulnaris
3
M. brachioradialis
M. extensor carpi radialis longus
3
4 Lig. collaterale ulnare
Gemeinsamer Extensoren-sehnenansatz
M. extensor carpi radialis brevis
M. extensor diditorum longum
M. extensor carpi ulnaris
M. anconaeus
3
2 Lig. anulare radii
1 Gelenkspalt Humeroradialgelenk

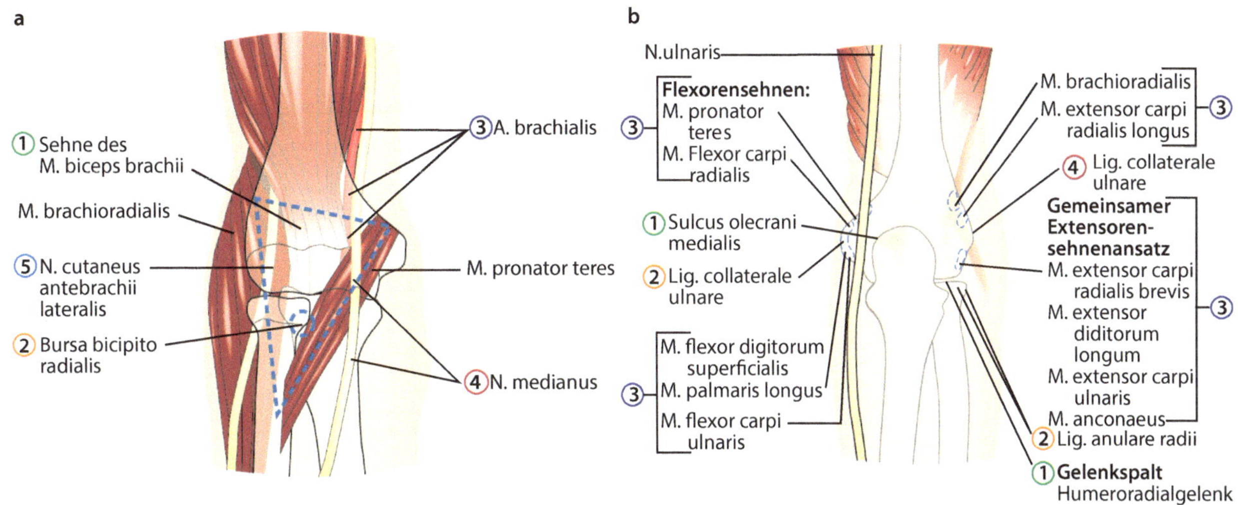

Abb. 8.6 a,b Palpable Strukturen der Ellenbogenregion. Schulterpalpation **a** von ventral, **b** von dorsal, medial und lateral

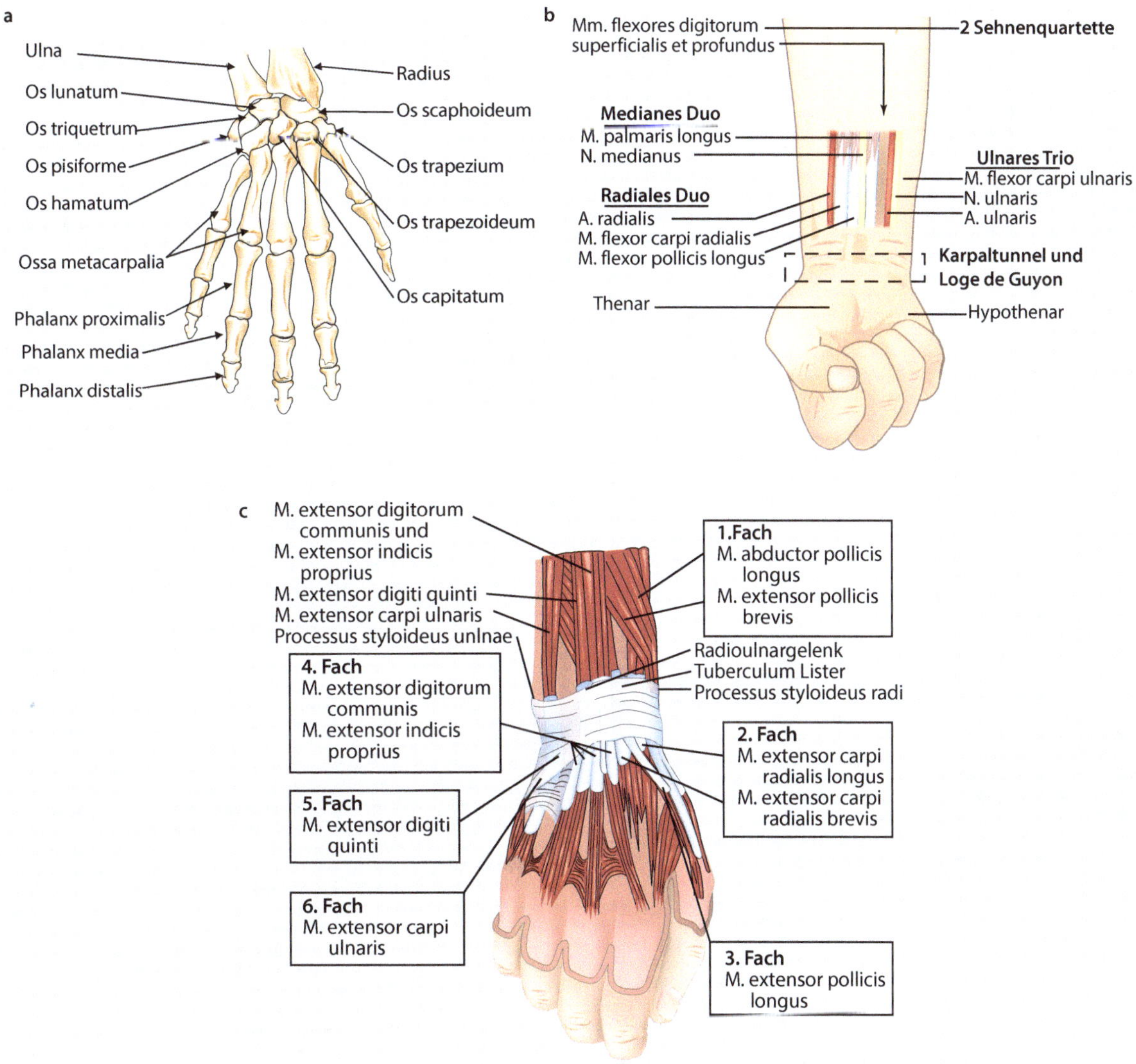

a
Ulna
Os lunatum
Os triquetrum
Os pisiforme
Os hamatum
Ossa metacarpalia
Phalanx proximalis
Phalanx media
Phalanx distalis
Radius
Os scaphoideum
Os trapezium
Os trapezoideum
Os capitatum
b
Mm. flexores digitorum superficialis et profundus
2 Sehnenquartette
Medianes Duo
M. palmaris longus
N. medianus
Radiales Duo
A. radialis
M. flexor carpi radialis
M. flexor pollicis longus
Thenar
Ulnares Trio
M. flexor carpi ulnaris
N. ulnaris
A. ulnaris
Karpaltunnel und Loge de Guyon
Hypothenar
c
M. extensor digitorum communis und
M. extensor indicis proprius
M. extensor digiti quinti
M. extensor carpi ulnaris
Processus styloideus unlnae
4. Fach
M. extensor digitorum communis
M. extensor indicis proprius
5. Fach
M. extensor digiti quinti
6. Fach
M. extensor carpi ulnaris
1.Fach
M. abductor pollicis longus
M. extensor pollicis brevis
Radioulnargelenk
Tuberculum Lister
Processus styloideus radi
2. Fach
M. extensor carpi radialis longus
M. extensor carpi radialis brevis
3. Fach
M. extensor pollicis longus

Abb. 8.7 a–c Palpation des Handkomplexes. a Palpable knöcherne Strukturen des Handkomplexes. Palpation **b** von ventral (Flexorenseite), **c** von dorsal (Extensorenseite)

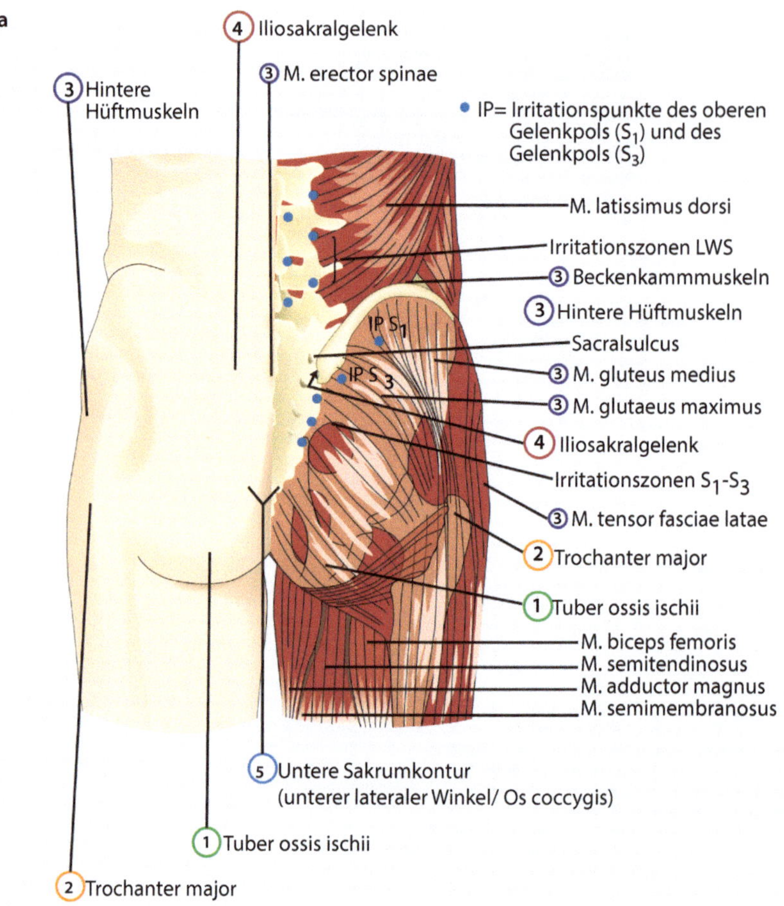

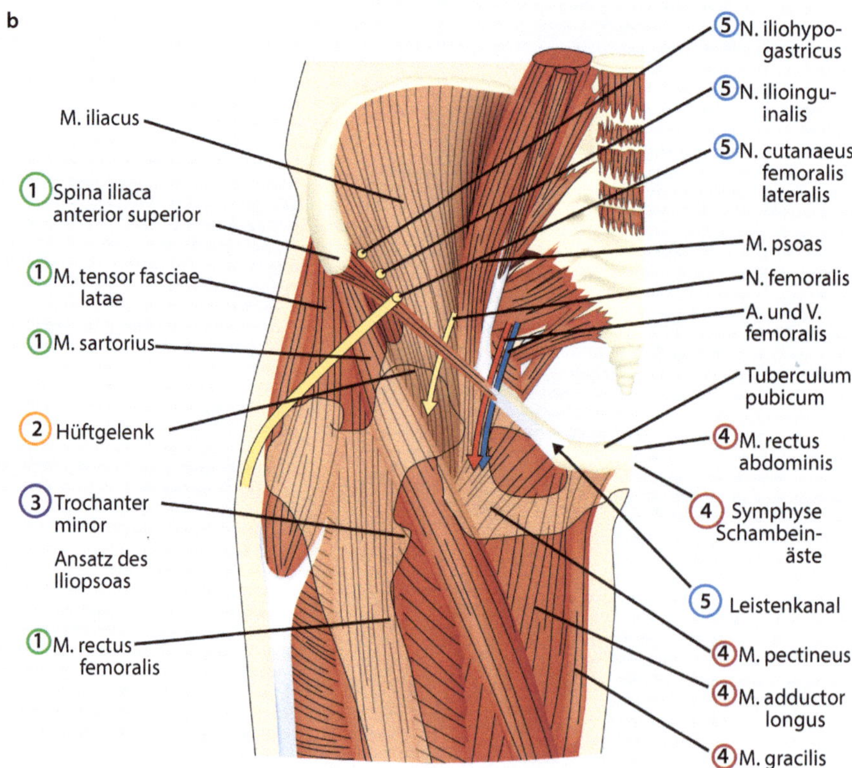

Abb. 8.8 a,b Palpable Strukturen der LBH-Region
a von dorsal, b von ventral

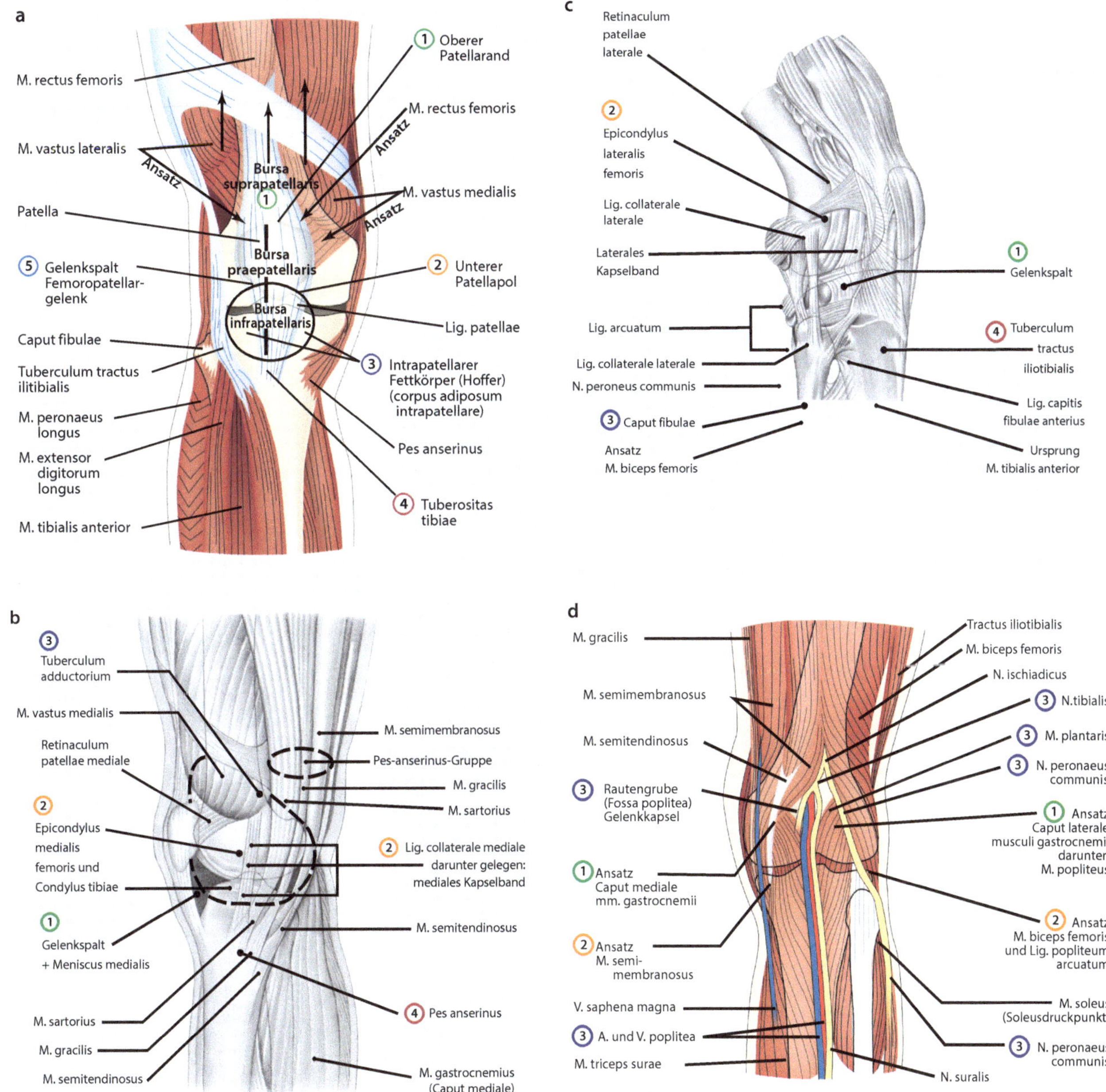

Abb. 8.9 a–d Palpable Strukturen der Knieregion a von ventral, **b** von medial, **c** von lateral, **d** von dorsal

8

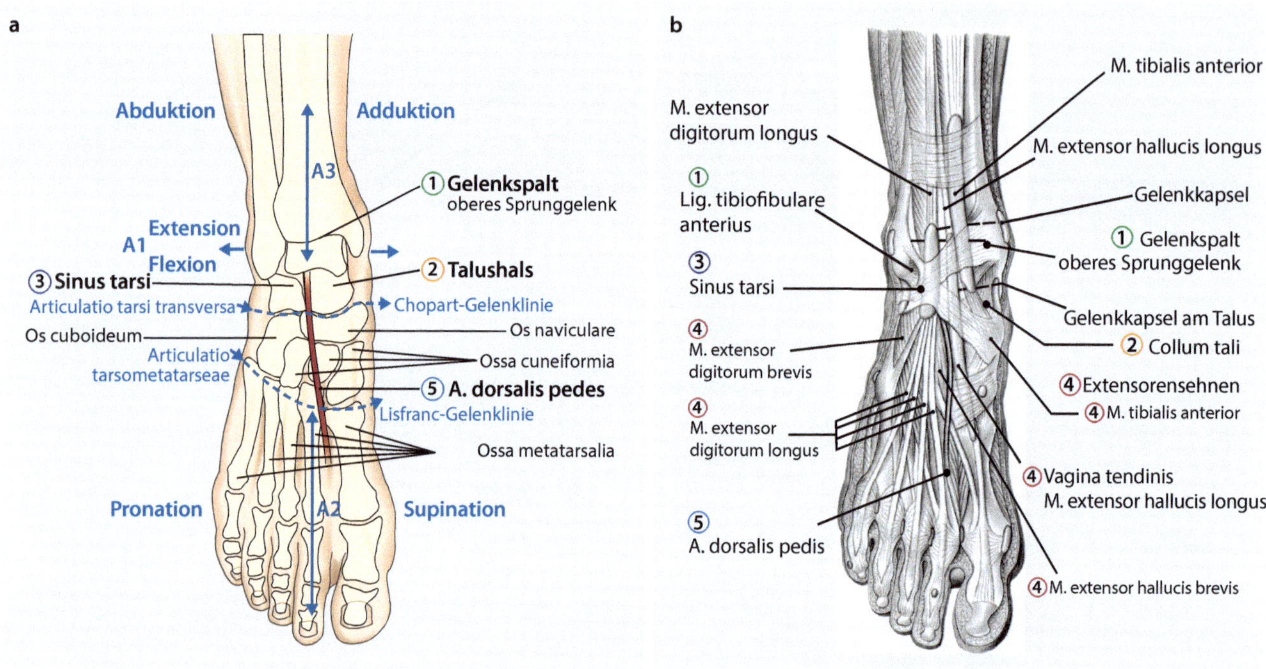

Abb. 8.10 a,b Palpationspunkte auf der Dorsalseite des Fußes. **a** Knochenpunkte, **b** Muskeln, Sehnen, Gefäße

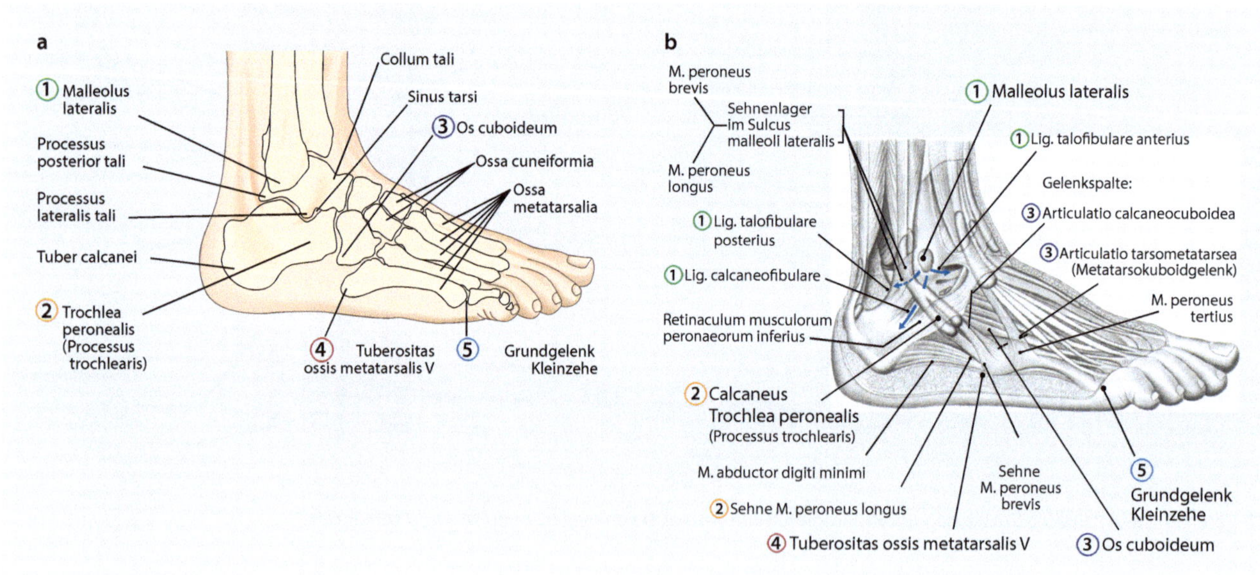

Abb. 8.11 a,b Palpationspunkte auf der Außenseite des Fußes. **a** Knochenpunkte. **b** Muskeln, Sehnen, Bänder

Abb. 8.12 a,b Palpationspunkte auf der Innenseite des Fußes. a Knochenpunkte. **b** Muskeln, Sehnen, Bänder

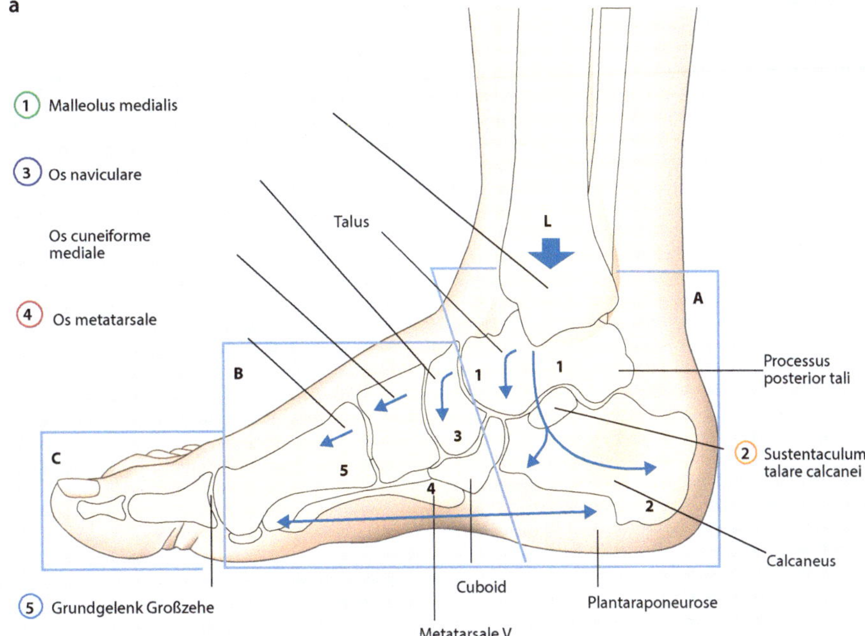

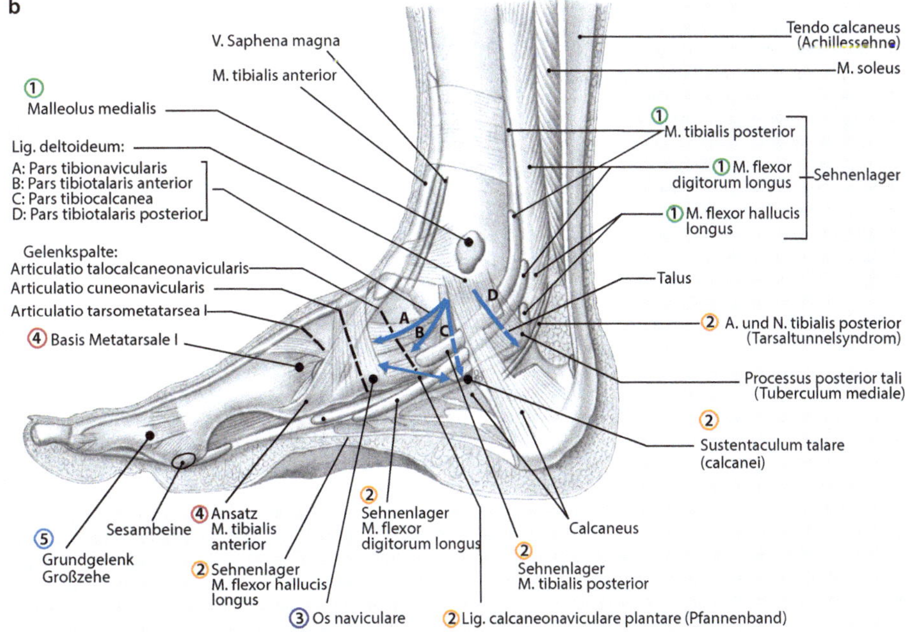

Tab. 8.2 Checkliste Palpation Schulter

Knochen	Bänder	Muskeln	Nerven	Blutgefäße
Clavicula 1.+2. Rippe Acromion Spina scapula Margo medialis Margo lateralis Angulus inf. Angulus sup. Angulus lat. ACG SCG Humerus Tub. majus Tub. minus Sulcus intertub. Proc. coracoid. Tuberositas deltoidea Fossa ssp. Fossa inf.	–	M. sternocleido. M. lev.scap. M. trapezius Mm. scaleni M. subclavius M. biceps brac. M. triceps brac. M. deltoideus M. supraspin. M. infraspin. M. teres minor M. teres major M. lat. dorsi M. pect.major M. pect.minor M. subscap.	N. ulnaris N. medianus N. radialis	A. subclavia A. carotis

Tab. 8.3 Checkliste Palpation Ellbogen

Knochen	Bänder	Muskeln	Nerven	Blutgefäße
Radius Ulna Epicond.med. Epicond.lat. Olecranon Sulcus olecrani	Lig. coll.ulnare Lig. coll.rad. Lig. anulare radii	M. biceps brachii M. pron. teres M. flex. carpi rad. M. flex. digit. superficialis M. palm. long. M. flex. carpi ulnaris M. brachiorad. M. ext. carpi radialis long. M. ext. carpi rad. brevis M. ext. digit. long. M. ext. carpi ulnaris M. anconeus	N. medianus N. ulnaris	A. brachialis

Tab. 8.4 Checkliste Palpation Hand

Knochen	Bänder	Muskeln	Nerven	Blutgefäße
Ulna Radius Os lunatum Os scaphoideum Os triquetrum Os pisiforme Os hamatum Os capitatum Os trapezoideum Os trapezium Ossa metacarpalia Phalanx prox. Phalanx media Phalanx dist.	–	Flexoren: Mm. flex. digit. superfic. et prof. M. palmaris long. M. flexor carpi rad. M. flex. pollicis long M. flex.carpi uln. Extensoren: M. ext.digit.com. M. ext. indicis proprius M. ext. dig. quinti M. ext. carpi uln. M. abd. poll. long. M. ext. poll. brev. M. ext. carpi rad. long. M. ext. carpi rad. brev. M. ext. poll. long.	N. ulnaris N. medianus	A. ulnaris A. radialis

Tab. 8.5 Checkliste Palpation Hüfte

Knochen	Bänder	Muskeln	Nerven	Blutgefäße
Tuber ossis ischii	Lig. inguinale	M. lat. dorsi	N. femoralis	A. femoralis
Troch. major		M. glut. med.	N. cut. fem. lat.	V. femoralis
Sacrum		M. glut. max.	N. ilioinguinalis	
Proc. spinosi LWS		M. tensor fasciae latae	N. iliohypogastricus	
Crista iliaca		M. biceps fem.		
SIAS+SIAI		M. semimem.		
SIPS+SIPI		M. semitend.		
Os pubis		M. add. magnus		
Troch. minor		M. iliopsoas		
		M. sartorius		
		M. pectineus		
		M. add. long.		
		M. gracilis		
		M. rect. fem.		
		M. rect. abd.		

Tab. 8.6 Checkliste Palpation Knie

Knochen	Bänder	Muskeln	Nerven	Blutgefäße
Patella	Lig. patellae	M. qceps	N. peroneus com.	A. poplitea
Caput fib.	Lig. coll.med.	M. peron. long.	N. tibialis	V. politea
Tub. tib.	Lig. coll.lat.	M. ext. Dig .long.	N. suralis	V. saphena magna
Tub. tractus iliotib.	Lig. arcuatum	M. tib. ant.	N. ischiadicus	
Pes anserinus	Lig. capitis fibulae ant.	M. semimem.		
Epicond. med.	Lat. Kapselband	M. semitend.		
Epicond. lat.	Med. Kapselband	M. sartorius		
Tub. adduct.	Retinaculum patellae lat.	M. gracilis		
Gelenkspalt med.+lat.	Retinaculum patellae med.	M. gastrocnem.		
ventr. Tibia		M. biceps fem.		
		M. popliteus		
		M. plantaris		

Tab. 8.7 Checkliste Palpation Fuß

Knochen	Bänder	Muskeln	Nerven	Blutgefäße
Tibia	Lig. tibiofib. ant.	M. gastrocnem.	N. peroneus	A. dorsalis pedis
Fibula	Lig. talofib.post.	M. tib. ant.	N. tibialis	A. tib. post.
Talus	Lig. talofib. ant.	M. tib. post.	N. suralis	V. tib. post.
Calcaneus	Lig. deltoideum	M. flex. dig. long.		V. saphena magna
Os cuboideum		M. flex. hall. long		
Os naviculare		M. soleus		
Os cuneiforme IIII		M. peron. long.		
Ossa metatarsalia		M. peron. brev.		
Phalangen				

Literatur

Laekeman M, Kreutzer R (2009) Großer Bildatlas der Palpation – Anatomische Strukturen gezielt lokalisieren und begreifen. Springer, Berlin/Heidelberg

Tillmann B (2010) Atlas der Anatomie, 2. Aufl. Springer, Berlin/Heidelberg

Trepel M (2004) Neuroanatomie – Struktur und Funktion, 3. Aufl. Urban & Fischer, München

Manuelle Muskelfunktionsprüfung

K. Bartrow, *Untersuchen und Befunden in der Physiotherapie*, Physiotherapie Basics,
https://doi.org/10.1007/978-3-662-58298-5_9

Muskeln: mehr als nur Kraft

Die manuelle Muskelfunktionsdiagnostik macht einen großen Teil der physiotherapeutischen Befundung aus. Die Anzahl der Patienten mit einer muskuloskelettalen Funktionsstörung ist in der klinischen Praxis sehr hoch einzustufen. Daher haben das Untersuchen der muskulären Strukturen und deren Funktionen sowie das Erkennen von muskulären Dysfunktionen einen großen Stellenwert.

Muskelorientierte Untersuchungsverfahren werden **regelmäßig** und vor allem **bei vielen Patienten** erforderlich sein. Sie beeinflussen maßgeblich die klinischen Entscheidungen bzgl. angezeigter und effektiver Behandlungstechniken.

In der **Muskelfunktionsprüfung** können verschiedene Parameter bewertet werden:

- Zum einen wird die Muskelfunktionsfähigkeit in der **Bewegung** getestet,
- zum anderen die willkürlich generierbare **Kontraktionskraft** der Muskeln.

Zudem können die unterschiedlichen Arbeitsformen der Muskulatur (statisch – dynamisch-konzentrisch – dynamisch-exzentrisch) mit in die Funktionsprüfung einfließen. Je nach Problemstellung des Patienten und Zielsetzung des Therapeuten lassen sich daraus wertvolle Hinweise für eine effektive und patientenzentrierte Therapie gewinnen.

9

9.1 Funktion der Muskulatur

Was ein Muskel kann bzw. was er können muss, ist klar definiert: **Anspannen**, um Kraft für eine Bewegung zu generieren (■ Abb. 9.1). Nach dieser Aktivität sollte der Muskel wieder **entspannen** können. Doch die Funktionalität der Muskeln, die dazu führt, dass ein Muskel an- und entspannen kann, ist komplexer als es zunächst scheint.

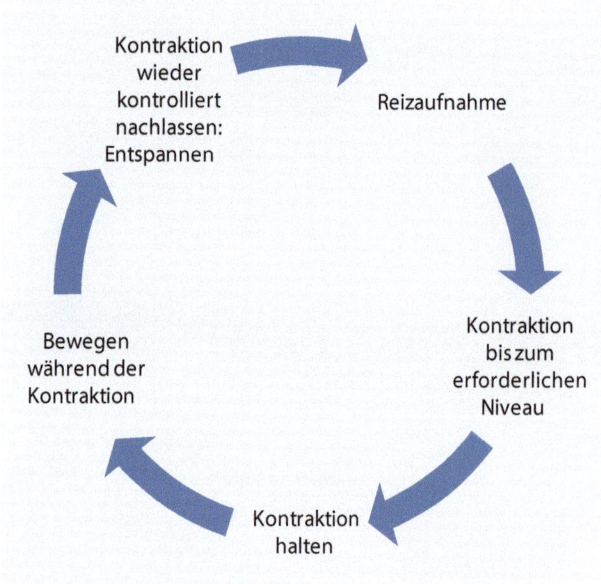

■ **Abb. 9.1** Muskelfunktionen

■ Muskelfunktionen: Reize aufnehmen und auf Reize reagieren (Reaktion)

Die Muskelzelle, die motorische Einheit, und damit der gesamte Muskel, bekommen die Information zur Kontraktion aus dem Nervensystem, in Form von **elektrischen** und **chemischen Impulsen**. Nur wenn ein Muskel diese Reize optimal aufnehmen und verarbeiten kann, ist er in der Lage, sie adäquat für Kontraktionen und infolge für Bewegungen und komplexe Aktivitäten in Form von Kraft umzusetzen.

Kontraktion bis zur erforderlichen Stärke aufbauen (Kraft) Sind die Reize an Ort und Stelle angekommen, kann der Muskel mit der Reaktion (Verarbeitung) auf diese Reize beginnen. Er wird so lange Muskelspannung (Kontraktion) aufbauen, bis das Spannungspotenzial oder die generierte Muskelkraft für die geplante Bewegung ausreichen.

Fatal wären **Bewegungspläne mit vermehrter** oder **verminderter Kontraktionskraft**: Die Kontraktionen (Bewegungen) würden nicht mehr harmonisch bzw. ökonomisch ablaufen, sie würden nicht funktionell einzusetzen sein. Das Bewegungsbild würde eher einem neurologischen Krankheitsbild entsprechen, geprägt von mehr oder weniger stark ausgeprägten Koordinationsstörungen.

Kontraktion beibehalten, so lange es nötig ist (Ausdauer) Die Muskulatur benötigt für einen optimalen Einsatz ein gewisses Maß an **Ermüdungswiderstandsfähigkeit**. Das heißt, die Energiereserven müssen für die geplante Tätigkeit oder Aktivität ausreichen. Und der Muskel muss in der Lage sein, diese Ausdauer mit der entsprechenden Kontraktionsfähigkeit für Bewegungen nutzbar zu machen.

Während einer Kontraktion bewegen Um die geförderte Aktivität mit dem bestmöglichen Ergebnis durchführen zu können, ist es unerlässlich, dass der Muskel auch **in kontrahiertem Zustand zu Bewegungen fähig** ist. Das heißt, das Muskelgewebe benötigt für diese Eigenschaft ein gewisses Maß an Elastizität.

Kontraktion langsam und kontrolliert lösen (Koordination und Entspannung) Nach einer Aktivität muss der Muskel die Kontraktion wieder rückgängig machen können. Das heißt, die Spannung muss sich wieder aus der Muskulatur zurückziehen können, **ohne** diese durch **ruckartige Manöver** zu gefährden.

Funktionelle Muskelmobilität Zusätzlich zu allen diesen Funktionen muss der Muskel (alle Bestandteile) eine gewisse **Mobilität** besitzen. Während der Kontraktion muss er sich zusammenziehen können, wodurch er strukturell zwar kürzer, aber im selben Maße auch dicker wird, da das Volumen des Muskels erhalten bleiben muss. Diese Mobilität ist genau genommen eine Muskeleigenschaft, doch sie zeigt sich in der Funktion.

Die funktionelle Muskelmobilität leitet sich aus einer Eigenschaft des Muskelgewebes (der kontraktilen und bindegewebigen Anteile) ab, seiner Elastizität.

Formen von Muskelarbeit

Die Skelettmuskulatur kennt prinzipiell drei Formen von Muskelarbeit (▶ Übersicht 9.1), die bei alltäglichen Bewegungen und Aktivitäten meist kombiniert auftreten. Für das ökonomische Durchführen von Alltagsaktivitäten ist ein Wechsel der Muskelarbeitsformen erforderlich.

Übersicht 9.1. Formen der Muskelarbeit

1. **Isometrische Muskelarbeit**
   - Statische Kontraktion, bei der einem Widerstand entgegengewirkt wird.
   - Ansatz und Ursprung des Muskels behalten den Abstand zueinander.
2. **Dynamisch-konzentrische Muskelarbeit**
   - Dynamische Kontraktion, bei der ein Widerstand überwunden wird.
   - Ansatz und Ursprung des Muskels nähern sich einander an.
3. **Dynamisch-exzentrische Muskelarbeit**
   - Dynamische Kontraktion, bei der einem Widerstand kontrolliert nachgegeben wird.
   - Ansatz und Ursprung des Muskels entfernen sich voneinander.

9.2 Anatomischer Feinbau des Skelettmuskels

Für ein besseres Verständnis der Muskelfunktionen ist ein kleiner Blick hinter die Kulissen – in den Aufbau eines Muskels – sehr hilfreich (◻ Abb. 9.2). Wir beginnen unsere Muskelreise im Zentrum, beim kleinsten Muskelbaustein. Dort steht die Muskelzelle (Muskelfaser), die von faserigem, elastischem Bindegewebe umhüllt ist: dem Endomysium. In dieser innersten „Hüllschicht" des Muskels verlaufen Blutgefäße und Nervenbahnen zur Versorgung der Muskelzelle. Mehrere Muskelfasern (10–50 Stück) bilden einen gemeinsamen Verbund: das Muskelfaserbündel (Faszikel). Ein Faszikel hat ebenfalls wieder eine Hüllschicht: das Perimysium.

Mehrere Faszikel bilden dann den endgültigen Skelettmuskel und werden auch wieder von einer bindegewebigen Faszienschicht umhüllt: dem Epimysium.

Durch diese verschiedenen, in sich ausgeklügelten Schichten erhält der Skelettmuskel letztlich seine enorme Elastizität und seine Kraftfähigkeit.

9.3 Untersuchung zur Kraft- und Funktionsbeurteilung von Muskeln

9.3.1 Kraftentwicklung der Muskeln

Die **Beurteilung der Kraft** als dynamische Größe bei der Muskelfunktionsprüfung beginnt schon in der Muskelzelle, in der elektrochemische Kräfte in mechanische Kraft umgewandelt werden, die später in Form von Bewegungen unseren Alltag gestalten.

Die Kraftentwicklung ist die Hauptfunktion der Muskulatur. Ziel ist es, den menschlichen Körper bzw. seine Hebel gegen die Schwerkraft oder andere äußere Krafteinwirkungen oder Widerstände zu halten oder zu bewegen.

In diesem Bestreben nutzt der Körper alle **Formen der Muskelarbeit**: statische, dynamisch-konzentrische und dynamisch-exzentrische Kontraktionen: Eine Bewegung bleibt so lange statisch, bis die muskulär aufgebrachte (innere) Kraft die äußere Kraft (Widerstand), die es zu überwinden gilt, übersteigt. Mit dynamisch-konzentrischen Kontraktionen wird eine Bewegung beschleunigt, mit dynamisch-exzentrischen verlangsamt bzw. abgebremst.

Anheben einer Kiste Mineralwasser

Die Kiste bleibt so lange **auf dem Boden** stehen, bis die Muskelkraft größer ist als die Gewichtskraft, die die Kiste am Boden hält. Erst dann kann sie durch dynamisch-konzentrische Muskelaktivität vom **Boden abgehoben** werden (sie wird beschleunigt). Beim **Abstellen** der Kiste dominieren dynamisch-exzentrische Kräfte das Bewegungsgeschehen, die Kiste muss verlangsamt werden.

In einer Bewegung sind meist alle Formen der Muskelarbeit enthalten:
- Bewegungen, die einen Bewegungszustand beibehalten (statisch),
- Bewegungen, die einen Körper beschleunigen (konzentrisch) und
- Bewegungen, die wieder abbremsen (exzentrisch).

9.3.2 Formen der Muskelarbeit bei aktiver Bewegung

In ▶ Übersicht 9.2 sind Bewegungsformen (Muskelarbeit bei aktiver Bewegung) des menschlichen Körpers zusammengefasst.

Übersicht 9.2. Bewegungsformen

- **Dynamisch-konzentrisch:**
  - Einen Widerstand überwinden
  - Einen Körper beschleunigen
- **Statisch:**
  - Einem Widerstand widerstehen
  - Einen Körper in einer Position halten
- **Dynamisch-exzentrisch:**
  - Einem Widerstand nachgeben
  - Einen Körper abbremsen

Die Kräfte, die durch Muskelarbeit erreicht werden können, sind von vielen Faktoren abhängig, u. a. kann die **Form der Muskelarbeit** das erreichbare Kraftmaximum maßgeblich

9

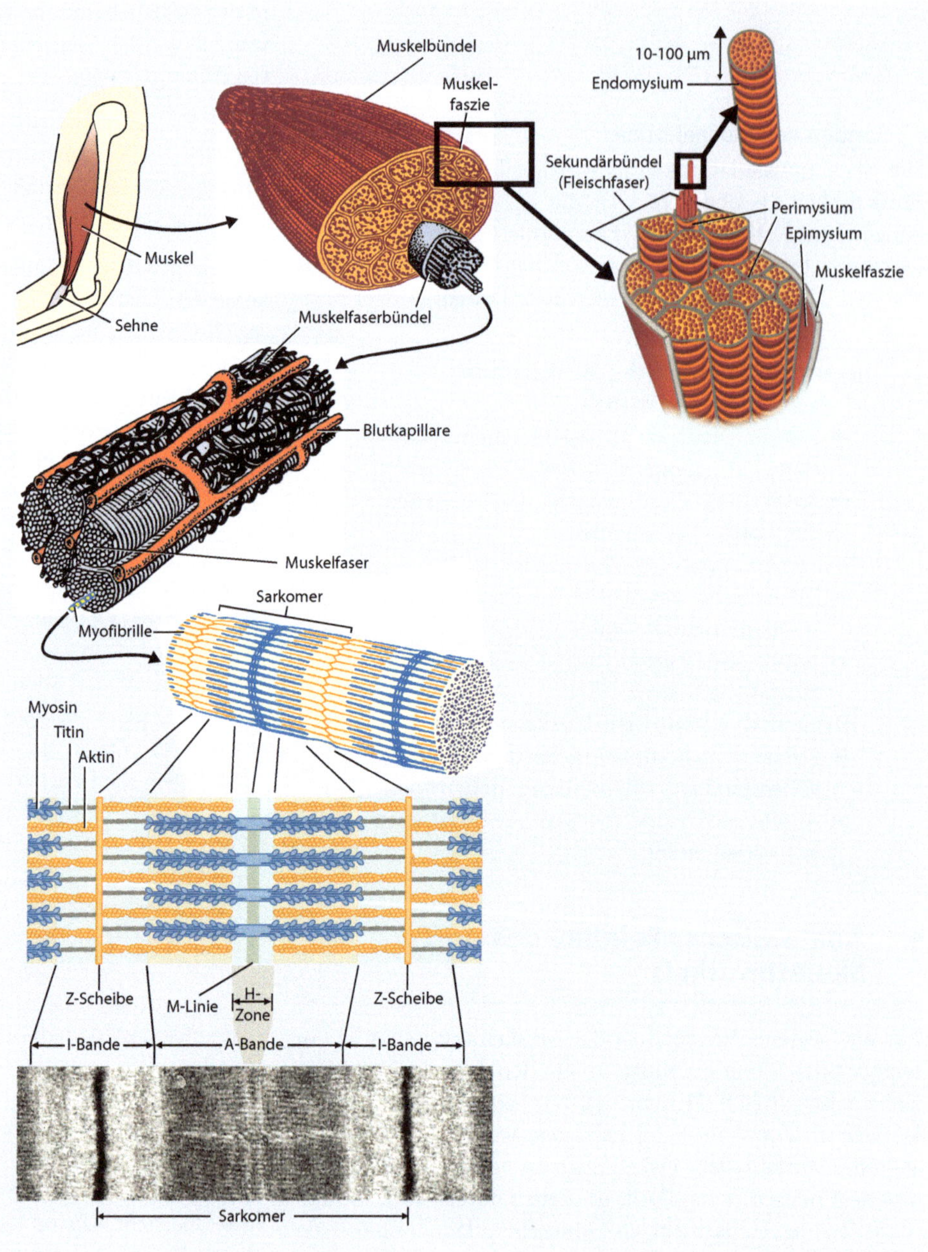

Abb. 9.2 Aufbau des Skelettmuskels. (Aus Gimbel 2014)

beeinflussen. Wird für eine **isometrische Muskelkontraktion** 100 % der willkürlich verfügbaren Kraft zugrunde gelegt, ergeben sich für die beiden anderen Kontraktionsformen unterschiedliche Kraftwerte:

- dynamisch-konzentrische Kontraktion: ca. 5–25 % weniger Kraft,
- dynamisch-exzentrische Kontraktion: ca. 5–40 % mehr Kraft.

Die **höheren Kraftwerte bei exzentrischer Muskelarbeit** kommen von einer verstärkten Kontraktionskraft durch

- das Ausnutzen der **Elastizitätskräfte** des umgebenden Bindegewebes und der muskulären Hüllstrukturen sowie
- durch den **Dehnungsreflex** bei exzentrischer Arbeitsweise.

Zusätzlich sind die erzielbaren Muskelkraftwerte von sog. **Einflussfaktoren** auf die Kraftentwicklung abhängig (► Übersicht 9.3).

Übersicht 9.3. Einflussfaktoren von Muskelkraft

- **Anatomische Struktur**
  - Muskelquerschnitt
  - Anzahl der Muskelfasern und -filamente
  - Verhältnis von Fast Twitch- (FT-) zu Slow Twitch- (ST-)Fasern
- **Biomechanik**
  - Hebelarm
  - Kraftwinkel (Gelenkstellung)
  - Kraftwirkungslinie der Muskulatur

- **Metabolismus**
  - Kapillarisierung
  - Anaerober Stoffwechsel (möglichst lange alaktazid)
- **Muskel-Nerv-Zusammenspiel**
  - Rekrutierung
  - Frequenzierung
  - Synchronisation
- **Motivation**
  - Emotionale Verstärkung

In ◘ Tab. 9.1 sind die Bausteine der Muskeln (Muskelfasern) und deren Arbeitsweise bzw. Stoffwechselwege dargestellt.

> **Für die Beurteilung der Muskelkraft sind verlässliche Informationen eher mittels isometrischer Kraftbeanspruchung zu erhalten; bei dynamischen Kontraktionsformen existieren größere Variablen.**

9.3.3 Muskelfunktionsprüfung

Es gibt mehrere **Möglichkeiten**, Muskelfunktionen zu untersuchen bzw. zu beurteilen, entweder

- **subjektiv** mittels Muskelfunktionstests oder
- **objektiv** mittels Dynamometrie, Isokinetik und Elektrostimulation.

Die Vor- und Nachteile dieser Untersuchungsmethoden sind in ► Übersicht 9.4 aufgelistet.

Übersicht 9.4. Vor- und Nachteile der Muskelfunktionsprüfungen

Subjektive Muskelfunktionsprüfung

- **Vorteile:**
  - Einfache, zeitsparende Durchführung
  - Kostengünstiges Untersuchungsverfahren
- **Nachteile:**
  - Subjektive Messergebnisse, in hohem Maße abhängig vom Therapeuten
  - Viel Übung und klinische Erfahrung des Therapeuten erforderlich

Objektive Muskelfunktionsprüfung

- **Vorteil:**
  - Genauere (objektive) Messergebnisse
- **Nachteile:**
- Teure Apparatur
- Recht hoher Durchführungsaufwand

> **In der physiotherapeutischen Praxis hat sich der Einsatz der manuellen isometrischen Muskeltests bewährt. Die Tests sind einfach zu erlernen, zeitsparend und kostengünstig durchführbar und liefern klinisch relevante, subjektive Informationen für die Therapieplanung.**

Manuelle Muskelfunktionsprüfung (MFP)

Manuelle **Muskelfunktionstests nach Janda** oder **nach Kendall** sind die gängigsten Verfahren, die in diesem Kapitel bzgl. Bewertungssystem (MFW 6) und klinischer Interpreta-

◘ **Tab. 9.1** Muskelfasern und deren Eigenschaften

Fasern	Fasertyp	Arbeitsweise/Stoffwechsellage
ST-Fasern	Typ I: langsame Muskelfasern	Hohe Ermüdungsresistenz Gute Kapillarisierung Hoher Anteil an Triglyzeriden Wenig Glykogen, geringe KP-Speicher Aktivität: Haltearbeit (Körperhaltung und Stabilität); langsame Bewegungsausführung Ausdauerleistung → oxidativer Metabolismus (aerob)
FT-Fasern	Typ IIa: schnelle Muskelfasern	Noch hohe Ermüdungsresistenz Hoher Enzymbesatz Aktivität: schnellere Bewegungen mit großem Kraftaufwand
	Typ IIb: schnelle Muskelfasern	Geringe Ermüdungsresistenz Hoher Glykogengehalt → rasche Energiebereitstellung über Glykolyse Hoher Anteil KP-Speicher, geringer Anteil Triglyzeride Aktivität: schnelle und sehr hohe Kraftgeneration Kraftleistung → glykolytischer Metabolismus (anaerob)
	Typ IIc: intermediäre Muskelfasern zwischen Typ I+II	Etwas schneller als Typ-I-Fasern

9

Tab. 9.2 Muskelfunktionswerte (MFW)

MFW	Beschreibung
0	Keine Muskelzuckung visuell oder palpatorisch erkennbar
1	Muskelzuckung ist vorhanden
2	Extremität oder Teilkörperabschnitt kann bewegt werden, jedoch nicht gegen die Schwerkraft
3	Extremität oder Teilkörperabschnitt kann gegen die Schwerkraft bewegt und gehalten werden
4	Extremität oder Teilkörperabschnitt kann gegen die Schwerkraft und leichten Widerstand gehalten werden
5	Extremität oder Teilkörperabschnitt kann gegen die Schwerkraft und starken Widerstand gehalten werden
6	Extremität oder Teilkörperabschnitt kann gegen starken und mehrmals wechselnden Widerstand gehalten werden (Verstärkung der neuronalen Aktivierung durch Mehrfachreize [wechselnder Widerstand] wird überprüft)

tion (durch Vorpositionierung zur spezifischeren Belastung und Beurteilung der einzelnen Muskeln) leicht modifiziert werden.

> **Mit der manuellen Muskelfunktionsprüfung wird die Muskelkraft in Bezug zur Schwerkraft beurteilt.**

D. h., ein wichtiges Beurteilungskriterium ist die Fähigkeit des Patienten, seinen Körper oder Teilabschnitte (z. B. die Extremitäten) gegen die Schwerkraft zu bewegen und zu halten. Im weiteren Testverlauf gibt der Therapeut leichten bis starken manuellen Widerstand gegen die Bewegung, um die Funktionsqualitäten und das Kraftniveau eines Muskels voll auszuschöpfen.

Muskelfunktionswerte (MFW) werden auf einer **Skala von 0–6** eingeordnet (Tab. 9.2):

- Im Normalfall wird vom Erreichen eines **MFW 3** (Bewegen und Halten gegen die Schwerkraft) ausgegangen.
- **Geringere Werte** kommen vor bei Paresen, neurologischen Erkrankungen, Muskelerkrankungen oder nach postoperativen Zuständen (Belastungslimitation durch den Operateur).

9.4 Muskelfunktionsprüfung klinisch wichtiger Muskeln

Standardtestung einer Muskelgruppe

Die Testung der Funktionsfähigkeit der Skelettmuskulatur sollte die folgenden **Aspekte** beinhalten:

- **Funktionsprüfung:** Kann der Muskel die ihm zugedachten Funktionen wie z. B. eine Ellenbogenflexion durchführen? → Überprüfung und Beurteilung der von der Muskulatur initiierten Bewegungen.
- **Krafttest:** Wie viel Kraft kann der Muskel generieren (Kraftwerte 0–6)?
- **Seitenvergleich:** Mobilität und generierbares Kraftniveau werden jeweils in Bezug zur anderen Körperhälfte bewertet.
- **Dokumentation/Transparenz:** Im Therapieverlauf können erreichte Veränderungen aufgezeigt und für den Patienten transparent gemacht werden.
- **Muskel-Nerv-Zusammenspiel** (Rekrutierung, Frequenzierung und Synchronisation der motorischen Einheiten).

(Janda 2000; Kendall und Kendall 1988; Standardtestung klinisch wichtiger und auffälliger Muskeln Folgekapitel.)

> **Grundprinzip der Testverfahren ist die Überprüfung der Bewegung im Seitenvergleich.**

Eine standardisierte Testung kann auch schon bei Muskelfunktionswerten von 2 oder 3 durchgeführt werden. Bei **auffälligen Befunden** wie z. B.

- Kraftminderung im Seitenvergleich oder
- Reproduktion von Symptomen

sind weitere Tests erforderlich, um die betroffene Muskulatur exakt einzugrenzen. In den differenzierenden Muskelfunktionsprüfungen sollten höhere Muskelfunktionswerte – mindestens **MFW 4** – erreicht werden. Je besser die Funktionalität und die Kraft der getesteten Muskulatur, desto exakter wird das Untersuchungsergebnis ausfallen.

Differenzierende Tests innerhalb einer Muskelgruppe

Für die differenzierenden Tests sollte der zu prüfende Muskel bestimmte **Bedingungen** erfüllen:

- Der Muskelfaserverlauf muss (soweit dies möglich ist) in die Kraftwirkungslinie der Bewegungsrichtung eingestellt werden.
- Der Muskel muss in der eingestellten Ausgangsposition gegen die Schwerkraft arbeiten können.
- Synergistische Muskeln sollten, wenn möglich, durch aktive oder passive Insuffizienz ausgeschaltet werden.

9.4.1 Manuelle Funktionsprüfung der Schultermuskulatur

Da die einzelnen Muskeln nur unter sehr schwer herzustellenden Bedingungen selektiv getestet werden können, ist eine Überprüfung der Muskelfunktionalität über **Bewegungen** zunächst sinnvoller. In einem weiteren Schritt können dann einzelne Muskeln durch Vorpositionierung tendenziell mehr beansprucht werden. Diese einzelnen Schritte werden im Folgenden erläutert.

MFP nach Gelenkbewegungen

Schulterflexion (Abb. 9.3): Hauptmuskeln

- M. deltoideus pars clavicularis,
- M. coracobrachialis.

Ausgangsstellung Die Schulterflexoren werden im **Sitz** getestet. In dieser Position sind Krafteinwirkung auf den Organis-

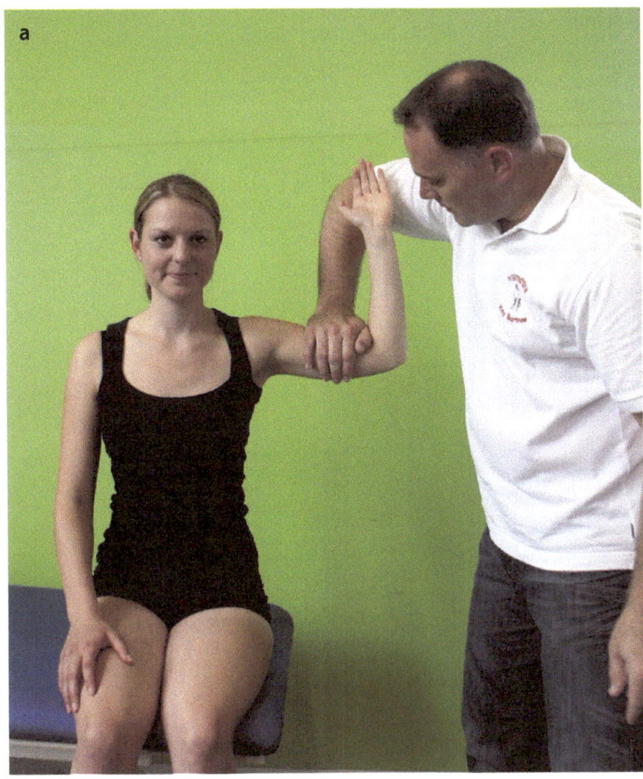
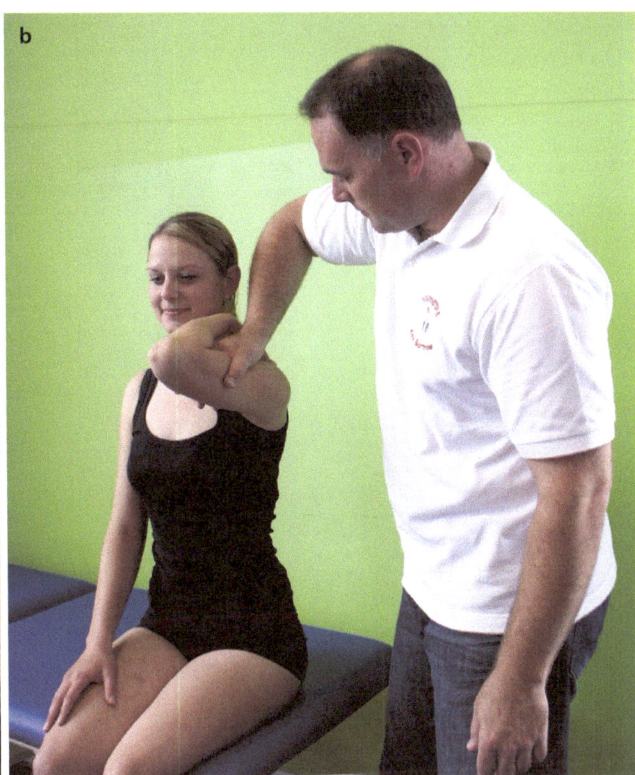

Abb. 9.3 a, b **Schulterflexion.** a MFP: M. deltoideus pars clavicularis. b MFP: M. coracobrachialis

mus und Kraftanforderung am stärksten, da die gesamte Armlänge als Hebel auf das Gelenk einwirkt und die Schwerkraft an einer großen Fläche (dem gesamten Arm) wirken kann.

MFP: Schulterflexoren Der Patient flektiert das Schultergelenk bis etwa 90°. In dieser Stellung baut der Untersucher Widerstand gegen die Flexion auf und prüft, ob es einen Seitenunterschied gibt. Bei einer **Seitendifferenz** sind die Hauptmuskeln möglichst selektiv (mit entsprechender Vorpositionierung der Extremität) zu testen, um herauszufinden, welcher Muskel stärker in seiner Funktion gestört ist und die Symptomatik verursacht.

MFP: M. deltoideus pars clavicularis (Abb. 9.3a) Um eine Muskelfunktion mit dem **Wert 3** testen zu können, sollte der Muskel mit seinem Faserverlauf gegen die Schwerkraft eingestellt (vorpositioniert) werden. Dazu eignet sich die Abduktionsfunktion des M. deltoideus besser als die horizontale Flexion oder Innenrotation des Schultergelenks. In 90° Abduktion wird eine Außenrotation eingestellt, die die Fasern des klavikulären Deltoideusanteils in eine der Schwerkraft entgegengesetzt wirkende Ausgangsposition bringt. Der Widerstand des Therapeuten geht gegen die Abduktion, d. h. in Adduktionsrichtung mit der Schwerkraft.

MFP: M. coracobrachialis (Abb. 9.3b) Um den M. coracobrachialis selektiv testen zu können (soweit das überhaupt möglich ist), wird das Schultergelenk über 90° flektiert. Der Ellenbogen wird in maximale Flexion und Supination im Unterarm eingestellt. Mit dieser Vorpositionierung wird die Aktivität des M. biceps brachii reduziert, indem für den Muskel und seine Schulterflexionsfunktion eine aktive Insuffizienz erreicht wird. Der Widerstand wird am Oberarm in Richtung Schulterextension gegeben (gegen die Schulterflexion).

Schulterextension (Abb. 9.4): Hauptmuskeln

- M. latissimus dorsi,
- M. teres major,
- M. deltoideus pars spinalis.

Ausgangsstellung Die Extension wird in **Bauchlage** getestet, da die Schwerkraftwirkung stets von oben nach unten gerichtet ist. Somit muss die Arbeitsrichtung der Schulterextensoren durch entsprechende Vorpositionierung von Patient und Gelenken der Schwerkraft entgegengesetzt werden. Weitere Differenzierungen werden dann in den jeweils erforderlichen Ausgangsstellungen für den Muskel durchgeführt.

MFP: Schulterextensoren In Bauchlage wird der Patient aufgefordert, den Arm nach hinten oben von der Behandlungsbank abzuheben. Der Therapeut baut Widerstand gegen die Extension auf und überprüft Kraftentwicklung und Funktionsfähigkeit der Extensoren des Schultergelenks. Ist eine Seitendifferenz auszumachen, sind weitere differenzierende Untersuchungen der Hauptmuskeln erforderlich, um die funktionsgestörten Muskeln genauer benennen zu können.

MFP: M. deltoideus pars spinalis (Abb. 9.4a) Um die Fasern des M. deltoideus pars spinalis in der Schwerkraftlinie auszurichten, ist eine Abduktion mit gleichzeitiger

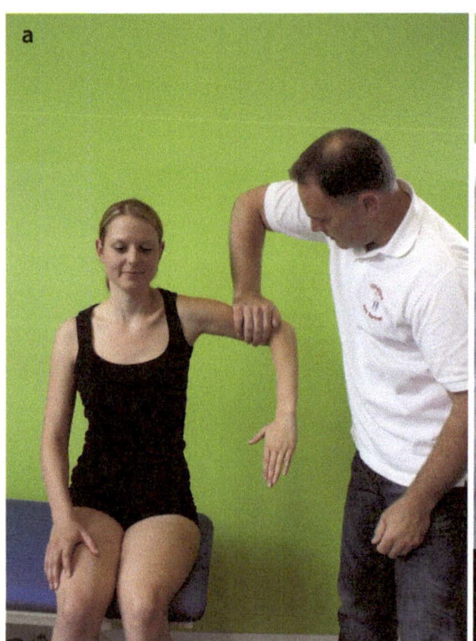
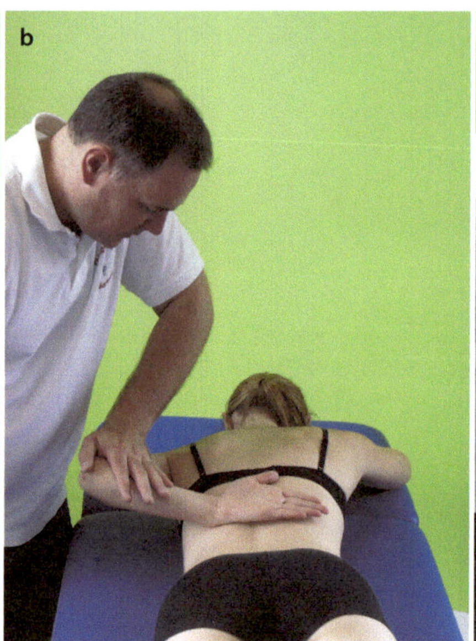
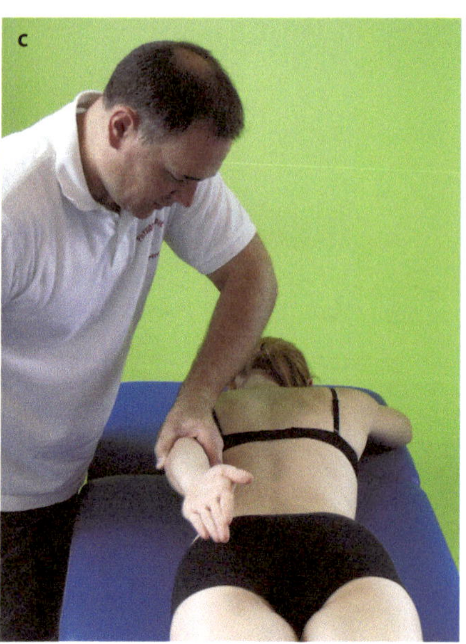

◻ **Abb. 9.4 a–c Schulterextension.** **a** MFP: M. deltoideus pars spinalis. **b** MFP: M. teres major. **c** MFP: M. latissimus dorsi

Innenrotation im Schultergelenk erforderlich. Durch diese Vorpositionierung wird die Pars spinalis des M. deltoideus bei Widerstand gegen die Abduktion stärker beansprucht.

MFP: M. teres major (◻ Abb. 9.4b) Für eine intensivere Beanspruchung des M. teres major wird der Patient gebeten, die Hand der zu testenden Körperseite auf den Rücken zu legen. Dies entspricht einer Vorpositionierung in Schulterextension bei gleichzeitiger Adduktion und Innenrotation. Die Flexion im Ellenbogengelenk wirkt als Hebelverkürzung und hilft, die Belastung direkter auf den M. teres major zu übertragen.

In dieser Ausgangsposition soll der Patient den Arm nach hinten oben halten (in Extension und Adduktion bei eingestellter Innenrotation). Der Widerstand des Therapeuten geht über den Oberarm gegen Extension/Adduktion des Schultergelenks und enthält auch eine rotatorische Komponente (gegen die Innenrotation gerichtet).

MFP: M. latissimus dorsi (◻ Abb. 9.4c) Für die Muskelfunktionsprüfung des M. latissimus dorsi, der primär dieselben Funktionen hat wie der M. teres major, wird der Ellenbogen gestreckt. Der Therapeut gibt Widerstand gegen die Adduktion bei Extension und Innenrotation des Schultergelenks.

▪▪ Schulterabduktion (◻ Abb. 9.5): Hauptmuskeln

- M. deltoideus pars acromialis,
- M. supraspinatus.

Ausgangsstellung Die Abduktoren des Schultergelenks werden im **Sitz** (alternativ Stand) getestet, da in dieser Ausgangsposition beste Bedingungen für die Schwerkraftwirkung auf die Muskulatur (MFW 3) gegeben sind.

MFP: Schulterabduktoren Für einen ersten Übersichtstest der Abduktion im Schultergelenk führt der Patient die Abduktion bis ca. 90° aus. In dieser Ausgangsposition sind die Einwirkung der Schwerkraft und die Kraftanforderung über die Hebelwirkung des Arms am stärksten. Der Therapeut verstärkt den Widerstand durch manuellen Druck gegen die vom Patienten ausgeführte Abduktion. Ein Seitenunterschied macht weitere differenzierende Tests der Hauptmuskeln erforderlich.

MFP: M. deltoideus pars acromialis (◻ Abb. 9.5a) Der akromiale Anteil des M. deltoideus, der hauptsächlich für die glenohumerale Abduktion zuständig ist, wird in 90° Abduktion mit neutraler Rotation des Oberarms geprüft. Kann der Arm in dieser Position gehalten werden, ist ein MFW 3 anzunehmen. Für die Muskelfunktionswerte 4, 5 und 6 gibt der Therapeut manuellen Widerstand proximal des Ellenbogengelenks gegen die Abduktion.

MFP: M. supraspinatus (◻ Abb. 9.5b) Dem M. supraspinatus wird die Starterfunktion der Abduktionsbewegung zugeschrieben, weshalb ein recht großes Kraftmoment in der initialen Abduktion zu erkennen ist. Somit sind die **ersten 20–30°** der Abduktionsbewegung besonders geeignet, den M. supraspinatus zu belasten und seine Reaktionen zu beurteilen. Kann der Patient den Arm selbständig halten, ist MFW 3 erreicht. Dann können manuell gesetzte Widerstände entsprechend der Muskelfunktionswerte 4, 5 und 6 weitere Informationen über die Funktionalität des M. supraspinatus geben.

▪▪ Horizontale Schulteradduktion (◻ Abb. 9.6): Hauptmuskeln

- M. pectoralis major pars sternalis,
- M. pectoralis major pars abdominalis,
- M. pectoralis major pars clavicularis.

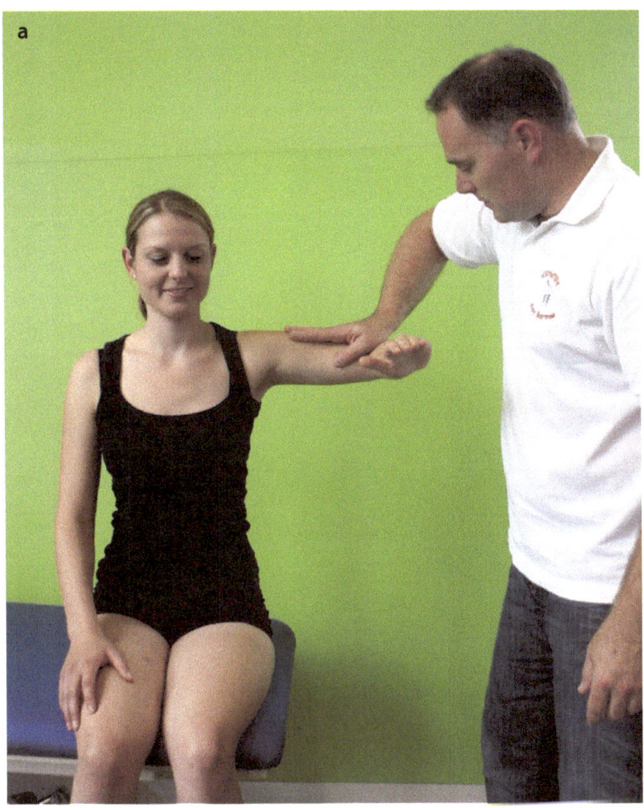
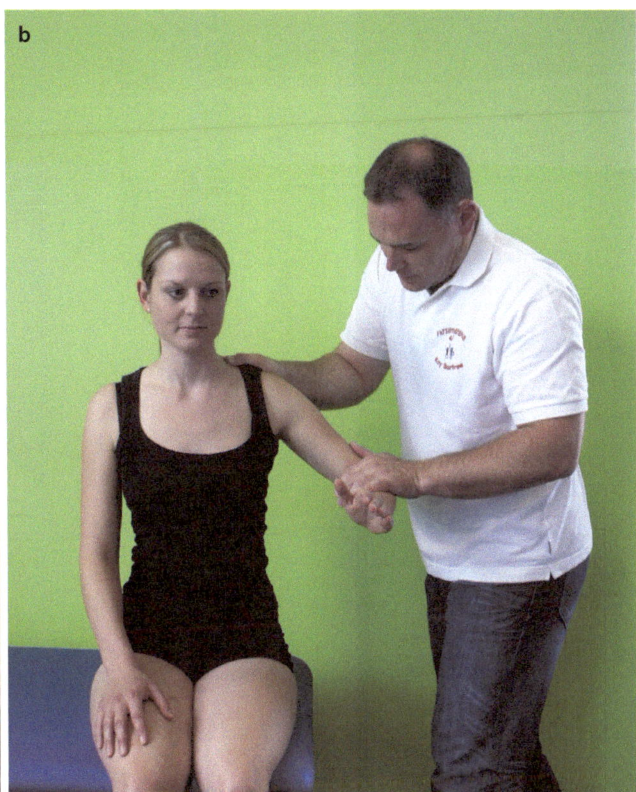

Abb. 9.5 **a, b Schulterabduktion. a** MFP: M. deltoideus pars acromialis. **b** MFP: M. supraspinatus

Ausgangsstellung Aufgrund der Schwerkraftwirkung und der Hebelverhältnisse ist die **Rückenlage** sehr gut geeignet.

MFP: Schulteradduktoren In Rückenlage bewegt der Patient den Arm, Ellenbogen ist ca. 70° gebeugt, in horizontale Adduktion. Steht der Arm dann senkrecht über dem Thorax des Patienten, ist die Schwerkraftwirkung wieder sehr gering. Am stärksten ist die Schwerkrafteinwirkung während der ersten Bewegungsgrade (bis etwa 30°). Danach lässt sie, durch Verkürzung des Hebels, deutlich nach. Der Therapeut kann nun Widerstand gegen die horizontale Adduktion aufbauen. Bei ungleichen Ergebnissen im Rechts-Links-Vergleich ist eine differenzierende Untersuchung der einzelnen Pectoralisanteile erforderlich.

MFP: M. pectoralis major pars sternalis (Abb. 9.6a) Der M. pectoralis pars sternalis kann mit der Bewegungsrichtung von lateral nach medial, entsprechend einer geradlinigen horizontalen Flexion, am effektivsten belastet und somit bewertet werden. Der Therapeut steht direkt in der Verlängerungslinie der Bewegungsrichtung des Patientenarms, um die Bewegungsrichtung bestmöglich einhalten und adäquaten Widerstand setzen zu können. Durch die Zugrichtung der Muskelfasern kann der sternale Pectoralisanteils in dieser Ausgangsposition die bestmögliche Muskelarbeit leisten. MFW 3 wird gegeben, wenn der Patient den Arm in dieser Stellung halten kann; für die Werte 4, 5 und 6 werden vom Therapeuten entsprechende manuelle Widerstände gesetzt.

MFP: M. pectoralis major pars abdominalis (Abb. 9.6b) Die Überprüfung des abdominalen Pectoralisanteils erfolgt auch in Rückenlage. Lediglich die Einstellung des Patientenarms und die Position des Therapeuten variieren. Der Patient bewegt seinen Arm aus einer größeren Abduktions- und Innenrotationsposition in Richtung Körpermitte (von **oben außen nach unten innen**). Der Therapeut steht in direkter Verlängerung des Arms und gibt Widerstand am Arm des Patienten.

MFP: M. pectoralis major pars clavicularis (Abb. 9.6c) Für die Testung des klavikulären Pectoralisanteils bewegt der Patient seinen Arm von **unten außen nach oben innen**, d. h. aus einer geringen Abduktionsposition mit Innenrotation heraus in Flexion und Adduktion (zur Körpermitte und nach kranial). Der Therapeut steht direkt in der Armlinie und gibt Widerstand gegen die Bewegung.

Horizontale Schulterextension: Hauptmuskeln

- M. deltoideus pars spinalis (Abb. 9.4a),
- M. infraspinatus,
- M. teres minor.

Ausgangsstellung Aufgrund der Schwerkrafteinwirkung hat sich die **Bauchlage** bewährt.

MFP: Schulterextensoren Der erste Test startet mit der aktiven Bewegung des Patienten in die **horizontale Extension** (Arm wird in Bauchlage seitlich ausgestreckt und nach hinten

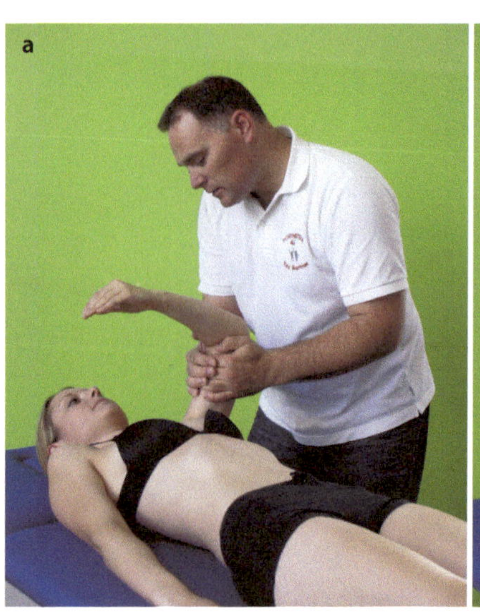

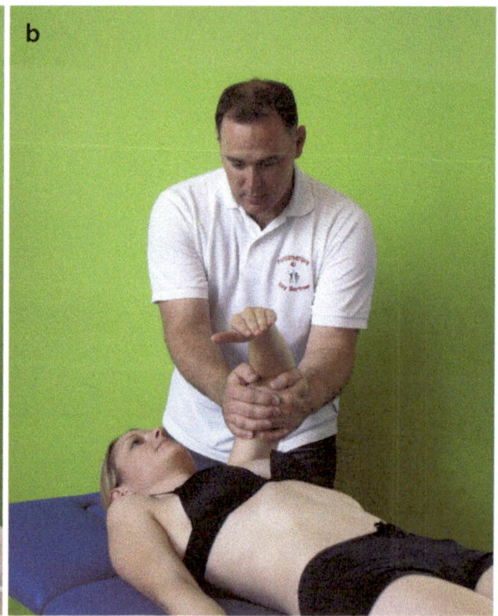

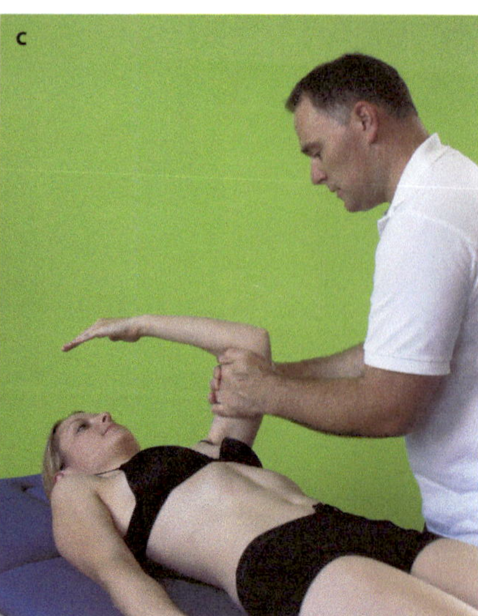

◘ **Abb. 9.6 a–c Horizontale Adduktion der Schulter.** **a** MFP: M. pectoralis major pars sternalis. **b** MFP: M. pectoralis major pars abdominalis. **c** MFP: M. pectoralis major pars clavicularis

oben bewegt). Am Bewegungsende (alternativ bei ca. 90° Abduktion) gibt der Untersucher einen Widerstand gegen die Bewegung und beurteilt die muskuläre Funktionsfähigkeit im Seitenvergleich. Bei Unterschieden im Rechts-Links-Vergleich oder einer Symptomreproduktion ist eine weiterführende differenzierende Prüfung der Hauptmuskeln für diese Bewegungsrichtung erforderlich.

M. infraspinatus und M. teres minor (◘ Abb. 9.7) Die Funktionsprüfung der Mm. infraspinatus et teres minor erfolgt über die Außenrotation. Da beide Muskeln dieselben Funktionen ausführen, ist eine Differenzierung lediglich über **manuellen Palpationsdruck** während der Aktivität der Funktionsprüfung möglich. Dazu müssen die beiden Muskeln zuerst palpatorisch lokalisiert werden: Der M. infraspinatus liegt über (kranial) dem M. teres minor. Dieser Prüfmodus entspricht gleichzeitig der Muskelfunktionsprüfung für die Muskeln der Schulteraußenrotation.

▪▪ Schulteraußenrotation: Hauptmuskeln

- M. infraspinatus (◘ Abb. 9.7),
- M. teres minor (◘ Abb. 9.7),
- M. supraspinatus (◘ Abb. 9.5b).

Ausgangsstellung Die Außenrotation kann unter besten Schwerkrafteinwirkungen in **Bauchlage** geprüft werden (◘ Abb. 9.7).

▪▪ Schulterinnenrotation (◘ Abb. 9.8): Hauptmuskeln

- M. subscapularis,
- M. pectoralis major pars clavicularis (◘ Abb. 9.6c),
- M. latissimus dorsi (◘ Abb. 9.4c),
- M. teres major (◘ Abb. 9.4b).

Ausgangsstellung Beste Bedingungen für die Muskelfunktionsprüfung der Innenrotatoren betreffend Schwerkraftwirkung und Hebelverhältnisse sind in **Bauchlage** gegeben.

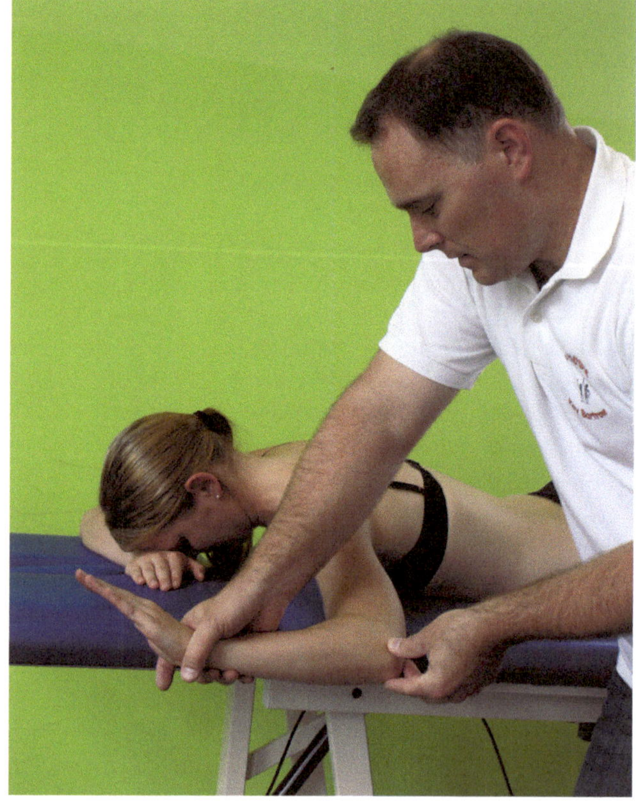

◘ **Abb. 9.7 Außenrotation der Schulter.** MFP: M. infraspinatus und M. teres minor

MFP: Schulterinnenrotatoren Ein erster Übersichtstest findet in Bauchlage statt. Der Oberarm des Patienten liegt bis zum Ellenbogengelenk auf der Bankkante auf, der Unterarm (90° Flexion im Ellenbogengelenk) hängt über die Bankkante herab.

Kann der Patient den Unterarm in Richtung Bankkante (nach kaudal drehend) anheben, d. h. eine Innenrotation ausführen und diese gegen die Schwerkraft halten, erreicht er MFW 3. Für höhere Muskelwerte ist manueller Widerstand des Therapeuten erforderlich.

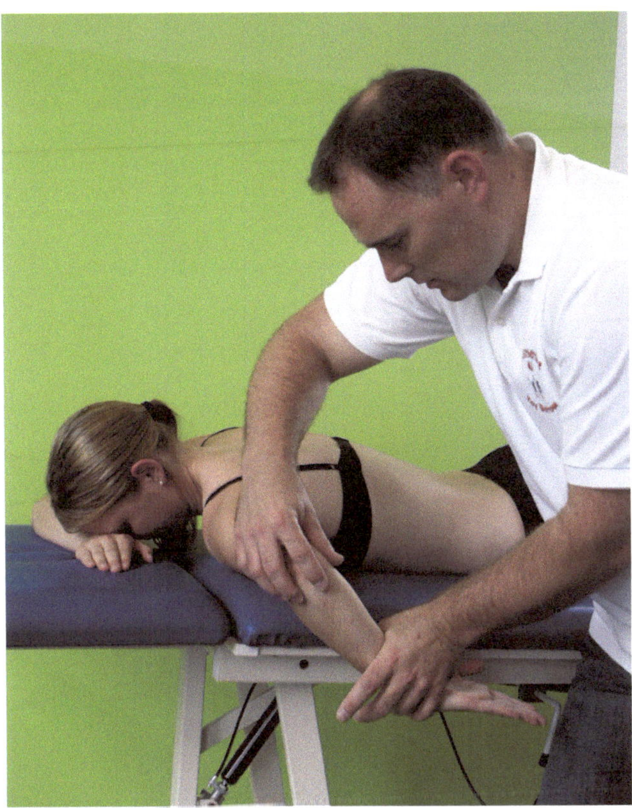

Abb. 9.8 **Innenrotation der Schulter.** MFP: M. subscapularis

M. subscapularis (Abb. 9.8) Zur exakteren Beurteilung von Kontraktion und Kraftentwicklung kann der M. subscapularis während der Bewegung zusätzlich noch palpiert werden.

Zusammenfassung

In Tab. 9.3 ist die Funktionsprüfung der Schultermuskeln auf einen Blick zusammengefasst.

Tab. 9.3 MFP-Übersicht der Schultermuskulatur

Test/Muskeln	Aktive Tests
G/H-Flexion/Elevation	
M. deltoideus pars clavicularis	Abd + AR
M. coracobrachialis	G/H-Flex + max. Ellbogenflex + Sup Unterarm
G/H-Extension/Retroversion	
M. latissimus dorsi	Add bei Ext + IR (Ext im Ellenbogen)
M. teres major	Ext + Add bei IR Arm (Hand auf Rücken)
M. deltoideus pars spinalis	Abd + IR
G/H-Abduktion	
M. deltoideus pars acromialis	Abd bei Rot neutraler Position
M. supraspinatus	Abd (0°, 60°, 90°)
M. triceps brachii (Caput longum)	Ellenbogenext
G/H-Horizontale Zirkumduktion nach vorne (HF)	
M. pectoralis major pars sternalis	HF von lateral (Seite zur Mitte)
M. pectoralis major pars abdominalis	HF von kranial (oben nach unten)
M. pectoralis major pars clavicularis	HF von kaudal (unten nach oben)
G/H-Horizontale Zirkumduktion nach hinten (HE)	
M. deltoideus pars spinalis	Abd + IR
M. infraspinatus	G/H-AR
M. teres minor	G/H-AR
G/H-Außenrotation	
M. infraspinatus	HE
M. teres minor	HE
G/H-Innenrotation	
M. subscapularis	G/H-IR
M. pectoralis major pars clavicularis	HF
M. latissimus dorsi	Ext
M. teres major	Ext

9.4.2 Manuelle Funktionsprüfung der Ellenbogen- und Handmuskulatur

MFP nach Gelenkbewegungen: Ellenbogenflexion (Abb. 9.9)

Hauptmuskeln

- M. biceps brachii,
- M. brachialis,
- M. brachioradialis.

Ausgangsstellung Die optimale Schwerkraftwirkung und Hebelkontrolle für die Ellenbogenflexion ist im **Stand** oder **Sitz** gegeben.

MFP: Ellenbogenflexoren Der Patient beugt den Ellenbogen bis etwa 90°. In diesem Winkel wirken die stärksten Schwerkräfte, und der Unterarm bildet den längsten Hebel.

Der Therapeut baut Widerstand gegen die Flexion auf und beurteilt die Kraftentwicklung im Seitenvergleich für die MFW 4, 5 und 6. Bei Unterschieden folgt eine weitere differenzierende Untersuchung der beteiligten Hauptmuskeln, um in der Therapie dann entsprechende Schwerpunkte zu setzen.

MFP: M. biceps brachii (Abb. 9.9a) In Mittelstellung des Unterarms für Pro-/Supination kann der M. biceps brachii optimale Kraftwerte entfalten. In dieser Stellung verlaufen die Muskelfasern in der optimalen Kraftwirkungslinie für die Ellenbogenflexion, während die Fasern des M. brachioradialis etwas

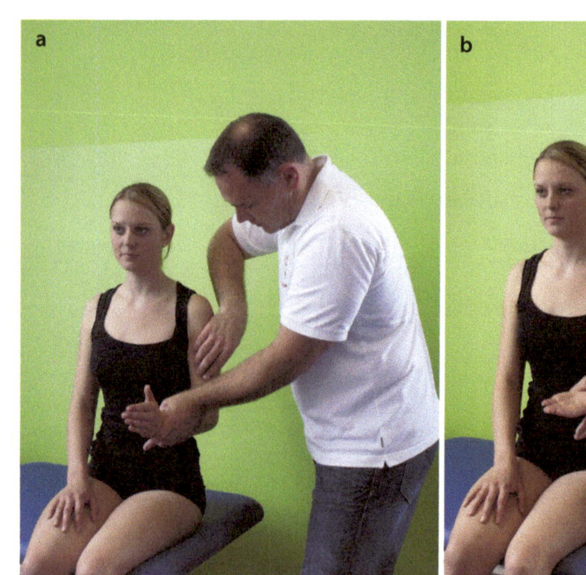
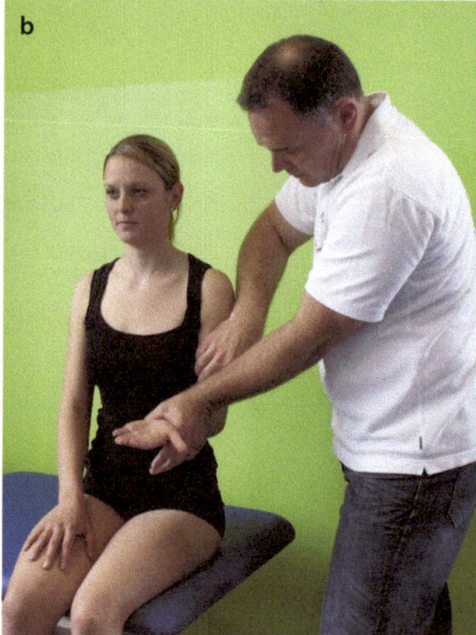
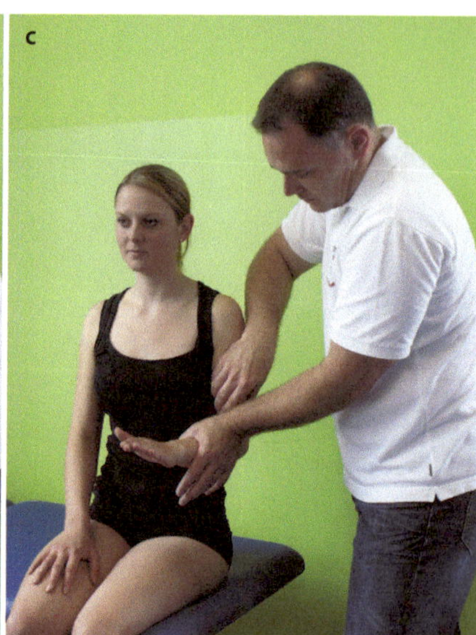

Abb. 9.9 a–c **Ellenbogenflexion. a** MFP: M. biceps brachii. **b** MFP: M. brachialis. **c** MFP: M. brachioradialis

nach lateral, die des M. brachialis etwas nach medial versetzt verlaufen.

MFP: M. brachialis (Abb. 9.9b) Um die Kraftwirkung auf den M. brachialis zu lenken, müssen die Muskelfasern in ihrem Verlauf in die Kraftwirkungslinie der Ellenbogenflexion eingeordnet werden. Dies wird mit einer einfachen Supination im Unterarm erreicht. Dadurch kommt der M. brachialis aus seiner nach medial versetzten Lage heraus in die Kraftwirkungslinie, die tendenziell eher in der Mitte des Unterarms verläuft. M. biceps brachii und M. brachioradialis werden eher nach lateral verlagert. Für den M. biceps brachii herrschen zudem erschwerte Bedingungen, da er die Supination aktiv mitmacht und somit für die Ellenbogenflexion aktiv insuffizient ist. In supinierter Ausgangsstellung gibt der Therapeut abgestufte Widerstände (MFW 4, 5, 6) am Unterarm distal des Ellenbogengelenks.

MFP: M. brachioradialis (Abb. 9.9c) Den M. brachioradialis kann eine Unterarmpronation in die Kraftwirkungslinie bringen. Der M. biceps brachii wird dadurch geringfügig verlängert und somit für die Ellenbogenflexion passiv insuffizient. In pronierter Unterarmposition gibt der Therapeut Widerstände am Unterarm, um die Muskelfunktionswerte 4, 5 und 6 zu testen.

Ellenbogenextension (Abb. 9.10): Hauptmuskel

- M. triceps brachii.

Ausgangsstellung Optimale Ausgangsstellung für die Überprüfung der Funktionsfähigkeit der Ellenbogenextensoren ist die **Bauchlage**.

MFP: M. triceps brachii Der Patient liegt in Bauchlage auf der Behandlungsbank. Der Oberarm liegt auf der Behandlungsbank auf und darf während der Testbewegung nicht abgehoben werden. Der Unterarm ab dem Ellenbogengelenk hängt frei. Der Patient wird aufgefordert, den Arm im Ellenbogengelenk zu strecken, ohne den Oberarm von der Bank abzuheben. Der Therapeut gibt manuellen Widerstand am Unterarm. **Muskelfunktionswerte** ergeben sich wie folgt:

- **3** Unterarm kann gegen die Schwerkraft gestreckt und gehalten werden.
- **4** Unterarm wird gegen leichten Widerstand gehalten.
- **5** Unterarm wird gegen starken Widerstand gehalten.
- **6** Unterarm wird gegen wechselnd starke Widerstände gehalten.

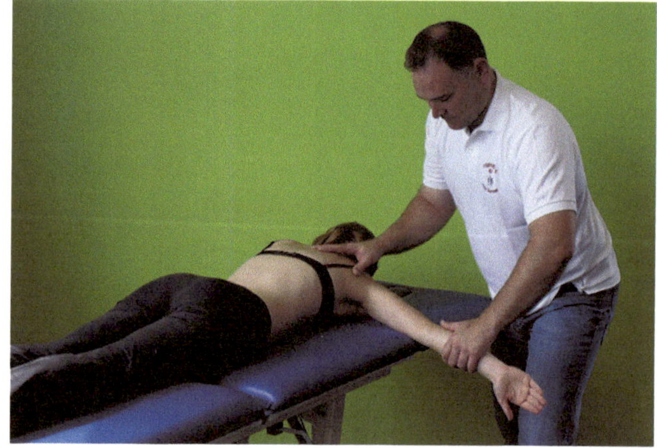

Abb. 9.10 **Ellenbogenextension.** MFP: M. triceps brachii

Supination des Unterarms: Hauptmuskeln

- M. biceps brachii (Test Abb. 9.9a),
- M. supinator.

Ausgangsstellung Da die Hebelwirkung gegen die Schwerkraft für Pro- und Supination an sich schon sehr gering ist,

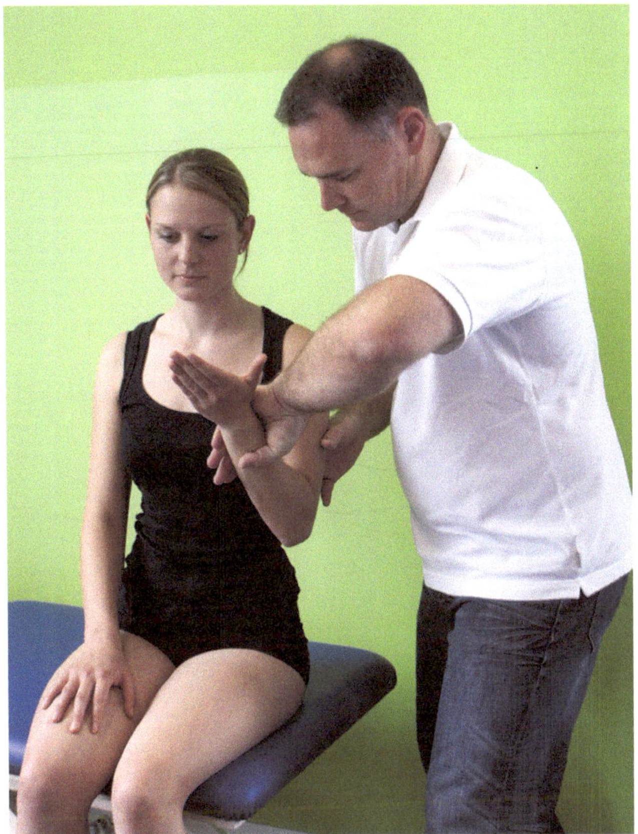

■ **Abb. 9.11 Supination des Unterarms.** MFP: M. supinator

kann als Ausgangsstellung mit zumindest ein wenig Schwerkraftwirkung der **Sitz** empfohlen werden.

MFP: M. supinator (■ Abb. 9.11) Um die Belastung verstärkt auf den M. supinator zu beziehen, muss diese Funktion des M. biceps brachii für die Supinationsbewegung etwas reduziert werden, und zwar durch eine möglichst endgradige Ellenbogenflexion. Durch die Flexion ist der M. biceps brachii im Ellenbogen funktionell gebunden und somit für die Supination aktiv insuffizient. Der Widerstand des Therapeuten gegen die Supination in voreingestellter Ellenbogenflexion erreicht daher eher den M. supinator.

■■ Pronation des Unterarms (■ Abb. 9.12): Hauptmuskeln

- M. pronator teres,
- M. pronator quadratus.

Ausgangsstellung Ausgangsstellung mit der größten Schwerkraftwirkung ist wie bei der Supination der **Sitz**.

MFP: M. pronator teres (■ Abb. 9.12a) Die Pronatoren lassen sich gut im Sitz überprüfen. Für den M. pronator teres, der sich am proximalen Unterarm befindet, wird der manuelle Widerstand nahe am Ellenbogengelenk gegeben.

MFP: M. pronator quadratus (■ Abb. 9.12b) Für den M. pronator quadratus, der am distalen Unterarm in Handgelenk-

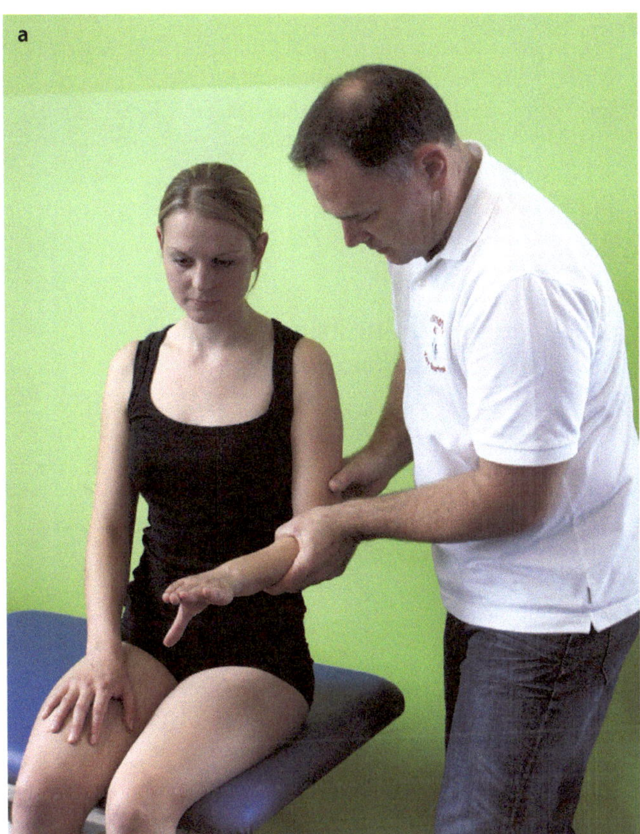

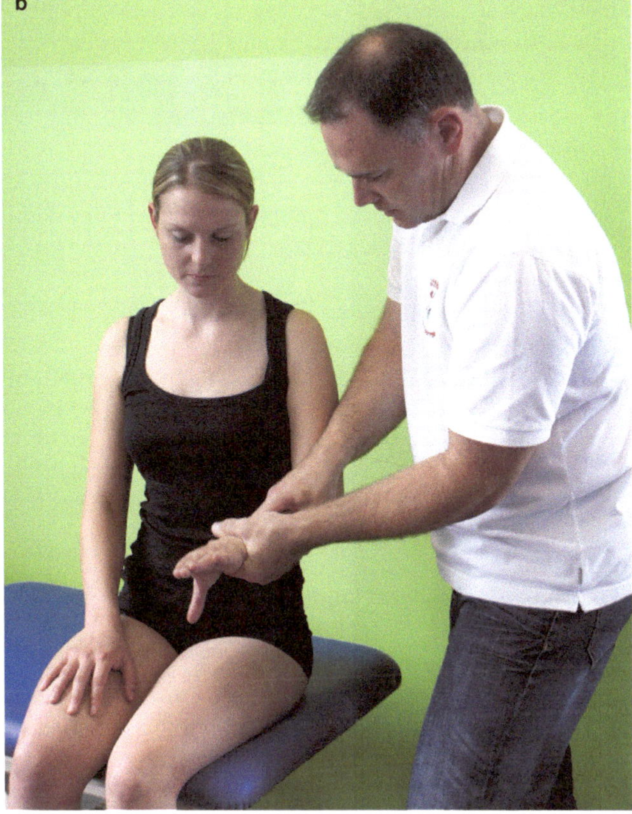

■ **Abb. 9.12 a, b Pronation des Unterarms. a** MFP: M. pronator teres. **b** MFP: M. pronator quadratus

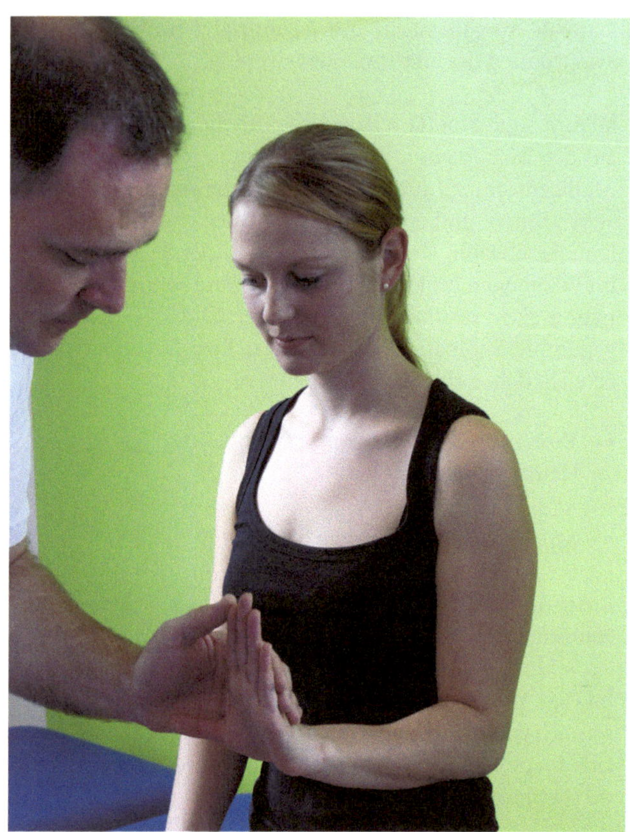

Abb. 9.13 **Dorsalextension des Handgelenks.** MFP: Radiale Extensorengruppe

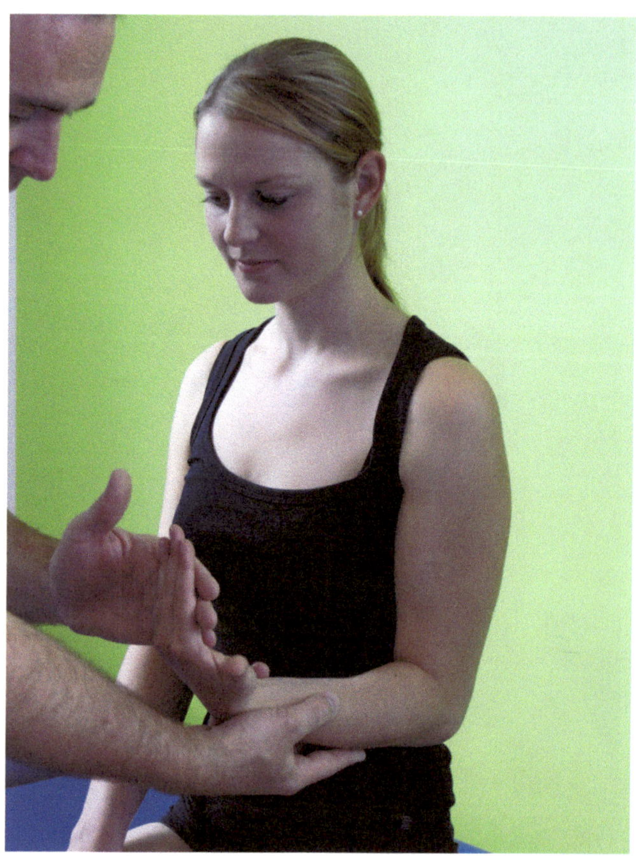

Abb. 9.14 **Palmarflexion des Handgelenks.** MFP: Ulnare Handflexorengruppe

nähe lokalisiert ist, muss der Widerstand gegen die Pronation entsprechend in Handgelenknähe gesetzt werden.

Dorsalextension des Handgelenks: Hauptmuskeln

- Radiale Gruppe (Extensoren).

Ausgangsstellung Für die Prüfung der Muskeln des Handkomplexes ist der **Sitz** gut geeignet.

MFP: Radiale Handextensoren (Abb. 9.13) Um die Dorsalextension gegen die Schwerkraft ausführen zu können, ist eine Pronation des Unterarms erforderlich. Der Unterarm des Patienten liegt auf einer Behandlungsbank auf. Kann der Patient die Hand gegen die Schwerkraft in Dorsalextension bewegen und halten, ist MFW 3 erreicht. Für gehaltenen leichten, starken oder wechselnden Widerstand gibt es entsprechend die MFW 4, 5 und 6.

Palmarflexion des Handgelenks: Hauptmuskeln

- Ulnare Gruppe (Flexoren).

Ausgangsstellung Ausgangsposition wie bei Dorsalextension.

MFP: Ulnare Handflexoren (Abb. 9.14) Die Ausgangsposition variiert lediglich in der Unterarmposition. Um gegen die Schwerkraft in Palmarflexion zu bewegen, ist eine Supination im Unterarm erforderlich. Kann der Patient die Hand gegen die Schwerkraft beugen und halten, entspricht dies MFW 3. Für weitere Steigerungen gibt der Therapeut entsprechende Widerstände an der Hand, distal des Handgelenks.

Zusammenfassung

Tab. 9.4 gibt einen zusammenfassenden Überblick der zu prüfenden Ellenbogen- und Handmuskeln.

9.4.3 Manuelle Funktionsprüfung der Hüftmuskulatur

MFP nach Gelenkbewegungen: Hüftflexion (Abb. 9.15)

Hauptmuskeln

- M. iliopsoas,
- M. rectus femoris,
- M. sartorius.

Ausgangsstellung Im **Sitz** müssen die Flexoren des Hüftgelenks den Femur gegen die Schwerkraft in die Beugung bewegen.

MFP: Hüftflexoren (Abb. 9.15a) In der dargestellten Grundposition zur muskulären Untersuchung der Hüftflexoren kann eine erste Übersicht der Kontraktionskraft im Seitenvergleich vorgenommen werden. Zur weiteren Differen-

Tab. 9.4 MFP-Übersicht der Ellenbogen- und Handmuskulatur

Test/Muskeln	Aktive Tests
Ellenbogenflexion	
M. biceps brachii	Flex mit neutralem Unterarm
M. brachialis	Flex (bis 90°) in Sup Unterarm
M. brachioradialis	Flex in Pro Unterarm
Ellenbogenextension	
M. triceps brachii	Ext
Supination des Unterarms	
M. biceps brachii	Ellenbogenflex
M. supinator	Sup (evtl. mit verkürztem Bizeps)
Pronation des Unterarms	
M. pronator teres	Pro (Widerstand am Ellenbogen)
M. pronator quadratus	Pro (Widerstand an Handgelenk)
Handgelenk D'ext	
Radiale Muskelgruppe	D'ext
Handgelenk P'flex	
Ulnare Muskelgruppe	P'flex

zierung müssen Vorpositionierungen eingestellt werden oder einzelne Muskeln voraktiviert werden, um die Effekte der aktiven bzw. passiven Insuffizienz für weitere Unterscheidungen zu nutzen.

Der Patient sitzt an der Bankkante und hebt den Oberschenkel von der Liegefläche ab.

MFP: M. iliopsoas (Abb. 9.15b) Für eine selektive Prüfung des M. iliopsoas kann der Patient das Kniegelenk strecken. Dadurch wird der M. rectus femoris für die Hüftflexion aktiv insuffizient, und die Kontraktionskraft muss zu einem größeren Anteil vom M. iliopsoas generiert werden. Wird ein Widerstand gegen die Knieflexion aufgebaut, hat dies eine aktive Insuffizienz des M. sartorius für die Hüftflexion zur Folge, wiederum mit einer Mehrbelastung des M. iliopsoas für die Hüftflexion.

Praxistipp

Für selektive Testung des M. iliopsoas werden **Knieflexion** und **-extension** eingesetzt, um die beiden anderen Hauptmuskeln über diese Teilfunktionen zu belasten, sodass sie für die Hüftflexion aktiv insuffizient werden.

Abb. 9.15b zeigt eine Muskelfunktionsprüfung des M. iliopsoas, nachdem der M. rectus femoris über die Knieextension für die Hüftflexion aktiv insuffizient gemacht wurde. Unter beibehaltener Knieextension wird der Patient aufgefordert, den Oberschenkel von der Unterlage abzuheben. Wird diese Position erreicht, kann dem M. iliopsoas der MFW 3 zugeordnet werden. Die weitere Untersuchung sieht die Progression des Widerstands bis MFW 6 vor.

MFP: M. sartorius (Abb. 9.15c) Der M. sartorius kann in Rückenlage oder Sitz an der Bankkante getestet werden, da der Muskel in beiden Ausgangsstellungen das Bein gegen die Schwerkraft anheben und halten muss. In Rückenlage wird der Patient aufgefordert, das Bein in „Schneidersitz-Position" zu nehmen und dort zu halten. Diese Bewegung beinhaltet die Komponenten Flexion + Abduktion + Außenrotation. Für eine intensive Prüfung von Muskelfunktion und -kraft kann der Therapeut gleichzeitig gegen alle drei Bewegungsrichtungen manuellen Widerstand geben.

MFP: M. rectus femoris (Abb. 9.15d) Der M. rectus femoris am intensivsten und eindeutigsten in seiner primären Hauptfunktion, der **Knieextension**, getestet und beurteilt werden.

Der Patient sitzt auf der Behandlungsbank. Für MFW 3 muss der Patient in der Lage sein, den Unterschenkel zu strecken und abzuheben – und in dieser Position auch zu halten. Dann gibt der Therapeut manuellen Widerstand am proximalen Unterschenkel (distal des Kniegelenks), den MFW 4, 5 und 6 angepasst.

Hüftextension (Abb. 9.16): Hauptmuskeln

- M. gluteus maximus,
- M. semitendinosus,
- M. semimembranosus,
- M. biceps femoris.

Ausgangsstellung Die **Bauchlage** ist bevorzugte Ausgangsstellung, da die Extension gegen die Schwerkraft ausgeführt werden kann.

MFP: Hüftextensoren (Abb. 9.16a) Für eine erste Orientierung kann zuerst die **Innervationsreihenfolge** der Hüftextensoren überprüft werden. Dazu hebt der Patient das gestreckte Bein von der Behandlungsbank ab. Der Therapeut beobachtet, welche Muskeln (M. gluteus maximus oder Ischiokruralen) der Patient zuerst einsetzt. Die erste Kontraktion ist i. d. R. optisch gut zu erkennen. Des Weiteren kann man im Seitenvergleich Widerstand gegen die Hüftextension geben. Bei Seitendifferenzen werden weiterführend die Hauptmuskeln einzeln getestet.

Der Patient liegt in Bauchlage, Kniegelenk ist gestreckt. Für MFW 3 wird der Patient aufgefordert, das gestreckte Bein von der Behandlungsbank abzuheben und zu halten. Der manuelle Widerstand wird bis zum Erreichen von MFW 6 gesteigert.

MFP: M. gluteus maximus (Abb. 9.16b) Um die Mm. semimembranosus et semitendinosus sowie den M. biceps femoris für die Hüftextension aktiv insuffizient zu machen, wird eine aktive Knieflexion eingestellt. Damit hat tendenzi-

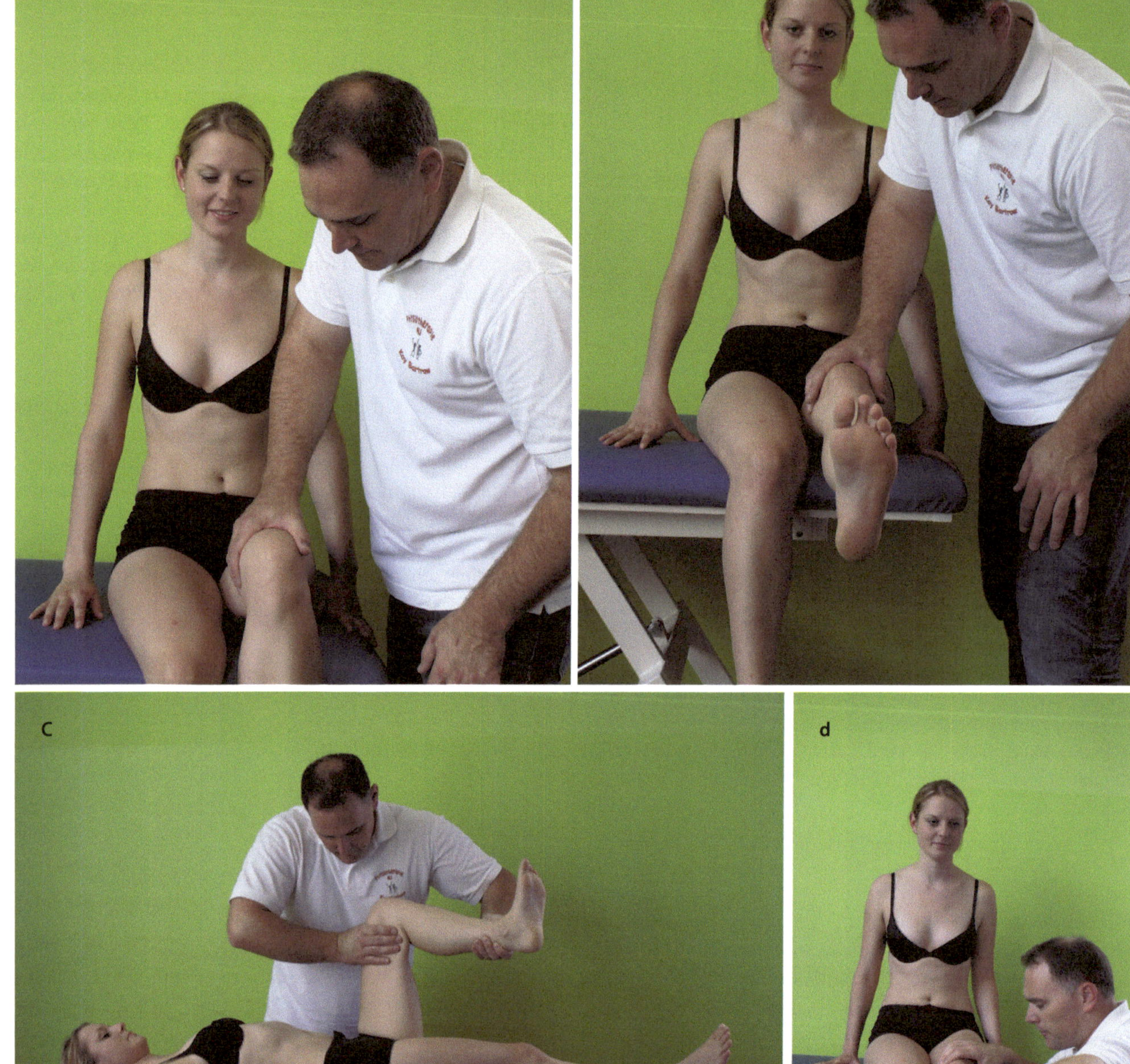

Abb. 9.15 **a–d Hüftflexion. a** MFP: Hüftflexoren **b** MFP: M. iliopsoas **c** MFP: M. sartorius **d** MFP: M. rectus femoris

ell der M. gluteus maximus die Hauptaktivität zu übernehmen.

MFP: Mm. semimembranosus et semitendinosus (Abb. 9.16c) Da die beiden Muskeln einen anderen Ansatzpunkt haben als der M. biceps femoris, lassen sie sich über Einstellung in der Kraftwirkungslinie differenzierter für ihre Knieflexionsfunktion untersuchen. Beide „Semis" setzen am Pes anserinus an der medialen Tibia an, der M. biceps femoris dagegen am Caput fibulae. Über die Rotation können die beiden Muskeln in der optimalen Kraftwirkungslinie für die Knieflexion eingestellt werden: Der Patient liegt in Bauchlage. Sein Oberschenkel wird in **Innenrotation** eingestellt, kombiniert mit einer Unterschenkelinnenrotation. In dieser Posi-

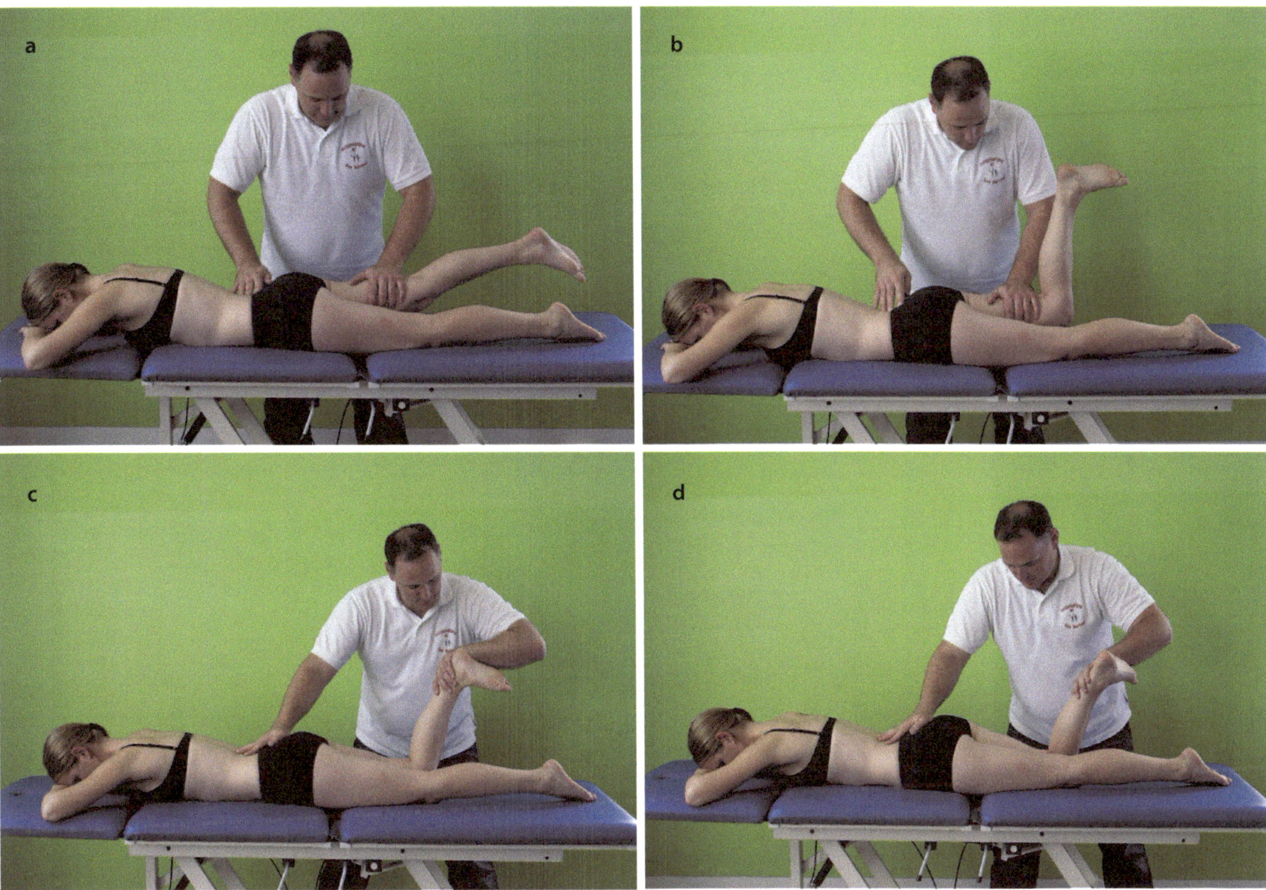

Abb. 9.16 a–d **Hüftextension.** **a** MFP: Hüftextensoren **b** MFP: M. gluteus maximus **c** MFP: M. semimembranosus et M. semitendinosus **d** MFP: M. biceps femoris

tion (Knieflexion bei Innenrotation in Ober- und Unterschenkel) wird manueller Widerstand gegen die Knieflexion gegeben.

MFP: M. biceps femoris (Abb. 9.16d) Der M. biceps femoris lässt sich verstärkt durch eine voreingestellte **Außenrotation** in Ober- und Unterschenkel mit resultierend verbesserter Kraftwirkungslinie für die Knieflexion beurteilen. In dieser Stellung gibt der Therapeut manuellen Widerstand, der von MFW 4 bis MFW 6 sukzessive gesteigert wird.

Hüftabduktion (Abb. 9.17): Hauptmuskeln

- M. gluteus minimus,
- M. gluteus medius,
- M. tensor fasciae latae.

Ausgangsstellung Um die Hüftabduktoren das Bein gegen die Schwerkraft bewegen und halten zu lassen, ist die **Seitenlage** bestens geeignet.

MFP: Hüftabduktoren Da bei jeder Bewegung eine bestmögliche Hebelkontrolle erwartet werden sollte, ist dieser Muskeltest auch gut mit gestrecktem Bein (mit langem Hebel) durchzuführen. Kann der Patient das Bein selbst gegen die Schwerkraft bewegen und halten, ist MFW 3 erreicht. Bei Seitendifferenzen ist eine differenzierende Untersuchung der Muskelgruppe erforderlich.

MFP: M. gluteus minimus (Abb. 9.17a) In rotationsneutraler Hüftgelenkstellung weist der M. gluteus minimus die effizienteste Kraftwirkungslinie auf und wird am stärksten beansprucht. Das Patient wird in Seitenlage rotationsneutral gelagert und instruiert, sein Bein in Abduktion zu bewegen. Ausweichbewegungen sind zu beachten und sofort zu korrigieren.

MFP: M. gluteus medius (Abb. 9.17b) Bei Vorpositionierung des Hüftgelenks in einer leichten Extension mit geringgradiger Außenrotation kann die Kraftwirkungslinie optimal auf den M. gluteus medius verlagert werden. Auch bei diesem Test kann durch Vorpositionierung eine verstärkte Belastung auf den Muskel gebracht werden und seine Reaktionen (Kontraktion, Bewegungsfähigkeit etc.) entsprechend beurteilt werden.

MFP: M. tensor fasciae latae (Abb. 9.17c) Der M. tensor fasciae latae kann über Vorpositionierung in Hüftflexion mit Innenrotationstendenz verstärkt belastet werden.

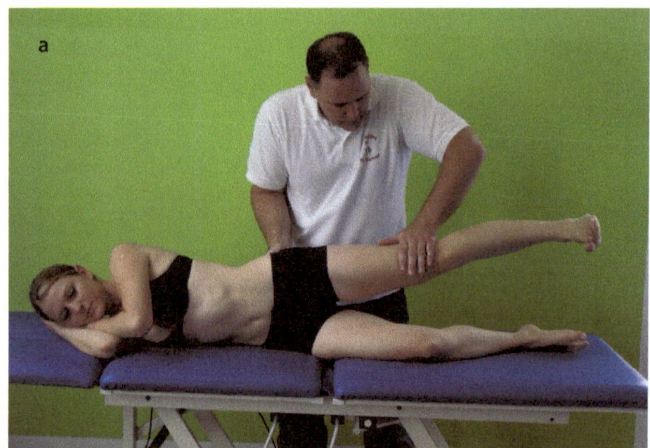

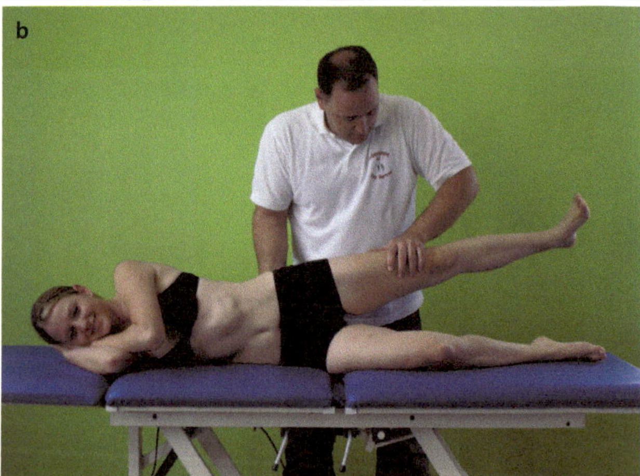

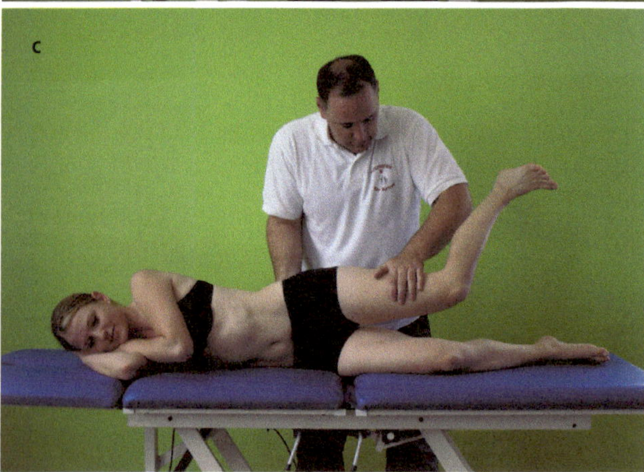

Abb. 9.17 a–c Abduktion des Hüftgelenks. a MFP: M. gluteus minimus **b** MFP: M. gluteus medius **c** MFP: M. tensor fasciae latae

9

Hüftadduktion: Hauptmuskeln

- M. adductor magnus,
- M. adductor longus,
- M. adductor brevis,
- M. pectineus,
- M. gracilis.

Ausgangsstellung Standardtestposition für die Adduktorengruppe ist die **Seitenlage**.

MFP: Adduktoren (Abb. 9.18a) Die Hüftadduktion wird von einer ganzen Reihe von Muskeln aktiv durchgeführt bzw. unterstützt. Die Funktion dieser Muskeln ist nicht selektiv differenzierbar. Eine kleine Differenzierung kann über die **Palpation** der einzelnen Muskelregionen vorgenommen werden, was jedoch durch die topographische Nähe der Muskeln schwierig ist. Für die Therapie bleibt der Wert einer differenzierenden Untersuchung offen, da auch eine differenzierende Behandlung der einzelnen Addukoren schwer möglich ist. Somit werden die Adduktoren in Untersuchung und Therapie als Synergisten behandelt.

Der Patient bewegt das unten liegende Bein gegen die Schwerkraft in Adduktion und hält es in dieser Position. Der manuelle Widerstand des Therapeuten (MFW 4, 5 und 6) sollte proximal des Kniegelenks angebracht werden, um eine zu intensive Hebelwirkung zu vermeiden. Kann der Patient das Bein abheben und in der Testposition halten, ist MFW 3 erreicht. Der Therapeut steigert nun den Widerstand von MFW 4 bis MFW 6.

MFP: M. gracilis (Abb. 9.18b) Der M. gracilis lässt sich durch seine zusätzliche Knieflexionsfunktion unterscheiden. Die medialen Knieflexoren können über einen gezielten Widerstand an der medialen Knieregion verstärkt aktiviert werden. Über die aktivierte Knieflexion wird der Muskel für die Adduktion aktiv insuffizient und steht nicht mehr in demselben Umfang zur Verfügung.

Hüftinnenrotation: Hauptmuskeln

- M. gluteus minimus (Abb. 9.17a),
- M. tensor fasciae latae (Abb. 9.17c).

Ausgangsstellung Die Muskeln für die rotatorischen Hüftgelenkbewegungen lassen sich sehr gut im **Sitz** testen.

MFP: Hüftinnenrotatoren (Abb. 9.19) Der Patient sitzt an der Kante der Behandlungsbank und wird aufgefordert, den Unterschenkel nach außen zu bewegen. Diese Bewegung erzeugt eine Innenrotation im Hüftgelenk. Kann die Bewegung gegen die Schwerkraft durchgeführt und gehalten werden, entspricht dies MFW 3. Für die weitere Beurteilung der Muskelkraft ist progressiver manueller Widerstand gegen die Innenrotation erforderlich, der am Unterschenkel gegeben wird. Die Hauptmuskeln für die Hüftinnenrotation lassen sich auch über ihre Hüftabduktionsfunktion testen.

Hüftaußenrotation: Hauptmuskeln

- Mm. obturatorius externus et internus,
- Mm. gemelli superior et inferior,
- M. piriformis,
- M. quadratus femoris.

Ausgangsstellung Die Hüftaußenrotatoren werden im **Sitz** getestet.

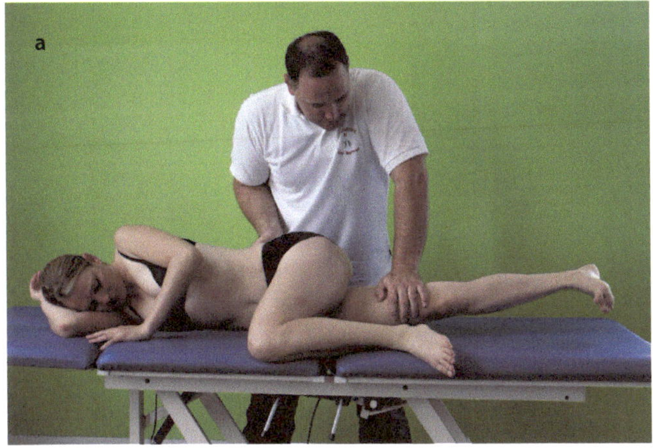

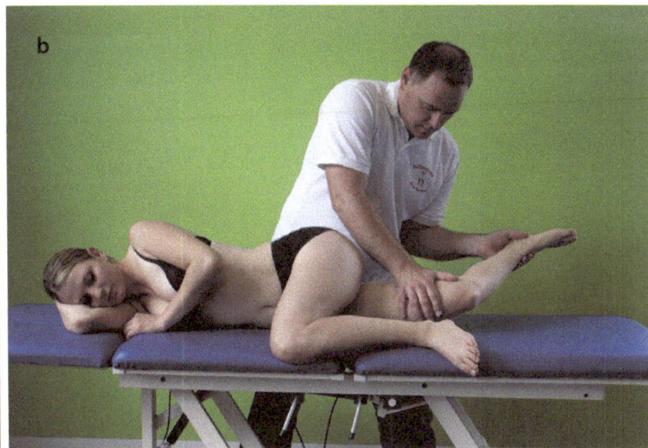

Abb. 9.18 a, b Adduktion des Hüftgelenks. **a** MFP: Hüftadduktoren **b** MFP: M. gracilis

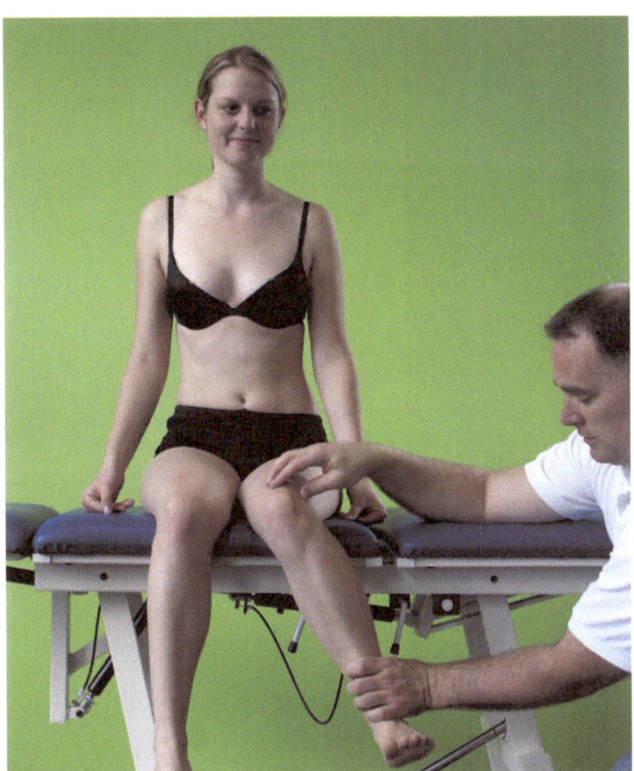

Abb. 9.19 Innenrotation des Hüftgelenks. MFP: Hüftinnenrotatoren

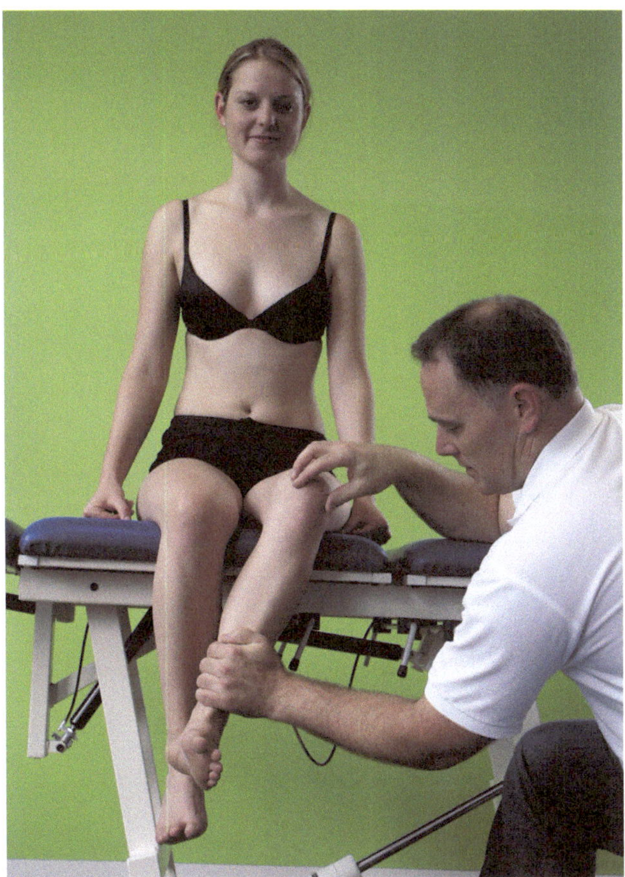

Abb. 9.20 Außenrotation des Hüftgelenks. MFP: Hüftaußenrotatoren

MFP: Hüftaußenrotatoren (Abb. 9.20) Für die Außenrotation des Hüftgelenks gibt es ebenfalls eine ganze Reihe von Hauptmuskeln, die optimale Funktionalität gewährleisten. Selektiv können die einzelnen Muskeln nicht getestet werden, sie lassen sich nur in ihrer **Gesamtheit** bzgl. Kraftentwicklung, Bewegungsausmaß, Bewegungsqualität und evtl. Ausweichbewegungen bewerten.

Der Patient sitzt an der Bankkante und bewegt den Unterschenkel nach innen, wodurch weiterlaufend eine Außenrotation im Hüftgelenk entsteht. Wird der Unterschenkel gegen die Schwerkraft bewegt, und kann er in der Endposition gehalten werden, steht MFW 3. Ein progressiv aufgebauter manueller Widerstand für die MFW 4–6 klärt das weitere Kraft- und Funktionsvermögen.

Zusammenfassung

Tab. 9.5 gibt einen zusammenfassenden Überblick der Tests für die Funktionsprüfung der Hüftmuskeln.

Tab. 9.5 MFP-Übersicht der Hüftmuskulatur

Test/Muskeln	Aktive Tests
H/G-Flexion	
M. iliopsoas	H/G-Flex bei Knieext
M. rectus femoris	H/G-Flex oder Knieext
M. sartorius	H/G-Flex/Abd/AR + Knieflex
H/G-Extension	
M. gluteus maximus	H/G-Ext bei Knieflex
M. semitendinosus	Knieflex + leichte IR von OS und US – Druck gegen H/G-Ext + Knieflex
M. semimembranosus	Knieflex + leichte IR von OS und US – Druck gegen H/G-Ext + Knieflex
M. biceps femoris	Knieflex + leichte AR von OS und US – Druck gegen H/G-Ext + Knieflex
H/G-Abduktion	
M. gluteus medius	Abd mit leichter Ext, AR
M. gluteus minimus	Abd in neutraler Rot
M. tensor fasciae latae	Abd bei H/G-Flex mit leichter IR
H/G-Adduktion	
M. adductor magnus	Add
M. adductor brevis	Add
M. adductor longus	Add
M. pectineus	Add
M. gracilis	Add bei Knieext (Knieflex)
H/G-Innenrotation	
M. gluteus minimus	IR
M. tensor fasciae latae	IR (s. H/G-Abd)
H/G-Außenrotation	
Mm. obturatorius externus et internus	AR
M. quadratus femoris	AR
M. piriformis	AR (meist druckdolent)
Mm. gemelli	AR

9

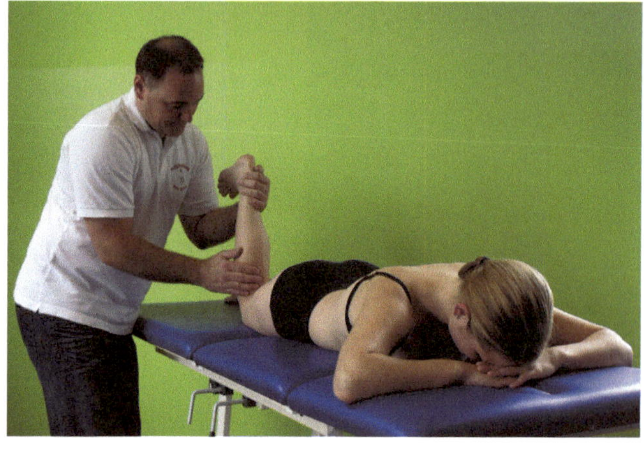

Abb. 9.21 **Knieflexion**. MFP: M. gastrocnemius

9.4.4 Manuelle Funktionsprüfung der Knie- und Fußmuskulatur

MFP nach Gelenkbewegungen: Knieflexion

Hauptmuskeln

- M. biceps femoris (Abb. 9.16d),
- M. semitendinosus (Abb. 9.16c),
- M. semimembranosus (Abb. 9.16c),
- M. sartorius (Abb. 9.15c),
- M. gracilis (Abb. 9.18b),
- M. gastrocnemius.

Ausgangsstellung Die Knieflexoren können sehr gut in **Bauchlage** getestet werden, da hier die Schwerkraft optimal einwirken kann.

MFP: Knieflexoren Die Flexion im Kniegelenk wird von einer ganzen Reihe von Muskeln durchgeführt. Bei der Großzahl der Knieflexoren wurde deren Kniefunktion schon im Kontext der Hüftfunktion (Extension) selektiv geprüft und bewertet.

MFP: M. gastrocnemius (Abb. 9.21) Für den M. gastrocnemius können Funktionsprüfungen über die Kniefunktion oder die Fußgelenkfunktion durchgeführt werden. Für die Knieflexionsfunktion kann der Muskel durch eine Mittelstellung des Fußes, mit Tendenz zur Dorsalextension verstärkt aktiviert werden. In dieser eingestellten Ausgangsposition ist eine verstärkte Kontraktion des M. gastrocnemius zu fühlen und auch zu beobachten.

Knieextension: Hauptmuskeln

- M. quadriceps femoris,
- M. vastus medialis,
- M. vastus lateralis,
- M. rectus femoris.

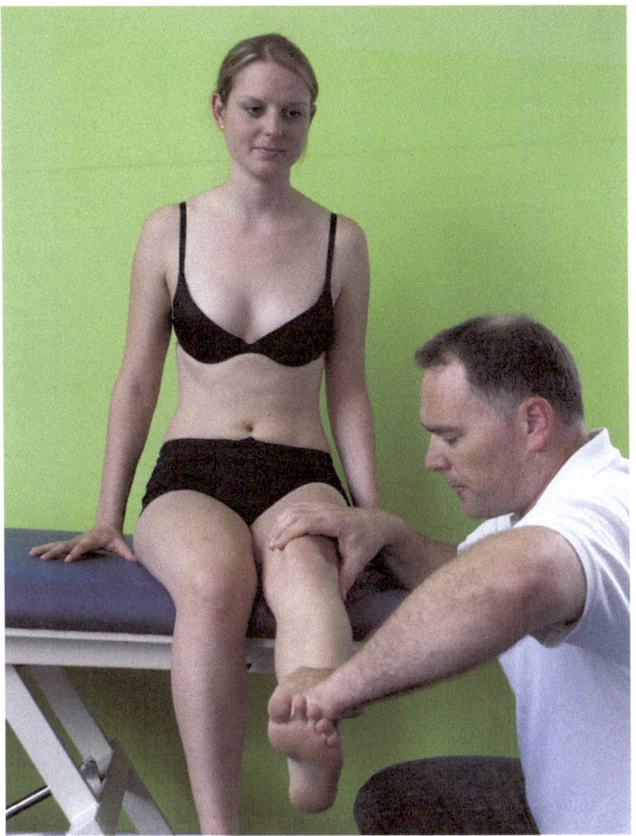

Abb. 9.22 Knieextension. MFP: M. quadriceps femoris

Ausgangsstellung Die schwerkraftdominante Ausgangsposition mit optimaler Kraftwirkungslinie für die Knieextension ist der **Sitz**.

MFP: M. quadriceps femoris (Abb. 9.22) Der Patient sitzt an der Kante der Behandlungsbank und streckt den Unterschenkel gegen die einwirkende Schwerkraft. Kann der Unterschenkel bewegt und in der Endposition gehalten werden, entspricht dies MFW 3. Für die MFW 4, 5 und 6 gibt der Therapeut progressiven Widerstand am Unterschenkel.

Um den Schwerpunkt auf die einzelnen **Quadrizepsanteile** (Vastus medialis und lateralis) zu setzen, ist eine leichte Rotation des Oberschenkels ausreichend:

- Mittels **Außenrotation** wird die Kraftwirkungslinie des Vastus medialis für die Knieextension optimiert,
- mittels **Innenrotation** die des Vastus lateralis.

Plantarflexion des Fußes (Abb. 9.23): Hauptmuskeln

- M. gastrocnemius,
- M. soleus,
- M. tibialis posterior,
- Mm. peroneus longus et brevis.

Ausgangsstellung Die Plantarflexion lässt sich in zwei Ausgangsstellungen beurteilen, in **Rückenlage** und im **Stand**. Bei Letzterer muss der Patient in der Lage sein, das eigene Körpergewicht gegen die Schwerkraft nach oben zu bewegen.

MFP: M. gastrocnemius (Abb. 9.23a) Zur MFP der Plantarflexion im Stand kann der Patient neben einer Behandlungsbank stehen, sodass er sich mit den Fingern leicht abstützen kann, um das Gleichgewicht zu halten. Der Patient drückt das Körpergewicht mit den Füßen gegen die Schwerkraft nach oben, er sollte den Zehenstand oder zumindest Stand auf dem Vorfuß halten können.

MFP: M. soleus (Abb. 9.23b) Die Plantarflexionsfunktion des M. soleus kann durch einfache Knieflexion in der Ausgangsstellung (die auch während des Tests beibehalten werden muss) selektiert getestet werden. Durch die Knieflexion wird der M. gastrocnemius über seine Knieflexionsfunktion für die Plantarflexion aktiv insuffizient. Somit muss der M. soleus mehr Kraft für die Plantarflexion aufbringen.

Der Patient steht an der Bankkante, zur Stabilisation kann er sich mit den Fingern abstützen. Bei gehaltener Kniebeugung von ca. 30–40° drückt er sich hoch in die Plantarflexion.

MFP: M. tibialis posterior (Abb. 9.23c) Der Fuß des Patienten wird kombiniert in Plantarflexion und **Supination** eingestellt. Der Therapeut gibt Widerstand gegen beide Bewegungsrichtungen; er versucht, den Fuß des Patienten nach außen zu drehen (Zugrichtung in Pronation) und nach oben in die Dorsalextension zu bewegen. Da der Fuß ein sehr kurzer Hebel ist, ist die Schwerkraftwirkung bei einer normalen MFP nicht sehr groß, und somit die Ausgangsstellung nicht auf die Schwerkraftwirkung bezogen.

MFP: Mm. peroneus longus et brevis (Abb. 9.23d) Der Patient streckt seinen Fuß in Plantarflexion kombiniert mit **Pronation**. Der Therapeut versucht, die Kontraktion durch manuellen Widerstand in Dorsalextension und Supination zu brechen.

Dorsalextension des Fußes (Abb. 9.24): Hauptmuskeln

- M. tibialis anterior,
- M. extensor hallucis longus,
- M. extensor digitorum longus.

Ausgangsstellung Für die Dorsalextension bieten sich zwei Ausgangsstellungen an, **Stand** und **Rückenlage**:

- Im **Stand** kann die Dorsalextension durch Fersenstand beurteilt werden, die Schwerkraft wirkt in jedem Fall der Dorsalextension entgegen.
- In **Rückenlage** ist die Schwerkraftwirkung nicht ganz so optimal, jedoch kann der manuelle Widerstand effektiver eingesetzt werden, und die Testposition kann für weitere Muskeldifferenzierungen herangezogen werden.

MFP: M. tibialis anterior (Abb. 9.24a) Der Patient liegt in Rückenlage, der gesamte Fußkomplex wird in Dorsalextension eingestellt. Der Therapeut gibt manuellen Widerstand am Fußrücken in Richtung Plantarflexion (gegen die Dorsalexten-

9

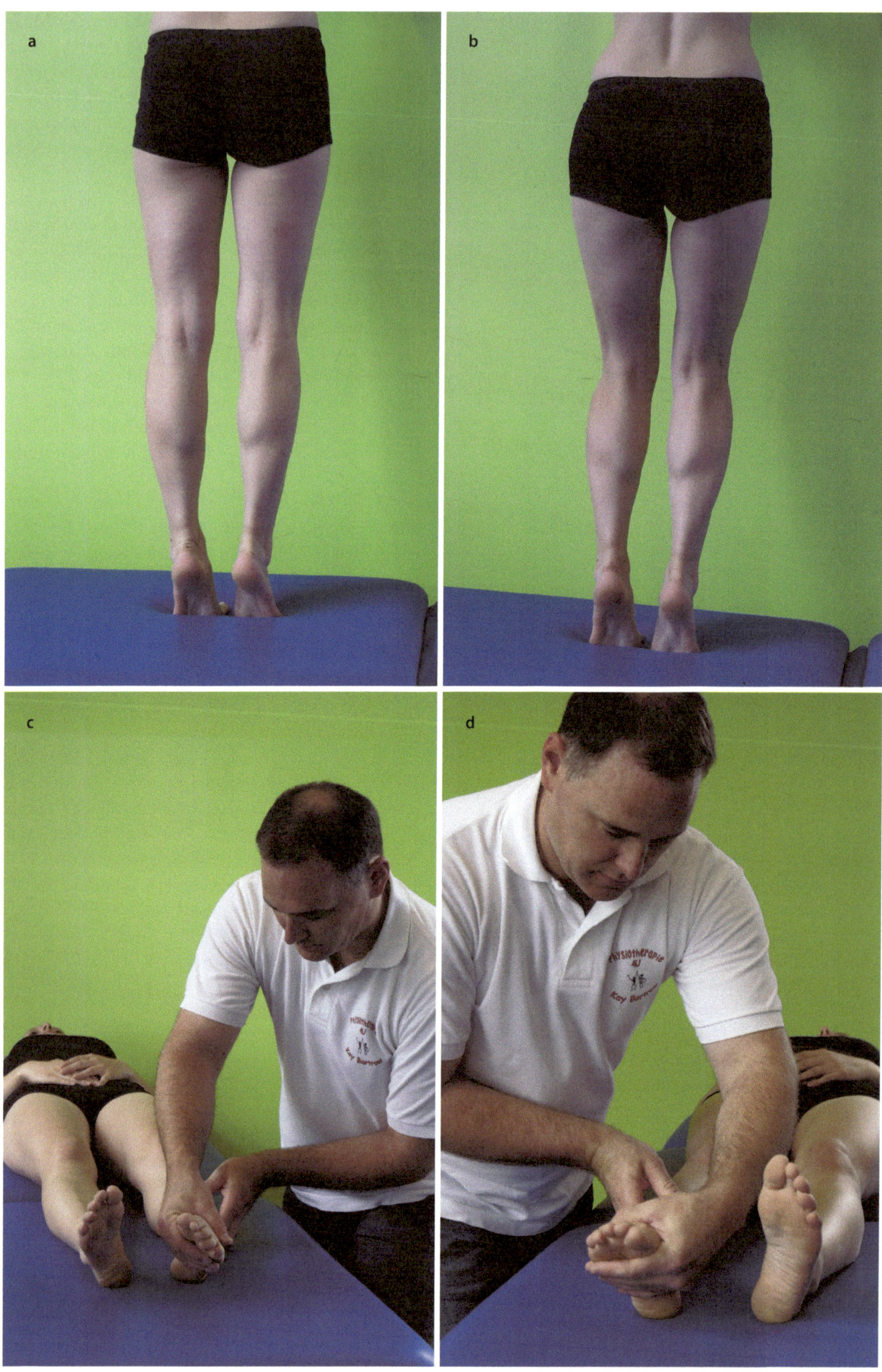

Abb. 9.23 a–d Plantarflexion des Fußes. **a** MFP: M. gastrocnemius **b** MFP: M. soleus **c** MFP: M. tibialis posterior **d** MFP: Mm. peroneus longus et brevis

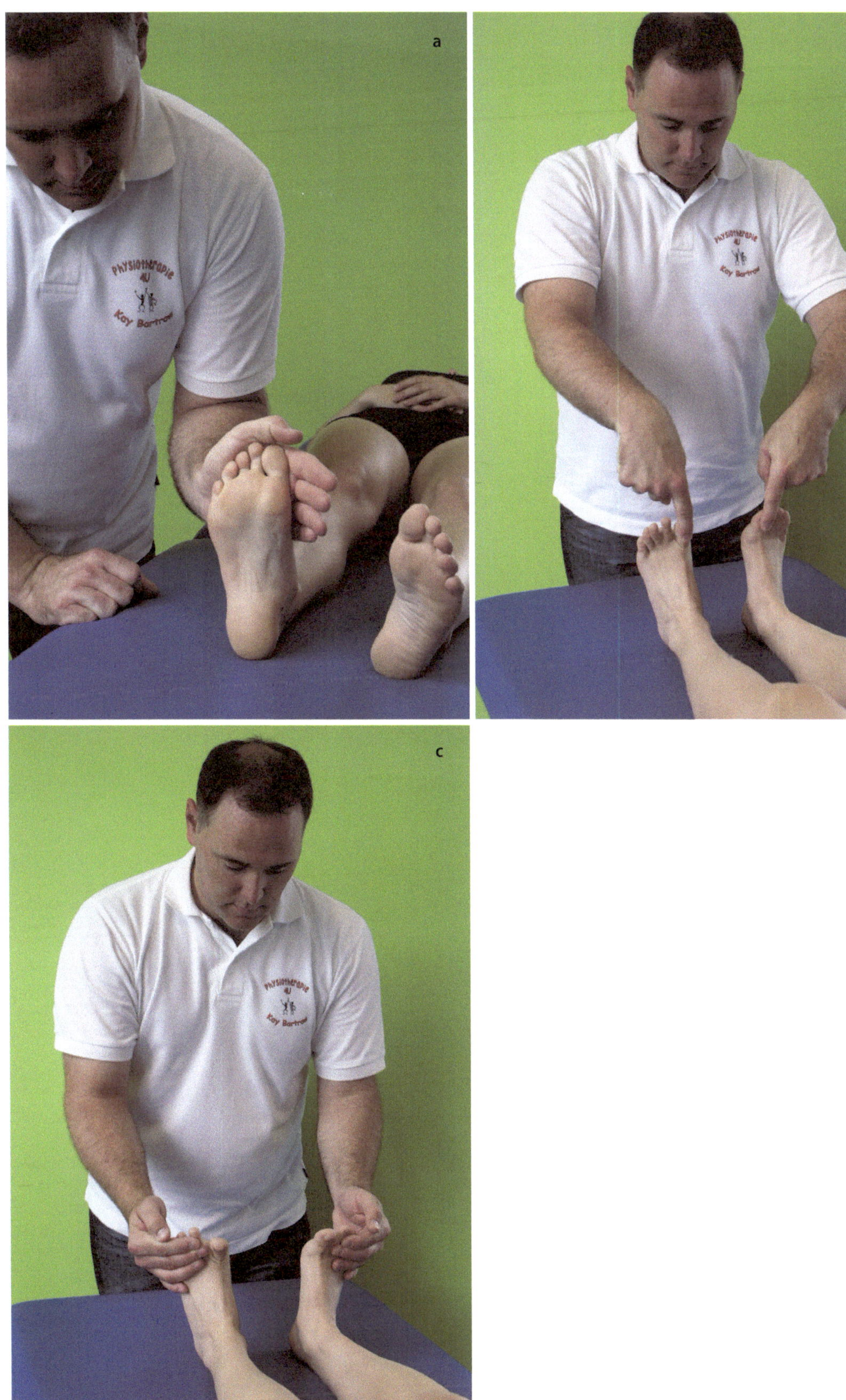

Abb. 9.24 a–c Dorsalextension des Fußes. a MFP: M. tibialis anterior **b** MFP: M. extensor hallucis longus **c** MFP: M. extensor digitorum longus

Tab. 9.6 MFP-Übersicht der Knie- und Fußmuskulatur

Test/Muskeln	Aktive Tests
Knieflexion	
M. biceps femoris	Knieflex + leichte AR von OS und US – Druck gegen H/G-Ext + Knieflex
M. semitendinosus	Knieflex + leichte IR von OS und US – Druck gegen H/G-Ext + Knieflex
M. semimembranosus	Knieflex + leichte IR von OS und US – Druck gegen H/G-Ext + Knieflex
M. sartorius	H/G-Flex/Abd/AR + Knieflex
M. gracilis	Add bei Knieext (Knieflex)
M. gastrocnemius	Knieflex bei D'ext im OSG
Knieextension	
M. quadriceps femoris	Knieext
M. vastus medialis	Knieext + leichte AR
M. vastus lateralis	Knieext + leichte IR
M. rectus femoris	H/G-Flex oder Knieext
OSG: Plantarflexion	
M. gastrocnemius	Zehenstand
M. soleus	Zehenstand mit leichter Knieflex
M. tibialis posterior	P'flex + Sup des Fußes
Mm. peroneus longus et brevis	P'flex + Pro des Fußes
OSG: Dorsalextension	
M. tibialis anterior	D'ext + Sup des Fußes
M. extensor hallucis longus	Ext der Großzehe
M. extensor digitorum longus	Ext der Zehen II–V

sion). Die Schwerkraftwirkung ist dieser Ausgangsstellung nur zu Beginn der Bewegungsrichtung relevant und effektiv wirksam; mit zunehmender Annäherung der Dorsalextension in die Nullstellung wirkt die Schwerkraft der Bewegung nicht mehr entgegen. Umso mehr ist der manuelle Widerstand des Therapeuten ausschlaggebend für die Beurteilung der Funktionsfähigkeit des Muskels.

MFP: M. extensor hallucis longus (Abb. 9.24b) Durch selektiven manuellen Widerstand an der Großzehe wird der Fokus auf den M. extensor hallucis longus gesetzt. Der Patient bewegt den gesamten Fuß in Dorsalextension, und der manuelle Widerstand wird speziell an der Großzehe gesetzt. Somit wird eine intensive Kontraktion des Muskels gefordert, wodurch er sich besser beurteilen lässt.

Eigentest: Alternativ kann die Muskelfunktion im **Stand** überprüft werden. Der Patient steht auf beiden Füßen und versucht, die Großzehen abzuheben. Die restlichen Zehen sollen Kontakt zum Boden behalten.

MFP: M. extensor digitorum longus (Abb. 9.24c) Für den M. extensor digitorum longus, der für die Extension der Zehen II bis IV zuständig ist, kann dieselbe Ausgangsstellung eingenommen werden. Der Patient bewegt seinen Fuß in Dorsalextension, und der manuelle Widerstand betrifft nun die Zehen II–IV. Auch bei dieser MFP liegt der Schwerpunkt auf einem Muskel, sodass dessen Funktionsfähigkeit spezifisch beurteilt werden kann.

Eigentest: Der Muskel kann auch im **Stand** getestet werden. Der Patient steht auf beiden Füßen und hebt die Zehen II–IV vom Boden ab, nicht jedoch die Großzehen.

Zusammenfassung

In Tab. 9.6 sind die Tests für die Knie- und Fußmuskeln im Überblick zusammengefasst.

Literatur

Andrews E (1998) Muskel Coaching – Angewandte Kinesiologie in Sport und Therapie, 2. Aufl. VAK, Kirchzarten

Gimbel B (2014) Körpermanagement. Springer, Berlin/Heidelberg

Janda V (2000) Manuelle Muskelfunktionsdiagnostik, 4. Aufl. Elsevier, München

Keller S (2007) Indirekt die Transversusaktivität messen. Physiopraxis 10:36–37

Kendall F, Kendall E (1988) Muskeln – Funktionen und Test. Fischer, Stuttgart

Lässer K (2007) Ran an den Riss – Physiotherapie nach Muskelfaserriss. Physiopraxis 5:30–33

Lindel K (2010) Muskeldehnung, 2. Aufl. Springer, Berlin/Heidelberg

Pfeffer A (2007) Manuell Muskelkraft messen. Physiopraxis 2:34–35

Wieben K, Falkenberg B (2008) Muskelfunktion: Prüfung und klinische Bedeutung. Thieme, Stuttgart

Messungen im physiotherapeutischen Untersuchungsprozess

K. Bartrow, *Untersuchen und Befunden in der Physiotherapie*, Physiotherapie Basics,
https://doi.org/10.1007/978-3-662-58298-5_10

Messungen gehören in der physiotherapeutischen Diagnostik zur Gruppe der objektiven Untersuchungswerkzeuge. **Längen-**, **Umfang-** und **Winkelmessungen** sind standardisierte Messungen bei den verschiedensten muskuloskelettalen Beschwerdebildern. Sie gehören zum grundlegenden physiotherapeutischen Rüstzeug und liefern dem Therapeuten Werte rund um den mechanischen Bewegungsapparat. Die Messwerte sind ausschlaggebend für eine zielgerichtete Therapie am Patienten. Zur Integration in den Therapieplan bedarf es allerdings zuerst einer klinischen Interpretation der Messergebnisse; diese müssen bzgl. ihrer **Aussagekraft** bewertet werden. Erst wenn ein Zusammenhang zwischen den Messergebnissen und den aktuellen Beschwerden des Patienten sichergestellt ist, sind die Ergebnisse für Behandlung und Wiederbefund relevant.

Messverfahren in der physiotherapeutischen Diagnostik: Längenmessung

Längenmessungen werden eingesetzt für/zur

- einen Seitenvergleich (rechts/links) der **Körpersymmetrie**,
- **statisch-funktionellen Beurteilung** der unteren Extremität,
- postoperativen Ergebnissicherung einer evtl. **Längenänderung der Extremität** aufgrund von Verletzung (z. B. zur Beurteilung von Frakturfolgen) oder OP-Folgen (z. B. nach Hüft- oder Knie-TEP).

Ein kausaler Zusammenhang zwischen Messergebnis und Patientenproblem muss durch weitere Untersuchungen und Tests bewiesen werden.

Umfangmessung

Umfangmessungen geben dem Therapeuten einen objektiv vergleichbaren Wert der **lokalen Gewebesituation** bzgl. evtl. Schwellungen oder einer Muskelatrophie. Gewebeveränderungen können als Folge von Verletzungen oder Operationen auftreten und sind in der Therapie ein guter Indikator für therapeutisch bewirkte Veränderungen. Die Beurteilung von Schwellung oder Muskelatrophie lässt einen Rückschluss auf das vorhandene Gewebevolumen zu.

Winkelmessung

Die Winkelmessung dient der objektiven Untersuchung und Dokumentation der **aktiven Bewegungsausmaße** der peripheren Gelenke.

10.1 Längenmessungen

> Eine Längenmessung liefert dem Therapeuten in erster Linie eine Maßangabe über den Abstand zwischen zwei anatomischen Punkten (sog. Distanzpunkten); streng genommen handelt es sich um eine reine Streckenangabe.

Da es für die Längenmessungen (z. B. Arm- oder Unterschenkellänge) **keine Vergleichswerte** und **keine allgemein gültige Normwerttabelle** gibt, sondern die Längenverhältnisse am menschlichen Körper individuell angelegt sind, liegt es an der Interpretation des Therapeuten, die Ergebnisse in klinischen Kontext zu den Beschwerden des Patienten zu stellen. Eine mögliche Orientierung kann der Vergleich mit der anderen Körperseite (Rechts-Links-Vergleich) geben. Doch auch dabei ist Vorsicht geboten, denn eine übereinstimmende Symmetrie der Längenverhältnisse gibt es am menschlichen Körper nicht.

10.1.1 Längenmessungen der oberen Extremität

Indikation

Längenmessungen der oberen Extremität werden eingesetzt, um einen **Rechts-Links-Vergleich** anstellen zu können. Ein Vergleich ist angezeigt bei **Untersuchung einer Fraktur**, um die Veränderungen aufgrund des frakturierten Knochens zu dokumentieren. Nach einer Fraktur sind verschiedene **Veränderungen** denkbar:

- Der Knochen ist **gleich lang** geblieben.
- Der Knochen ist **kürzer**: Durch die Fraktur wurden Trümmerteile abgebaut, und der Knochen hat nun Material (und damit an realer Länge) verloren – die Neubildung von Gewebe (Kallus) war dann nicht ausreichend, um den Materialverlust auszugleichen
- Der Knochen ist **länger**: Verstärkte Kallusbildung und vermehrter Einbau von neuem Gewebe im Bruchspalt bringen dem Knochen eine effektive Verlängerung.

Auswirkungen einer Längenänderung

An der oberen Extremität sind die **Auswirkungen** von kleineren Längenänderungen häufig nicht gravierend und bringen meist keine negativen gesundheitlichen Folgen mit sich, da die Gelenke im Normalfall keine gewichttragende Funktion haben.

> Längenänderungen der oberen Extremität bringen keine großen funktionellen Nachteile mit sich.

Die Messergebnisse der oberen Extremität sind lediglich als Symmetriewerte, meist ohne pathogene Folgen für den Bewegungsapparat, zu betrachten.

Längenänderung unter physikalischen Gesichtspunkten

Eine mögliche Interpretation der Messergebnisse zielt auf die **Hebelgesetze** ab. Die einzelnen Knochen einer Extremität sind als Hebel der zugehörigen Gelenke (= Drehpunkte auf der Bewegungsachse) zu betrachten. Das heißt, jeder Knochen ist gleichzeitig auch ein Hebel und verursacht ein **Drehmoment** am entsprechenden Gelenk (dem Drehpunkt). Das Drehmoment ist abhängig von der Länge des Hebels und natürlich von der einwirkenden Kraft. Als einwirkende Kraft kann mindestens die Gewichtskraft des eigenen Arms in Kombination mit der Schwerkraft als Gewichtsverstärker angesetzt werden. Ein **verlängerter Knochen** (damit ein verlängerter Hebel) **an der oberen Extremität** kann zu folgenden (grundlegend einfachen) Hypothesen anregen:

- Je länger der Hebel (Arm), desto größer das entstehende Drehmoment im Gelenk, und demzufolge wirken die äußeren Kräfte verstärkt auf das Gelenk ein → vermehrte Gelenkbelastung bei Bewegung.
- Je kürzer der Hebel (Arm), desto geringer die von außen einwirkenden Kräfte; für eine Bewegung werden jedoch größere Muskelkräfte (innere Kräfte) benötigt.

Praktische Messung

Ausgangsstellung ist im Allgemeinen der **Stand**, die Arme hängen seitlich neben dem Körper. Natürlich kann eine Armlänge auch im Liegen (BL, RL, SL) oder Sitzen gemessen werden; die Messung sollte dann aber bei jeder Wiederholung in derselben Ausgangsstellung durchgeführt werden.

Armlänge (Abb. 10.1): Gesamte Armlänge (Abb. 10.1a)

Distanzpunkte sind

- ventrale Akromionspitze und
- Proc. styloideus radii.

Der Wert dient einem Symmetrievergleich mit der kontralateralen Körperseite.

Drehpunkt für den Hebel „gesamter Arm" ist das Schultergelenk. Von der „gesamten Armlänge" lässt sich die mechanische Belastung des Schultergelenks ableiten.

Oberarmlänge (Abb. 10.1b)

Distanzpunkte sind

- ventrale Akromionspitze und
- Epicondylus lateralis humeri, alternativ radio-humeraler Gelenkspalt.

Unterarmlänge (Abb. 10.1c)

Distanzpunkte sind

- radio-humeraler Gelenkspalt (oder Epicondylus lateralis humeri) und
- Proc. styloideus radii.

Zu beachten ist, dass die gemessenen Längen von Ober- und Unterarm in der Summe die gesamte Armlänge ergeben.

Ellenlänge (Abb. 10.1d)

Das zweite Längenmaß des Unterarms ist die Ellenlänge. **Distanzpunkte** sind

- Olekranonspitze (verschwindet bei Ellenbogenextension in der Fossa olecrani des Humerus) und
- Proc. styloideus ulnae.

Handlänge (Abb. 10.1e)

Distanzpunkte für die Messung der Handlänge sind

- Verbindungslinie zwischen Proc. syloideus radii und styloideus ulnae und
- Spitze des längsten Fingers.

Zu beachten ist, dass die Verbindungslinie der beiden Processus nicht immer mit den Handgelenklinien übereinstimmt. Und, nicht immer ist der Mittelfinger der längste Finger (z. B. bei Amputation).

Fingerlänge (Abb. 10.1f)

Distanzpunkte sind

- Fingergrundgelenk (Metakarpophalangealgelenk, MCP) und
- Fingerspitze.

Am einfachsten lässt sich die Messung bei 90° flektiertem Fingergrundgelenk durchführen.

Dokumentation der Längenmessung

Für die Dokumentation der Längenmessung eignen sich vorgedruckte Messbefundbögen (Abb. 10.2).

10.1.2 Längenmessungen der unteren Extremität

Indikation

Die Längenmessung der unteren Extremität dient nicht nur dem Symmetrievergleich und der Beurteilung der einwirkenden mechanischen Kräfte, sondern die Ergebnisse haben **Aussagekraft** bzgl.

- der statisch-funktionellen **Belastung der Gelenke** der unteren Extremität und
- ihrer funktionellen Auswirkungen auf **Form** und **Haltung der Wirbelsäule**, und damit
- ihres Einflusses auf die **Körperhaltung**.

Die untere Extremität ist **gewichttragend**, d. h., die Stabilität der peripheren Gelenke (Hüft-, Knie- und Fußgelenk), des Beckens (ISG) und der darauf aufbauenden Wirbelsäule (LWS, BWS und HWS) hängt direkt mit dem achsengerechten Belastungsverhalten dieser Strukturen zusammen.

Auswirkungen einer Längenänderung

Bei **Längendifferenzen** zwischen dem rechten und linken Bein kommt es zu

- Achsenabweichungen,
- Gewichtsverlagerungen,
- Drehpunktverschiebungen

und konsekutiv zu **Belastungsverschiebungen** an den o.g. Gelenkstrukturen und umgebenden Geweben (z. B. Kapsel-Band-Apparat und Muskulatur).

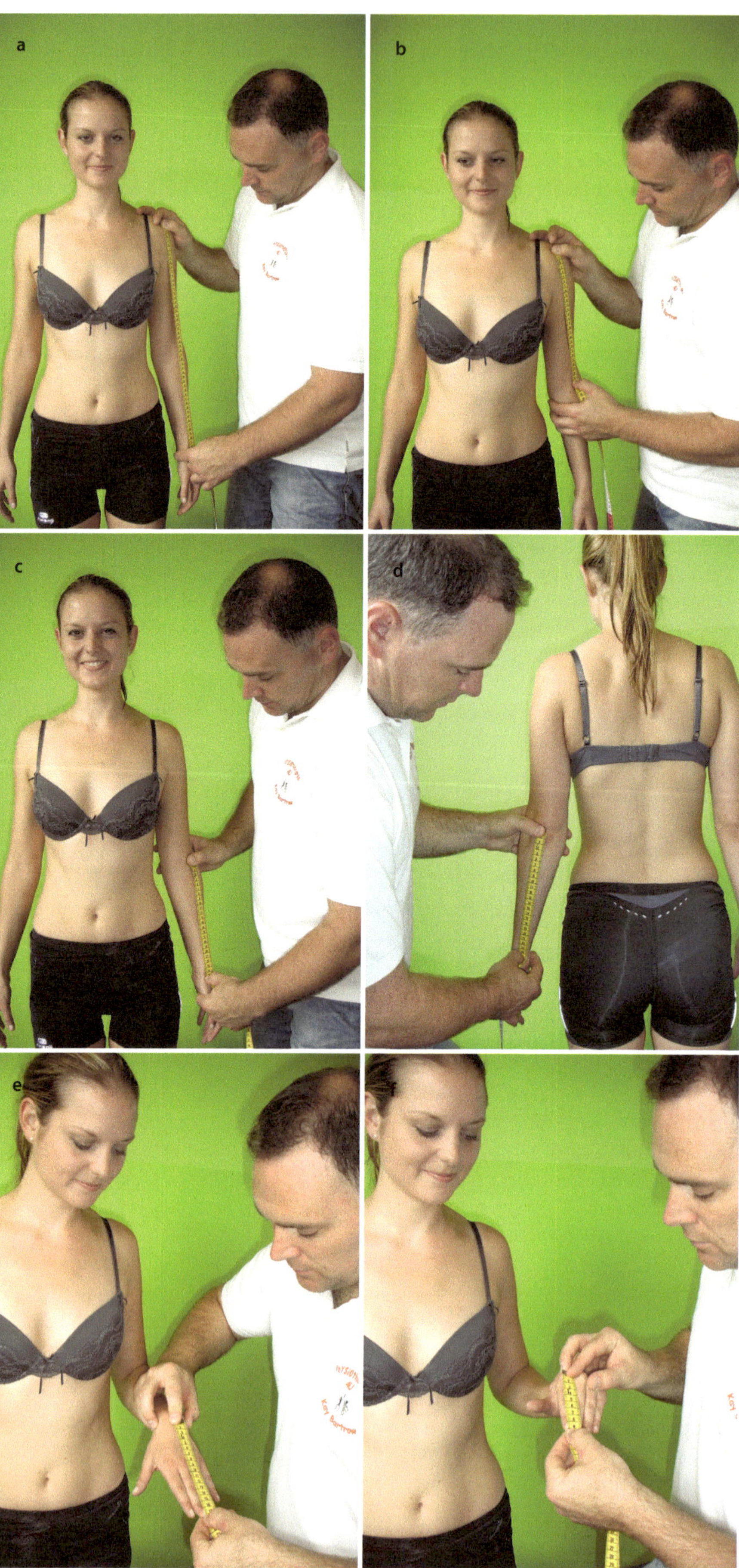

Abb. 10.1 a–f Messen der Armlänge. **a** Gesamte Armlänge, **b** Oberarmlänge, **c** Unterarmlänge, **d** Ellenlänge, **e** Handlänge, **f** Fingerlänge

Abb. 10.2 Befundbogen: Längenmessung der oberen Extremität

	Rechts	Links
Armlänge		
Oberarmlänge		
Unterarmlänge		
Ellenlänge		
Handlänge		
Fingerlänge:		
Finger I		
Finger II		
Finger III		
Finger IV		
Finger V		

Diese Veränderungen können **Fehl-** und **Überbelastungen** mit verstärkter Deformation der Gewebe bedeuten. Resultierend können degenerative Prozesse in Gang gesetzt werden, die auf lange Sicht das Entstehen arthrotischer Veränderungen begünstigen. Auch **akute Gewebereaktionen** (z. B. kleinere Verletzungen der gelenkumgebenden Gewebe mit Entzündungsreaktion) lassen sich durch solche Belastungsverschiebungen erklären.

> Längenunterschiede der unteren Extremität spielen eine große klinische und v. a. eine große mechanische Rolle. Das funktionelle Wechselspiel zwischen peripheren Gelenken, Becken und Wirbelsäule hat Auswirkungen auf die gesamte Körperhaltung des Menschen.

Praktische Messung: Beinlänge (Abb. 10.3)

Anatomische Beinlänge (Abb. 10.3a)

Distanzpunkte für die Messung der anatomischen Beinlänge sind

- Oberkante des Trochanter major und
- Unterkante des Malleolus lateralis.

Real misst die Beinlänge bis zur Oberkante des Femurkopfs, doch da dieser in der Leiste nicht palpiert werden kann, nimmt man den Trochanter major als Referenzpunkt. Eine Seitendifferenz kann sich in Gelenkfehlbelastungen durch Gewichtsverlagerung, Beckenschiefstand und Wirbelsäulenfehlstellungen (z. B. lumbale Hyperlordose, Skoliose) äußern.

Konsequent wird die anatomische Beinlänge in zwei Teile zerlegt:

- Die **Oberschenkellänge** wird von der Oberkante des Trochanter major bis zum lateralen Kniegelenkspalt gemessen (Abb. 10.3b).
- Die **Unterschenkellänge** wird vom lateralen Kniegelenkspalt bis zur Unterkante des Malleolus lateralis gemessen (Abb. 10.3c).

> Die anatomische Beinlänge ist die Summe aus den beiden Teilmessungen: Oberschenkellänge + Unterschenkellänge = gesamte anatomische Beinlänge.

Funktionelle Beinlänge (Abb. 10.3d)

> Die funktionelle Beinlänge schließt den funktionell zur Verfügung stehenden Teil des Hüftkopfs und das Becken mit ein.

Distanzpunkte für die Messung der funktionellen Beinlänge sind

- Spina iliaca anterior superior (SIAS) und
- Unterkante des Malleolus medialis.

Fußlänge (Abb. 10.3e)

Die beiden Fußlängen (anatomische und funktionelle Fußlänge) werden wie folgt gemessen:

- **Anatomische Fußlänge:** Wird von der hintersten Kontur des Kalkaneus bis zur Spitze der längsten Zehe gemessen.
- Zu beachten ist: Die längste Zehe muss nicht zwingend die Großzehe sein; bei manchen Menschen ist der zweite Zehenstrahl länger. Dann unterscheiden sich die Längenwerte von anatomischer und funktioneller Fußlänge.
- **Funktionelle Fußlänge:** Wird von der hintersten Kontur des Kalkaneus bis zur Spitze der Großzehe gemessen.

Dokumentation der Längenmessung

Für die Dokumentation der Längenmessung der unteren Extremität gibt es einen vorgedruckten Messbefundbogen (Abb. 10.4).

10.1.3 Längenmessungen an der Wirbelsäule

Aussagekraft

Anhand von Messungen an der Wirbelsäule sollen Aussagen über die Wirbelsäulenmobilität gemacht werden. Die **manuelle Messung der Wirbelsäulenbeweglichkeit** ist

- zum einen schwierig bzgl. der Anlage des Messgeräts und
- zum anderen umstritten bzgl. der klinischen Aussagekraft.

10

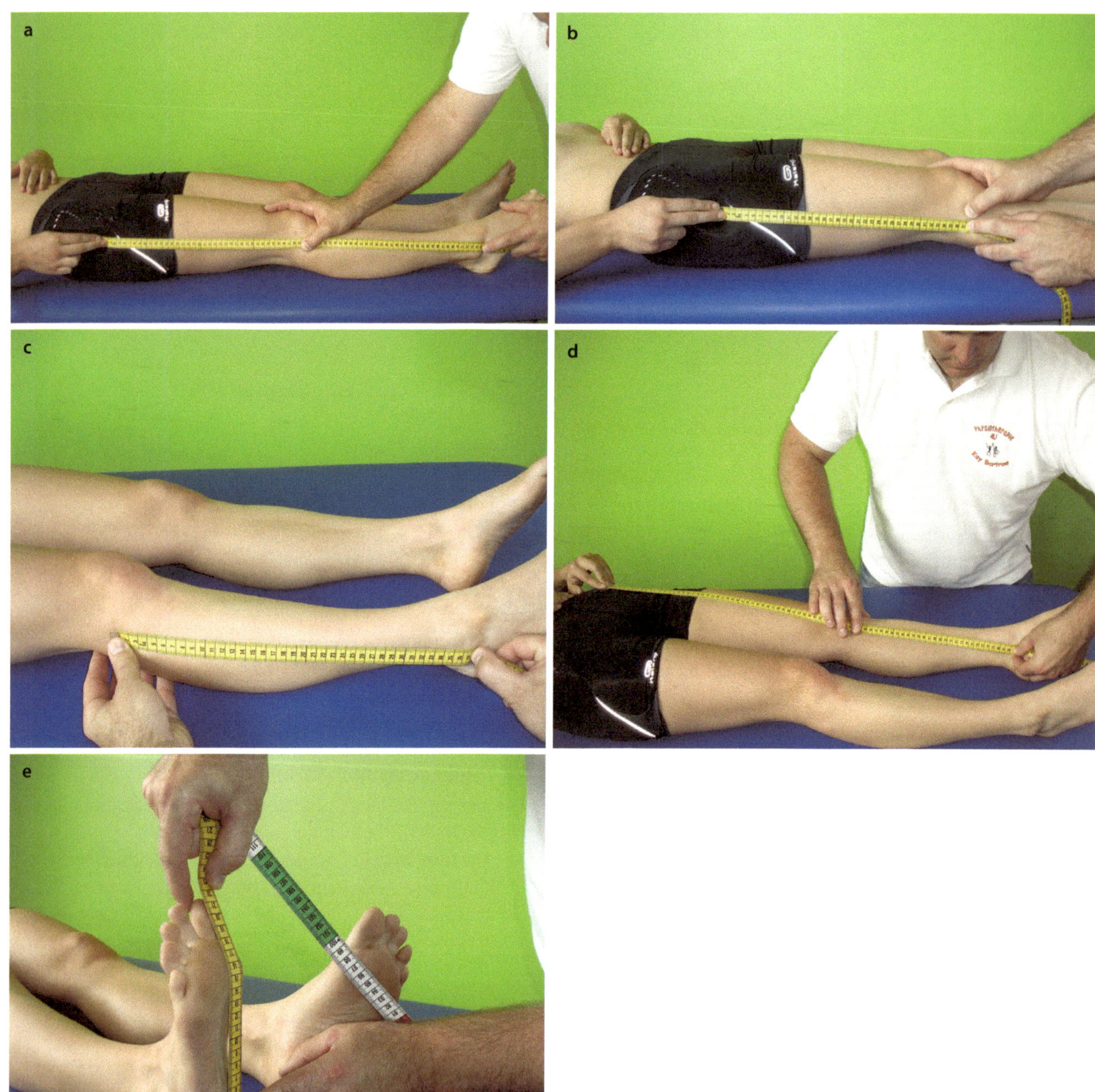

■ **Abb. 10.3** **a–e Messen der Beinlänge.** **a** Anatomische Beinlänge, **b** Oberschenkellänge, **c** Unterschenkellänge, **d** funktionelle Beinlänge, **e** Fußlänge

Da das Wirbelsäule als Achsenorgan eine Gelenkkette bildet und man die Bewegungen eines Gelenks (Segments) nicht isoliert von außen betrachten kann, ist eine Aussage bzgl. der Beweglichkeit zwangsläufig ungenau.

Bei der Untersuchung der Wirbelsäulenmobilität ist für den Untersucher nur das fertige Produkt (die **komplette Bewegung**) zu sehen. Den Beitrag der einzelnen Wirbelsäulenabschnitte oder der einzelnen Gelenke kann der Untersucher nur abschätzen. Daher ist die mechanische Aussagekraft der Messungen an der Wirbelsäule kritisch zu betrachten. Passen die gemessenen Befunde mit den Symptomen des Patienten wie z. B. Schmerz oder Steifigkeit zusammen, gewinnt die Aussage jedoch an Wertigkeit, da der klinische Bezug zum Patientenproblem verdeutlicht werden kann.

- **Manuelle Messungen der Wirbelsäulenbeweglichkeit: Finger-Boden Abstand (■ Abb. 10.5)**

> **Der Finger-Boden-Abstand gilt als Maß für die Mobilität der lumbalen Wirbelsäulenabschnitte.**

Abb. 10.4 Befundbogen: Längenmessung der unteren Extremität

	Rechts	Links
Funktionelle Beinlänge		
Anatomische Beinlänge:		
Oberschenkellänge		
Unterschenkellänge		
Funktionelle Fußlänge		
Anatomische Fußlänge		

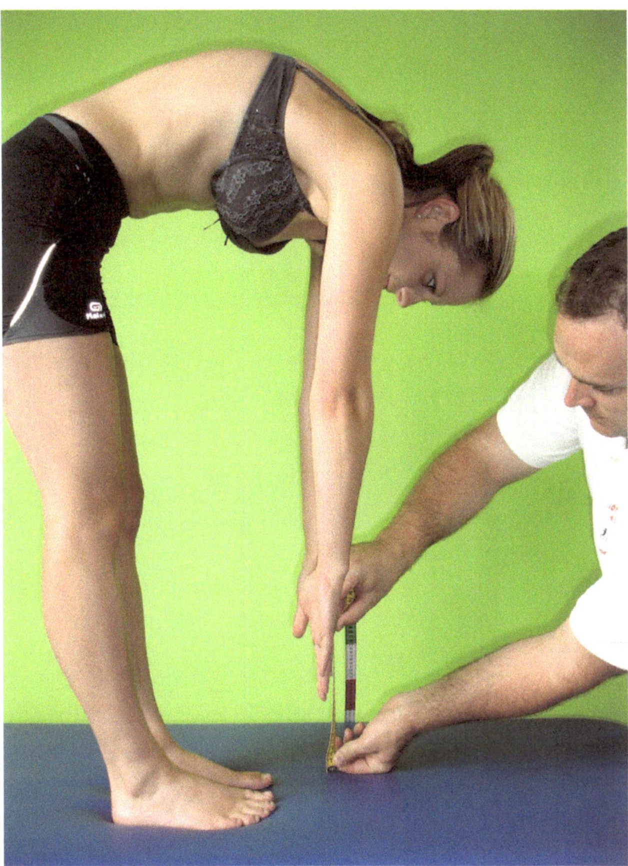

Abb. 10.5 Finger-Boden-Abstand

Um den Finger-Boden-Abstand (FBA) zu messen, wird der Patient gebeten, sich mit dem Oberkörper nach vorne zu beugen und mit den Fingerspitzen zum Boden zu reichen; die Beine sollen gestreckt bleiben. In dieser Position misst der Untersucher den Abstand der gestreckten Hand/Finger bis zum Boden in Zentimetern.

Das Messergebnis gibt jedoch nicht ausschließlich Informationen über die Mobilität der lumbalen Wirbelsäule, sondern in dieser funktionellen Aktivität werden auch andere **beteiligte Strukturen** beurteilt. Mit in die Beurteilung dieser Beugebewegung einzubeziehen sind:

- LWS: Flexion.
- Hüftgelenk: Flexion.
- BWS: Flexion.
- Schultergürtel: Protraktion.
- Becken/ISG: Kontranutation.

Das heißt, die Gesamtbewegung kann von jedem beteiligten Gelenk und jeder Bewegung beeinflusst werden. Dieser Umstand ist bei der Interpretation des Ergebnisses zu berücksichtigen. Treten bei der Flexionsbewegung klinische Symptome (Schmerz) auf, kann der Schmerz evtl. lokalisiert werden und der betreffende Bereich einer eingehenden körperlichen Funktionsuntersuchung unterzogen werden.

> Der Abgleich mit klinischen Symptomen bringt dem Therapeuten deutlich mehr Sicherheit als die alleinige Interpretation der Ergebniswerte einer FBA-Messung.

Ott-Zeichen (Abb. 10.6)

Über die Ott-Messung wird die Bewegungsfähigkeit der thorakalen Strukturen angegeben.

> Das Ott-Zeichen gilt als Maß für die Mobilität der thorakalen Wirbelsäulenabschnitte.

Indikationen für die Messung des Ott-Zeichens sind u. a.

- skoliotische Veränderungen der Wirbelsäule,
- entzündlich-rheumatische Erkrankungen (z. B. Morbus Bechterew, Morbus Scheuermann) und
- Atemwegserkrankungen.

Lokalisation von C7 (Abb. 10.6a)

Zur Durchführung der Messung wird zunächst C7 lokalisiert. Der Patient wird gebeten, den Kopf zu beugen (zervikale Flexion). Dabei zeichnet sich der 7. Halswirbel mit seinem prominenten Dornfortsatz (C7 wird auch Vertebrae prominens genannt) meist deutlich unter der Haut ab. Zur Absicherung wird der Dornfortsatz palpiert, von dem der Therapeut annimmt, es sei C7. Zusätzlich wird der kranial gelegene Dornfortsatz palpiert (C6). Unter gehaltener Palpation der Dornfortsätze von C6 und C7 bewegt der Patient nun in zervikale Extension. Dabei bewegt sich C6 gegenüber C7 nach ventral (verschwindet in der zervikalen Lordose). Kann der Therapeut diesen Vorgang palpieren, ist C7 lokalisiert, und die Messung nach Ott kann durchgeführt werden.

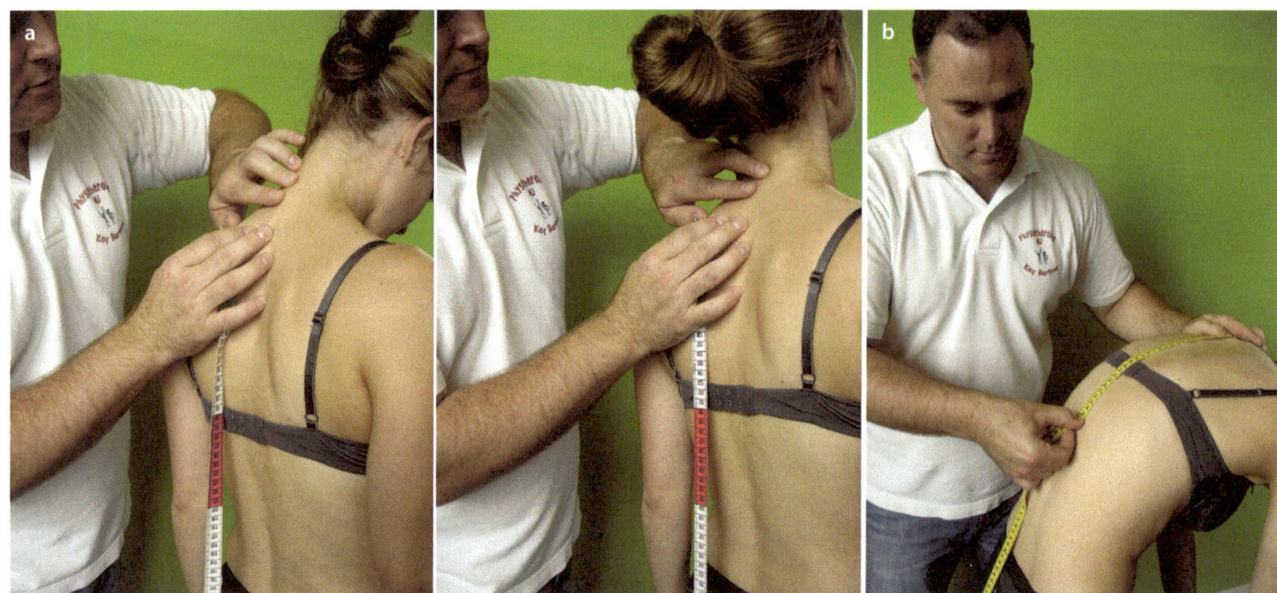

Abb. 10.6 **a,b Ott-Zeichen. a** Lokalisieren von C7, **b** Messung

Messung nach Ott (Abb. 10.6b)

Für die Messung sind **zwei Markierungen** erforderlich:

- Als Erstes wird C7 markiert.
- Von C7 ausgehend wird eine 30-cm-Strecke nach kaudal abgemessen, und an deren Endpunkt wird eine zweite Markierung gesetzt.

Dann wird der Patient gebeten, sich nach vorne zu beugen. Bei dieser **globalen Flexion** verändert sich der Abstand zwischen den Markierungen – und genau diese Abstandsveränderung wird gemessen.

> **Normwert ist eine Abstandsvergrößerung von 2–4 cm bei Flexion.**

Ein geringerer Abstand spricht eher für eine **Hypomobilität** der BWS, ein größerer Abstand für eine **Hypermobilität**. Allerdings ist eine Bewertung allein anhand dieser Messergebnisse kritisch zu sehen, da u. a. die Mitbewegung der Haut nicht berücksichtigt ist.

Schober-Zeichen (Abb. 10.7)

> **Das Schober-Zeichen gilt als Untersuchungsmöglichkeit für die Mobilität der lumbalen Wirbelsäule.**

Indikationen für die Messung des Schober-Zeichens sind u. a.

- unspezifischer lumbaler Rückenschmerz und
- entzündlich-rheumatische Erkrankungen.

Lokalisation S1 (Abb. 10.7a)

Für die Messung nach Schober wird zunächst **S1** lokalisiert und palpiert:

- Zieht der Therapeut beidseits von der Spina iliaca posterior superior (SIPS) eine Verbindungslinie zur Wirbelsäulenmitte, erreichen seine Finger Höhe **S2/3**. Dann nach kranial auf S1 wandern.
- Alternativ kann am Rippenbogen entlang **Th12** lokalisiert werden. Von dort aus nach kaudal wandern bis S1.

Messung nach Schober (Abb. 10.7b)

Für die Messung sind **zwei Markierungen** erforderlich:

- Als Erstes wird S1 markiert.
- Von S1 ausgehend wird eine Strecke von 10 cm nach kranial abgemessen, und an deren Endpunkt wird die zweite Markierung gesetzt.

Bei globaler Flexion wird die Veränderung des Abstands der Markierungen gemessen.

> **Normwert ist eine 5-cm-Verlängerung in Flexionsposition.**

Auch bei dieser Messung sind weder Elastizität und Beweglichkeit der Haut noch sonstige Variablen mit berücksichtigt, was die Aussagekraft des Schober-Zeichens infrage stellt.

Zusammenfassung

Obwohl die Messungen nach Schober und Ott **kontrovers** diskutiert werden, können es dennoch sinnvolle funktionelle Assessments sein, wenn die Symptome des Patienten im Mittelpunkt stehen. Werden durch eine Testbewegung Symptome reproduziert, die der Patient auch im Alltag oder bei der Arbeit verspürt, kann die Testbewegung im Wiederbefund zumindest die Veränderungen dokumentieren. Mit funktionellen oder mechanischen Hypothesen bzgl. Hypo- oder Hypermobilität der Wirbelsäulenabschnitte sollte in Anbetracht der Unstimmigkeiten bzgl. der **Aussagekraft** der Tests (aufgrund der unberücksichtigten Begleitfaktoren wie z. B. Hautbewegungen) sorgfältig umgegangen werden.

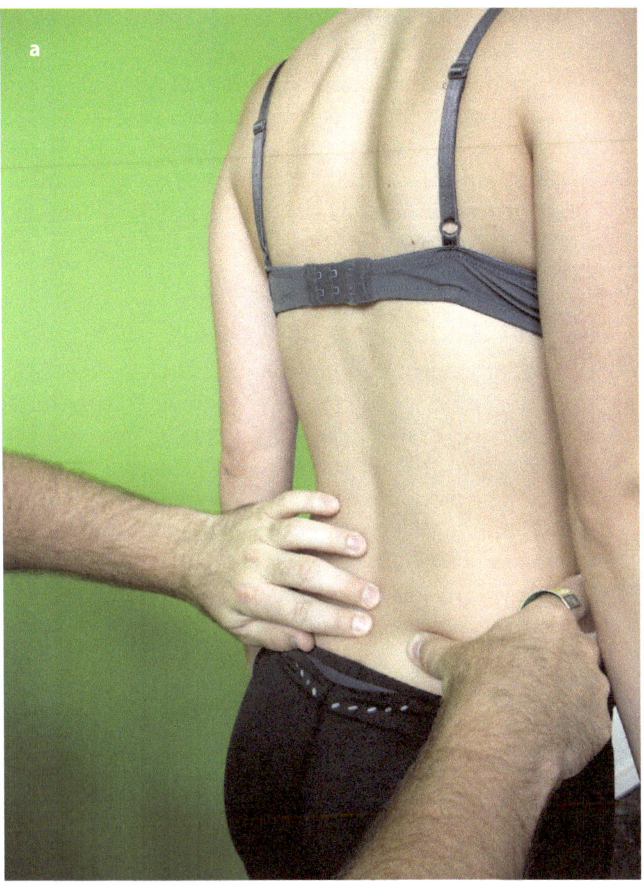
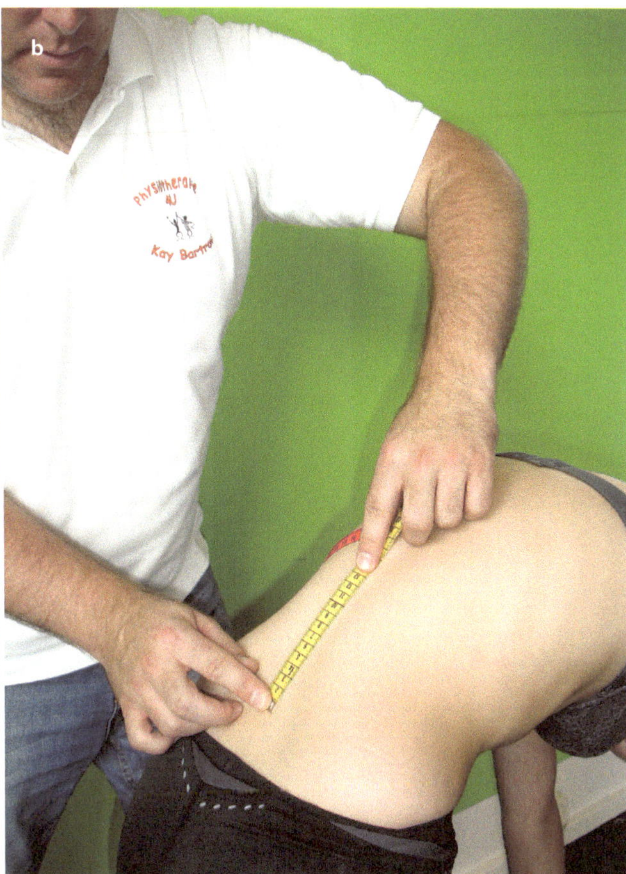

Abb. 10.7 **a,b Schober-Zeichen.** **a** Lokalisieren von S1, **b** Messung

10.2 Umfangmessungen

Indikationen

Eine Umfangmessung gibt **strukturelle** und **funktionelle Anhaltspunkte**:

- Strukturell kann ein Umfangmaß helfen, die Gewebe in einem bestimmten Körperareal in Bezug auf **Schwellung** oder **Muskelatrophie** zu beurteilen. Der Therapeut erhält einen direkten Hinweis zum Zustand des untersuchten Gewebes und kann diesen Wert mit der kontralateralen Körperseite vergleichen.
- Unter dem funktionellen Aspekt lassen sich Zusammenhänge zwischen Umfang und **Wundheilungsverlauf** herstellen.

Zu einer Wundheilung gehören die Wundheilungsphasen, besonders die Entzündungsphase und die Beurteilung des Entzündungsverlaufs spielen eine große Rolle.

Während einer Entzündungsphase zeigt das betroffene Gewebe spezielle Entzündungszeichen (Kardinalsymptome: Calor, Rubor, Dolor, Tumor und Functio laesa). Davon eignet sich die **Schwellung** (Tumor) hervorragend für die Beurteilung der Heilungstendenz, die mit einer einfachen Umfangmessung beurteilt werden kann: Bei einer akuten Entzündung ist eine Schwellung der verletzten Gewebe physiologisch. Der Umstand, dass die Schwellung bei einem physiologischen Entzündungsverlauf stets geringer wird, ist ebenfalls als normal anzusehen. So spricht eine sich permanent reduzierende Schwellung für einen normalen (physiologischen) Wundheilungsverlauf mit steter Entzündungsreduktion.

In Tab. 10.1 sind die Indikationen für eine Umfangmessung zusammengefasst.

Praktische Vorgehensweise

Umfangmessungen können nach **zwei Gesichtspunkten** ausgewählt und durchgeführt werden.

Zum einen existieren sog. **Standardmessungen**, die stets an derselben Stelle durchgeführt werden, z. B.

- Bizepsumfang an der größten Ausdehnungsstelle des M. biceps brachii,
- Oberarmumfang 15 cm oberhalb des Epicondylus lateralis humeri,
- Unterarmumfang 10 cm unterhalb des Epicondylus lateralis humeri etc.

Dieses Vorgehen hat den großen **Nachteil**, dass die individuelle Patientenproblematik komplett ignoriert wird. Nicht bei jedem Menschen ist es sinnvoll, den Oberschenkelumfang exakt 15 cm oberhalb des lateralen Gelenkspalts zu messen, es sei denn, der Untersucher ist Schneider und fertigt einen Maßanzug für den Patienten an, oder der Patient hat exakt an dieser Stelle eine Schwellung oder eine Muskelatrophie.

Tab. 10.1 Indikationen für eine Umfangmessung

Indikation	Mögliche Ursachen
Schwellung im Weichteilgewebe oder im Gelenk	Akutes Trauma Entzündung (akut oder chronisch) Entzündlich-rheumatische Erkrankung (auch Weichteilrheumatismus, Fibromyalgie) Z. n. Operation Störungen im lymphatischen System
Atrophie von Muskelmasse	Längere Immobilisation durch OP, Verletzung oder Erkrankung Muskelerkrankungen Neurale Störungen (z. B. BSV)
Beurteilung eines Wundheilungsverlaufs	Durch eine Verletzung ausgelöste Entzündungsreaktion verursacht eine Gewebeschwellung im Verletzungsgebiet Reduktion der Gewebeschwellung und damit der Entzündungszeichen, kann durch eine Umfangmessung beurteilt werden

10

> **Fixe Umfangmessungen haben lediglich einen beschreibenden Charakter, d. h., sie beschreiben einfach nur den momentanen Umfangstatus der gemessenen Extremität.**

Zum anderen kann eine Umfangmessung nach **funktionellen/praktischen Kriterien** durchgeführt werden: Die Messung wird direkt an der Stelle durchgeführt, an der eine **Umfangänderung** (Schwellung oder Atrophie) **auffällig** ist. Die Stelle, an der der Umfang gemessen wird, sollte möglichst exakt benannt werden, um einen Seitenvergleich durchführen zu können. Dafür sucht der Untersucher einen markanten Orientierungspunkt (knöchernen Referenzpunkt), von dem aus der Abstand zum Ort der größten Schwellung gemessen werden kann.

Standardisierte Umfangmessungen: Obere Extremität (Abb. 10.8)

Beispielhaft werden Umfangmessungen der oberen Extremität beschrieben.

Oberarmumfang (Abb. 10.8a)

Der klassische Oberarmumfang wird in der Literatur meist mit der Maßangabe „Abstand zum lateralen Humerusepikondylus" angegeben. Vom Epicondylus lateralis humeri ausgehend wird eine Strecke von 15 cm nach proximal gemessen. An dieser Stelle wird dann das Maßband um den Oberarm gelegt und der Umfangwert entsprechend abgelesen.

Ellenbogengelenkumfang (Abb. 10.8b)

Der Umfang des Ellenbogengelenks wird direkt über den Epikondylen (Epicondylus lateralis und medialis) gemessen. Dies kann bei lokalen Gelenkschwellungen oder Bursitiden sinnvoll sein.

Maximaler/minimaler Unterarmumfang (Abb. 10.8c)

Umfangmaße am Unterarm werden eingeteilt in:
- **Maximaler Unterarmumfang:** Wird an der Stelle mit dem optisch größten Umfangmaß gemessen (dort, wo der Unterarm am „dicksten" erscheint).
- **Minimaler Unterarmumfang:** Wird an der Stelle mit dem geringsten Umfang (meist in der Nähe des Handgelenks) gemessen.

Handgelenkumfang (Abb. 10.8d)

Der Handgelenkumfang wird direkt zwischen den Procc. styloideus radii et ulnae und der proximalen Handwurzelreihe gemessen. Knapp proximal der beiden Processus wird auch der minimale Handgelenkumfang gemessen.

Problemorientierte Umfangmessungen: Oberschenkelumfang (Abb. 10.9)

Beispielhaft wird eine Umfangmessung bei **Atrophie des M. quadriceps vastus medialis** beschrieben.

Vorbereitung (Abb. 10.9a)

Um eine Umfangmessung im Seitenvergleich durchführen zu können, muss an beiden Körperseiten dieselbe anatomische Stelle lokalisiert werden. Dazu wird ein knöcherner Orientierungspunkt benötigt, da knöcherne Referenzpunkte sehr sicher gefunden werden können und daher für beide Umfangmessungen (rechts und links) annähernd dieselben Vorbedingungen herrschen. In Abb. 10.9a wird der laterale Kniegelenkspalt als Orientierungspunkt genommen. Von diesem Punkt aus wird eine Strecke nach proximal abgemessen, die an der Verletzungsstelle endet, um dann genau dort die Umfangmessung durchzuführen.

Umfangmessung (Abb. 10.9b)

Die Messung des Umfangs an der Stelle mit der am deutlichsten sichtbaren Muskelatrophie ist dann ein einfaches Unterfangen. Das Maßband wird zirkulär um die Extremität angelegt, das Umfangmaß wird abgelesen und im Befundbogen dokumentiert.

Unterschenkelumfang (Abb. 10.10): Vorbereitung (Abb. 10.10a)

Am Unterschenkel ist es dasselbe Vorgehen: Die Stelle mit der deutlichsten Schwellung oder Muskelatrophie wird lokalisiert. Dann wird der Abstand von der zu messenden Stelle zu einem markanten (bestenfalls) knöchernen Orientierungspunkt gemessen, um einen sicheren Seitenvergleich anstellen zu können.

Umfangmessung (Abb. 10.10b)

Das endgültige Messen des Umfangs ist nach diesen Vorarbeiten kein Problem mehr. Nach dem zirkulären Anlegen des Maßbands wird der Umfangwert abgelesen und im Befund dokumentiert. Dieser Wert steht als Referenzwert für den Wiederbefund nach einigen Behandlungssitzungen: zum Vergleich und zur Feststellung der erreichten Veränderungen.

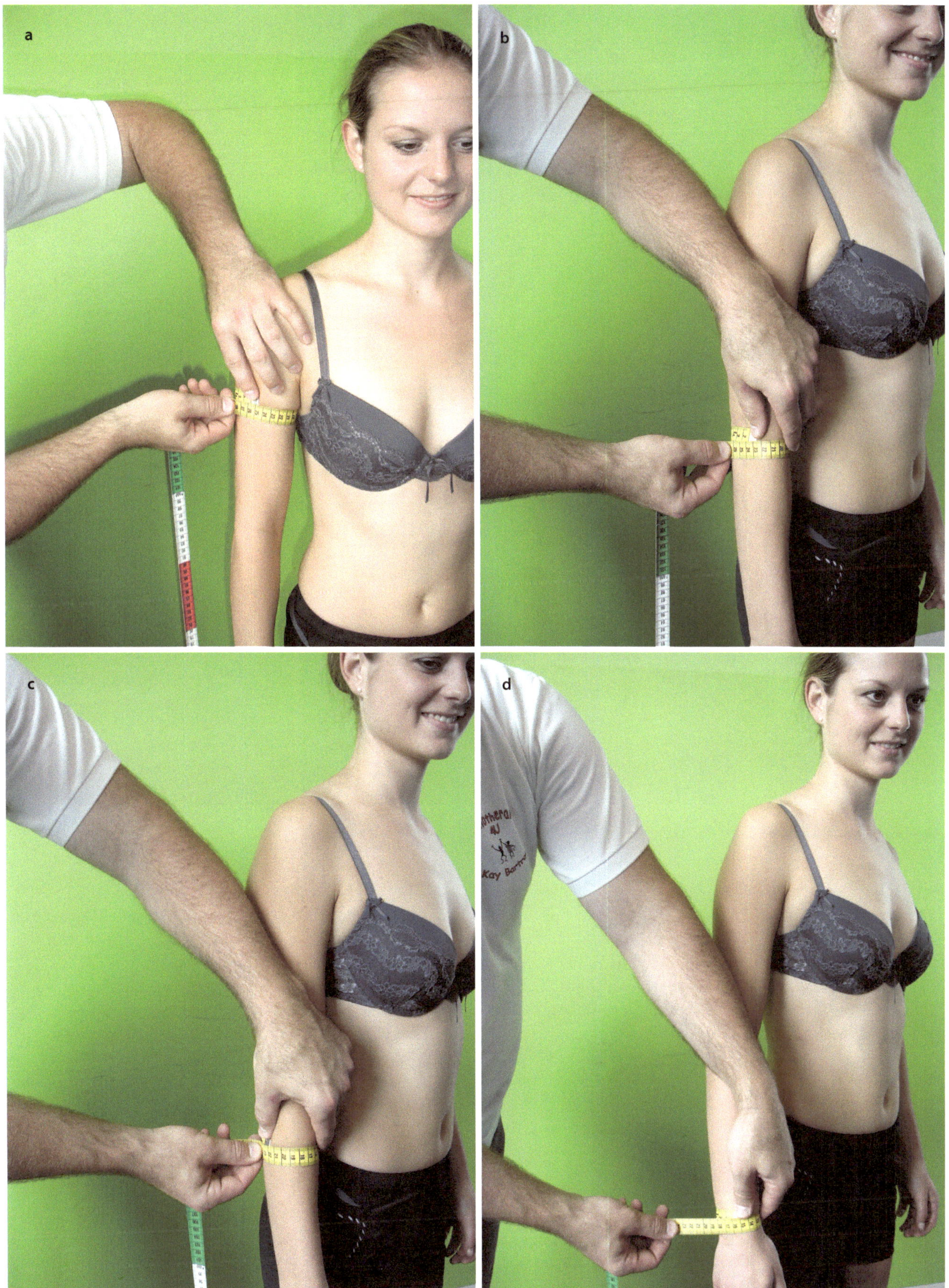

Abb. 10.8 **a–d Umfangmessungen am Arm.** **a** Oberarmumfang, **b** Ellenbogengelenkumfang, **c** maximaler/minimaler Unterarmumfang, **d** Handgelenkumfang

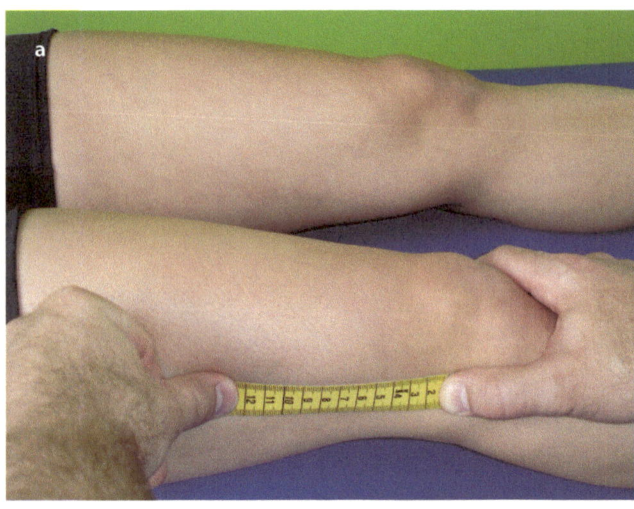
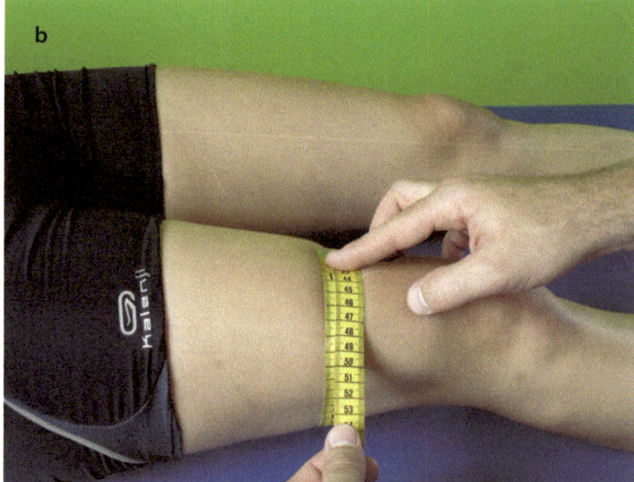

Abb. 10.9 a,b **Messen des Oberschenkelumfangs.** **a** Vorbereitung, **b** Messung

10

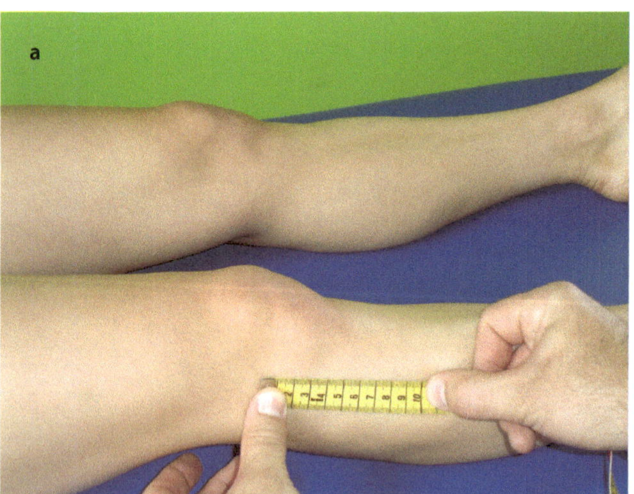
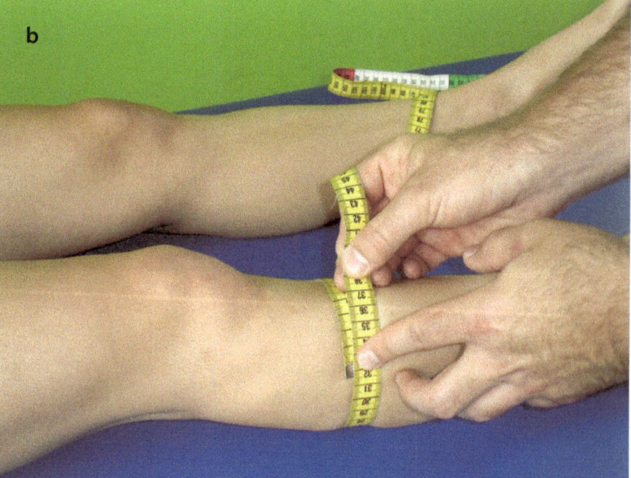

Abb. 10.10 a,b **Messen des Unterschenkelumfangs.** **a** Vorbereitung, **b** Messung

Fußumfang: Fersenmaß

Wichtiger anatomischer Fixpunkt ist die Ferse (Kalkaneus). Die gemessene Strecke gibt Aussage über das Volumen des oberen und unteren Sprunggelenks. Für das Fersenmaß wird das Maßband zirkulär vom Kalkaneus über den Fußrücken angelegt, der Umfang in cm gemessen und mit der Gegenseite verglichen.

Ristmaß

Das Ristmaß versteht sich als Umfangmessung der Fußwurzelregion. Das Maßband wird zirkulär vom Os naviculare über die Fußsohle angelegt. Der Umfangwert beschreibt eine evtl. Volumenänderung der Fußwurzelregion.

Ballenmaß

Über das Ballenmaß werden Volumenänderungen des Mittelfußbereichs angezeigt. Das Maßband wird um die Grundgelenke der Metatarsalen I+V angelegt.

Figure-of-Eight-Messung für Hand und Fuß

Die Beurteilung einer **Schwellung** ist an Gelenkkomplexen, die sich aus vielen kleinen Gelenken zusammensetzen – wie z. B. dem Hand- oder Fußkomplex –

- einerseits sehr wichtig für die weitere Behandlungsplanung,
- andererseits auch recht kniffelig, da der Umfang häufig nicht einem einzigen Gelenk zugeordnet werden kann.

Daher würde eine einfache Umfangmessung mit zirkulärem Anlegen des Maßbands nur einen Teil der Problematik erfassen.

> **Mit der Messmethode Figure of Eight können Umfangmaße an komplexen Gelenkstrukturen wie Hand oder Fuß als Ganzes dargestellt werden.**

Zudem ist die Messmethode bestens zur Beurteilung des Wundheilungsverlaufs nach Hand- oder Fußverletzungen geeignet, und sie ergänzt das physiotherapeutische Befundspektrum.

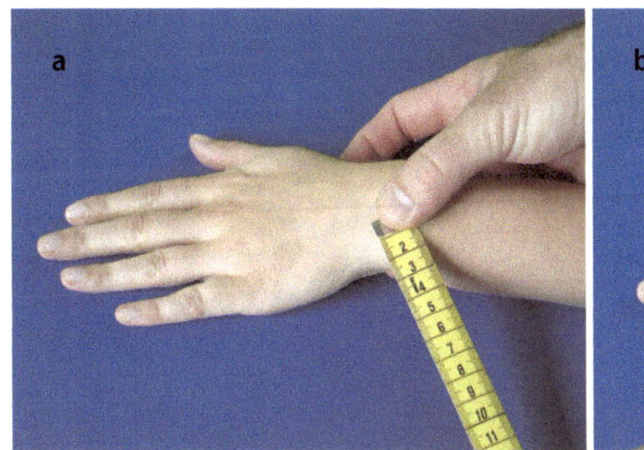
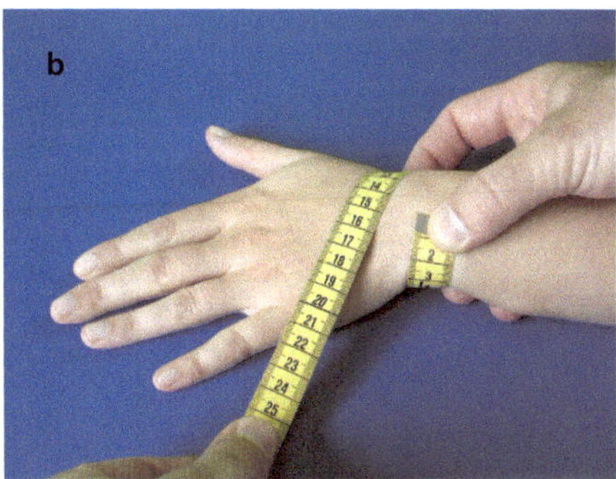
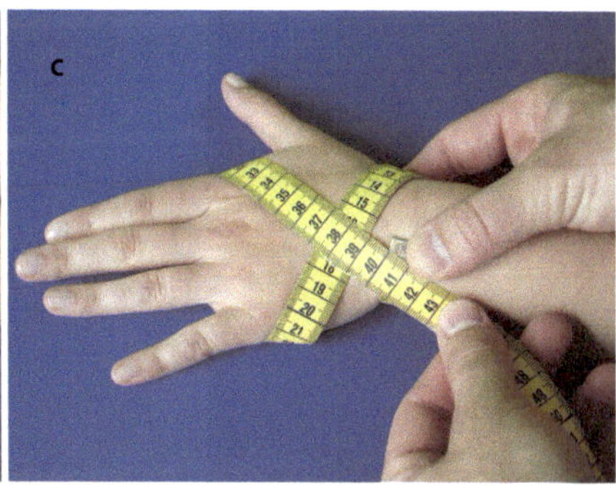

Abb. 10.11 a–c **Figure of Eight des Handkomplexes.** **a** Hand 1, **b** Hand 2, **c** Hand 3

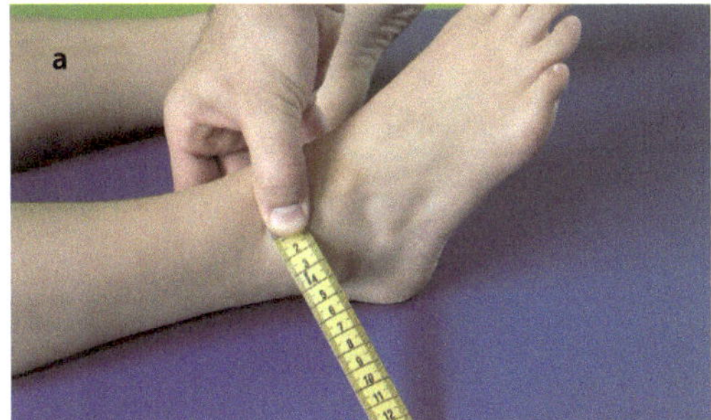
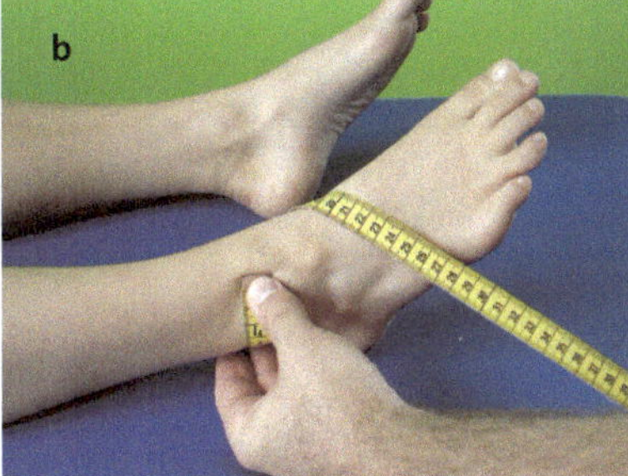
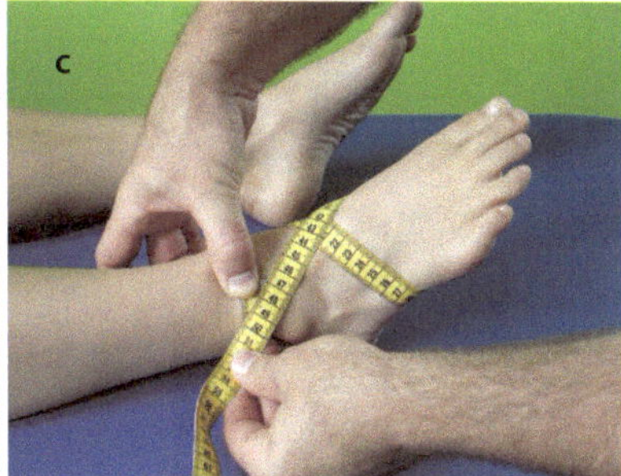

Abb. 10.12 a–c **Figure of Eight des Fußkomplexes.** **a** Fuß 1, **b** Fuß 2, **c** Fuß 3

Figure of Eight des Handkomplexes (Abb. 10.11)

- **Hand 1:** Startpunkt der Messung an der Hand ist der Proc. styloideus ulnae. Der Patient hat den Unterarm in pronierter Stellung auf der Behandlungsbank abgelegt (Abb. 10.11a).
- **Hand 2:** Das Maßband wird weiterlaufend über den Proc. styloideus radii auf den Handrücken gelegt. Quer über den Handrücken geht es dann bis zum Metakarpophalangealgelenk V (MCP V) (Abb. 10.11b).
- **Hand 3:** Vom MCP V wird das Maßband weiterlaufend über die Handinnenfläche bis zum MCP II angelegt, um wieder auf den Handrücken zu kommen. Weiter läuft es quer über den Handrücken zurück zum Ausgangspunkt der Messung (Abb. 10.11c).

Das cm-Streckenmaß mit wird dem der kontralateralen Hand verglichen.

Figure of Eight des Fußkomplexes (Abb. 10.12)

- **Fuß 1:** Die Messung am Fußkomplex startet an der Außenseite zwischen Malleolus lateralis und Sehne des M. tibialis anterior. Von dort wird das Maßband weiterlaufend an der medialen Fußseite entlang unter der Fußsohle angelegt (Abb. 10.12a).
- **Fuß 2:** Weiter geht es über den lateralen Fußrand, am Os metatarsale V quer über den Fußrücken (Abb. 10.12b).
- **Fuß 3:** Vom Fußrücken wird das Maßband weiterlaufend zum Malleolus medialis angelegt, geht um den dorsalen Unterschenkel herum und zurück zum Ausgangspunkt der Messung (Abb. 10.12c).

Das „Umlegen" des Maßbands beschreibt eine **Achterfigur**; Ergebnis ist eine Umfangmessung des gesamten Fußes. Bewertet wird die cm-Strecke im Seitenvergleich.

Dokumentation der Umfangmessung

Die Messwerte der Umfangmessung können in Messbefundbögen jeweils für die obere und untere Extremität eingetragen werden (Abb. 10.13 und 10.14).

10.3 Winkelmessungen

> Die manuelle Winkelmessung ist eine standardisierte Ergebnismessung in der Physiotherapie, um die quantitative aktive Mobilität der peripheren Gelenke zu erfassen.

Manuelle Winkelmessung

Die Messung der aktiven Bewegungsamplitude erfolgt mittels **Winkelmesser** (Goniometer) und wird vorzugsweise von Neutral Null-Position ausgehend durchgeführt. Die **Neutral-Null-Position** ist eine standardisierte Ausgangsstellung für die Messung der Mobilitätswerte der peripheren

Abb. 10.13 Befundbogen: Umfangmessung der oberen Extremität

	Rechts	Links
Höhe des Deltoideus		
Bizepsumfang		
Oberhalb der Kondylen		
Ellenbogenumfang		
Minimaler Unterarmumfang		
Maximaler Unterarmumfang		
Handgelenkumfang		
Mittelhandumfang		
Fingerumfang:		
Finger I		
Finger II		
Finger III		
Finger IV		
Finger V		
Fingergelenkumfang		
Finger I: prox./dist.		
Finger II: prox/dist		
Finger III: prox./dist		
Finger IV: prox/dist		
Finger V: prox/dist		
Figure of Eight Handkomplex		

Abb. 10.14 Befundbogen: Umfangmessung der unteren Extremität

	Rechts	Links
Oberschenkelumfang (15 cm oberhalb des Gelenkspalts)		
Minimaler Unterschenkelumfang		
Maximaler Unterschenkelumfang		
Fersenmaß		
Ristmaß		
Ballenmaß		
Figure of Eight Fußkomplex		

Gelenke. Sie ist folgendermaßen definiert: Patient steht im aufrechten Stand, Füße parallel gestellt. Die Arme hängen seitlich am Körper, und die Daumen zeigen nach ventral (▶ Kap. 5).

Der **Drehpunkt** des Goniometers wird auf der Bewegungsachse des jeweiligen Gelenks positioniert:

- Der **fixe Schenkel** des Winkelmessers wird am festen Gelenkpartner des bewegten Gelenks ausgerichtet und fixiert. Dieser Schenkel sollte sich bei der Gelenkbewegung (während sich der mobile Schenkel des Winkelmessers bewegt) **nicht mitbewegen**.
- Der **mobile Schenkel** des Winkelmessers wird am mobilen Gelenkpartner angelegt und durch das gesamte aktive Bewegungsausmaß **mitbewegt**.

An der Skalierung in der Mitte kann das Bewegungsausmaß (in Winkelgraden) abgelesen werden (Abb. 10.15).

Die Winkelmessung mit dem Goniometer ist das **praktikabelste Messverfahren** zur Mobilitätsmessung am Patienten. Die Methode ist einfach zu erlernen und mit geringem Zeitaufwand und leicht durchführbar. Allerdings gibt es auch Kritikpunkte: Die Skalierung auf dem Messring ist mit 2° pro

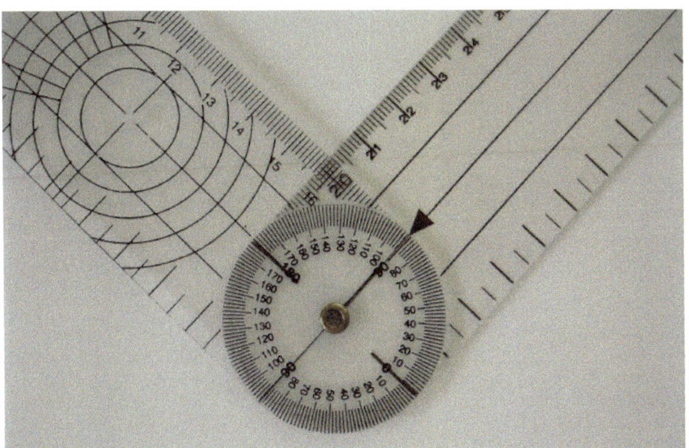

Abb. 10.15 Goniometer

Markierungsstrich recht grob gerastert und die Anlage des Drehpunkts am Patienten birgt einige Schwierigkeiten – der Faktor „Untersucher" schlägt ebenfalls mit Ungenauigkeiten zu Buche. So kann das Messergebnis als nicht 100 %ig exakt bezeichnet werden. Doch trotz dieser Ungenauigkeiten ist die Winkelmessung ein wichtiger Bestandteil der physiotherapeutischen Diagnostik, und das Messverfahren mit dem Goniometer ist momentan die bestmögliche Lösung (zwischen Ökonomie und Ergebnis) für die tägliche Praxis.

> Besonders gut lassen sich größere Mobilitätsveränderungen erfassen. Kleine Veränderungen, im Bereich von 2–5°, sind mit dem Standardgoniometer eher schlecht zu messen. Dazu ist die Methode zu grob.

In ► Übersicht 10.1 sind Regeln zusammengefasst, die bei der manuellen Winkelmessung von aktiven Bewegungen beachtet werden sollten.

Übersicht 10.1. Regeln für die manuelle Winkelmessung

- Winkelmessung stets im **Seitenvergleich** durchführen.
- Die **nicht betroffene Seite zuerst** messen, um einen Eindruck der normalen Mobilität des Patienten zu bekommen.
- Vor der Messung die **Referenzpunkte** zur Anlage der Schenkel **exakt palpieren** und lokalisieren.
- Den **fixen Schenkel** am proximalen Gelenkpartner fixieren und während der gesamten Messung (der aktiven Bewegung des Patienten) halten.
- Den **mobilen Schenkel** mit dem bewegenden Gelenkpartner bis ans Bewegungsende bewegen.

▪ Messen der aktiven Bewegungsausmaße der oberen Extremität

> Die Dokumentation der Bewegungsausmaße erfolgt grundsätzlich nach der Neutral-Null-Methode.

▪▪ Schultergelenk (Abb. 10.16)

Die aktiven Schultergelenkbewegungen können im **Stand** gemessen werden.

▪▪ Schulterflexion (Abb. 10.16a)

Die glenohumerale Flexion wird mit dem Drehpunkt zwischen Skapula (Cavitas glenoidalis) und Humeruskopf durchgeführt. Die Bewegungsachse für Flexions-Extensions-Bewegungen verläuft quer durch beide Schultern und den Schultergürtel. Der fixe Schenkel wird an der Skapula oder am Rumpf des Patienten (an dem die Skapula aufliegen sollte) ausgerichtet. Der mobile Schenkel läuft in die Bewegungsrichtung mit dem Humerus bis an das aktive Bewegungsende mit.

Der Wert der durchlaufenen Winkelgrade wird abgelesen und für die Dokumentation von Therapie und Behandlungsverlauf notiert.

▪▪ Schulterextension (Abb. 10.16b)

Für die Messung der Schulterextension bleiben der Drehpunkt und das Anlegen der Schenkel gleich. Der mobile Schenkel läuft nun lediglich bis an das aktive Bewegungsende der Extension mit.

Dokumentation → Flex/Ext: 180/0/50°

▪▪ Schulterabduktion (Abb. 10.16c)

Für die Schulterabduktion verläuft die Bewegungsachse von posterior nach anterior durch das Schultergelenk. Für die Messung wird der Winkelmesser von dorsal auf den Drehpunkt gelegt. Der fixe Schenkel orientiert sich am Rumpf (an der Skapula) des Patienten, während der mobile Schenkel die aktive Abduktion misst und bis in die Endposition mitläuft.

▪▪ Schulteradduktion (Abb. 10.16d, e)

Für die Messung der Adduktionsamplitude hat der Untersucher prinzipiell zwei Möglichkeiten. Da die **direkte Adduktion** stets vom Rumpf blockiert wird, muss der Arm entweder nach ventral (beinhaltet Schulterflexion als zusätzliche Bewegungskomponente) oder nach dorsal (beinhaltet eine Schulterextension als zusätzliche Bewegungskomponente, Abb. 10.16d) ausweichen. Die Bewegungsachse bleibt dieselbe wie bei der Schulterabduktion, und der mobile Schenkel verfolgt die Bewegung des Humerus bis zum Ende der aktiven Adduktion.

Alternativ kann die **horizontale Adduktion** gemessen werden. Die Bewegungsachse und somit auch die Anlage des Winkelmessers variiert wie in Abb. 10.16e dargestellt.

Dokumentation → Abd/Add: 180/0/30°

▪▪ Schulter: Rotationsachse (Abb. 10.16f)

Die Rotationsbewegungen des Schultergelenks können in verschiedenen Ausgangsstellungen gemessen werden. In den Abb. 10.16f-h ist die Ausgangsposition in 90° Abduktion dargestellt.

▪▪ Schulteraußenrotation (Abb. 10.16g)

Die Außenrotation wird in 90°-Abduktionsstellung gemessen. Drehpunkt und fixer Schenkel des Winkelmessers bleiben bestehen, der mobile Schenkel läuft mit dem Unterschenkel bis an das aktive Bewegungsende der Außenrotation.

10

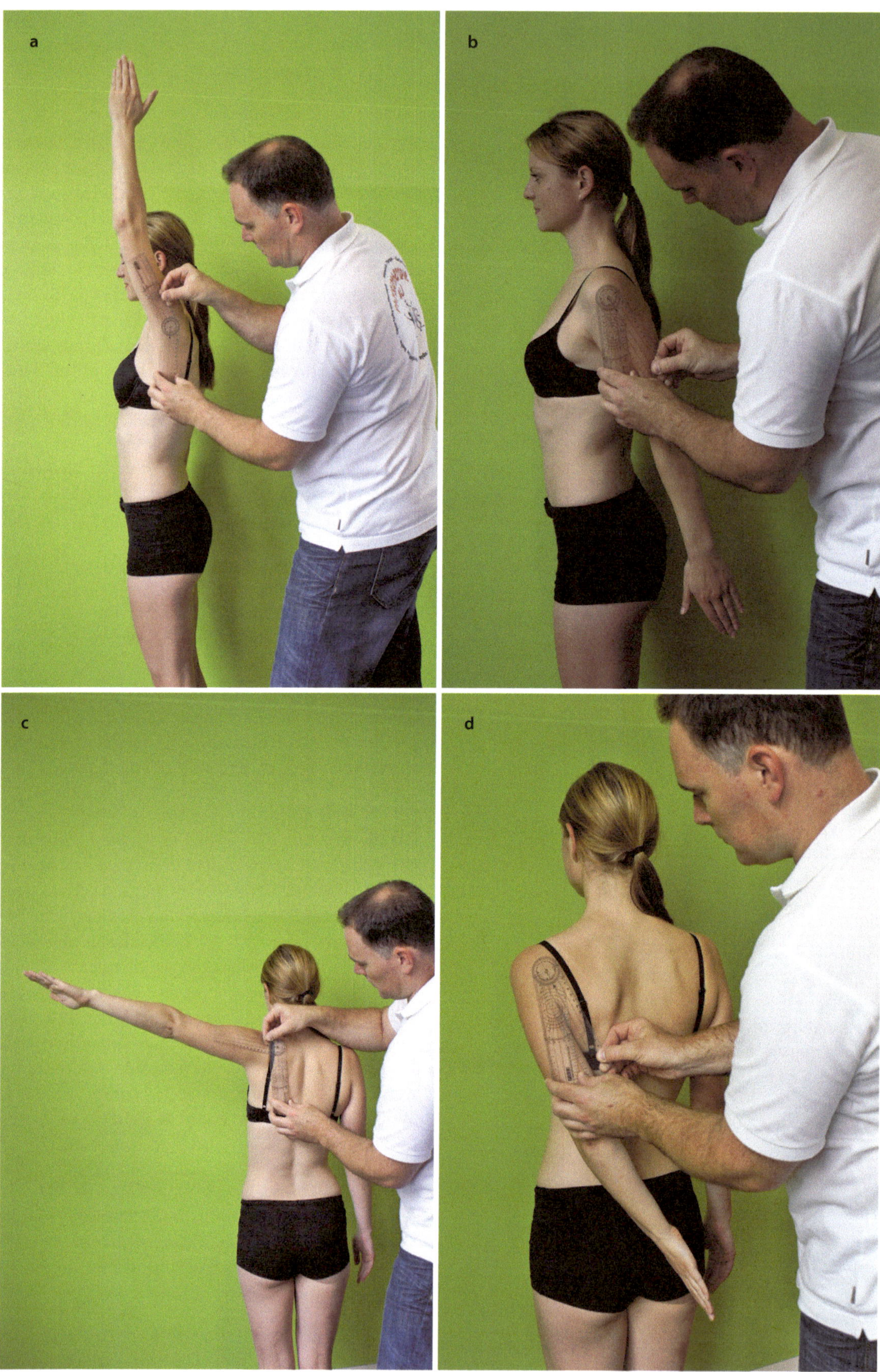

Abb. 10.16 a–h Winkelmessung der Schulterbewegungen. **a** Flexion, **b** Extension, **c** Abduktion, **d** Adduktion, **e** horizontale Adduktion, **f** Rotationsachse, **g** Außenrotation, **h** Innenrotation

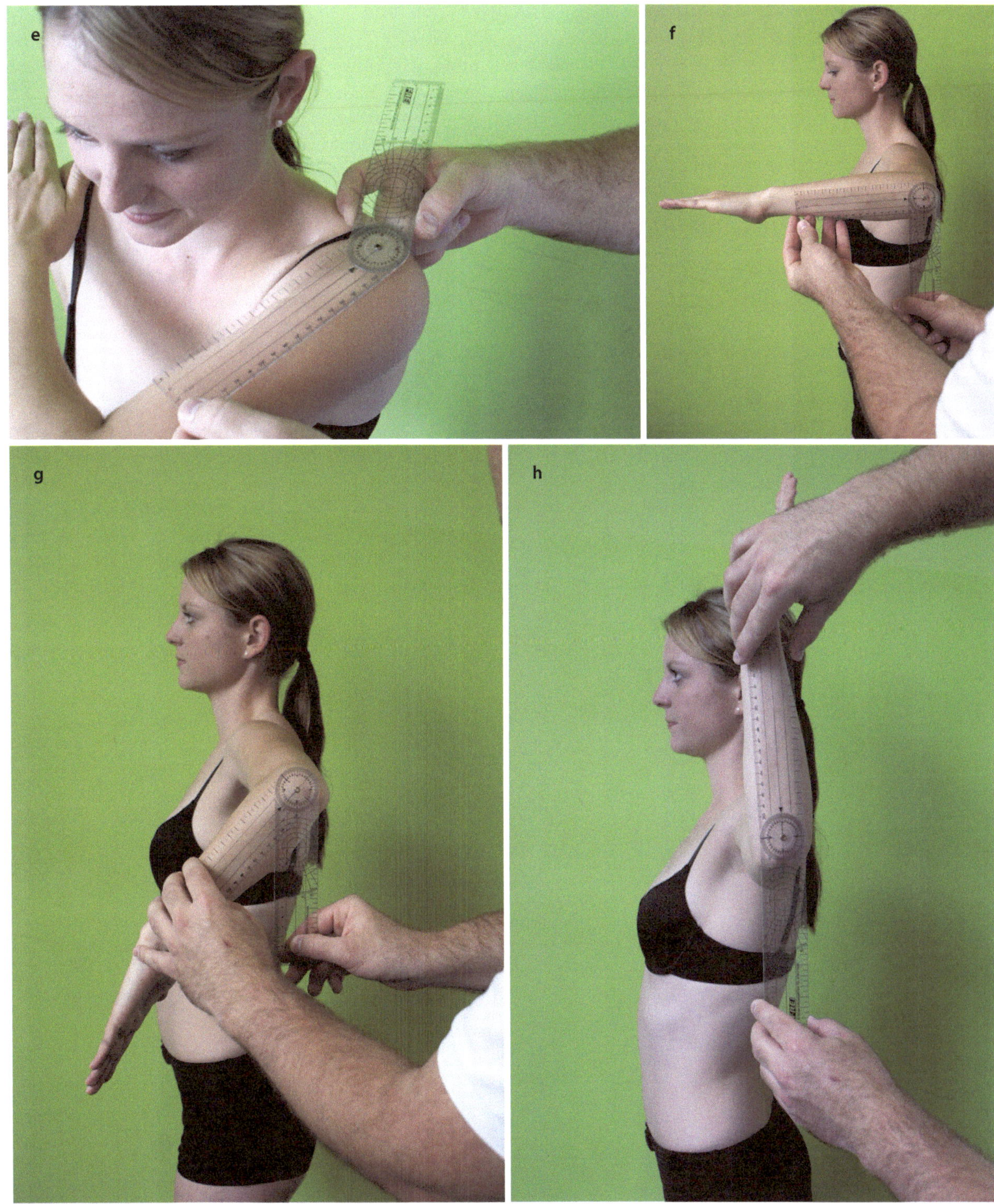

Abb. 10.16 (Fortsetzung)

▪▪ Schulterinnenrotation (◘ Abb. 10.16h)

Der Winkelmesser wird auf der Bewegungsachse platziert, der fixe Schenkel bleibt am Rumpf orientiert, und der mobile Schenkel läuft mit dem Unterarm in die Schulterinnenrotation.

Dokumentation → AR/IR: 90/0/70°

▪▪ Ellenbogen (◘ Abb. 10.17)

Die aktiven Bewegungen des Ellenbogens können im **Stand** gemessen werden.

▪▪ Ellenbogenextension (◘ Abb. 10.17a)

Für die Ellenbogenextension verläuft die Bewegungsachse transversal durch das Ellenbogengelenk. Der Winkelmesser wird wie in ◘ Abb. 10.17 angelegt. Der fixe Schenkel bleibt während der aktiven Ellenbogenstreckung am Oberarm, während der mobile Schenkel mit dem Unterarm die Ellenbogenextension vollzieht.

▪▪ Ellenbogenflexion (◘ Abb. 10.17b)

Die Messung der aktiven Ellenbogenflexion wird mit gleichbleibender Anlage des Winkelmessers (Drehpunkt, fixer und mobiler Schenkel) durchgeführt.

10 **Dokumentation → Flex/Ext: 140/0/5°**

▪▪ Unterarm

Es ist nicht möglich, die **Pro-** bzw. **Supinationsbewegung** des Unterarms objektiv mit dem Goniometer zu messen, da weder eine Bewegungsachse noch eine Einteilung in proximalen und distalen Gelenkpartner festgelegt bzw. lokalisiert werden kann. Die Bewegung verteilt sich auf die Gelenke des Ellenbogen- (proximales Radioulnargelenk, Radiohumeralgelenk) und Handkomplexes (distales Radioulnargelenk, Radiokarpalgelenk). Wenn derart viele Gelenke an einer Bewegung beteiligt sind, ist eine valide Messung der Mobilität nicht möglich. Eine optische Untersuchung und das Schätzen des Bewegungsumfangs bringt für diese Bewegungsrichtungen denselben Erfolg.

▪▪ Hand (◘ Abb. 10.18): Dorsalextension der Hand (◘ Abb. 10.18a)

Der Drehpunkt und damit die Bewegungsachse verlaufen transversal durch das Handgelenk. Proximaler und damit fester Gelenkpartner ist der Unterarm, dem der fixe Schenkel des Winkelmessers anliegt. Der mobile Schenkel geht mit der Bewegung des distalen Gelenkpartners, der Hand, bis ans aktive Bewegungsende mit.

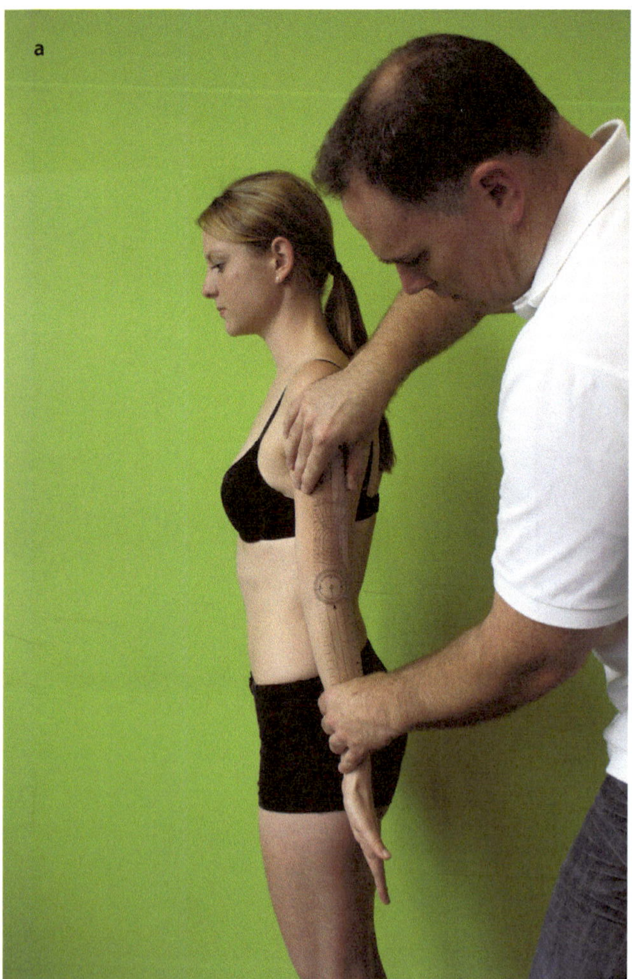

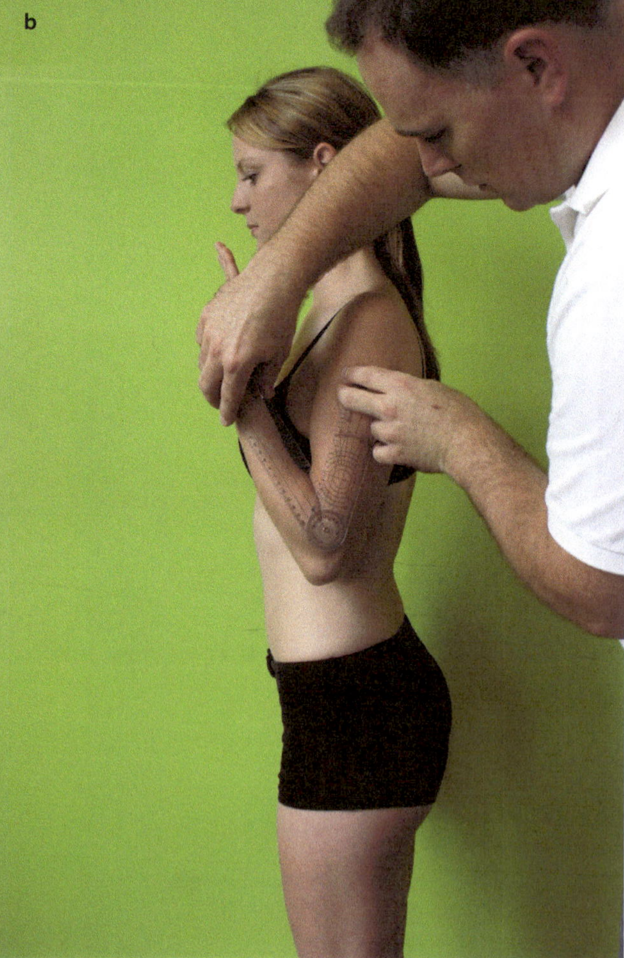

◘ **Abb. 10.17** **a,b Winkelmessung der Ellenbogenbewegungen. a** Flexion, **b** Extension

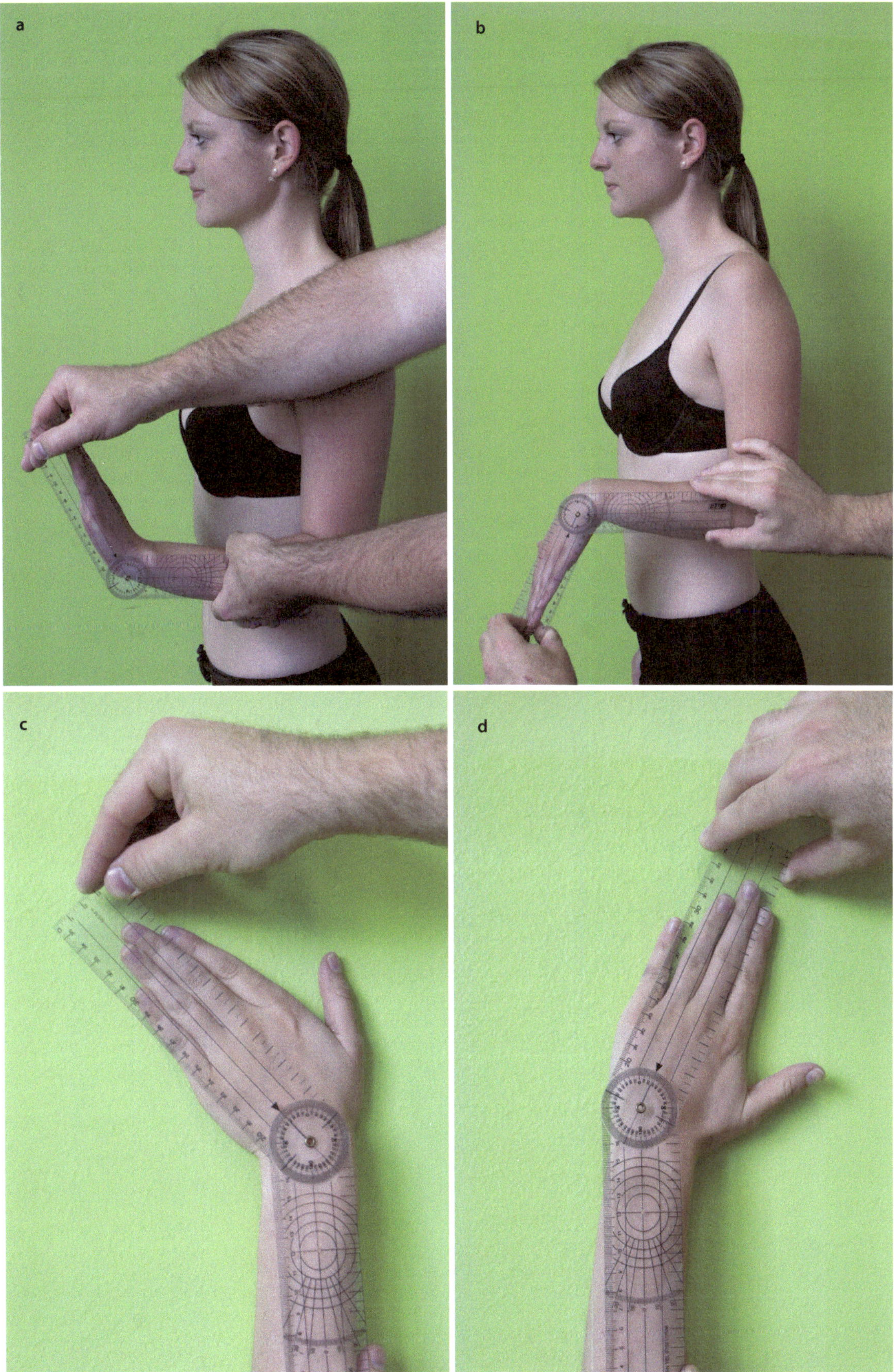

Abb. 10.18 **a–d Winkelmessung der Handbewegungen.** **a** Dorsalextension, **b** Palmarflektion, **c** Ulnarabduktion, **d** Radialabduktion

▪▪ Palmarflexion der Hand (◘ Abb. 10.18b)

Für die Messung der Palmarflexion gelten dieselben Ausgangsbedingungen; Bewegungsachse, mobiler und fixer Gelenkpartner sind gleich bleibend.

Dokumentation → D'ext/P'flex: 80/0/60°.

▪▪ Ulnarabduktion der Hand (◘ Abb. 10.18c)

Für die ulnare Abduktionsbewegung des Handgelenks verläuft die Bewegungsachse dorsal vom Handrücken nach ventral zur Handinnenfläche. Auf diese Bewegungsachse wird der Winkelmesser platziert. Der fixe Schenkel bleibt während der Bewegung am Unterarm des Patienten fixiert, der mobile Schenkel geht mit in die endgradige aktive Bewegung.

▪▪ Radialabduktion der Hand (◘ Abb. 10.18d)

Der Bewegungsausschlag der radialen Abduktion kann direkt im Anschluss an die ulnare Abduktionsbewegung gemessen werden, ohne die Bewegungsachse zu verändern. Der mobile Schenkel wird einfach über die Nullstellung hinaus in die Endposition der radialen Abduktionsbewegung weiterbewegt.

Dokumentation → U'abd/R'abd: 30/0/10°

▪ Messen der aktiven Bewegungsausmaße der unteren Extremität

Für die Winkelmessungen der unteren Extremität hat sich die **Rückenlage** als sehr praktikable Ausgangsstellung bewährt. Im Stand ist es für viele Patienten recht schwierig, während der aktiven Bewegung das Gleichgewicht zu halten und sich gleichzeitig auf eine qualitativ hochwertige Bewegungsausführung zu konzentrieren. In Rückenlage kann sich der Patient, u. a. durch die größtmögliche Unterstützungsfläche, voll auf die Bewegung einlassen, und der Untersucher auf die Messung der Bewegungsamplitude.

> **Die Rückenlage gilt als Neutral-Null-Position, da lediglich die Körperposition im Raum verändert wird, die peripheren Gelenke jedoch bleiben im selben Haltungs- bzw. Positionsverhältnis zueinander.**

▪▪ Hüftgelenk (◘ Abb. 10.19): Hüftflexion (◘ Abb. 10.19a)

Für die quantitative Messung der Hüftflexion wird der Drehpunkt des Winkelmessers auf die Bewegungsachse für Flexions-Extensions-Bewegungen, die transversal durch

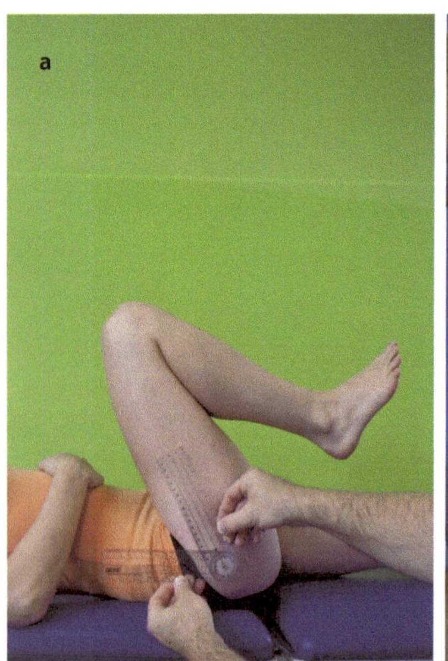

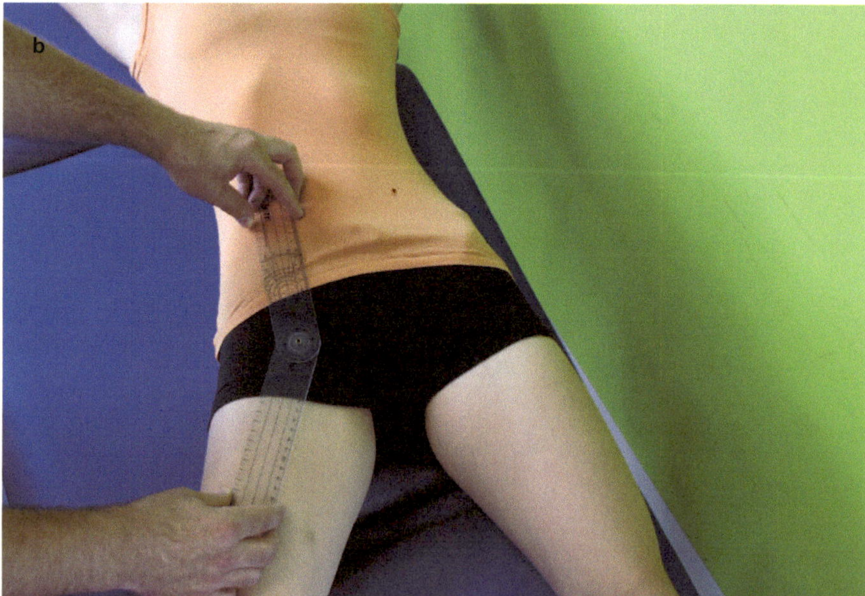

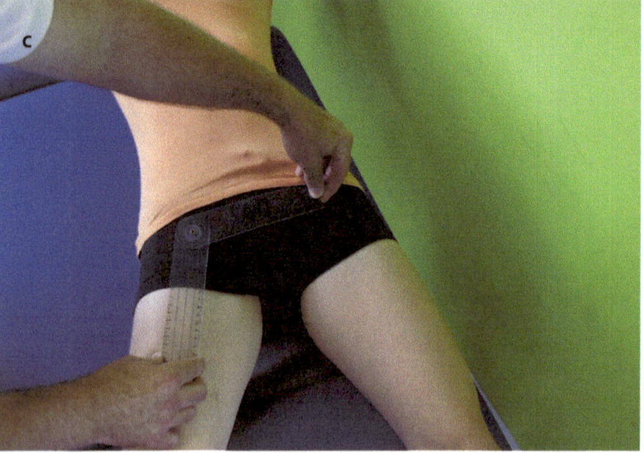

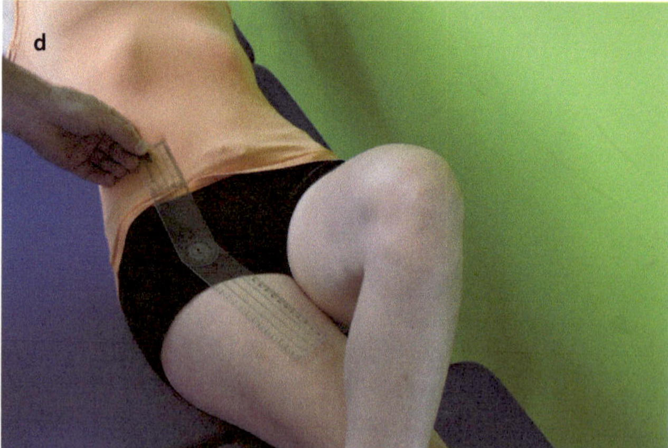

◘ **Abb. 10.19 a–g Winkelmessung der Hüftbewegungen. a** Flexion, **b, c** Abduktion, **d** Adduktion, **e** Außenrotation, **f** Innenrotation, **g** Extension

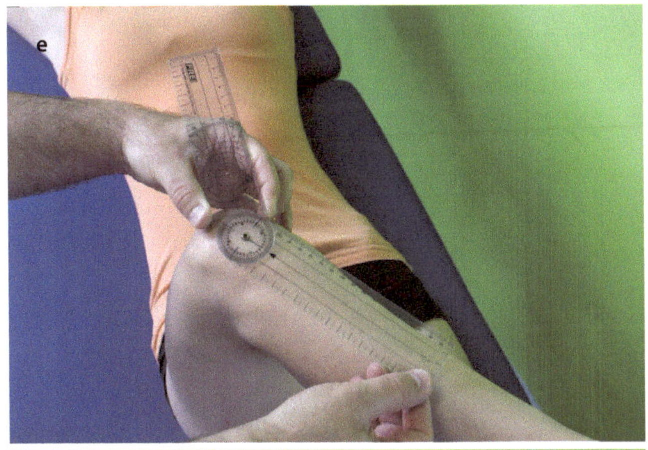

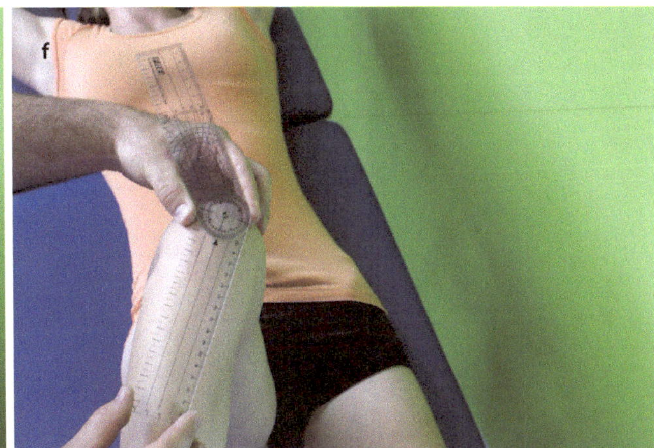

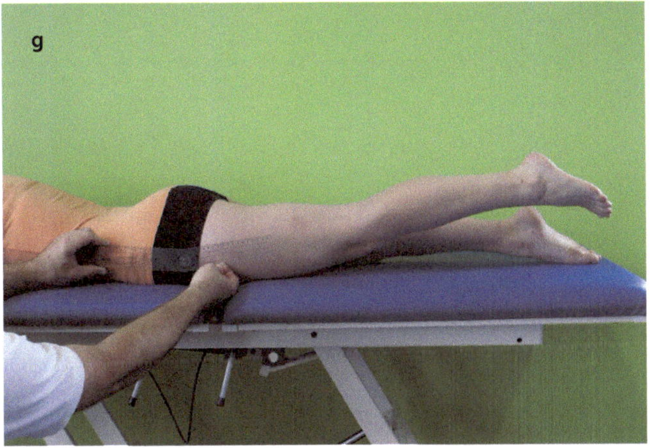

Abb. 10.19 (Fortsetzung)

beide Hüftgelenke verläuft, aufgelegt. Der fixe Schenkel wird am Rumpf des Patienten gehalten, und der mobile Schenkel läuft mit dem distalen Gelenkpartner (Femur) bis zum Endpunkt der aktiven Hüftflexion.

Da für die **Hüftextension** eine andere Ausgangsposition erforderlich ist (SL oder BL), sollte diese Bewegung entweder vor der Hüftflexion oder nach den anderen Bewegungen (Abd, Add, IR, AR) gemessen werden. Eine feste Prüfreihenfolge existiert nicht, sie ist vielmehr vom Untersucher an das Beschwerdebild des Patienten anzupassen.

Hüftabduktion (Abb. 10.19b, c)

Der fixe Schenkel des Winkelmessers bleibt für die Abduktion am Rumpf anliegen. Der mobile Schenkel bewegt sich mit dem Femur in die endgradige Abduktion. Die Bewegungsachse für Ab- und Adduktion der Hüfte verläuft von anterior nach posterior durch das Hüftgelenk.

Alternative Orientierung für den fixen Schenkel bieten die Beckenkämme oder die Spina iliaca anterior superior (SIAS). Für die Messung der Ab- und Adduktion kann der fixe Schenkel quer über das knöcherne Becken gelegt und gehalten werden (Abb. 10.19c).

Hüftadduktion (Abb. 10.19d)

Für die Messung der Adduktion wird der Winkelmesser gleich angelegt wie bei der Abduktion.

Dokumentation → Abd/Add: 45/0/25°

Hüftaußenrotation (Abb. 10.19e)

Die rotatorischen Bewegungen werden in Rückenlage bei 90° Hüft- und 90° Knieflexion durchgeführt und gemessen. Der fixe Schenkel orientiert sich am Rumpf oder alternativ an den SIAS quer über das Becken. Der mobile Schenkel folgt während der Bewegung dem Unterschenkel und misst die endgradig mögliche Rotationsbewegung. Bei der Außenrotation muss der Patient den Unterschenkel nach innen drehen.

Zu beachten ist, dass der **Oberschenkel** (= Bewegungsachse für die Rotationsbewegungen) **stabil** gehalten werden kann. Ansonsten muss der Untersucher korrigierend eingreifen.

Hüftinnenrotation (Abb. 10.19f)

Die Hüftinnenrotation wird in derselben Weise gemessen. Die Summe aus Innen- und Außenrotation sollte ca. 80–90° ergeben. Das heißt, IR + AR = 80–90°. Dieser Wert kann schon in der aktiven Bewegungsprüfung als Richtwert angesehen werden.

Dokumentation → AR/IR: 55/0/35°

Hüftextension (Abb. 10.19g)

Die Messung der Hüftextension wird in Bauchlage durchgeführt. Betreffend Bewegungsachse, Anlegen des fixen und

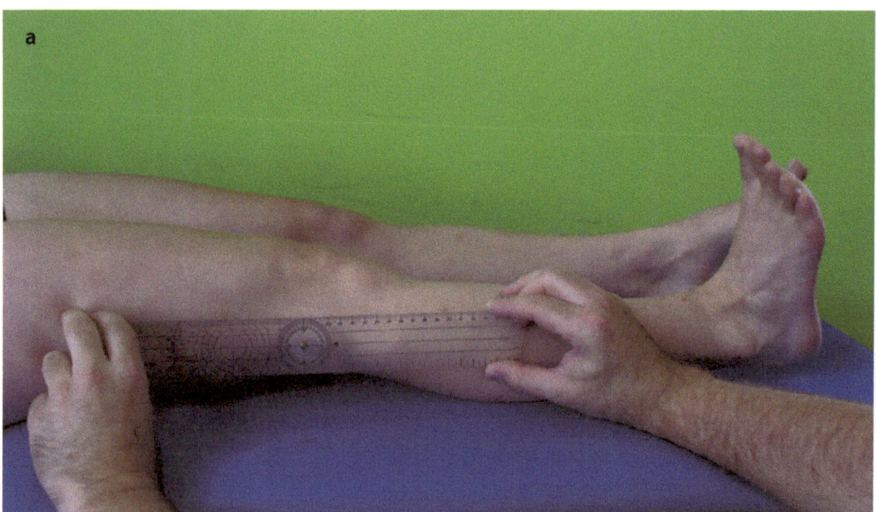
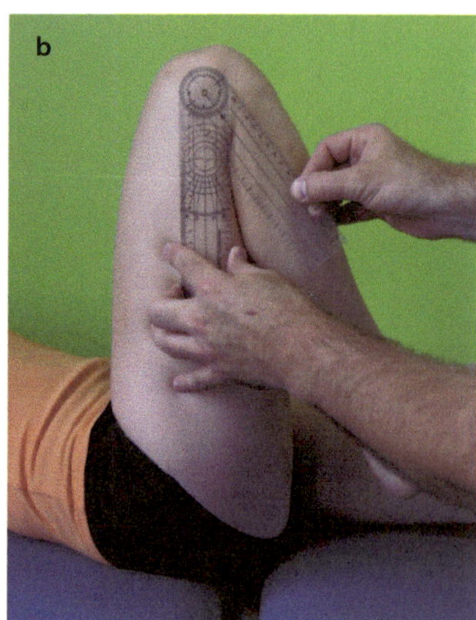

■ Abb. 10.20 a,b **Winkelmessung der Kniebewegungen.** **a** Extension, **b** Flexion

mobilen Schenkels ist das Messen des Bewegungsausmaßes gleich wie bei der Hüftflexion. Der fixe Schenkel bleibt am Rumpf, und der mobile Schenkel bewegt sich mit dem Oberschenkel in Richtung Hüftextension.

Dokumentation → Flex/Ext: 140/0/10°

■■ Kniegelenk (■ Abb. 10.20): Knieextension (■ Abb. 10.20a)

Der Normwert für die Knieextension liegt bei ca. 5°. Zur Messung dieser Bewegungsrichtung wird der Drehpunkt des Winkelmessers auf die Bewegungsachse für Extension und Flexion des Kniegelenks gelegt, die transversal von rechts nach links durch den Gelenkspalt verläuft. Der fixe Schenkel bleibt am Oberschenkel, und der mobile Schenkel bewegt mit dem Unterschenkel in die Extension.

■■ Knieflexion (■ Abb. 10.20b)

Für die Knieflexion bleiben Bewegungsachse, fixer und mobiler Schenkel wie bei der Knieextension.

Dokumentation → Flex/Ext: 140/0/2°

■■ Fußkomplex (■ Abb. 10.21): Dorsalextension des Fußes (■ Abb. 10.21a)

Die Bewegungsachse für Dorsalextension und Plantarflexion verläuft transversal durch die Malleolen (Malleolus lateralis und medialis). Der Drehpunkt des Winkelmessers wird auf dieser Bewegungsachse platziert. Der fixe Schenkel des Goniometers liegt am Unterschenkel an, der mobile Schenkel bewegt mit dem Fußrücken in die Extension.

■■ Plantarflexion des Fußes (■ Abb. 10.21b)

Bei der Plantarflexion des Fußes bewegt der mobile Schenkel des Goniometers mit dem Fußrücken in Flexionsrichtung. Drehpunkt und Anlage des fixen Schenkels sind wie bei der Extension.

Dokumentation → D'ext/P'flex: 30/0/50°

■■ Inversion des Fußes (■ Abb. 10.21c)

In- und Eversion sind Kombinationsbewegungen, die jeweils drei Bewegungsrichtungen einschließen. Eine Messung der Kombinationsbewegung gibt nicht den gesamten Bewegungshintergrund wieder und hat somit nur richtungsweisenden Charakter für die Interpretation des Therapeuten. Die Kombination von drei Bewegungsrichtungen macht es schwierig, exakt eine Bewegungsachse für die Inversion zu bestimmen. Daher hat eine Messung nur geringen Aussagewert.

■■ Eversion des Fußes (■ Abb. 10.21d)

Auch für die Eversion gibt es keine einheitliche Bewegungsachse als Ausgangspunkt für einen exakten Messwert der Gesamtbewegungsamplitude. Allgemein fällt das Verhältnis von Eversion zu Inversion ca. 1:2 aus; d. h., für die Inversion ist i. d. R. ein größerer Bewegungsausschlag zu erwarten.

Dokumentation → Inv/Ev: 10/0/5°

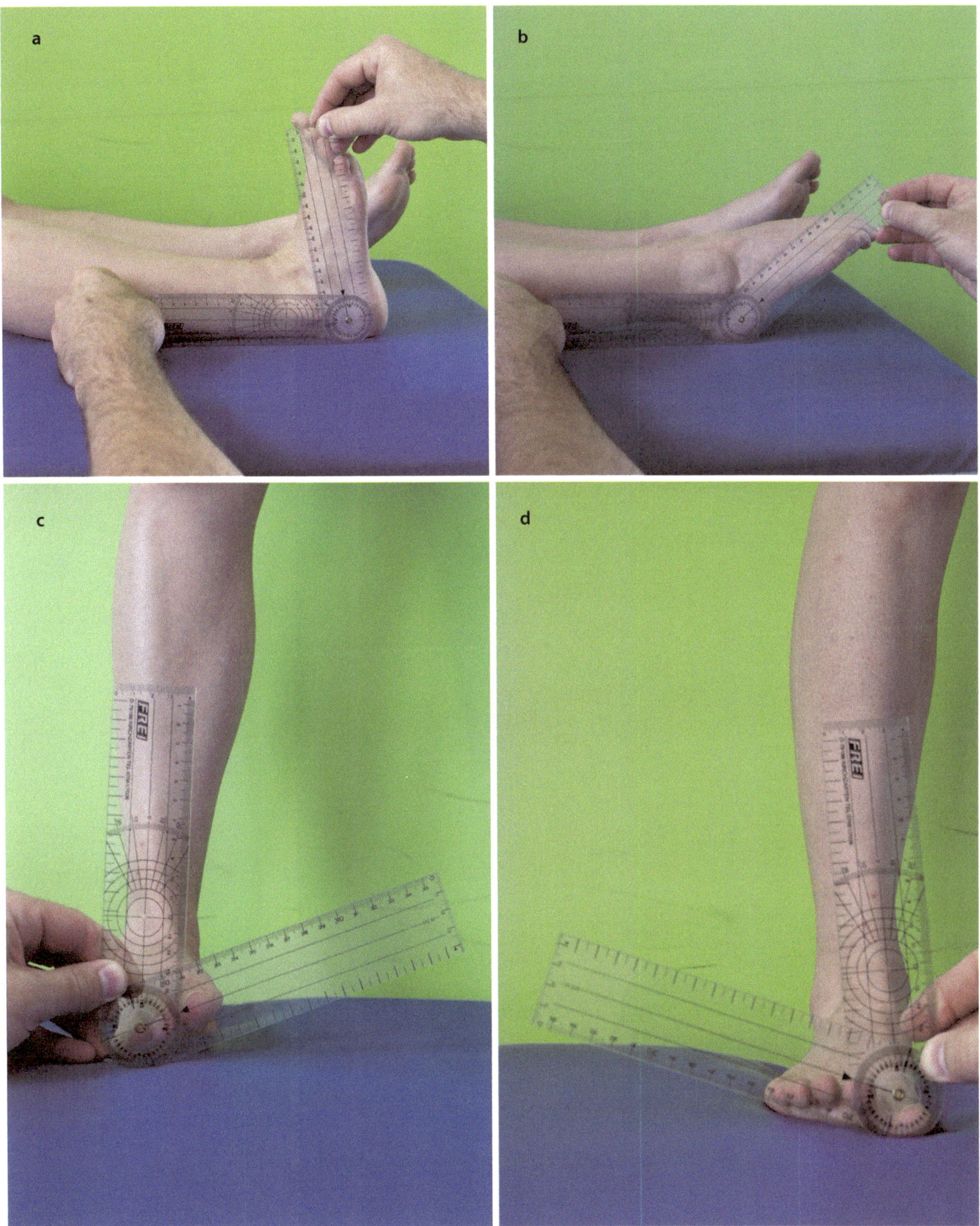

Abb. 10.21 **a–d Winkelmessung der Fußbewegungen.** **a** Dorsalextension, **b** Plantarflexion, **c** Inversion, **d** Eversion

Literatur

Friedel T (2010) Vermessene Messung. Physiopraxis 3:36–37
Hilfiker R (2008) Schmerzintensität messen. Physiopraxis 11–12:46–47

Spezielle strukturelle Testverfahren

K. Bartrow, *Untersuchen und Befunden in der Physiotherapie*, Physiotherapie Basics,
https://doi.org/10.1007/978-3-662-58298-5_11

Treten bei einem Patienten Symptome in einer Körperregion auf, die auf eine funktionelle Störung oder eine strukturelle Verletzung einer **spezifischen anatomischen Struktur** hindeuten, müssen Tests angewandt werden, um **Intaktheit** und **Funktionsfähigkeit** dieser Struktur beurteilen zu können. Nur über Tests lassen sich spezifische Strukturen in der physiotherapeutischen Untersuchung als mögliche Ursachen der Symptome ausschließen oder als klinisch relevant bezeichnen und entsprechend in die Therapie einbinden. Dieses Kapitel stellt eine kleine Auswahl spezieller Testverfahren von klinisch relevanten Strukturen vor, die in der praktischen Arbeit eine große Hilfe sein können.

11.1 Testverfahren für die obere Extremität

11.1.1 Spezielle Tests für die Schulter

11

Die Schulterregion mit ihren fünf Gelenkkomplexen (G/H – gleno-humerales Gelenk; A/H – acromio-humerales Gelenk; ACG – Acromioclaviculargelenk; SCG – Sternoclaviculargelenk; S/T – Scapulothorakalgelenk) ist im physiotherapeutischen Praxisalltag klinisch sehr bedeutsam. So treten auch häufig vielfältige Funktionsstörungen an den beteiligten Strukturen auf, die dann vom Therapeuten untersucht werden sollten. Für bestmögliche klinische Sicherheit sorgen hier, nach der standardisierten Befunderhebung, vor allem spezielle Testverfahren. Mit diesen Tests lassen sich auch differenzialdiagnostische Unterscheidungen zwischen den einzelnen Strukturen treffen. Auf den Ergebnissen dieser Diagnostikkaskade lässt sich dann eine effektive und zielorientierte Therapie aufbauen. Klinisch besonders hervorzuheben sind der subacromiale Raum (das acromio-humerale Gelenk), die Rotatorenmanschette und die Bizepssehne. Auch arthrotische Veränderungen (degenerativer Natur) an den Gelenkflächen des gleno-humeralen Gelenkes sind in der Praxis häufig vorzufinden.

11.1.1.1 Stabilitätstests für das Schultergelenk

Zur Beurteilung der Stabilität des Schultergelenks (Art. glenohumerale) werden möglichst viele Bewegungsrichtungen auf **typische Instabilitätssymptome** (▶ Übersicht 11.1) untersucht. Der Untersucher muss dabei äußerst vorsichtig zu Werke gehen, um die beteiligten Strukturen durch die Testbewegung nicht zu überlasten und damit eine stärkere Verletzung zu provozieren. **Beurteilt** werden:

- Mobilität und damit verbundene Elastizität des Kapsel-Band-Apparats des glenohumeralen Gelenks sowie
- evtl. reproduzierbare Symptome des Patienten.

Da im Schultergelenk bei unterschiedlichen Bewegungen Stabilitätsprobleme auftreten können, ist es sinnvoll, stets mehrere Tests (auch multidirektional) durchzuführen, um keine Stabilitätsstörung oder problematische Bewegungsrichtung zu übersehen.

Übersicht 11.1. Typische Symptome bei Instabilität

Subjektive Symptome
- Unsicherheit bei Bewegungen
- Luxationsangst
- Haltloses Gefühl

Objektive Symptome
- Deutlich vergrößertes Bewegungsausmaß
- Knackgeräusche bei Bewegungen
- Gelenkschnappen
- Palpable Luxationstendenz eines Gelenkpartners
- Generelle Überbeweglichkeit an den großen Gelenken kann Instabilitätstendenz unterstützen
- Hypermobilität des betroffenen Gelenks mit Kontrollverlust

▪ **Apprehension-Test (◘ Abb. 11.1a)**

Dieser Test simuliert eine in die Instabilität belastende Bewegung durch **manuellen Druck** in die Instabilitätsrichtung.

▪▪ **Ausgangsstellung**

Durchgeführt werden kann der Test im **Sitz** oder **Stand**. Der Patient sitzt an der Bankkante (möglichst am kurzen Ende der Behandlungsbank – so hat der Untersucher bessere Zugriffsmöglichkeiten), und der Untersucher steht seitlich hinter dem Patienten.

▪▪ **Durchführung**

Mit einer Hand führt der Untersucher den Arm des Patienten in 90° Abduktion und endgradige Außenrotation. Mit der anderen Hand fixiert er den Humeruskopf dicht am Akromion und übt nach ventro-kaudal gerichteten Druck auf den Humeruskopf aus.

▪▪ **Beurteilung**

Treten bei diesem Testmanöver die typischen Symptome des Patienten wie z. B. Unsicherheit oder Luxationstendenz auf, kann eine **anteriore Instabilität** vermutet werden.

> **Der Apprehension-Test simuliert eine belastende Bewegung in die Instabilität hinein. Instabilitätssymptome weisen auf eine anteriore Instabilität hin.**

▪ **Anterior/Posterior Drawer Test (◘ Abb. 11.1b)**

Anhand dieses Tests wird die Stabilität der **vorderen** bzw. **hinteren Kapselwand** beurteilt.

▪▪ **Ausgangsstellung**

Der Patient liegt in **Rückenlage** nahe an der Kante der Behandlungsbank. Der Untersucher steht seitlich neben dem Patienten und hält den zu untersuchenden Arm. Er bewegt den Arm passiv in unterschiedliche Richtungen, die auch kombiniert werden können. Auf diese Weise werden symptomatische Positionen ausfindig gemacht, in denen der Test dann durchgeführt wird.

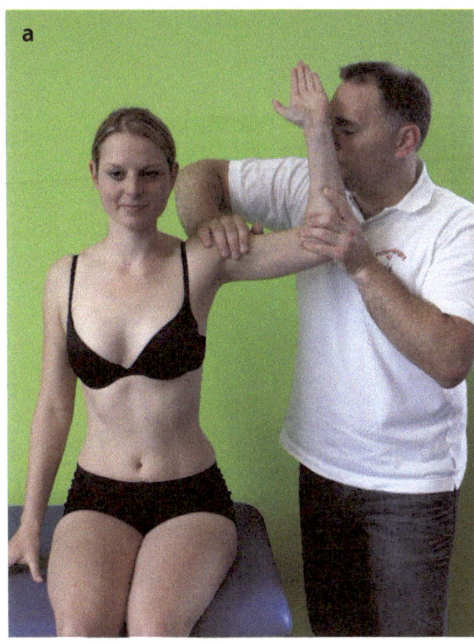

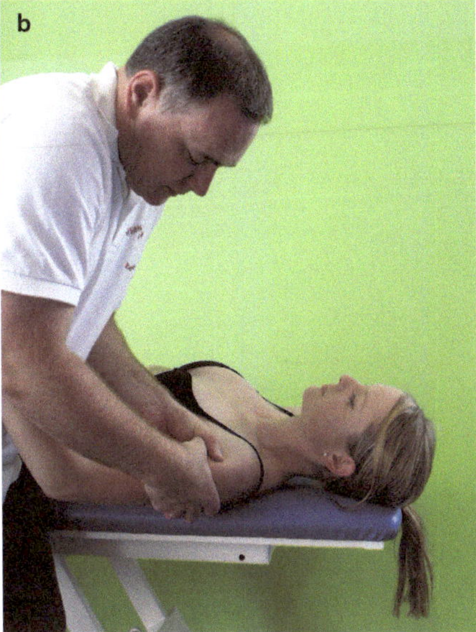

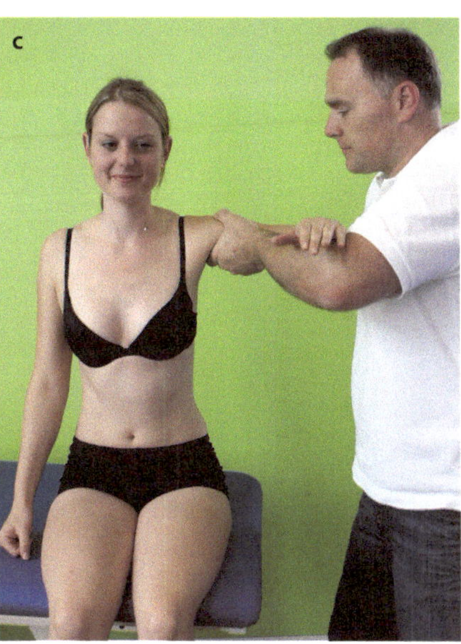

Abb. 11.1 a–c Stabilitätstests für das Schultergelenk. a Apprehension-Test, **b** Anterior- und Posterior-Drawer-Test, **c** Relocation-Test

Durchführung

In einer symptomatischen Position wird der Arm des Patienten fixiert, mit der zweiten Hand bewegt der Untersucher den Humeruskopf nach **anterior** und **posterior**, um die Kapselwand zu testen:

- Anterior-Drawer-Test (vorderer Schubladentest): vordere Kapselwand;
- Posterior-Drawer-Test (hinterer Schubladentest): hintere Kapselwand.

Beurteilung

Von einer **instabilen Situation** im glenohumeralen Gelenk ist auszugehen, wenn bei den Bewegungen des Humeruskopfs

- die Symptome des Patienten verstärkt werden oder
- eine vergrößerte und laxe Bewegungsamplitude registriert wird.

> Über den Anterior- und Posterior-Drawer-Test (vorderen und hinteren Schubladentest) wird die Stabilität der vorderen/hinteren Kapselwand beurteilt.

Relocation-Test (Abb. 11.1c)

Der Relocation-Test ist hilfreich, um die durch eine Instabilität verursachten Symptome genauer zu beurteilen und die Diagnose „Instabilität" zu erhärten.

> Häufige gestörte Bewegungsrichtung bei einem Stabilitätsproblem im Schultergelenk ist die Abduktion in Kombination mit einer Außenrotation.

Bedingt durch einen Stabilitätsverlust der Gelenkkapsel und der Führungsbänder kommt es zu einer erweiterten Bewegung des Humeruskopfs aus der Gelenkpfanne heraus. Diese löst meist die typischen Symptome (Unsicherheit und Angst vor Luxation) aus.

Ausgangsstellung

Der Patient **sitzt** an der Bankkante, der Untersucher steht seitlich neben dem Patienten.

Durchführung

Der Untersucher führt den Arm des Patienten in die symptomatische Position (90° Abduktion mit progressiver Außenrotation). Ist die symptomatische Position erreicht, wird der Humeruskopf durch einen Druckimpuls von anterior nach posterior wieder in der Gelenkpfanne (Cavitas glenoidalis) zentriert.

Beurteilung

Lassen durch das Manöver „Humeruskopf von anterior nach posterior verlagern" die Symptome des Patienten nach, oder verschwinden sie komplett, kann man von einer **anterioren Instabilität** ausgehen.

> Mithilfe des Relocation-Tests kann die Diagnose „Instabilität" erhärtet werden.

11.1.1.2 Funktionstests für die Schulterregion

Painful Arc – schmerzhafter Bogen (Abb. 11.2a): Ausgangsstellung

Dieser kleine, aber sehr hilfreiche Test kann sowohl im Stand als auch im Sitzen ausgeführt werden.

Durchführung

Der Patient bewegt den Arm aktiv in die Abduktion bis zum Auftreten der ersten Symptome (Schmerz, Steifigkeit etc.).

Beurteilung

Von einem typischen „painful arc" sprechen wir bei auftretenden Symptomen im Bereich von 70°–120° in der Abduktionsbewegung. Tritt hier der typische Schmerz des Patienten auf, kann von einer subacromialen Einengung ausgegangen werden. Als Ursache dafür kommen sowohl die Bursa subacro-

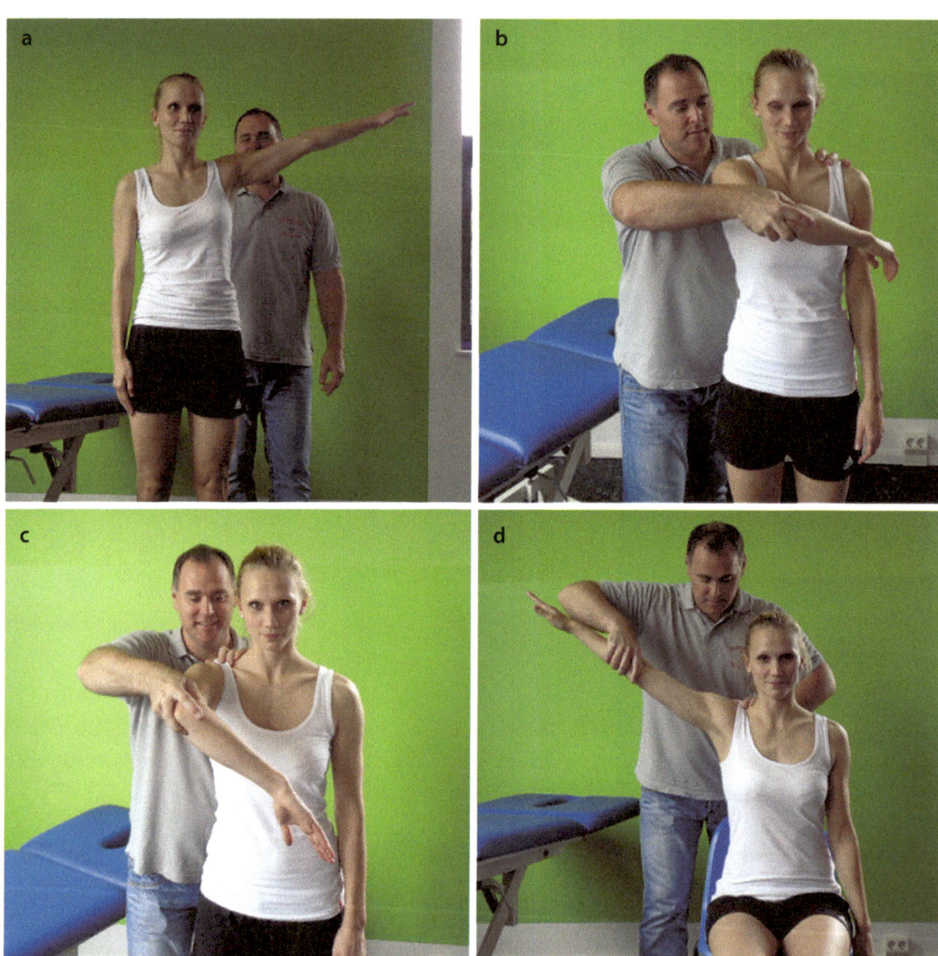

Abb. 11.2 a–i Spezielle Tests für die Schulterregion. a Painful Arc – schmerzhafter Bogen, b Impingementtest nach Neer, c Impingementtest nach Hawkins und Kennedy, d Drop-Arm-Sign, e Empty-Can-Test – Supraspinatustest nach Jobe, f Null-Grad-Abduktionstest, g, h „Schnapptest" für die lange Bizepssehne, i Dawbarn-Test – subacromiale Bursitis

11

mialis als auch die Sehne des M. supraspinatus oder des M. infraspinatus in Frage. Tritt der Bewegungsschmerz hingegen erst am Bewegungsende auf – zwischen 140° und 170° der Abduktionsbewegung – ist eher eine Affektion des Acromioclavikulargelenkes (ACG) wahrscheinlich. Also: ein Test – zwei Interpretationsbereiche für die direkte Therapiekonsequenz.

Impingementtest nach Neer (Abb. 11.2b): Ausgangsstellung

Für eine optimale Kontrolle der Testbewegung hat sich in der Praxis eine stehende Ausgangsposition des Patienten bewährt. Dabei hängt der zu untersuchende Arm frei. Je nach Verhältnis der Körpergröße von Untersucher zu Patient kann der Test jedoch auch in einer sitzenden Ausgangsstellung (mit frei hängendem Arm) durchgeführt werden.

Durchführung

Eine Hand des Untersuchers fixiert die Scapula der zu untersuchenden Schulterseite von kranial und dorsal. Die andere Hand des Untersuchers hält den Patientenarm so am Ellbogen (proximal des Ellbogengelenkes am Humerus), dass der Untersucher damit die Bewegungen Flexion, Adduktion und Innenrotation der Schulter kontrollieren kann. Nun wird der Arm in einer schnellen Bewegung flektiert und mit Innenrotation adduziert.

Beurteilung

Treten bei der kombinierten Testbewegung die typischen subacromialen Schmerzen des Patienten auf, so ist eine subacromiale Engpasssituation anzunehmen.

Impingementtest nach Hawkins und Kennedy (Abb. 11.2c): Ausgangsstellung

Praktischerweise wird dieser Test in sitzender Position durchgeführt. So hat der Untersucher die beste Kontrolle über die Bewegungskomponenten während der Testbewegung und kann auch auf Veränderungen der Symptome schnell und effektiv reagieren.

Durchführung

Der Untersucher bewegt den Arm des Patienten passiv in etwa 90° Flexion (mit gebeugtem Ellbogen) und führt nun eine starke Innenrotation durch.

Beurteilung

Treten bei diesem Testmanöver die typischen Schmerzen des Patienten auf, kann von einer Affektion der Supraspinatussehne (oder einem subacromialen Impingement) ausgegangen werden.

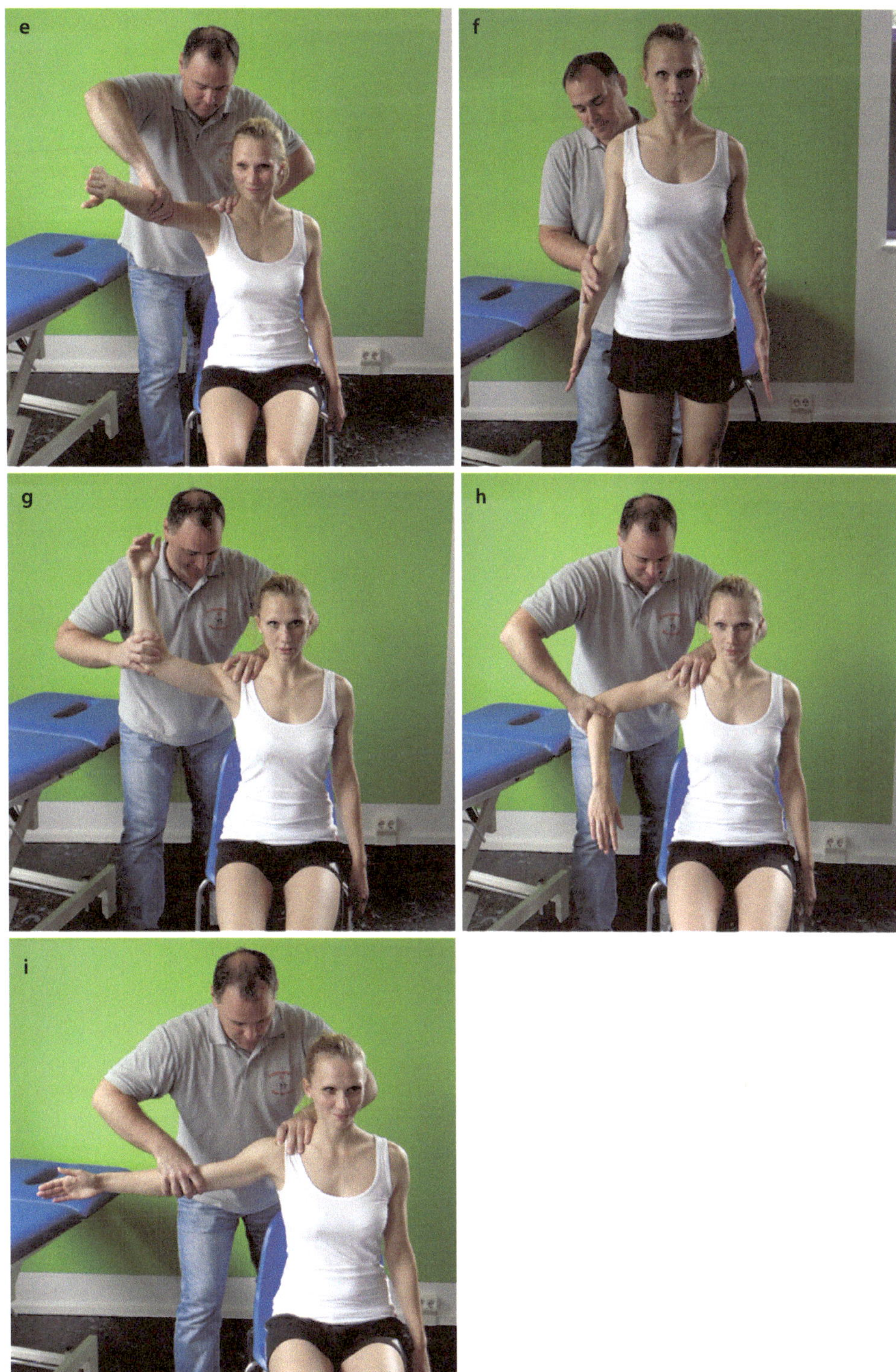

Abb. 11.2 (Fortsetzung)

Drop-Arm-Sign (Abb. 11.2d): Ausgangsstellung

Der Patient nimmt eine sitzende Position ein. So kann der Untersucher wieder alle Bewegungskomponenten kontrollieren und bei starken Symptomen den Arm auch wieder übernehmen.

Durchführung

Der Untersucher hebt den zu untersuchenden Arm des Patienten passiv in eine etwa 120° abduzierte Ausgangsstellung an. Nun wird der Patient aufgefordert, den Arm aktiv zu halten und langsam wieder in die Ausgangsstellung absinken zu lassen.

Beurteilung

Eine auftretende Muskelschwäche (diese kann mit oder auch ohne Schmerzen auftreten) spricht für eine Affektion der Rotatorenmanschette. Differenzialdiagnostisch sind noch eine arthrotische Veränderung oder etwaige eingelagerte Kalkdepots in der Rotatorenmanschette abzuklären.

11

▪ Empty-Can-Test – Supraspinatustest nach Jobe (▫ Abb. 11.2e): Ausgangsstellung

Dieser Test kann sowohl im Stehen als auch im Sitzen ausgeführt werden. Letztlich ist die Wahl der Ausgangsstellung für diesen Test vom Verhältnis der Körperlängen zwischen Untersucher und Patient abhängig. Wählen Sie die Ausgangsposition, die Ihnen als Untersucher die bestmögliche Kontrolle über die Testbewegungen erlaubt.

▪▪ Durchführung

Der Patient führt mit den gestreckten Armen eine ca. 90° Abduktion in Kombination mit einer 30° horizontalen Flexion und einer Innenrotation durch und hält die Arme in dieser Position. Nun gibt der Untersucher einen dosierten Widerstand (Druck) auf die Unterarme. Der Patient sollte diesem Druck standhalten.

▪▪ Beurteilung

Treten hierbei die typischen Symptome des Patienten auf, ist eine Läsion des M. supraspinatus oder seiner Sehne anzunehmen.

▪ Null-Grad-Abduktionstest (▫ Abb. 11.2f): Ausgangsstellung

Dieser Test wird am stehenden Patient durchgeführt, der beide Arme locker am Körper nach unten hängen lässt. Der Untersucher sitzt vor dem Patienten.

▪▪ Durchführung

Der Untersucher greift die distalen Unterarme des Patienten und baut einen Widerstand gegen die Abduktion auf. Der Patient versucht nun, den Arm gegen diesen Widerstand in die Abduktion zu bewegen.

▪▪ Beurteilung

Treten bei diesem Widerstandstest Schmerzen oder ein Schwächegefühl auf, so sollte an eine Läsion der Rotatorenmanschette gedacht werden. Dem M. supraspinatus wird bei dieser Null-Grad-Abduktion eine Starterfunktion zugeschrieben. Ist der Muskel verletzt, treten entsprechende Schwächen oder Schmerzen bei dieser Funktion auf.

▪ „Schnapptest" für die lange Bizepssehne (▫ Abb. 11.2g, h): Ausgangsstellung

Dieser kleine, aber sehr hilfreiche Test kann sowohl im Stand als auch im Sitzen ausgeführt werden. Je nach Körperlänge des Patienten sollte sich der Untersucher für die Ausgangsstellung entscheiden, in der er eine bessere Kontrolle über die Bewegung ausüben kann. Standardisiert hat sich bei diesem Test die sitzende Ausgangsstellung bewährt.

▪▪ Durchführung

Der Untersucher greift den Arm des Patienten am Handgelenk und führt ihn in ca. 90° Abduktion. Die zweite Hand des Untersuchers palpiert den Sulcus intertubercularis (zwischen dem Tuberculum major und minor am medialen Humeruskopf), in dem sich die lange Bizepssehne befindet. Während der kontinuierlichen Palpation der Sehne führt der Untersucher nun den Arm des Patienten von einer Außenrotation in eine innenrotierte Position.

▪▪ Beurteilung

Treten beim Wechsel von der Außen- in Innenrotation Subluxationstendenzen oder gar eine komplette Luxation der langen Bizepssehne auf (ist die Luxationstendenz unter dem Palpationsfinger des Untersuchers zu fühlen), ist eine „schnappende" Bizepssehne zu fühlen.

▪ Dawbarn-Test – subacromiale Bursitis (▫ Abb. 11.2i): Ausgangsstellung

Der Patient sitzt an der schmalen Seite der Untersuchungsbank. Der Untersucher steht seitlich neben ihm.

▪▪ Durchführung

Der Untersucher nimmt den Arm des Patienten am Unterarm und bewegt ihn in eine beginnende Abduktion. Zeitgleich palpiert er mit der anderen Hand die subacromiale Region und übt nun einen lokalen Druck aus. Bei einer Bursitis sind hier Schmerzen zu erwarten. Nun wird der Arm, mit gehaltenem subacromialem Druck, weiter in Abduktion bewegt.

▪▪ Beurteilung

Verringern sich die lokalen Schmerzen durch die Abduktion, so ist von einer subacromialen Bursitis auszugehen.

11.1.2 Spezielle Tests für den Ellbogen

11.1.2.1 Stabilitätstests für das Ellenbogengelenk (▫ Abb. 11.3)

Für die seitliche Führungsstabilität des Ellenbogengelenks (Art. cubiti) sind im Wesentlichen die ligamentären Strukturen (Lig. collaterale ulnare und Lig. collaterale radiale) zuständig. Diese stabilisierenden Führungsbänder werden durch **belastende Stressbewegungen** auf ihre Elastizität und Funktionalität geprüft.

▪ Adduktions-Stress-Test (▫ Abb. 11.3a)

Mit einer Adduktionsbewegung des Unterarms (**Varusstress**) kann das **Lig. collaterale radiale** auf Belastungstoleranz und Stabilität hin beurteilt werden.

Bei diesem Stresstest wird die Distanz zwischen Ansatz und Ursprung des Lig. collaterale radiale vergrößert, was zu einer Verlängerungsbeanspruchung der ligamentären Struktur führt.

▪▪ Ausgangsstellung

Der Patient liegt in **Rückenlage**, das Ellenbogengelenk ist über der Bankkante frei positioniert.

▪▪ Durchführung

Der Untersucher fixiert das Ellenbogengelenk proximal am Humerus und bewegt den Unterarm in Adduktion.

▪▪ Beurteilung

Beurteilt wird primär die **Reproduktion** von typischen Instabilitätssymptomen bzw. die Reproduktion der individuellen

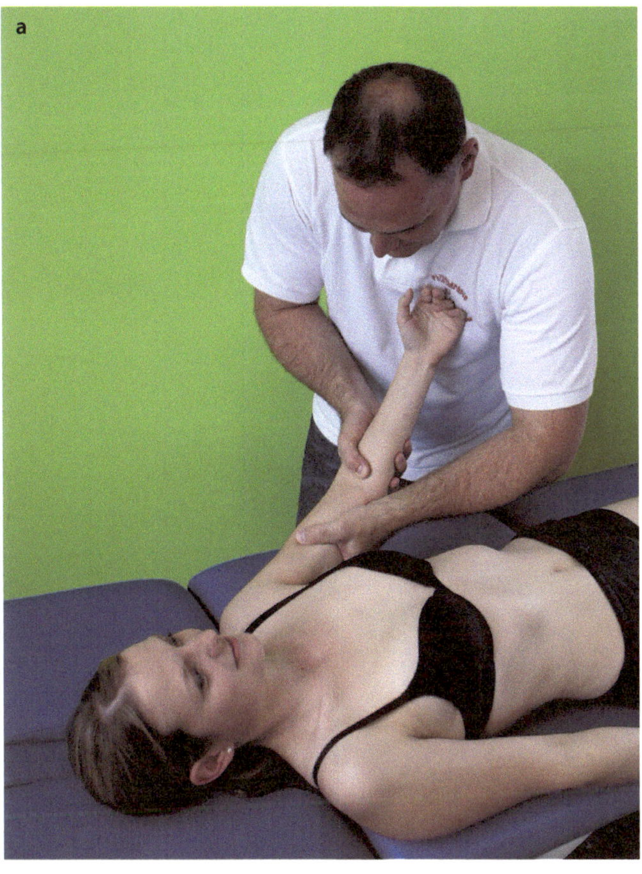
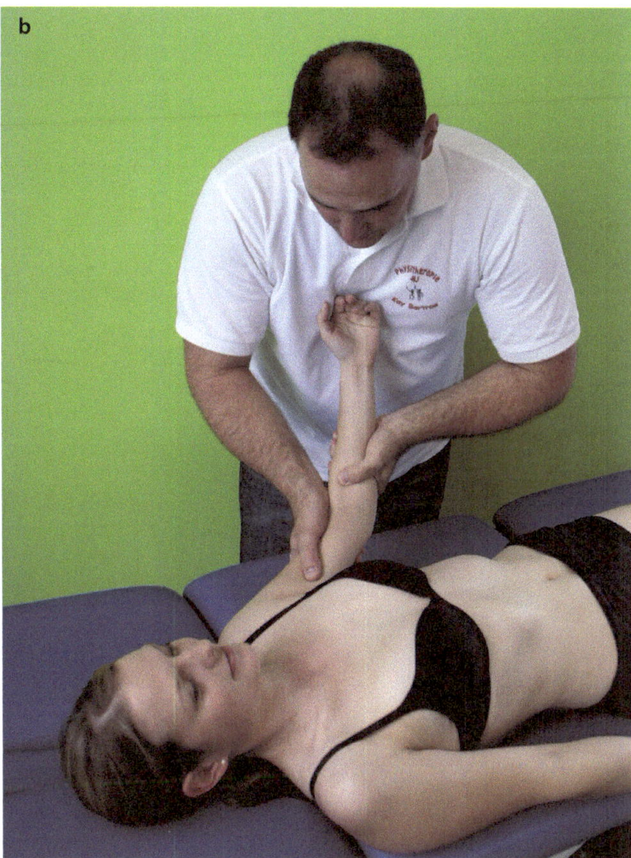

Abb. 11.3 a,b Stabilitätstests für das Ellenbogengelenk. **a** Adduktions-Stress-Test, **b** Abduktions-Stress-Test

Symptome des Patienten. Des Weiteren wird die **Aufklappbarkeit** des Ellenbogengelenks im radialen Kompartiment (radio-humeraler Gelenkspalt) beurteilt.

> Über Varusstress wird das Lig. collaterale radiale getestet.

Abduktions-Stress-Test (Abb. 11.3b)

Ein **Valgusstress** lässt auf den Zustand und die Belastungstoleranz des **Lig. collaterale ulnare** schließen.

Bei diesem Stresstest wird der Abstand zwischen Ursprung und Ansatz des Lig. collaterale ulnare vergrößert und das Band unter mechanische Zugspannung gebracht.

Ausgangsstellung

Der Patient liegt in **Rückenlage**, das Ellenbogengelenk ist frei positioniert.

Durchführung

Wie bereits für den Adduktionstest beschrieben, fixiert der Untersucher das Ellenbogengelenk des Patienten proximal des Gelenkspalts am Humerus und bewegt den Unterarm in Abduktion.

Beurteilung

Der Untersucher achtet auf typische Instabilitäts- bzw. individuelle **Symptome** des Patienten (Tab. 11.1 in ▶ Abschn. 11.2.1). Zudem wird die **Aufklappbarkeit** des medialen Gelenkkompartiments (humero-ulnares Gelenk) beurteilt.

> Über Valgusstress wird das Lig. collaterale ulnare getestet.

11.1.2.2 Funktionstests für den Ellbogenkomplex

Der Ellbogenkomplex zeigt neben der typischen Anfälligkeit für eine Instabilität auch eine signifikante Neigung zu Sehnenproblematiken (Tendopathien) infolge permanenter Überbelastungen oder auch akuter Traumatisierungen. Diese Probleme treten häufig auch in Kombination mit neuromechanischen Störungen der Nerven des Plexus brachialis oder mit arthrotischen Veränderungen der chondralen Gleitflächen des Ellbogenkomplexes auf.

Chair-Test – laterale Epicondylitis (Abb. 11.4a): Ausgangsstellung

Der Patient steht.

Durchführung

Der Patient hebt einen Stuhl an der Lehne an – mit einem Arm. Dabei soll der Arm im Ellbogen gestreckt und der Unterarm proniert gehalten werden. Zudem ist es hilfreich, wenn der Patient den Stuhl von oben über die Rückenlehne greift. So wird die Pronation automatisch eingestellt.

Tab. 11.1 Typische Symptome bei patellaren Funktionsstörungen

Störungen bei ADL	Direkte Symptome an der Patella
Belastungsschmerz (z. B. beim Treppensteigen) Druckschmerzen beim Knien (Arbeitshaltung bei Fliesenlegern) Aufstehen nach längerem Sitzen (z. B. im Kino)	Lokaler Schmerz Druckschmerz (Palpationsschmerz) Kontraktionsschmerz Mobilitätsverlust (verringerte Knieflexion) Lokale Entzündungen, auch an der Patella- oder Quadrizepssehne

11

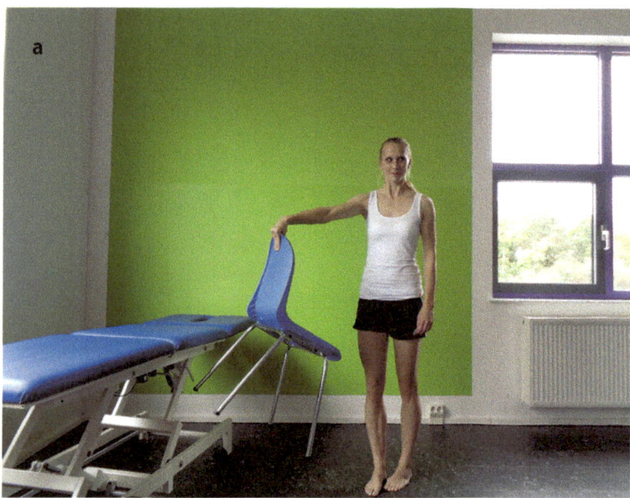

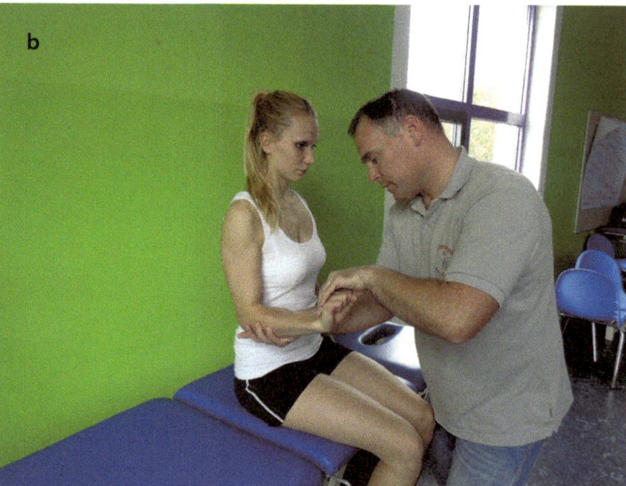

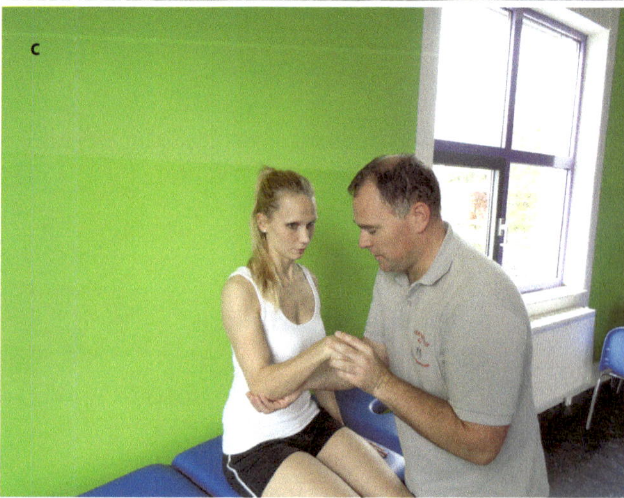

Abb. 11.4 a–c Spezielle Tests für den Ellbogenkomplex. a Chair-Test – laterale Epicondylitis; **b** Thomson-Test – laterale Epicondylitis, **c** Golfer-Ellbogen-Test – mediale Epicondylitis

Beurteilung
Ausstrahlende Schmerzen in die Muskeln des Unterarmes, Auftreten von lokalem Schmerz am Epicondylus lateralis oder auch eine Verstärkung der Schmerzreaktion durch die Testbewegung sind als Hinweise auf eine laterale Epicondylitis zu verstehen.

Thomson Test - laterale Epicondylitis (Abb. 11.4b): Ausgangsstellung
Dieser Test kann sowohl im Stand als auch im Liegen oder im Sitzen durchgeführt werden.

Durchführung
Der Patient soll am zu untersuchenden Arm die Hand zur Faust schließen, und zwar in einer leichten Dorsalextension. Dabei ist darauf zu achten, dass der Ellbogen gestreckt bleibt. Der Untersucher baut nun einen manuellen Widerstand gegen diese Dorsalextension auf und versucht die Extensionsposition der Hand in Richtung Flexion zu verändern. Der Patient wird aufgefordert, dem Widerstand standzuhalten.

Beurteilung
Für eine bestehende laterale Epicondylitis sprechen lokal auftretende Schmerzen oder auch ausstrahlende Schmerzen in die Unterarmmuskeln.

- **Golfer-Ellbogen-Test – mediale Epicondylitis (◘ Abb. 11.4c): Ausgangsstellung**

Dieser Test kann sowohl im Stand als auch im Liegen oder im Sitzen durchgeführt werden. Der zu untersuchende Ellbogen ist flektiert und das Handgelenk in Palmarflexion eingestellt.

▪▪ **Durchführung**

Der Untersucher fixiert die Ausgangsstellung (Ellbogenflexion + Handgelenksflexion), und der Patient wird aufgefordert, den Ellbogen gegen den Widerstand des Untersuchers zu strecken.

▪▪ **Beurteilung**

Beim Test auftretende lokale Schmerzen am Epicondylus medialis oder auch ausstrahlende Schmerzen in den Unterarm deuten auf eine mediale Epicondylitis hin.

11.1.3 Spezielle Tests für den Handkomplex

Die Gelenke des Handkomplexes sind in Alltag und Sport vielfältigen Belastungen und Verletzungsgefahren ausgesetzt. So können nicht nur knöcherne Verletzungen entstehen, sondern auch verschiedene Formen von Kapsel-Band-Verletzungen mit entsprechenden funktionellen Dysfunktionen. Bei solchen traumatischen Veränderungen, die häufig infolge eines Sturzes auf die Hand (und damit einhergehendem starkem Extensionsstress durch die einsetzende Stützreaktion) entstehen, treten gerne Instabilitätszeichen auf. Diese müssen im Rahmen der körperlichen Untersuchung genauer ergründet und für die Therapie geprüft werden.

- **Shuck-Test – Fingerextension (◘ Abb. 11.5a): Ausgangsstellung**

Diese Testbewegung kann sowohl im Sitzen als auch in Rückenlage durchgeführt werden.

▪▪ **Durchführung**

Der Untersucher fixiert die zu untersuchende Hand am Handgelenk und legt die zweite Hand auf die gebeugten Finger II–V. Der Untersucher fordert nun den Patienten auf, die Finger gegen den aufgebauten Widerstand zu strecken. Dabei entstehen mechanische Stressbelastungen in den radiocarpalen und intercarpalen Gelenkreihen.

▪▪ **Beurteilung**

Schmerzen und ein spontan entstehendes „Gelenkschnappen" im Bereich der radiocarpalen oder intercarpalen Gelenkreihen weisen auf eine entsprechende Instabilität hin.

- **Apprehensiontest Os capitatum (◘ Abb. 11.5b): Ausgangsstellung**

Diese Testbewegung kann sowohl im Sitzen als auch in Rückenlage durchgeführt werden.

▪▪ **Durchführung**

Der Untersucher fixiert die zu untersuchende Hand am Handgelenk und palpiert mit der zweiten Hand von palmar das Os capitatum mit dem Daumen. Das Testmanöver besteht nun aus einem nach posterior gerichteten Druck mit dem Daumen auf das Os capitatum.

▪▪ **Beurteilung**

Treten dabei lokale Schmerzen auf oder weicht der Patient dem Druck des Untersuchers aus, so ist eine Instabilität des Os capitatum sehr wahrscheinlich. Bei einer starken Instabilität kann auch ein palpables oder manchmal sogar ein hörbares Gelenkschnappen registriert werden.

- **Reagen-Test – lunato-triquetrale Instabilität (◘ Abb. 11.5c): Ausgangsstellung**

Diese Testbewegung für die Stabilität der proximalen Handwurzelreihe kann sowohl im Sitzen, als auch in Rückenlage durchgeführt werden.

▪▪ **Durchführung**

Jeweils zwischen Daumen und Zeigefinger einer Hand, fixiert der Untersucher das Os lunatum und das Os triquetrum. Das Os triquetrum bleibt zwischen Daumen und Zeigefinger der Untersucherhand fixiert, während das Os lunatum von dorsal nach ventral und zurück bewegt wird.

▪▪ **Beurteilung**

Zeigt das Os lunatum ein signifikant vergrößertes Bewegungsausmaß in dorso-palmarer Richtung (evtl. auch mit einer von der Scherkraft der Testbewegung abhängigen Schmerzreaktion verbunden), kann von einer Instabilität dieser Gelenkregion ausgegangen werden.

In der klinischen Präsentation berichten diese Patienten häufig von bewegungsabhängigen Schmerzen und einem fühlbaren oder auch hörbaren Gelenkklicken bei Bewegungen des Handgelenks.

- **Watson-Test – scaphoidale Instabilität (◘ Abb. 11.5d): Ausgangsstellung**

Diese Testbewegung kann sowohl im Sitzen als auch in Rückenlage durchgeführt werden.

▪▪ **Durchführung**

Der Untersucher legt einen Finger von der Flexionsseite (palmar) auf das Os scaphoideum und fixiert die zu untersuchende Hand mit beiden Händen (von distal über den Handrücken, von proximal über das Handgelenk). Der Untersucher hält das Os scaphoideum nun mit dem Finger in einer extendierten Position, während er eine passive Radialabduktion durchführt.

▪▪ **Beurteilung**

In Richtung Ulnarabduktion bewegt sich das Os scaphoideum nach dorsal in Extension, in Richtung Radialabduktion führt es eine Flexion durch. Ein intakter Kapsel-Band-Apparat wird das Os scaphoideum trotz der Fixation durch die Daumen des Untersuchers in eine Flexion ziehen. Schaffen die Bänder dies nicht, ist von einer Insuffizienz oder gar einer Instabilität auszugehen. Häufig tritt bei diesem Bewegungsmanöver auch ein Gelenkschnappen auf.

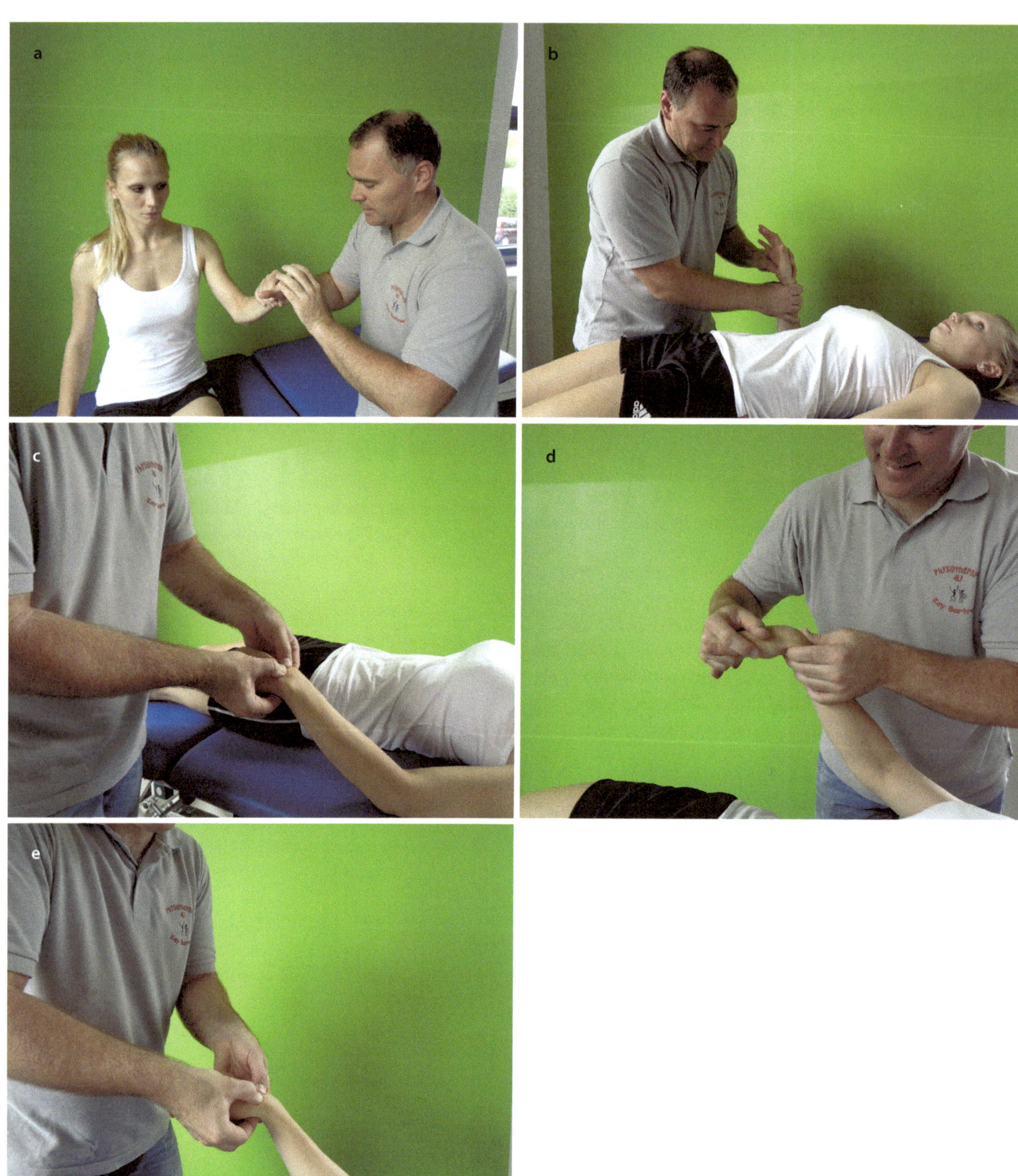

Abb. 11.5 **a–e Spezielle Tests für den Handkomplex.** **a** Shuck-Test – Fingerextension, **b** Apprehensiontest Os capitatum, **c** Reagen-Test – lunato-triquetrale Instabilität, **d** Watson-Test – scaphoidale Instabilität, **e** scapholunarer Instabilitätstest

Scapholunarer Instabilitätstest (Abb. 11.5e): Ausgangsstellung

Diese Testbewegung kann sowohl im Sitzen als auch in Rückenlage durchgeführt werden.

Durchführung

Der Untersucher fixiert jeweils das Os scaphoideum und das Os lunatum zwischen Daumen und Zeigefinger. Nun bewegt er beide Handwurzelknochen gegeneinander in dorsopalmarer Richtung.

Beurteilung

Zeigt sich ein vergrößertes Bewegungsausmaß ohne die normalerweise auftretende Spannungszunahme des Kapsel-Band-Apparates, kann von einer ligamentären Insuffizienz oder sogar von einer Instabilität ausgegangen werden. Bei starken Instabilitäten lassen sich die Handwurzelknochen auch gegeneinander Subluxieren oder Dislozieren.

11.2 Testverfahren für die untere Extremität

11.2.1 Spezielle Tests für die Hüfte

Das Hüftgelenk zeigt sich klinisch mit einer Vielzahl an Pathologien und Funktionsstörungen. Die Erscheinungen der Hüftdysfunktionen gehen von muskulären Problemen (Kontrakturen, Faserverletzungen, Kontusionen etc.) über neurale Störungen (N. femoralis) bis hin zu artikulären Veränderungen wie z. B. der arthrotischen Degeneration oder auch kapsulären Veränderungen (z. B. Vernarbungen oder Adhäsionen der Kapselfalten) infolge traumatischer Ereignisse. Die folgenden Tests helfen durch eine strukturierte klinische Differenzialdiagnose dabei, die kausal beteiligten Strukturen genauer zu lokalisieren und darauf aufbauend einer effektiven Therapie zuzuführen.

Ein klinisches Bild, das in der physiotherapeutischen Praxis häufig anzutreffen ist, ist eine Beugekontraktur des Hüftgelenkes. Ursächlich können arthrotische Veränderungen, Traumatisierungen der sehnigen Anteile der Hüftmuskulatur sowie kapsuläre Reizungen dafür in Frage kommen.

Thomas-Handgriff (Abb. 11.6a): Ausgangsstellung

Der Patient befindet sich in Rückenlage. Die gestreckten Beine liegen vollständig auf der Untersuchungsliege auf (die Fersen hängen nicht über die Bankkante).

Durchführung

Das zu untersuchende Bein bleibt gestreckt und abgelegt, während der Therapeut das andere Bein in der Hüfte so weit flektiert, bis die Lendenlordose aufgehoben ist. Dadurch entsteht an der zu untersuchenden Hüftseite eine extendierte Position.

Beurteilung

Von einer vorhandenen Beugekontraktur des Hüftkomplexes kann ausgegangen werden, wenn das zu untersuchende Bein nicht in Extension gehen kann oder wenn das Bein nicht gestreckt auf der Untersuchungsbank liegen bleibt, sondern mit angehoben wird.

Bei Kindern/Jugendlichen kommen an der Hüfte mitunter zwei pathologische Veränderungen vor: Morbus Perthes (aseptische ischämische Nekrose) und Epiphysiolysis capitis femoris (Lösung der Epiphysenfuge).

Patrick-Sign (Viererzeichen) – Morbus-Perthes-Indikator (Abb. 11.6b): Ausgangsstellung

Der Patient liegt in Rückenlage auf der Untersuchungsliege. Der Fuß (Außenknöchel) der zu untersuchenden Hüftseite liegt knapp oberhalb der Patella auf dem Oberschenkel des gestreckt abgelegten anderen Beines.

Durchführung

In der Ausgangsstellung lässt der Patient das Knie nach unten außen absinken, oder der Untersucher führt das Bein passiv in die Testposition. Im Normalfall kann dabei das Knie fast bis auf die Unterlage abgesenkt werden. Dabei bilden die Beine des Patienten eine Vier.

Beurteilung

Treten in der Testbewegung Schmerzen (lokal am Hüftgelenk) auf oder ist eine signifikante Bewegungseinschränkung im Seitenvergleich zu erkennen (messen Sie dazu den Abstand der Knie zur Oberfläche der Unterlage im Seitenvergleich) und zeigt sich optisch und palpatorisch eine hypertone Situation der Adduktoren, ist ein artikuläres Problem des Hüftgelenkes wahrscheinlich. Liegt dieser Befund bei Kindern im Alter von 6–8 Jahren vor, liegt ein Morbus Perthes im Bereich des Möglichen. Differenzialdiagnostisch sind traumatische Läsionen der Gelenkkapsel, arthrotische Veränderungen oder auch ISG Dysfunktionen abzuklären.

Drehmann-Zeichen – Epiphysiolysis capitis femoris (Abb. 11.6c): Ausgangsstellung

Der Patient liegt in Rückenlage auf der Untersuchungsliege.

Durchführung

Der Untersucher fixiert das zu untersuchende Bein an Fuß- und Kniegelenk und führt so eine passive Hüftflexion aus.

Beurteilung

Tritt während der Testbewegung (passive Hüftflexion) eine progressive Außenrotation des Hüftgelenkes ein, kann von einer artikulären Funktionsstörung ausgegangen werden. Bei Jugendlichen im Alter von 10–12 Jahren kann es sich dabei u. a. auch um eine Epiphysiolysis capitis femoris handeln.

Labrum-Hinterrandtest (Abb. 11.6d, e): Ausgangsstellung

Die standardisierte Ausgangsstellung für den Labrum-Test ist die Rückenlage auf der Untersuchungsliege.

Durchführung

Das zu untersuchende Hüftgelenk wird vom Untersucher passiv in Flexion + Abduktion + Außenrotation bewegt. Dann folgt die Umkehrbewegung in Extension + Adduktion + Innenrotation.

Beurteilung

Bei diesem Manöver treten im dorsalen Labrumbereich verstärkte Druck , und Scherkräfte auf, die zu einem progressiven mechanischen Belastungsstress des Labrums führen. Treten hierbei die typischen dorsal gelegenen Schmerzen auf, ist eine Labrumläsion denkbar.

11

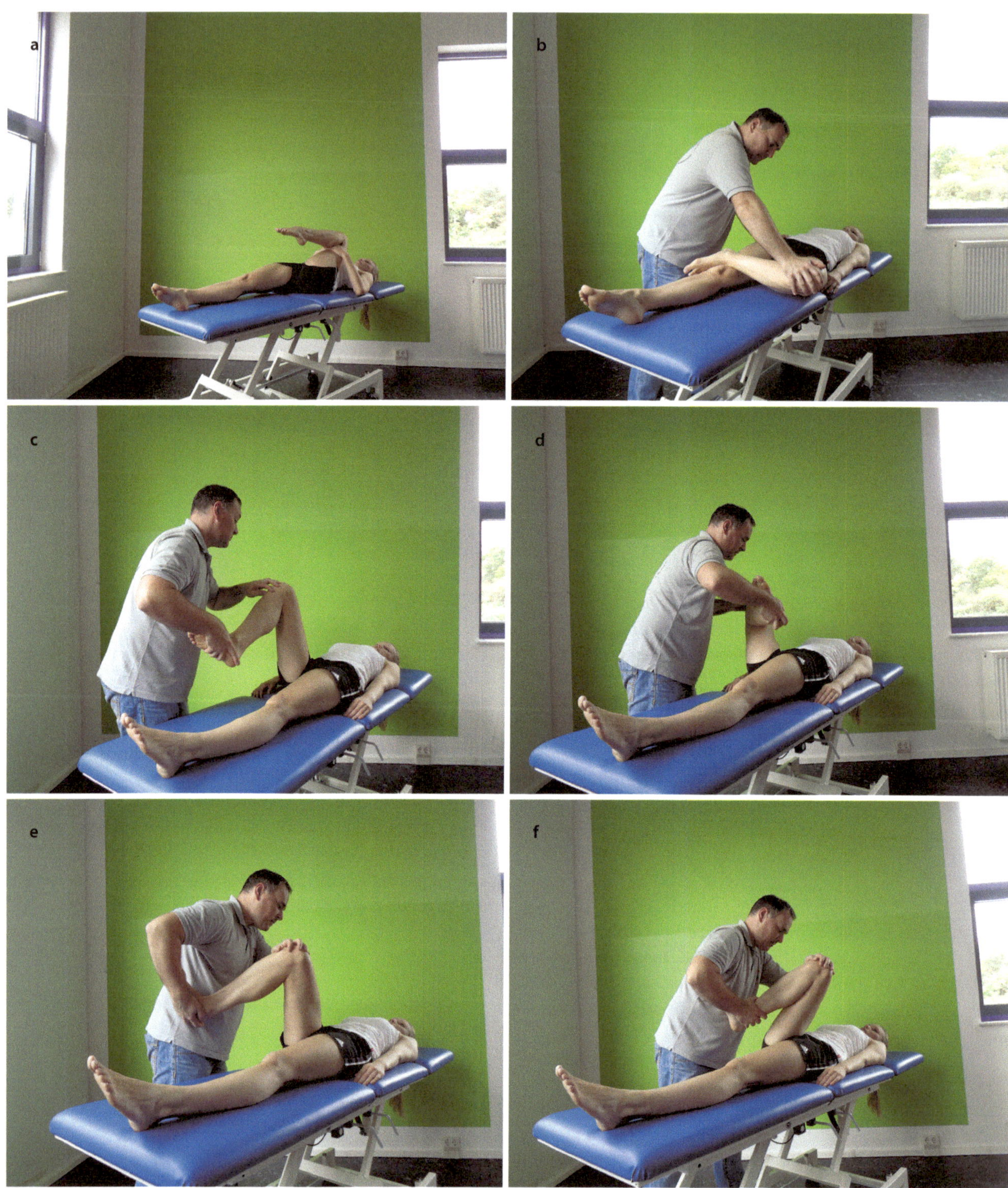

Abb. 11.6 **a–f Spezielle Tests für die Hüfte. a** Thomas-Handgriff, **b** Patrick-Sign (Viererzeichen) – Morbus-Perthes-Indikator, **c** Drehmann-Zeichen – Epiphysiolysis capitis femoris, **d, e** Labrum-Hinterrandtest, **f** Test auf femuro-acetabuläres Impingement (FAI)

Test auf femuro-acetabuläres Impingement – FAI (Abb. 11.6f): Ausgangsstellung

Die standardisierte Ausgangsstellung für den FAI-Test ist die Rückenlage auf der Untersuchungsliege.

Durchführung

Der Untersucher fixiert das zu untersuchende Bein an Fuß und Knie für eine passive Flexion + Adduktion + Innenrotation in der Hüfte. Alle drei Bewegungsrichtungen werden aufeinandergesetzt für eine maximale Stressbelastung der Gelenkstrukturen.

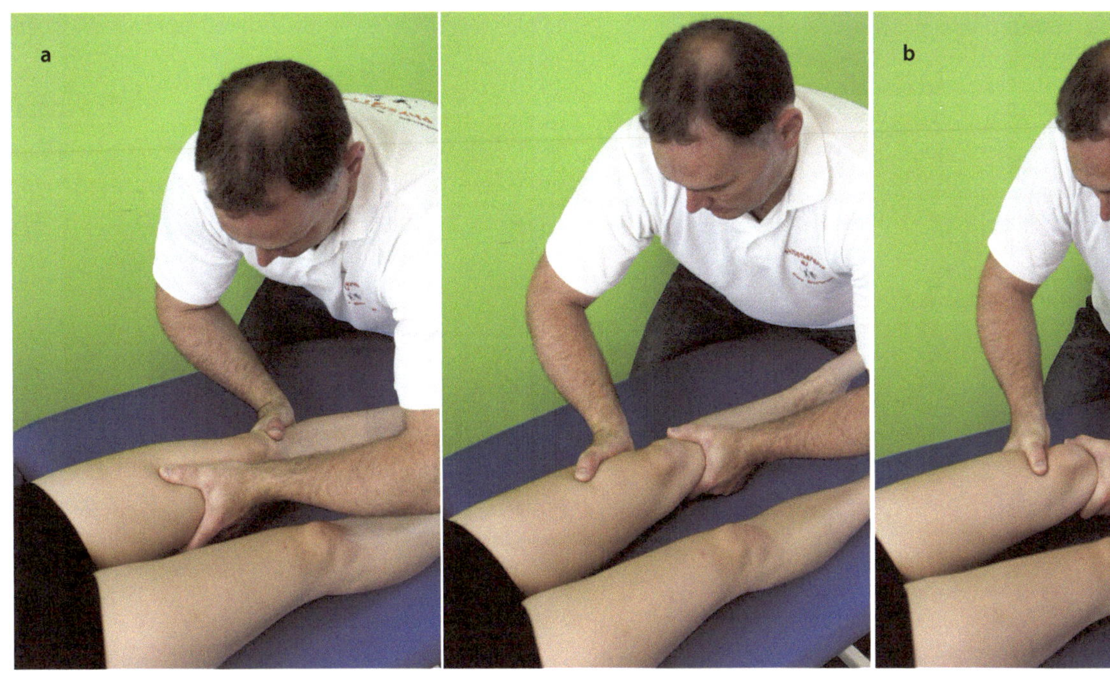

Abb. 11.7 **a,b Stabilitätstests für das Kniegelenk. a** Varus-/Valgus-Stress-Test, **b** Lachman- und hinterer Lachman-Test

Beurteilung

Treten bei der Testbewegung Mobilitätsdefizite in die durchgeführten Bewegungsrichtungen oder die typischen Schmerzen in der Leistenregion auf, ist an ein FAI zu denken. Die Kombination der drei Bewegungen (Flex/Add/IR) bedeutet mechanischen Stress für die Gelenkstrukturen. Dabei wird der Femurhals gegen den ventralen Pfannenrand gepresst. Hierbei entstehen auch gerne Gelenkgeräusche oder ein signifikantes Gelenkschnappen; treten diese Geräusche während der Testbewegung auf, stützen sie die Verdachtsdiagnose „FAI". Kann der Schmerz durch eine Hüftflexion in Kombination mit einer Außenrotation reduziert oder komplett eliminiert werden, wird der Befund noch aussagekräftiger. Dabei bewegt sich der Femurhals lateral am ventralen Pfannenrand vorbei ohne einzuklemmen (es findet kein Impingement statt). Differenzialdiagnostisch sollten eine Hüftdysplasie, arthrotische Veränderungen und akute Kapselverletzungen ausgeschlossen werden.

11.2.2 Spezielle Tests für den Kniekomplex

11.2.2.1 Stabilitätstests für das Kniegelenk (Abb. 11.7)

Für die Stabilität des Kniegelenks sind sowohl die umgebenden Muskeln wie auch der gesamte **Kapsel-Band-Apparat** zuständig.

> **Wichtig für die Kniestabilität sind vier Bänder:**
> - Lig. cruciatum anterior (vorderes Kreuzband, VKB),
> - Lig. cruciatum posterior (hinteres Kreuzband, HKB),
> - Lig. collaterale tibiale (mediale, LCT),
> - Lig. collaterale fibulare (laterale, LCF).

Varus-/Valgus-Stress-Test (Abb. 11.7a)

Beim Varus- oder Valgus-Stress-Test werden **Belastungstoleranz** und **Funktionalität** von **LCT** und **LCF** beurteilt. Die Bandstrukturen werden jeweils über Verlängerung unter mechanische Zugspannung gebracht; beurteilt wird das mechanische Bewegungsverhalten. Eine signifikante Symptomreproduktion ist ein Hinweis auf eine Veränderung der Bandstruktur.

Ausgangsstellung

Für die Varus- bzw. Valgusstressbewegung wird der Patient in **Rückenlage**, dicht an der Kante der Behandlungsliege positioniert. Mit der großen Unterstützungsfläche ist eine bestmögliche Entspannung des Patienten gewährleistet, und der Untersucher hat optimale Zugriffsmöglichkeit auf das Kniegelenk des Patienten.

Durchführung

- **Varus-Stress-Test** (Beurteilung des LCF): Das Kniegelenk wird proximal des Gelenkspalts am Oberschenkel fixiert und gehalten. Der Unterschenkel wird in **Adduktion** bewegt. Dabei vergrößert sich der Abstand zwischen Ursprung und Ansatz des LCF, und das Band wird mechanisch verlängert.
- **Valgus-Stress-Test** (Beurteilung des LCT): Das Kniegelenk wird wie oben fixiert, und der Therapeut bewegt den Unterschenkel des Patienten in **Abduktion**. Durch die Zugspannung wird der Abstand zwischen Ursprung und Ansatz des LCT vergrößert, wodurch sich das Band ebenfalls mechanisch verlängern muss.

Beurteilung

Hinweise für eine Instabilität der Kollateralbänder sind:

- während der Bewegung auftretende Instabilitätssymptome bzw. auch individuelle Symptome des Patienten,
- eine signifikant vergrößerte Aufklappbarkeit des Gelenkspalts:
  - medial bei Unterschenkelabduktion → Veränderung des LCT,
  - lateral bei Unterschenkeladduktion → Veränderung des LCF.

Beim Varus- oder Valgus-Stress-Test werden Veränderungen der Kollateralbänder (LCT, LCF) beurteilt.

▪ Lachman-/hinterer Lachman-Test (◘ Abb. 11.7b)

Klassische Kreuzbandtests sind der
- Lachman-Test für das vordere Kreuzband (**VKB**) und
- hintere Lachman-Test für das hintere Kreuzband (**HKB**).

Die Kreuzbänder haben im Kniegelenk die Aufgabe, die Translation (Parallelverschiebung) und Rotation der Tibia gegen den Femur einzuschränken und dem Kniegelenk **Stabilität** bei zunehmender Mobilität zu verleihen:
- Das **VKB** verhindert eine Translation der Tibia nach ventral (vordere Schublade),
- das **HKB** eine zu große Translation der Tibia nach dorsal (hintere Schublade).

▪▪ Ausgangsstellung

Als einheitliche Ausgangsstellung für die Lachman-Tests hat sich die **Rückenlage** bewährt. Der Patient kann in dieser Ausgangsposition optimal entspannen, der Untersucher kann das Kniegelenk bestmöglich für den Test einstellen und kontrollieren.

▪▪ Durchführung

Der Untersucher fixiert das Kniegelenk in ca. 20–30° Flexion (Ruhestellung des Kniegelenks: die Gelenkpartner haben maximal möglichen Abstand voneinander bei gleichzeitiger maximaler Entspannung des Kapsel-Band-Apparats). Diese Position wird über eine Hand am distalen Oberschenkel und eine Hand an der proximalen Tibia eingestellt und fixierend gehalten.
- **Lachman-Test** (**VKB**): Über diese Grifftechnik übt der Untersucher eine forcierte Translation der Tibia nach ventral aus, um das VKB zu prüfen. Dabei werden Femur und Tibia gegeneinander bewegt, wobei die **Tibia** verstärkt **nach ventral** beschleunigt wird.
- **Hinterer Lachman-Test** (**HKB**): Mit derselben Grifftechnik (proximale Hand am Oberschenkel, knapp oberhalb des Kniegelenkspalts, distale Hand an der Tibia, knapp unterhalb des Kniegelenkspalts) werden Femur und Tibia gegeneinander bewegt, wobei die **tibiale Translation nach dorsal** forciert wird.

▪▪ Beurteilung

Zeichen für eine Instabilität der Kreuzbänder sind:
- während der Testdurchführung auftretende Instabilitätssymptome (▶ Übersicht 11.1) sowie individuelle Symptome des Patienten,
- das Ausmaß der Translation: Bildung einer vorderen oder hinteren Schublade.

Bei einer signifikant vergrößerten translatorischen Bewegungsamplitude, d. h., bei einer deutlichen vorderen oder hinteren Schublade kann man von einer **Ruptur** oder einer pathologischen Verlängerung des VKB bzw. HKB ausgehen.

Der Lachman-Test ist der klassische Test für das VKB (vordere Schublade), der hintere Lachman-Test das Pendant für das HKB (hintere Schublade).

11.2.2.2 Patellatests (◘ Abb. 11.8)

Funktionsstörungen an der Patella treten auf infolge
- einer knöchernen Fehlanlage,
- traumatischer Veränderungen, die umgebende Muskulatur oder die knöcherne Struktur der Patella betreffend,
- einer chronischen Degeneration der Knorpelflächen bei lange anhaltenden Störungen.

Störungen an der Patella zeigen meist typische Symptome (◘ Tab. 11.1).

▪ Patella-Verschiebetest (◘ Abb. 11.8a)

Der Patella-Verschiebetest ist ein multidirektionaler **Schmerzprovokationstest**, d. h., die Patella wird in alle passiv möglichen Bewegungsrichtungen mobilisiert, um die für den Patienten typischen Symptome zu reproduzieren und somit eine Funktionsstörung der Patella zu beweisen.

▪▪ Ausgangsstellung

In **Rückenlage** kann der Test mit optimaler Kontrolle der Bewegungsrichtungen durchgeführt werden, auch die Knieflexion kann passend modifiziert werden.

▪▪ Durchführung

Der Untersucher fixiert die Patella mit einer oder beiden Händen und bewegt sie gegen das femorale Gleitlager in verschiedene **Richtungen** – nach kranial, kaudal, medial, lateral – und **Zwischenrichtungen** – nach medio-kranial, medio-kaudal etc.

▪▪ Beurteilung

Beurteilt werden evtl. **Schmerzreaktionen** des Patienten aufgrund der Fixation (Druckschmerz) oder der Bewegung (Mobilisationsschmerz). Außerdem sind evtl. **Gelenkgeräusche** von großer klinischer Bedeutung:
- **Krepitus** (Gelenkreiben: Gefühl von „Sand im Getriebe“): deutet auf vorhandene Aufrauungen der retropatellaren Knorpelfläche hin.
- **Knackphänomen** (Gelenkknacken): deutet auf größere retropatellare oder femorale Knorpeldefekte hin, evtl. auch auf einen freien Gelenkkörper (z. B. Teile eines rupturierten Gelenkknorpels).

Der Patella-Verschiebetest ist ein multidirektionaler Schmerzprovokationstest.

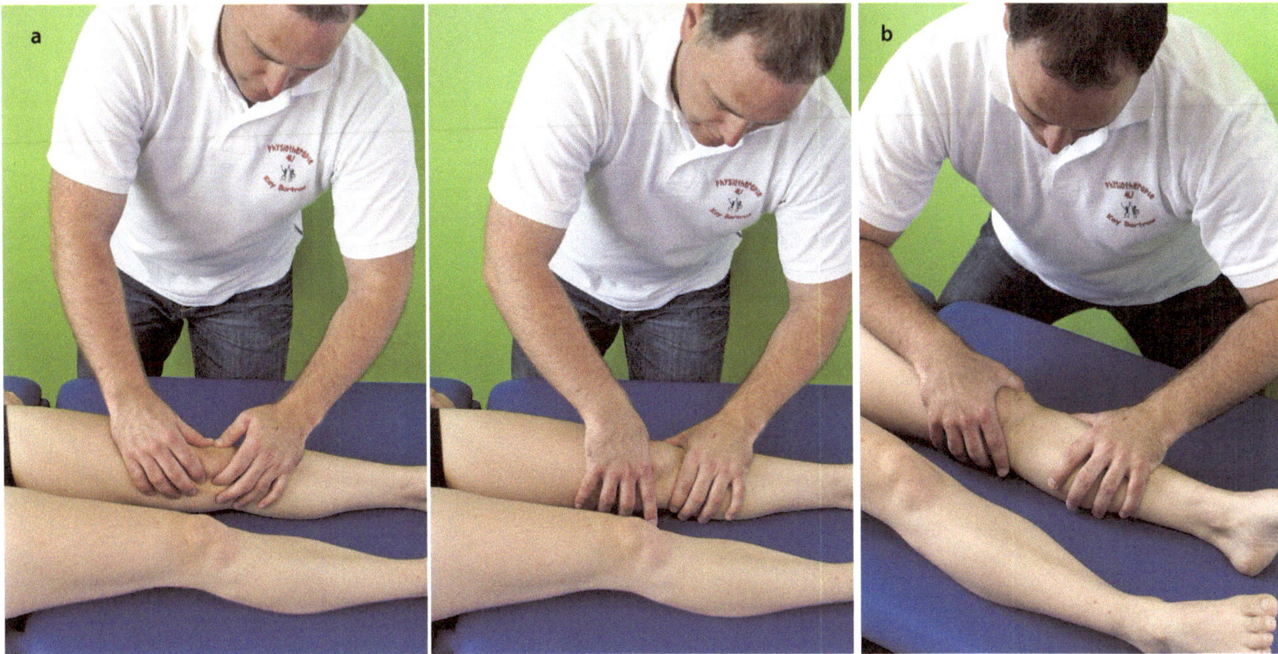

Abb. 11.8 a,b **Funktionstests für die Patella.** **a** Patella-Verschiebetest, **b** Zohlen-Zeichen

Zohlen-Zeichen (Abb. 11.8b)

Das Zohlen-Zeichen ist ein weiterer progressiver Test zur Beurteilung der retropatellaren und der femoralen Knorpelflächen. Durch eine kontrollierte Kontraktion des M. quadriceps femoris (Knieextension) gegen den Widerstand des Untersuchers wird die Patella durch das chondrale Gleitlager gepresst.

Ausgangsstellung

Der Patient liegt in **Rückenlage** auf der Behandlungsliege. Das Kniegelenk kann in Flexion bis zu 30° vorpositioniert werden, je nach Symptombild oder Zielsetzung der Testdurchführung.

Durchführung

Der Patient muss zuerst über das Testvorgehen informiert und mit den erforderlichen Bewegungsabläufen vertraut gemacht werden. Das heißt, der Patient übt als Erstes, seinen M. quadriceps anzuspannen, wodurch die Patella durch das chondrale Gleitlager von der kaudalen Fixierung nach kranial bewegt wird. Sobald sich die typischen Symptome des Patienten reproduzieren lassen, kann der Test abgebrochen werden.

> Wichtig bei Schmerzen: Der Patient sollte bei plötzlich auftretenden Schmerzen während der Testdurchführung nicht plötzlich die Muskelspannung lösen! Die Patella würde sich verstärkt nach kaudal bewegen (bedingt durch den noch einwirkenden Widerstand des Untersuchers), was unweigerlich noch mehr und vermutlich auch stärkere Schmerzen verursachen würde.

Ist der Patient in der Lage, den M. quadriceps für die Testbewegung zu kontrollieren, kann der Test durchgeführt werden. Dazu mobilisiert der Untersucher die Patella in ihrem Gleitlager nach kaudal und fixiert sie dort. Durch gezielte Kontraktion des M. quadriceps kann der Patient die Patella aus der Fixation heraus nach kranial bewegen. Dabei wird sie verstärkt in das retropatellare/femorale Gleitlager gepresst und verursacht einen mechanischen Deformationsreiz an der chondralen Gleitfläche.

Beurteilung

Die Reproduktion der für den Patienten typischen Symptome (Schmerz, Krepitus oder Gelenkknacken etc.) kann auf eine problematische Veränderung der retropatellaren/femoralen Knorpelgleitfläche hinweisen.

> Das Zohlen-Zeichen ist ein Test zur Beurteilung der retropatellaren und der femoralen Knorpelgleitflächen.

11.2.2.3 Meniskustests (Abb. 11.9)

Probleme bzw. Funktionsstörungen an den Menisken des Kniegelenks entstehen häufig als direkte Folge eines Traumas. Die Menisken werden häufig durch externe Gewalteinwirkung verletzt, Verletzungsmechanismus ist eine **Knieflexion kombiniert mit einer Verdrehung des Unterschenkels**. Solche Verletzungen können bei sportlichen Aktivitäten genauso wie im normalen Alltag auftreten.

> Alle Meniskustests basieren auf einer kombinierten Anwendung der Bewegungskomponenten, die zur Meniskusverletzung geführt haben.

Es geht also bei einem Meniskustest primär darum, die typischen Symptome eines verletzten Meniskusgewebes zu reproduzieren (► Übersicht 11.2).

Übersicht 11.2. Typische Symptome bei Meniskusverletzungen

- Bewegungsschmerz
- Bewegungseinschränkung (häufig in Flexion)
- Gelenkschnappen

11

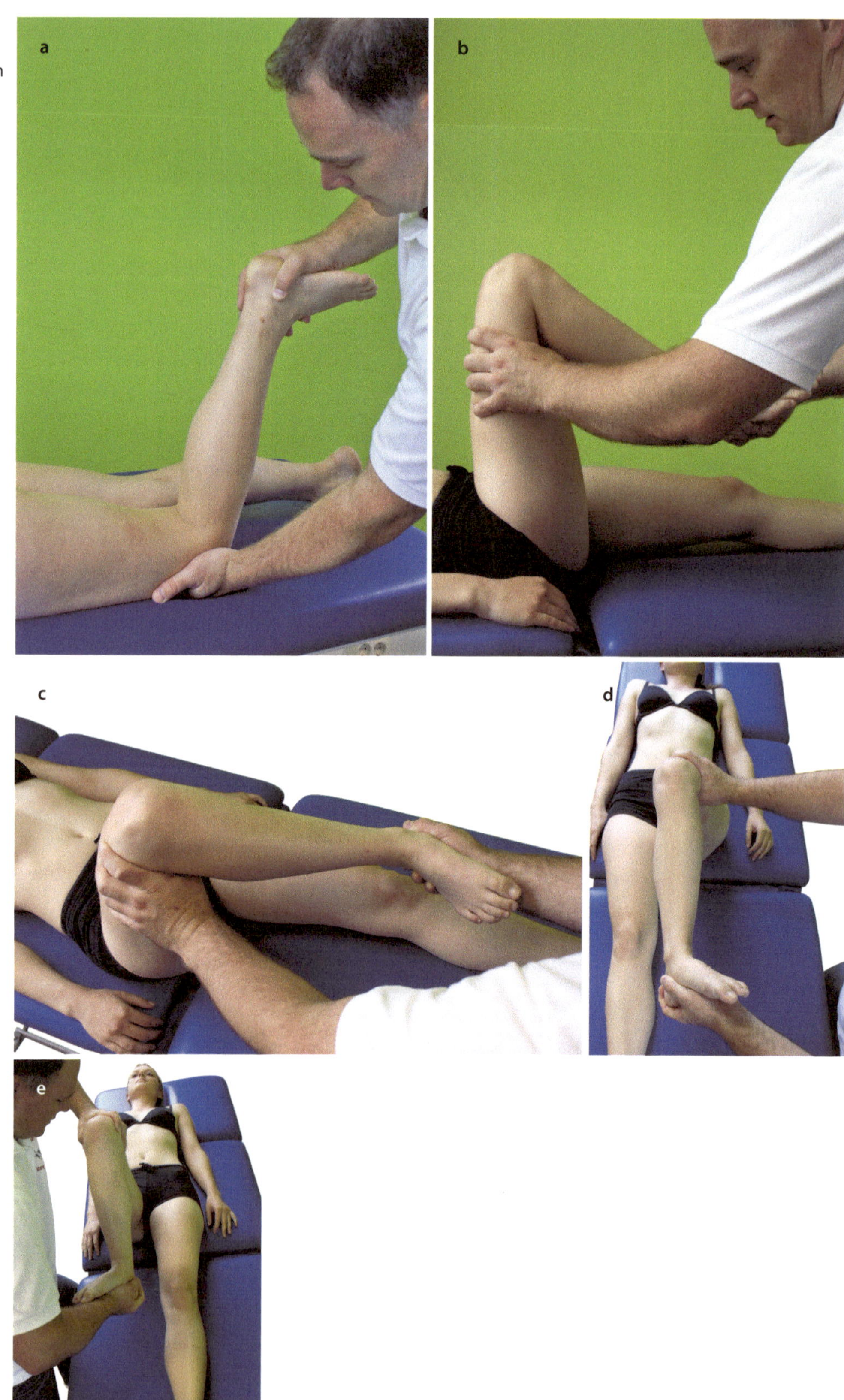

Abb. 11.9 a–e Meniskustests. **a** Apley-Test, **b** McMurray-Test, **c** Payr-Test, **d** Steinmann I, **e** Steinmann II

- Wandernder Schmerz bei Bewegungen (je nach Einklemmung des meniskoiden Gewebes)
- Krepitus bei langer Persistenz des Meniskusschadens
- Schwellungsneigung
- Anlaufschmerz nach längerem Sitzen
- Einklemmungsgefühl mit „befreiendem" Gelenkknacken

Die am häufigsten vorkommenden Symptome sind Schmerz und Einklemmungsgefühl.

Meniskustests sind Provokationstests und nutzen die mechanischen Ereignisse bei der Durchführung der Testbewegung. Der Meniskus wird durch Flexion oder Extension im Gelenk „verkeilt" oder fixiert, dann über eine zusätzliche Rotation bzw. durch eine Varus-/Valgusstressbewegung gespannt und schließlich über eine weitere Flexion oder Extension abgeschert. Die einzelnen Komponenten eines Meniskustests sind in Tab. 11.2 aufgeführt.

Meniskustests sind Provokationstests und nutzen die mechanischen Ereignisse bei der Durchführung der Testbewegung.

Praxistipp

Um eine Verletzung der Menisken zu diagnostizieren, reicht ein einzelner Test meist nicht aus, da kein Test eine 100 %ige Trefferquote aufzuweisen hat. Es ist vielmehr sinnvoll, **mehrere Meniskustests** durchzuführen und die Diagnose durch übereinstimmende Ergebnisse zu sichern.

Tab. 11.2 Mechanische Komponenten bei Meniskustests

Komponente	Bewegung	Mechanischer Effekt
1. Komponente	Flexion oder Extension	Fixiert den Meniskus im Gelenkspalt und bringt ihn in eine Zwangsposition
2. Komponente	Rotation der Tibia oder Varus-/Valgusstress auf das Kniegelenk	Verlängert oder spannt den Meniskus und erhöht seine Zwangsposition (verstärkter Stress)
3. Komponente	Flexion oder Extension → meist der 1. Komponente entgegengesetzt	Schert den fixierten und gespannten Meniskus und erhöht nochmals die einwirkende Stresskomponente

Apley-Test (Abb. 11.9a)

Der Apley Test kann als erster **Orientierungstest** bei Verdacht auf eine Meniskusverletzung eingesetzt werden. Mit der Anwendung von **Druck** und **Zug** auf das Kniegelenk können erste Beurteilungen der intra- (Menisken) und extraartikulären (Kapsel-Band-Apparat) Strukturen vorgenommen werden:

- Bei gezielt appliziertem **Druck** auf das Kniegelenk näheren sich die Gelenkpartner (Tibia und Femur) einander an, und der Abstand im Gelenkspalt verringert sich. Dadurch kommen alle intraartikulären Strukturen unter mechanische Druckbelastung und können bei Verletzung Symptome auslösen.
- Bei **Zug** auf das Kniegelenk entfernen sich die Gelenkpartner (Tibia und Femur) voneinander, und der Abstand im Gelenkspalt vergrößert sich:
- Die intraartikulären Strukturen werden tendenziell eher entlastet (Druck wird weggenommen).
- Die extraartikulären Strukturen werden verstärkt Zugkräften ausgesetzt (Gelenkpartner entfernen sich voneinander) und im Sinne einer Verlängerung belastet. Verletzte Strukturen reagieren symptomatisch auf diese Verlängerungsbeanspruchung.

Ausgangsstellung

Für die optimale Anwendung von Druck und Zug auf das Kniegelenk eignet sich besonders die **Bauchlage**, um die Gelenkachse und die eingesetzte Bewegungskraft bestmöglich kontrollieren zu können.

Durchführung

Das Kniegelenk wird bis zum ersten Symptomauftreten (Schmerz) bewegt. Meist tritt der Schmerz in Flexionsrichtung auf → das Kniegelenk wird bis zum ersten Schmerz flektiert. In der schmerzhaften Position wird dann die Tibia gegen den Femur gedrückt → **Kompression im Gelenkspalt**:

- Die **intraartikulären Strukturen** (**Menisken**) werden bei Kompression stärker deformiert; und besteht eine Verletzung, verstärkt sich die Symptomatik. Eine in der symptomatischen Position durchgeführte **Traktion** des Kniegelenks entlastet die intraartikulären Strukturen, und die Symptome werden reduziert.
- Verletzte **extraartikuläre Strukturen** hingegen reagieren eher mit einer Symptomverstärkung auf Traktion und mit Symptomreduktion auf Kompression.

Unter gehaltener Kompression kann der Belastungsschwerpunkt mit einer **rotatorischen Komponente** auf den Innen- bzw. Außenmeniskus gesetzt werden.

- Verstärkt sich der Schmerz bei **Innenrotation** → Außenmeniskusläsion,
- Verstärkt er sich bei **Außenrotation** → Innenmeniskusläsion.

Meniskustestschema:
- Flexion + tibio-femorale Kompression + Außenrotation = forcierte mechanische Belastung für den Innenmeniskus
- Flexion + tibio-femorale Kompression + Innenrotation = forcierte mechanische Belastung für den Außenmeniskus

Beurteilung
Verstärken sich die Symptome (z. B. Schmerzen, Einklemmungsgefühl, Gelenkschnappen) bei der Testdurchführung, ist eine Meniskusverletzung wahrscheinlich. Erhärtet wird die Diagnose durch positive Ergebnisse weiterer Meniskustests.

McMurray-Test (Abb. 11.9b) : Ausgangsstellung
Der Patient wird in **Rückenlage** gelagert. In dieser Position kann der Therapeut alle Bewegungskomponenten des Kniegelenks einstellen und kontrollieren.

Durchführung
Das Kniegelenk wird bis zum ersten Symptomauftreten flektiert. In dieser Flexionsposition wird die Tibia rotiert, und unter gehaltener Rotation wird das Kniegelenk dann wieder extendiert. Bei diesem Testmanöver wird der Meniskus zuerst fixiert, dann gespannt und mit der letzten Bewegungskomponente geschert.

11

Beurteilung
Verstärken sich die Symptome durch eine der Bewegungskomponenten, kann man eine Meniskusverletzung annehmen. Weitere Tests mit ähnlich positiven Ergebnissen (Reproduktion und Verstärkung der Symptome) sichern die Diagnose.

Payr-Test (Abb. 11.9c) : Ausgangsstellung
In **Rückenlage** kann der Untersucher am besten die Bewegungsrichtungen kontrollieren und die zur Durchführung des Tests erforderliche Kraft dosieren.

Durchführung
Im Payr Test werden verschiedene Komponenten eingesetzt. Das zu untersuchende Kniegelenk wird bis zum ersten Symptomauftreten **flektiert**, anschließend
- wird die Tibia bei gleichzeitiger tibialer Adduktion (**Varusstress**) in Außenrotation bewegt → Testmanöver zur Beurteilung des **Innenmeniskus**;
- wird die Tibia bei gleichzeitiger tibialer Abduktion (**Valgusstress**) in Innenrotation bewegt → Testmanöver zur Beurteilung des **Außenmeniskus**.

Beurteilung
Schmerzen im Bereich des Kniegelenkspalts deuten auf eine Meniskusverletzung hin.

Steinmann I (Abb. 11.9d) : Ausgangsstellung
In **Rückenlage** ist die Kontrolle von Bewegungsrichtungen, Krafteinsatz und Bewegungsachse am besten gewährleistet.

Durchführung
Das betroffene Kniegelenk wird flektiert und in gebeugter Position wiederholt forciert nach innen bzw. außen rotiert.

Beurteilung
Schmerzen bzw. Symptomreproduktion bei forcierter Außenrotation deuten auf eine Innenmeniskusverletzung hin, bei forcierter Innenrotation auf eine Außenmeniskusverletzung.

Steinmann II (Abb. 11.9e) : Ausgangsstellung
Siehe Steinmann I; **Rückenlage**.

Durchführung
Das Kniegelenk wird über den Unterschenkel (Tibia) in „Vor-Rotation" belastet und dann bei axialer Stauchung in das Kniegelenk flektiert. Die axiale Stauchung entspricht einer Kompressionsbelastung der intraartikulären Strukturen (Menisken).

Beurteilung
Schmerzen bzw. Symptomreproduktion bei „Vor-Rotation" nach innen deuten auf eine Außenmeniskusläsion hin, bei „Vor-Rotation" nach außen auf eine Innenmeniskusläsion.

11.2.3 Spezielle Tests für den Fußkomplex

Der kinematische Komplex der Fußgelenke ist klinisch besonders auffällig bei Instabilität und Schmerzprovokation durch Überlastung. Die Fußgelenke haben eine klare Stützfunktion, u. a. bei der Aufrechterhaltung des Gleichgewichtes. Auch wenn man die funktionelle Kette der Gelenke in der Beinachse betrachtet, wird diese Stützfunktion sehr deutlich. Zeitgleich hat der Fußkomplex aber auch mobile Aufgaben wahrzunehmen. Die Fußgelenke bewerkstelligen eben auch den Antrieb und damit die Kraftübertragung beim Gehen, Laufen, Hüpfen und Rennen. Dabei kommt dem Fußkomplex eine große Funktion als mobiler Hebel zu, der immense Kräfte zu übertragen hat. In diesen ganzen Funktionen steckt natürlich auch ein nicht unerhebliches Potenzial für Funktionsstörungen. Klinisch gehäuft treten Schmerzen verschiedenster Genese, Instabilitäten nach ligamentärer Verletzung, Überlastungsprobleme nach intensiver (exzessiver) sportlicher Aktivität und auch artikuläre Beschwerden aufgrund von traumatischen oder degenerativen Ereignissen auf.

Inversionstest – laterales Kollateralband (Abb. 11.10a): Ausgangsstellung
Dieser Test kann in Rückenlage, in Bauchlage oder auch im Sitz mit über die Bankkante hängenden Beinen durchgeführt werden. Der Untersucher sollte sich für eine standardisierte Ausgangsstellung in der Durchführung des Tests entscheiden.

Durchführung
Der Untersucher bringt den Fuß im OSG in eine neutrale Mittelstellung zwischen Inversion und Eversion. Das OSG wird passiv in eine maximale Dorsalextension eingestellt. In dieser Vorpositionierung wird nun das Lig. fibulocalcaneare

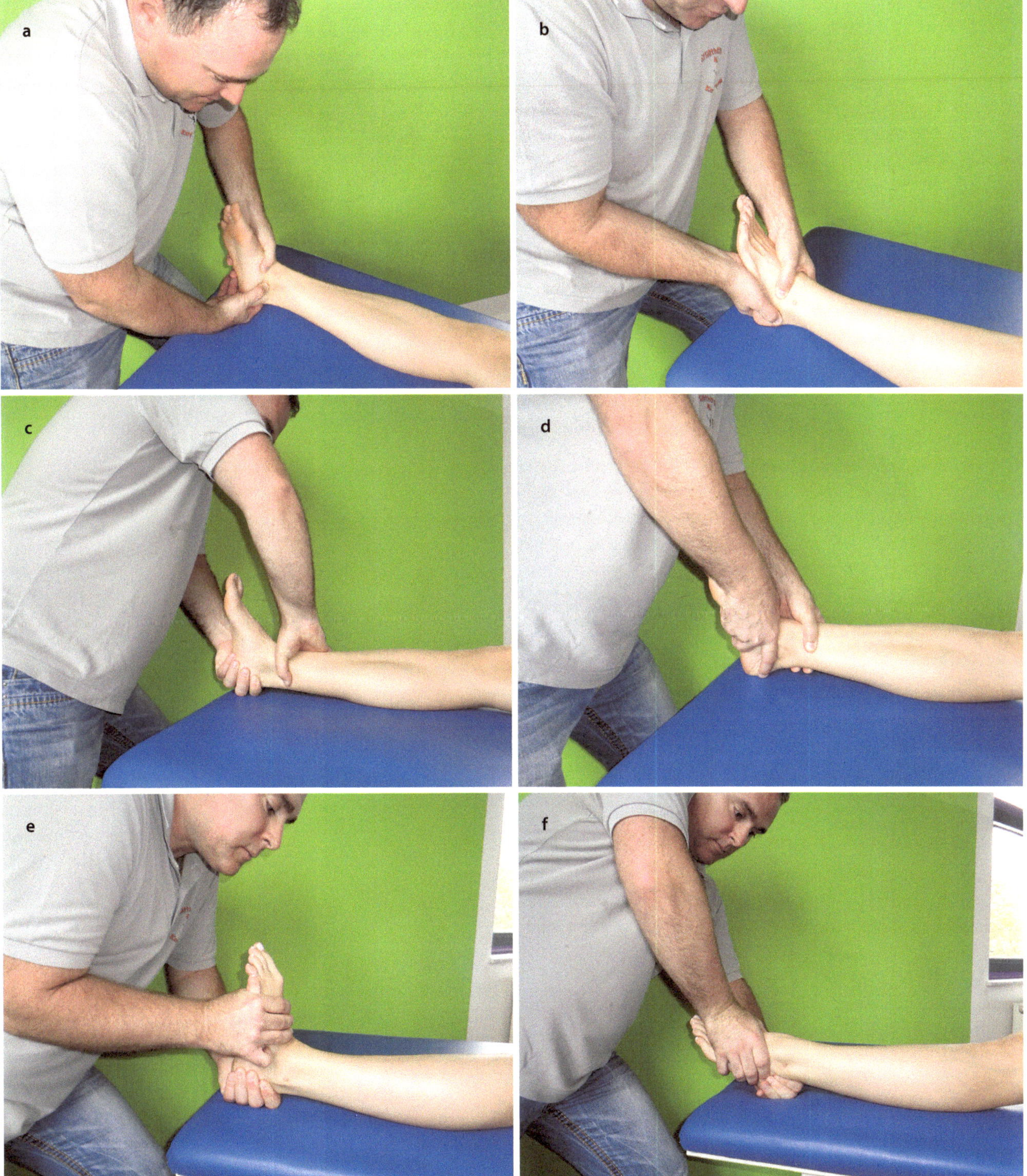

Abb. 11.10 a–f **Spezielle Tests für den Fußkomplex. a** Inversionstest – laterales Kollateralband, **b** Eversionstest – mediales Kollateralband, **c** anteriore Schublade, **d** posteriore Schublade, **e** anteriorer Impingementtest OSG, **f** posteriorer Impingementtest OSG

palpiert. Während des Tests achtet der Untersucher auf Veränderungen. Nun wird der Rückfuß (Calcaneus) in eine variierende Adduktion bewegt.

Beurteilung

Durch diese Testbewegung entsteht eine primäre mechanische Stressbelastung am Lig. fibulocalcaneare. Kommt es nun zu einer einseitig vermehrten Aufklappbarkeit im Seitenvergleich mit zusätzlichen Symptomen wie lokalem Schmerz oder einem deutlichen Instabilitätsempfinden oder treten zusätzliche Gelenkgeräusche in der vermehrten Beweglichkeit auf, so ist an eine Verletzung des lateralen Kollateralbandes (Lig. fibulocalcaneare) zu denken. Häufig findet sich auch noch eine Begleitverletzung des Lig. fibulotalare anterius.

▪ Eversionstest – mediales Kollateralband (◻ Abb. 11.10b): Ausgangsstellung

Dieser Test kann in Rückenlage, in Bauchlage oder auch im Sitz mit über die Bankkante hängenden Beinen durchgeführt werden. Der Untersucher sollte sich auch hier für eine standardisierte Ausgangsstellung in der Durchführung des Tests entscheiden.

▪▪ Durchführung

Der Untersucher bringt den Fuß im OSG in eine neutrale Mittelstellung zwischen Inversion und Eversion. Das OSG wird passiv in eine maximale Dorsalextension eingestellt. In dieser Vorpositionierung wird nun das Lig. deltoideum palpiert. Während des Tests achtet der Untersucher auf Veränderungen an der palpierten ligamentären Struktur. Nun wird der Rückfuß (Calcaneus) in eine valgisierende Abduktion bewegt.

▪▪ Beurteilung

Durch diese Testbewegung entsteht eine primäre mechanische Stressbelastung am Lig. deltoideum, besonders am Lig. tibiocalcaneare. Kommt es nun zu einer einseitig vermehrten Aufklappbarkeit im Seitenvergleich mit zusätzlichen Symptomen wie lokalem Schmerz oder einem deutlichen Instabilitätsempfinden oder treten zusätzlich starke Gelenkgeräusche in der vermehrten Beweglichkeit auf, so ist an eine Verletzung des medialen Kollateralbandes (Lig. tibiocalcaneare) zu denken.

11

▪ Anteriore/posteriore Schublade – Lig. fibulotalare anterius/posterius (◻ Abb. 11.10c, d): Ausgangsstellung

Dieser Test kann sowohl in Rückenlage als auch im Sitz mit über die Bankkante hängenden Beinen durchgeführt werden. Standardisiert hat sich für diesen Stabilitätstest jedoch die Rückenlage bewährt. Auf der Testseite wird das Kniegelenk leicht flektiert (eine halbe Knierolle kann hier als Unterlagerung dienen), um durch die Entspannung des M. gastrocnemius auch die Spannung aus der Achillessehne zu nehmen.

▪▪ Durchführung anteriore Schublade

Eine Hand des Untersuchers fixiert die Tibia von ventral, während die zweite Hand den Fuß am Calcaneus fixiert. Mit von ventral stabilisierter Tibia wird nun der Fuß über den Calcaneus nach ventral gegen die Tibia gezogen.

▪▪ Beurteilung

Kann der Talus in Bezug zur ventralen Tibiakante nach ventral gezogen werden (es kommt damit zu einer positiven vorderen Schublade), kann auf eine Verletzung oder eine Ruptur des Lig. fibulotalare anterius geschlossen werden.

▪▪ Durchführung posteriore Schublade

Eine Hand des Untersuchers fixiert die Tibia von dorsal, während die zweite Hand den Mittelfuß knapp vor dem Talus fixiert. Mit von dorsal stabilisierter Tibia wird nun der Fuß über den Talus nach dorsal gegen die Tibia geschoben.

▪▪ Beurteilung

Kann der Talus in Bezug zur ventralen Tibiakante nach dorsal geschoben werden (es kommt damit zu einer positiven hinteren Schublade), kann auf eine Verletzung oder eine Ruptur des Lig. fibulotalare posterius geschlossen werden.

▪ Anteriorer/posteriorer Impingementtest OSG (◻ Abb. 11.10e, f): Ausgangsstellung

Die Impingementtests können in einer sitzenden Position oder auch in Rückenlage durchgeführt werden. Das Kniegelenk sollte in Flexion sein, um das maximale Bewegungsausmaß der OSG-Bewegungsrichtungen zu gewährleisten.

▪▪ Durchführung anteriores Impingement

Der Untersucher fixiert den Fuß mit einer Hand am Calcaneus (Ferse) und mit der zweiten Hand am Mittelfuß. Nun wird eine forcierte Dorsalextension durchgeführt, um die ventralen Strukturen (ventrale Tibiakante, Talushals, Talus) einem mechanischen Belastungsstress auszusetzen.

▪▪ Beurteilung

Kommt es bei diesem Testmanöver zu einer lokalen Schmerzreaktion an der ventralen Tibiakante im Übergang zum Talushals, kann von einem anterioren Impingement ausgegangen werden. Das Impingement kann oft zusätzlich noch palpatorisch abgeklärt werden, wenn am ventralen OSG-Bereich knöcherne Veränderungen (z. B. osteophytäre Anbauten) lokalisiert werden können. Diese Problematik tritt gerne bei Tänzern und Fußballspielern (nach rezidivierenden Traumata) auf.

▪▪ Durchführung posteriores Impingement

Der Untersucher fixiert den Fuß mit einer Hand am Calcaneus (Ferse) und mit der zweiten Hand wieder am Mittelfuß. Nun wird eine forcierte Plantarflexion durchgeführt, um die dorsalen Strukturen (dorsale Tibiakante, dorsale Calcaneuskante, Os trigonum, freier Gelenkkörper im dorsalen Bereich des OSG) einem mechanischen Kompressionsbelastungsstress auszusetzen.

▪▪ Beurteilung

Bei diesem Testmanöver kommt es zu einer kompressiven Einklemmung zwischen der dorsalen Tibiakante und der dorsalen Calcaneuskante. Zeigt sich nun eine lokale Schmerzreaktion in der dorsalen Region des oberen Sprunggelenkes, kann von einem bestehenden posterioren Impingement ausgegangen werden.

11.2.4 Spezielle Tests für das ISG (◻ Abb. 11.11)

Iliosakralgelenk- (ISG-)Tests sind Symptomprovokationstests. Durch die Testmanöver sollen die typischen Symptome des Patienten reproduziert werden, um eine klinische Begründung für die Behandlung dieser Struktur im Therapieplan zu finden.

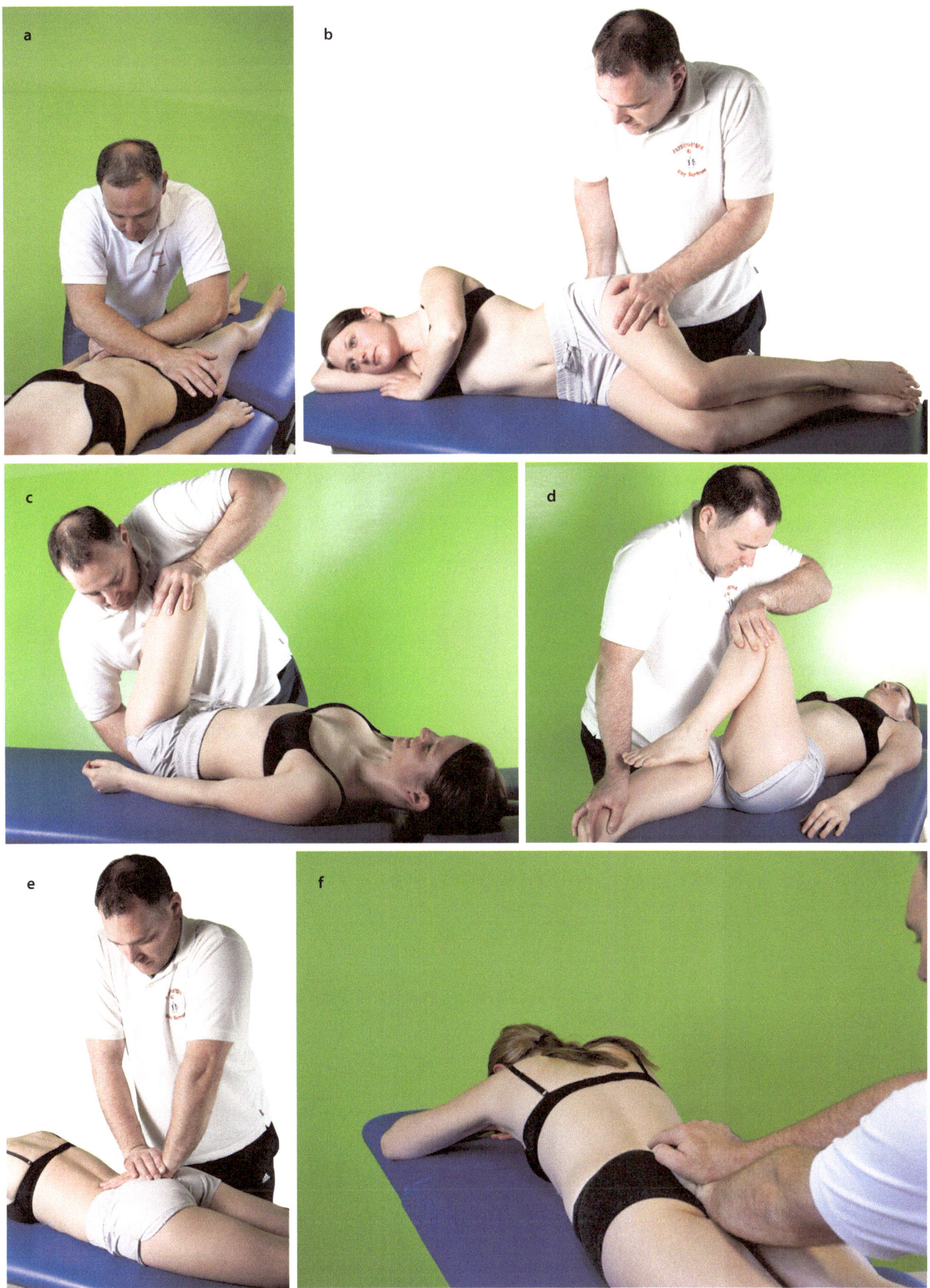

Abb. 11.11 **a–f ISG-Tests.** **a** Distraktionstest, **b** Kompressionstest, **c** Posterior-Shear-Test, **d** Gaenslen-Test, **e** Sacral-Thrust-Test, **f** Cranial-Shear-Test

Die Untersuchung des ISG ist vor allem notwendig bei **Patienten** mit

- Beschwerden in der unteren lumbalen Wirbelsäule,
- ausstrahlenden Beschwerden in den Oberschenkel oder
- Hüftgelenkproblematiken

und für das weitere Vorgehen von großer Bedeutung. Diese Beschwerden können unter dem Begriff **Beschwerden in der LBH-Region** (= Lenden-Becken-Hüft-Region) zusammengefasst werden.

Die folgenden ISG-Tests eignen sich dazu, eine Beteiligung des ISG durch positive Testergebnisse klinisch beweisen bzw. bei negativen Testergebnissen verwerfen zu können. Mittels mechanischer Belastung lassen sich schmerzauslösende Strukturen lokalisieren und ein evtl. Behandlungsbedarf erkennen. **Druck** wird bei den ISG-Tests wie folgt gegeben:

- Der Druck kann über längere Zeit (**20–60 sec**) aufrechterhalten werden.
- Am Ende der Haltezeit kann der Druck mittels **dosierten Überdruckes** nochmals verstärkt werden.
- Der Druck kann über einen bestimmten Zeitraum (20–60 sec) **intermittierend** auf die zu untersuchende Struktur (Sakrum, Ilium etc.) appliziert werden.

11

> **Iliosakralgelenk- (ISG-)Tests sind Symptomprovokationstests.**

Distraktionstest (Gapping-Test) (Abb. 11.11a): Ausgangsstellung

Der Patient liegt in **Rückenlage**. Die Knie können mit einer Knierolle unterlagert werden.

Durchführung

Der Untersucher gibt über die Innenseiten der Spinae iliacae anteriores superiores beidseits einen nach außen gerichteten Druck.

Kompressionstest (Abb. 11.11b): Ausgangsstellung

Für diesen Test ist die **Seitenlage** effektiv, da optimal Druck auf das ISG gebracht werden kann.

Durchführung

Der Untersucher gibt über das Os ilium lateralen Druck auf das ISG.

Posterior-Shear-Test (Abb. 11.11c): Ausgangsstellung

Der Patient liegt in **Rückenlage**. Auf der zu untersuchenden ISG-Seite wird das Bein in der Hüfte ca. 90° flektiert und gehalten.

Durchführung

Der Untersucher hält das Bein in ca. 90° Hüftflexion. Seine andere Hand liegt unter dem Sakrum, um entgegengesetzte Zugwirkung auf das ISG auszuüben. Das fixierte Bein wird nun entlang dem Femurschaft nach dorsal bewegt.

Torsionstest: Gaenslen-Test (Abb. 11.11d): Ausgangsstellung

Der Patient liegt in **Rückenlage** diagonal auf der Behandlungsliege. Ein Bein ist im Überhang: Kniekehle ist an der Bankkante, und Unterschenkel hängt über die Bankkante nach unten.

Durchführung

Bei diesem Testmanöver werden weiterlaufende Bewegungen genutzt, um eine Stressbelastung auf das ISG zu transportieren. Ein Bein wird maximal in Flexion fixiert, das andere Bein über die Bankkante in Extension gehalten. Somit bewegt sich das Ilium der Flexionsseite nach posterior, das Ilium der Extensionsseite nach anterior. Diese entgegengesetzte Bewegung bedeutet für das ISG eine Belastungsverstärkung. Der Test wird beidseits durchgeführt.

Sacral-Thrust-Test (Abb. 11.11e): Ausgangsstellung

Der Patient liegt in **Bauchlage**.

Durchführung

Der Untersucher gibt zentralen Druck in posterior-anteriorer Richtung auf das Sakrum. Dadurch verlagert sich das Sakrum gegen das Ilium nach anterior, es kommt zu einer mechanischen Druckverlagerung im ISG.

Cranial-Shear-Test (Abb. 11.11f): Ausgangsstellung

Der Patient liegt in **Bauchlage**.

Durchführung

Der Untersucher steht am Fußende des Patienten. Er legt beide Hände kranialwärts gerichtet übereinander auf den unteren Pol des Os sacrum. Dadurch verlagert sich das Sakrum gegen das Ilium (beidseits), und das ISG erfährt eine mechanische Belastung.

> **Beurteilung der ISG-Tests: Ein Test gilt als positiv, wenn durch das Testmanöver die typischen Symptome des Patienten ausgelöst werden können.**

Literatur

Bartrow K (2013a) Hallux valgus. pt Z Physiotherapeuten 65:10–14. Pflaum, München

Bartrow K (2013b) Bandscheibenproblematik bei bestehender Spinalstenose. pt Z Physiotherapeuten 65:49–55. Pflaum, München

Bartrow K (2013c) Physiotherapeutische Rehabilitation nach Mehrfach-OP der Schulter. pt Z Physiotherapeuten 65:10–14. Pflaum, München

Bartrow K (2011) Physiotherapie am Kiefergelenk. Thieme, Stuttgart

van den Berg F (1999) Angewandte Physiologie Bd 2 – Organsysteme verstehen und beeinflussen. Thieme, Stuttgart

van den Berg F (2000) Angewandte Physiologie Bd 3 – Therapie, Training, Tests. Thieme, Stuttgart

van den Berg F (2003) Angewandte Physiologie Bd 1 – Das Bindegewebe des Bewegungsapparates verstehen und beeinflussen. Thieme, Stuttgart, S 2

Diemer F, Sutor V (2007) Mit dem Thermometer die Heilung beurteilen. physiopraxis 7–8:30–33

Diemer F, Sutor V (2010) Praxis der medizinischen Trainingstherapie Bd 2. Thieme, Stuttgart

Kool J (2007) Das ISG als Schmerzquelle ermitteln. Physiopraxis 9:36–37

Oetiker-Streit D (2006) Aktiv bleiben trotz Schmerz – Leitlinie zur Behandlung akuter Kreuzschmerzen. Physiopraxis 4:20–23

Radlinger L, Bachmann W, Homburg J, Leuenburger U, Thaddey G (1998) Rehabilitative Trainingslehre. Thieme, Stuttgart

Seidenspinner D (2005) Training in der Physiotherapie. Springer, Berlin/Heidelberg

Schabus R, Bosnia E (2007) Das Knie – Diagnostik, Therapie, Rehabilitation. Springer, Wien

Verra M (2009) Funktioneller Leistungstest für den Rücken. Physiopraxis 11–12:50–51

Dokumentation der Befundergebnisse und Erstellen professioneller Therapieberichte

Elektronisches Zusatzmaterial: Die Online-Version dieses Kapitels (https://doi.org/10.1007/978-3-662-58298-5_12) enthalt Zusatzmaterial, das für autorisierte Nutzer zugänglich ist.

K. Bartrow, *Untersuchen und Befunden in der Physiotherapie*, Physiotherapie Basics,
https://doi.org/10.1007/978-3-662-58298-5_12

In der physiotherapeutischen Praxis ist die Dokumentation der Untersuchungsergebnisse, Therapieinterventionen und Reaktionen des Patienten unerlässlich. Dazu muss ein geeignetes **Dokumentationsschema** entwickelt werden, das
- zum einen **praxistauglich** ist und
- zum anderen möglichst **vielen Patientenproblemen** gerecht wird.

Diese Bedingungen sind nur sehr schwer mit einem einzigen Befundbogen zu erfüllen, da sie stark vom Tätigkeitsschwerpunkt des Therapeuten abhängen. In der Physiotherapie existieren sehr viele unterschiedliche Dokumentationsbögen, da jedes Therapiekonzept andere Schwerpunkte setzt.

Die in diesem Kapitel vorgestellten Befundbögen dienen als kleine Hilfe und können (sollen) weiterentwickelt werden.

Physiotherapeutischer Befund (Abb. 12.1)
Der ausführliche physiotherapeutische Befundbogen beinhaltet **vier Abschnitte**, die Dokumentation der
- Anamnese,
- Ergebnisse der körperlichen Untersuchung,
- Behandlungsinterventionen und
- Reaktionen des Patienten.

12

Dieser vollständige Befund umfasst 6 Seiten und ist damit recht umfangreich. Der Befundbogen hat „Vorgabefunktion" und ist als **Lernwerkzeug** zu sehen, das bei ausgewählten Patienten eingesetzt werden kann, um die therapeutische Denkweise transparent zu machen und die einzelnen Schritte in der Befunderhebung zu perfektionieren.

> **Der ausführliche physiotherapeutische Befund dient der Verbesserung des therapeutischen Clinical-Reasoning-Prozesses und des Patientenmanagements.**

Physiotherapeutischer Kurzbefund (Abb. 12.2)
Für den täglichen Einsatz in einer Physiotherapiepraxis, in der im 20- bis 30-Minuten-Takt gearbeitet wird, ist ein Befundschema nötig, das eine **schnelle Datenaufnahme** und eine **zielgerichtete körperliche Untersuchung** mit bestmöglicher Therapieplanung gewährleistet. Als Weiteres sollte der Befundbogen eine **Gedächtnisstütze** für den Therapeuten sein, noch erforderliche Untersuchungen oder Behandlungen zu planen oder durchzuführen. Bei 14–20 Patienten pro Arbeitstag ist es schlicht unmöglich, die Ideen für jeden Patienten im Kopf zu behalten.

Die hier vorgestellten Befundbögen finden Sie zum Ausdrucken auch im Internet. Gehen Sie dazu auf ▶ http://extras.springer.com und geben Sie im Suchfeld die ISBN 978-3-662-46534-9 ein.

12.1 Dokumentation der Befundergebnisse

12.1.1 Von der Dokumentation zum Therapiebericht

Die Dokumentation der physiotherapeutischen Untersuchungsergebnisse und der durchgeführten Behandlungen ist in den Rahmenverträgen und in den entsprechenden Berufsgesetzen explizit geregelt und gehört somit zu den physiotherapeutischen Sorgfaltspflichten. Eine gut dokumentierte Untersuchung liefert außer dem direkten Vergleich „vorher-nachher" (also der unmittelbaren Kontrolle über die Effektivität der Therapie) auch die Grundlage für das Erstellen eines Therapieberichtes.

Wurde die Dokumentation der Befundergebnisse gewissenhaft und lückenlos durchgeführt, dann sind bereits alle wichtigen Informationen für einen aussagekräftigen Therapiebericht vorhanden und müssen lediglich noch in die gewünschte Form gebracht werden.

Die allerorts viel diskutierte Professionalisierung der Physiotherapie ist nach wie vor ein kontroverses Thema, das die Fachwelt noch etwas unsortiert erscheinen lässt. Zu einer überzeugenden Professionalisierung gehört in jedem Berufszweig eine prägnante Darstellung von Kernkompetenzen, Fähigkeiten und den zu erwartenden Effekten aus den angewandten Interventionen (Maßnahmen und Techniken). In allen medizinischen Disziplinen gehört eine umfangreiche interdisziplinäre Kommunikation, mit dem Ziel des Austausches von Informationen über den aktuellen Stand einer medizinischen Behandlung oder den erforderlichen Änderungen eines Therapieplanes, zum üblichen Alltag. Darin involviert sind üblicherweise alle Beteiligten der medizinisch-ärztlichen Fachbereiche (mit Untersuchungsberichten, Zwischen-, Abschluss- oder Jahresberichten). Daraus kann sich eine professionelle Physiotherapie nicht ausnehmen.

Beispiele für sehr ausführliche Dokumentationen finden sich in diesem Buch in ▶ Kap. 13 (Patientenbeispiele). Auf der Basis solcher Dokumentationen lassen sich verschiedenste Berichte erstellen:
- **Untersuchungsbericht**: Dieser stellt alle physiotherapeutischen Untersuchungsergebnisse zusammen und zeigt die Planung des weiteren Vorgehens (welche Interventionen, Maßnahmen oder Behandlungstechniken für diesen Patient geplant werden).
- **Behandlungsbericht**: Hier werden alle applizierten Maßnahmen und Behandlungstechniken dargestellt – mit den dadurch realisierten Effekten und Veränderungen der Symptome oder der Beschwerden des Patienten.
- **Zwischenbericht**: Bei langfristig angelegten Behandlungsserien (z. B. Dauerpatienten mit neurologischem Krankheitsbild) ist ein Zwischenbericht in regelmäßigen Abständen durchaus sinnvoll und hilft dabei, die Therapie kontinuierlich anzupassen und alle erreichten Veränderungen transparent darzustellen.
- **Abschlussbericht**: Sind die Therapieziele erreicht – im besten Fall ist der Patient dann komplett beschwerdefrei – gehen mit dem Abschlussbericht alle wichtigen Informationen an den verordnenden Arzt. Der beste Satz in jedem physiotherapeutischen Bericht lautet dann: „Da die Beschwerden des Patienten durch die physiotherapeutische Behandlung komplett beseitigt werden konnten, ist momentan keine weitere Therapie erforderlich."

Name des Patient: Datum: Therapeut:

Diagnose/n: Arzt:

Momentane Beschwerden: (Akute Episode)	
Provokation:	
Inhibition:	
24h–Verhalten:	
Zeitliche Entwicklung der früheren Beschwerden:	
Zeitliche Entwicklung der aktuellen Episode:	

Erste Hypothese (bzgl. Struktur, Ursache, Prognose):

Abb. 12.1 Physiotherapeutischer Befund

P/E:

Erste zu untersuchende Struktur	• Schmerzhafte Bewegungen: • Mobilitätswerte: rechts vs. links • MFP: rechts vs. links • Spezielle Tests:

Hypothesen prüfen!

Abb. 12.1 (Fortsetzung)

Zweite zu untersuchende Struktur	• Schmerzhafte Bewegungen: • Mobilitätswerte: rechts vs. links • MFP: rechts vs. links • SpezielleTests:
Dritte zu untersuchende Struktur	• Schmerzhafte Bewegungen: • Mobilitätswerte: rechts vs. links • MFP: rechts vs. links • Spezielle Tests:

Hypothese bestätigt? Oder neue Hypothese?

Abb. 12.1 (Fortsetzung)

1. Behandlung:	
Wiederbefund:	
Home Training:	

Abb. 12.1 (Fortsetzung)

12

2. Behandlung:	
Wiederbefund:	
Home Training:	

Abb. 12.1 (Fortsetzung)

3. Behandlung:	
Wiederbefund:	
Home Training:	

Abb. 12.1 (Fortsetzung)

Name des Patient: Datum: Therapeut:

Diagnose/n: Arzt:

1. Anamnese

Momentane Beschwerden:

Provokation:

Inhibition:

24h-Verhalten:

Geschichte der akuten Episode:

Geschichte früherer Beschwerden:

Abb. 12.2 Physiotherapeutischer Kurzbefund

2. Körperliche Untersuchungen

12

3. Laufende Behandlungsdokumentation:

Datum	Therapieinterventionen	Therapeut

Abb.12. 2 (Fortsetzung)

Wer in der Physiotherapie seiner Dokumentationspflicht (lt. Rahmenvertrag besteht diese für jeden Patient – und zwar in jeder Therapiesitzung) nachkommt, hat die relevanten Daten für einen guten Therapiebericht bereits erhoben und muss diese dann nur noch in die gewünschte Form bringen. Wenn darin etwas Übung besteht, vielleicht auch schon ein Musterbericht angefertigt wurde (Berichtschablone), nimmt dieser Vorgang zunehmend weniger Zeit in Anspruch und wird mit zunehmender Praxis effektiver.

12.1.2 Inhalte eines Therapieberichtes

Ein guter physiotherapeutischer Therapiebericht fasst alle relevanten Daten für den Arzt zusammen und gewährt ihm einen Ein-, Über- und Ausblick in die Therapie. Mit dem Einblick wird der aktuelle Status des Patienten beschrieben (Probleme, Defizite, Symptome etc.). Der Überblick zeigt den physiotherapeutischen Therapieweg (Techniken, Maßnahmen, Trainingsprogramme etc.) und der Ausblick gibt Auskunft über einen evtl. noch bestehenden Therapiebedarf. Er enthält dann auch die Prognose und eine physiotherapeutische Empfehlung. Welchen Umfang der Bericht dabei annimmt, ist primär von den verfolgten Zielen (z. B. begründete Weiterverordnung, reine Information des Arztes über den Stand der Therapie, Ergänzung durch Zusatzverordnungen oder andere Änderungen im Therapieplan, gutachterliche Zusammenstellung der Behandlung, Begründung bei Arbeitsunfähigkeit etc.) und den Beschwerden des Patienten abhängig. Sehr komplexe Patientenprobleme mit entsprechendem Behandlungsverlauf nehmen einfach mehr Platz im Bericht ein.

Was in einem professionellen Therapiebericht stehen sollte, zeigt ◘ Abb. 12.3.

12.1.2.1 Aktuelles Hauptproblem

Hier kann kurz und prägnant das Hauptproblem des Patienten erläutert werden. Ein Hauptproblem ist dabei meist mit einer Aktivität des Patienten im Alltag verknüpft.

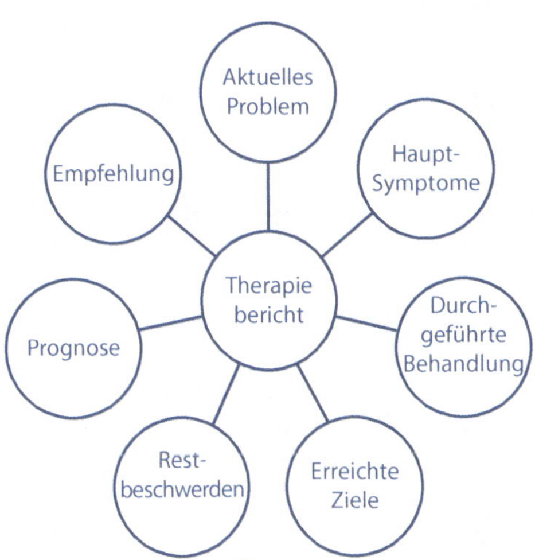

◘ **Abb. 12.3** Inhalte eines Therapieberichtes

Z. B.: „Stechender Schmerz in der rechten Gesäßhälfte bei schnellem Drehen des Oberkörpers nach links"

Weitere Beispiele für führende Hauptprobleme am Bewegungsapparat:

- Starke Schmerzen in der Hüftregion – beim Treppensteigen
- Schmerzen in der lumbalen Wirbelsäule beim Anziehen von Socken, Schuhen oder der Hose (auch beim Bücken)
- Ausstrahlende Schmerzen in den linken Unterschenkel (bis zum Fuß) beim Rennen

Sekundäre Nebenprobleme:

- Schmerzen beim Bücken oder Schuhe/Socken anziehen
- Selten auch kraftloses Gefühl in den Beinen (rechts mehr als links) beim Treppen steigen

▪ Hauptsymptome

Mögliche Hauptsymptome aus der subjektiven Untersuchung (Anamnese) und aus der objektiven Untersuchung (körperliche Untersuchung)

Beispiele für subjektive Untersuchungsergebnisse:

- Morgendliche Anlaufschmerzen
- Nächtliche Ruheschmerzen
- Schmerzen beim Treppensteigen, oder Bücken oder beim Schwimmen
- Zunehmende Schmerzen im unteren Rücken bei längerem Sitzen (Sitzen von mehr als 40 Minuten)

Beispiele für objektive Untersuchungsergebnisse:

- Aktive Flexion LWS°, wird schmerzhaft ab ca. 45° Flexion (NAS 3/10)
- Rotation lumbal schmerzhaft, nach rechts (NAS 4/10), nach links (NAS 3/10)
- Passiv zeigen diese Bewegungen (F, Rot) eine geringe Bewegungs- und Belastungstoleranz im Bereich L3 bis S2
- Palpationsschmerz paravertebral rechts der LWS (L3/4/5) NAS 3/10

Durchgeführte Behandlung

- Manuelle Mobilisation der lumbalen WS Abschnitte jeweils in F + Rot zur Verbesserung des aktiven ROM
- Manuelle translatorische Mobilisation der Facettengelenke nach posterior und nach medial in den Bewegungsgraden III + IV zur Verbesserung der chondralen Gleitflächen und damit der Gleitbewegungen
- Weichteiltechniken (WTT) zur Detonisierung der hypertonen Muskulatur
- Zur Verbesserung der allgemeinen Ausdauer werden Trainingseinheiten auf dem Crosstrainer durchgeführt
- Patient ist mit einem individuellen Übungsprogramm versorgt worden (Kräftigung von Rücken- und Bauchmuskeln, sowie Eigenmobilisation lumbale Rotation)
- Kraftaufbau der reduzierten Muskulatur durch ein repetitives Widerstandstraining in der Trainingstherapie (Theraband + Zugapparat)

12.1.2.2 Erreichte Ziele

Hier werden besonders die positiven Veränderungen im Therapieverlauf aufgelistet. Aber auch negative Veränderungen wie beispielsweise Verschlechterungen in der aktuellen Episode.

Nach sechs Behandlungssitzungen zeigen sich folgende Veränderungen:

- Objektive Veränderungen:
  - Aktive Mobilität LWS Flexion (FBA anfänglich 48 cm – nun 13 cm)
  - Palpationsschmerz paravertebral deutlich reduziert NAS 1/10
  - Muskelfunktion M. iliopsoas: 6; lumb. Rückenstrecker: 6; M. rectus femoris: 6
  - Hypertonus der eingangs beschriebenen Muskeln beseitigt
- Subjektive Veränderungen:
  - Morgendliche Schmerzen nahezu beseitigt
  - Längeres Sitzen nun bis zu 3h ohne Schmerzen und Spannung möglich

12.1.2.3 Restbeschwerden

- Noch leichter morgendlicher Anlaufschmerz (1/10) vorhanden
- Die rotatorische Bewegung der Wirbelsäule zeigt in beide Richtungen noch einen leichten Schmerz (2/10)
- Beim Treppensteigen tritt noch ein mäßiger Schmerz am linken Knie auf (3/10)

12

12.1.2.4 Prognose

- Die Erfolge der bisherigen Behandlungsinterventionen zeigen, dass über eine physiotherapeutische Behandlung positive Effekte auf die Leitsymptomatik des Patienten zu erreichen ist. Durch weitere Behandlungen können die Restbeschwerden komplett beseitigt werden.
- Die Restbeschwerden können durch eine weiterführende Behandlung mit Manueller Therapie und aktiver Trainingstherapie weiter verbessert werden.

12.1.2.5 Empfehlung

Wenn ein weiterer Therapiebedarf besteht (noch Restbeschwerden vorhanden sind):

- Im momentanen Stadium sind weiterführende Behandlungen mit Manueller Therapie zu empfehlen, um die Restbeschwerden weiter zu verbessern.

Sind alle Therapieziele erreicht, kann sich das folgendermaßen anhören:

- Die Beschwerden konnten komplett beseitigt werden. Eine weitere Behandlung ist daher nicht erforderlich. Bei rezidivierenden Beschwerden ist eine zeitnahe Wiederaufnahme der Therapie zu empfehlen.

12.1.3 Wann sollte ein Therapiebericht geschrieben werden?

Wenn wir uns dazu kurz vorstellen, wie die Zusammenarbeit für die meisten Ärzte aussieht, verstehen wir einen Teil des Dilemmas. Der Arzt stellt eine Heilmittelverordnung aus. Der Patient wird in der Physiotherapiepraxis zur Behandlung vorstellig und der Therapeut verrichtet seine Arbeit. Soweit – so gut. Und dann verschwindet der Patient und das Therapieergebnis in der Belanglosigkeit. Häufig stoppt an dieser Stelle die Information des Arztes. Wenn dann kein Bericht des Therapeuten beim Arzt ankommt und der Patient in der Folge auch nicht mehr in der Arztpraxis auftaucht, um persönlich zu berichten, ist die Null-Information perfekt.

Eine physiotherapeutische Behandlung kann grundlegend drei verschiedene Verläufe nehmen und über jeden Verlauf sollten die verordnenden Ärzte, wenigstens kurz, informieren werden.

1. Die Therapie schlägt wie geplant an – die Beschwerden des Patienten bessern sich oder verschwinden komplett.
2. Die Therapie läuft – es treten jedoch keine Veränderungen in der Patientensituation ein.
3. Die Therapie läuft – die Beschwerden des Patienten verschlimmern sich jedoch.

In allen drei Fällen kann eine Information des Arztes über den Stand der Therapie und die evtl. erreichten Veränderungen sinnvoll sein und die weitere Zusammenarbeit ungemein erleichtern.

- **Weitere wichtige Gründe für einen Bericht sind:**

1. Der behandelnde Arzt hat das Häkchen auf der Verordnung „**Therapiebericht: JA**“ gemacht. Somit signalisiert der Arzt dem Physiotherapeuten einen Wunsch nach Kommunikation und vor allem nach Information. Diesem Wunsch sollte entsprochen werden, da nur so eine professionelle und vertrauensvolle Zusammenarbeit aufgebaut werden kann. Der Arzt hat mit diesem Häkchen bereits den ersten Schritt in Sachen Kommunikation getan. Nun ist es an uns Therapeuten den Faden aufzunehmen.
2. Wenn im **Therapieverlauf** ungewöhnliche Ereignisse auftreten (z. B. unverhoffte Verbesserungen der Symptomatik, ungewöhnliche Verschlechterung oder komplett neue Symptome). Jede außergewöhnliche Veränderung sollte Teil der Krankenakte des Patienten und entsprechend dokumentiert werden – jedoch nicht nur in der physiotherapeutischen Akte. Vielmehr sollte auch der behandelnde Arzt über solche Vorkommnisse in Kenntnis gesetzt werden, um evtl. seine Behandlung darauf abstimmen oder gegebenenfalls auch Änderungen im gesamten Therapieplan vornehmen zu können. Nur wenn alle Fäden beim behandelnden Arzt zusammenlaufen, kann eine interdisziplinäre Zusammenarbeit für den Patienten das bestmögliche Ergebnis liefern.
3. Wenn die Behandlungen noch **nicht ausreichend zur Verbesserung der Problematik** waren. Der verordnende Arzt benötigt klinisch verwertbare Informationen über den aktuellen Stand der Symptomatik, über die in der Therapie erzielten Veränderungen und die realisierten Verbesserungen von Funktionen. Auch über die noch persistierenden Restbeschwerden sollte explizit berichtet

werden, um dem Arzt damit die Möglichkeit zu geben, eine weitere – medizinisch gerechtfertigte – Verordnung von Heilmitteln auszustellen. Hier kann vom physiotherapeutischen Bericht auch eine Prognose erwartet werden. Also ein realistischer Ausblick darüber, was in der Physiotherapie noch für den Patienten erreicht werden kann. Gegebenenfalls können an dieser Stelle auch Grenzen der physiotherapeutischen Möglichkeiten aufgezeigt werden.

4. Wenn die **Symptome durch die Physiotherapie beseitigt** werden konnten. Diesen Erfolg wollen sie unbedingt dem Arzt gegenüber kommunizieren. Es wäre sehr schade, wenn sich ein Therapeut diese Gelegenheit entgehen ließe, zu demonstrieren, wie effektiv und gut seine Behandlungstechniken tatsächlich sind. Die besten Therapieberichte enden mit den Sätzen: „Die Beschwerden konnten durch die physiotherapeutische Behandlung komplett beseitigt werden. Eine weitere Behandlung des Patienten ist derzeit nicht erforderlich." Es ist auch ein gutes Zeichen, wenn sich der Physiotherapeut mit einem Bericht an den Arzt wendet, wenn er einmal keine weitere Behandlung fordert.

12.1.4 Nutzen eines Therapieberichtes

Berichte transportieren primär Informationen, sind aber auch immer mit einer Außenwirkung verbunden. Der Verfasser eines Berichtes zeigt damit genauso sein Können und seine professionelle Kommunikationsfähigkeit, wie seinen Willen zur interdisziplinären Kooperation im medizinischen Team. Weiterhin dient eine lückenlose Dokumentation und eine berichtsmäßige Ausarbeitung der Therapie auch einer juristischen Absicherung des Therapeuten bei eventuellen Schadenersatzforderungen oder Ansprüchen auf Schmerzensgeld von Seiten eines Patienten (▣ Abb. 12.4).

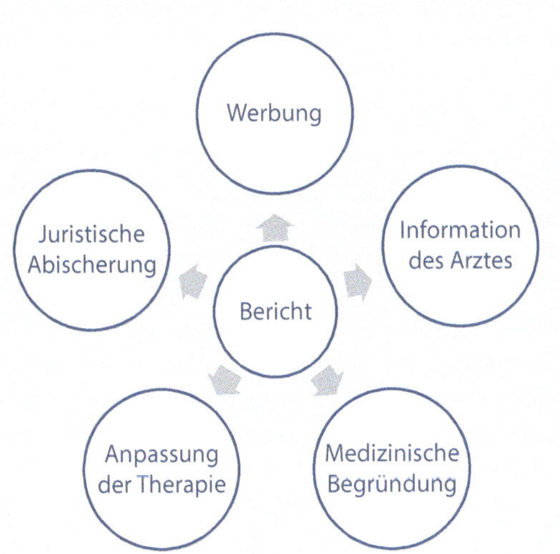

▣ **Abb. 12.4** Ziele und Nutzen eines Therapieberichtes

12.1.5 Werbung und Zielgruppenmarketing

Hauptsächlich füllen sich unsere Praxen durch die ärztliche Verordnung. Daher ist es nie ein Fehler, den Verordnern zu zeigen, dass es uns gibt und mit welchen Methoden und Techniken wir welche Behandlungserfolge erreichen können. Eine hervorragende Möglichkeit, diese Informationen zu transportieren und die Aufmerksamkeit des Arztes im positiven Sinne zu erregen, bietet sich uns durch gute Therapieberichte. Ein Therapiebericht ist wie eine Visitenkarte. Versehen mit dem Logo der Praxis (Anschrift, Internet und Kontaktdaten) erfüllt ein Therapiebericht auch eine wichtige Werbefunktion. Ist dann noch der folgende Text (der eigentliche Patientenbericht) fachlich fundiert und prägnant formuliert, ist die Aufmerksamkeit des Arztes gewonnen. Jeder Bericht, der die Praxis auf dem Briefpapier der Praxis verlässt, ist ein werbewirksames Instrument. Damit lassen sich auch Kernkompetenzen der Praxis und der dort beschäftigten Therapeuten vermitteln, wodurch der Therapiefokus auf ein bestimmtes Spezialgebiet gelenkt werden kann. Viele Ärzte wissen schlicht nicht, welcher Therapeut welches Spezialgebiet beherrscht. Mit entsprechender Berichterstattung lassen sich solche Therapieschwerpunkte etablieren und weiter ausbauen.

12.1.6 Information des Arztes

Ein guter Therapiebericht informiert den Arzt über den Zustand des Patienten vor der Behandlung (Erste Befundaufnahme), die darauf aufbauende Therapie inklusive der durchgeführten physiotherapeutischen Maßnahmen und deren Erfolg, und die Veränderungen der Patientenproblematik.

▪ Medizinische Begründung

Vor allem, wenn es um eine Weiterbehandlung oder Ergänzung der bisherigen Therapie durch Zusatzverordnungen (Fango, Elektrotherapie, Eis etc.) geht, sollten dem Arzt medizinische Gründe für diese Verlängerung/Erweiterung der Therapie vorgelegt werden. Gerade die Ärzte befinden sich mittlerweile in der Schusslinie von Kostenträgern und Kassenärztlicher Vereinigung und müssen diese Begründungen bei Weiterverordnung nachweisen.

▪ Anpassung der Therapie

Ist eine Änderung oder Ergänzung der Therapie erforderlich, sollte dies auch ausführlich mit dem verordnenden Arzt abgesprochen und dokumentiert werden. Dafür benötigt der Arzt detaillierte Informationen. Nur damit können ergänzende Verordnungen wie z. B. Fango, Elektrotherapie oder Schlingentisch in die Therapie eingebaut oder Änderungen z. B. in Richtung einer aktiven Trainingstherapie eingeleitet werden.

▪ Juristische Absicherung

Zeigt ein Patient bei seiner Krankenkasse oder bei seinem Anwalt vermeintliche Fehlbehandlungen oder schmerzhafte

Behandlungsfolgen an, gegen die er nun Klagen möchte, hilft im Ernstfall nur eine lückenlose Dokumentation. Steigende Zahlen in den letzten Jahren bei Klagen gegen Physiotherapeuten sprechen eine klare Sprache. Das erweiterte Patientenschutzgesetz legt unmissverständlich dar, dass nicht dokumentierte Maßnahmen als nicht erbracht zu werten sind. Somit ist es auch ein wichtiger Akt des Selbstschutzes, alle Handlungen die am Patient vollzogen werden, auch schriftlich festzuhalten, eindeutig zu dokumentieren und diese Dokumentation durch einen Bericht auch dem behandelnden Arzt zukommen zu lassen.

12.2 Beispielbericht CMD-Praxis (Ausführlicher Bericht mit medizinischer Begründung für eine weitere Verordnung von Heilmitteln für den behandelnden Arzt)

Sehr geehrter Herr Dr. Kieferchirurg,

vielen Dank für die Zuweisung von Frau Turnja Malwieder, geb. 11.07.1991 (D: CMD).

Im Folgenden berichte ich über die physiotherapeutische Diagnostik und Behandlung.

Primäre Problematik: Die Patientin stellt sich mit akut schmerzhafter Limitation der Mundöffnung in der Praxis vor. Auch sind deutliche Knackgeräusche der Kiefergelenke vorhanden. Weiterhin klagt die Patientin über occipitalen Spannungsschmerz mit Irritationen in die ventrale Halsregion (supra- und infrahyoidal).

12

Bei der Funktionsuntersuchung zeigt sich zu Beginn eine deutlich schmerzhaft limitierte Mundöffnung bei 17 mm, sowie eine asymmetrisch eingeschränkte Laterotrusion nach links (9 mm) und nach rechts (5 mm). Des Weiteren ist eine starke Druckempfindlichkeit der Mm. Masseter pars profundus et superficialis bds., M. temporalis beidseits, sowie des M. pterygoideus medialis beidseits festzustellen. Intra-oral sind deutliche Zahnimpressionen an Wange und Zunge zu erkennen. Bei exkursiver Mobilität ist eine Deflexion um 2 mm nach rechts auffällig. Die neuralen kranialen Austrittspunkte (N. supra-, infraorbitalis + N. mentalis) sind deutlich druckempfindlich.

Neurologische Untersuchung: Masseterreflex und Cornealreflex beidseits unauffällig. Jedoch zeigt die Palpation der kranialen neuralen Austrittsstellen (N. mentalis, N. supra-, und infraorbitalis) beidseits signifikante Druckdolenzen, was auf eine Problematik in der Neurodynamik der kranialen Nervenstrukturen hindeutet.

Therapie: Zur Optimierung der Tonussituation im TMG-System sind manuelle Weichteiltechniken (Triggertechniken, Faszientechniken) durchgeführt worden. Zur Verbesserung der Gelenkbeweglichkeit wurden translatorische Mobilisationstechniken appliziert, durch die vor allem die chondralen Gleitflächen verändert werden. Zur Optimierung der exkursiven Mandibulabewegungen sind Übungen angeleitet worden, die eine optimierte und individuell angepasste Myozentrik herstellen (v. a. exzentrische Koordinationsübungen zur Verbesserung der exkursiven mandibulären Bewegungskontrolle). Zur Verbesserung der neuralen Mobilität im Bereich der knöchernen Austrittspunkte wurden neurale Mobilisationstechniken für das extra-neurale Kontaktgewebe und für die intra-neuralen Hüllstrukturen durchgeführt.

Status quo: Die anfangs bestehende schmerzhaft limitierte Mundöffnung konnte auf 37 mm gebessert werden. Auch die exkursiven Bewegungen der Mandibula sind signifikant verbessert und können durch konsequente Übungen weiterhin stabilisiert werden. Das exkursiv bestehende Gelenkknacken ist noch persistent, kann jedoch durch Übungen und manuelle Mobilisation gebessert und reduziert werden.

Prognose: Die reduzierte aktive Mundöffnung und auch das Gelenkknacken können durch eine weiterführende Therapie noch weiter verbessert werden.

Empfehlung: Im momentanen Stadium ist eine weiterführende Behandlung mit manueller Therapie und Elektrotherapie zur weiteren Verbesserung der Mobilität und zur weiteren Reduktion des Knackphänomens zu empfehlen.

Für das entgegengebrachte Vertrauen bedanke ich mich und verbleibe mit freundlichen Grüßen

Kay Bartrow

12.3 Beispiel für einen Kurzbericht (empfohlenes Therapieende)

Physiotherapeutischer Untersuchungs- und Behandlungsbericht

Sehr geehrter Herr Dr. Orthopäde,

im Folgenden berichte ich über die physiotherapeutische Diagnostik und Behandlung von Herrn Achso Auftritt, geb.: 30.09.1969.

(D: Z. n. Frakturen TMT 1-3 rechts)

Primäre Problematik: Der Patient stellt sich mit lokalem Schmerz im rechten Tarsalbereich vor. Der Schmerz ist seit einem „Übertreten" vor 4 Monaten vorhanden. Auffallend ist eine signifikante Schwellung (+3 cm Ristmaß rechts) sowie ein Entlastungshinken.

Bei der Funktionsuntersuchung zeigt sich die Dorsalextension und die Plantarflexion deutlich reduziert: F/E – 20/0/5. Auch das Abrollen zeigt deutliche Steifigkeiten im Tarsalbereich, vor allem am ersten und zweiten Strahl: Os navikulare, cuboid und Ossa cuneiformia I + II. Auch die Metatarsalgelenke zeigen in Flexion und Extension deutliche Bewegungssteifigkeiten und sind druckdolent. Zehen- und Fersenstand sind nur mit Schmerz möglich.

Therapie: Zur Optimierung der Tonussituation wurden Weichteiltechniken, zur Verbesserung der Gelenkbeweglichkeit translatorische Mobilisationstechniken angewandt. Zur koordinativen Verbesserung sind Übungen angeleitet worden. Zur Verbesserung der neuralen Mobilität wurde das extra-neurale Kontaktgewebe und die intra-neuralen Hüllstrukturen mobilisiert.

Status quo: Der Schmerz tritt nur noch bei starker Belastung (>1 h Joggen/ NAS:1/10) auf. Die Mobilität ist nahezu endgradig und das Gangbild normal. Restbeschwerden sind nur noch in Form von belastungsabhängigen Schmerzen beim Sport persistent. Die Restbeschwerden können mit den angeleiteten Übungen beseitigt werden.

Empfehlung: Momentan sind keine weiteren physiotherapeutischen Behandlungen erforderlich. Bei Rezidiven ist eine erneute zeitnahe Wiederaufnahme der Therapie zu empfehlen.

Für das entgegengebrachte Vertrauen bedanke ich mich und verbleibe mit freundlichen Grüßen

Kay Bartrow

Literatur

Bartrow K (2013) Tu Gutes und sprich darüber – der Therapiebericht als Mittel zur Kommunikation. pt Zeitschrift für Physiotherapeuten 65:48–51. Pflaum, München

Patientenbeispiele – Vom Befund zum Therapieplan

K. Bartrow, *Untersuchen und Befunden in der Physiotherapie*, Physiotherapie Basics,
https://doi.org/10.1007/978-3-662-58298-5_13

Eine ausführliche Dokumentation der physiotherapeutischen Untersuchung kann Wegbereiter für das Erreichen vielfältiger Ziele sein. Damit lassen sich gezielte Planungen in Bezug auf weitere erforderliche Untersuchungen oder Behandlungen darstellen und nachvollziehen. So unterstützt diese Vorgehensweise auch bei der Entwicklung wichtiger Clinical-Reasoning-Gedanken und führt zu einer sicheren Therapie, die immer am aktuellen Stand des Patienten orientiert stattfinden sollte. Zudem erleichtert eine umfassende Dokumentation auch das Erstellen von professionellen Therapieberichten. In den vorliegenden Patientenbeispielen werden gängige Krankheitsbilder der lumbalen Wirbelsäule, der Hüftgelenke, Schultergelenke und Kniegelenke bearbeitet und vorgestellt. Praxisnah aufgearbeitet unterstützen sie einen Patienten zentrierten Clinical-Reasoning-Prozess.

13.1 Patientenbeispiel: Lumbale Dysfunktion

Die Wirbelsäule ist als Achsenorgan eine häufig anzutreffende „Baustelle" in der physiotherapeutischen Praxis und bei vielen Patienten ein immer wieder kehrendes Problem. Jährlich suchen ca. 30 Millionen Menschen medizinische Hilfe aufgrund von Rückenschmerzen und werden beim Arzt zur Behandlung vorstellig. Nicht wenige davon kommen mit ihren Beschwerden auch in die Physiotherapiepraxis und benötigen professionelle Hilfe in Form von Aufklärung, Information und nicht zuletzt Behandlung.

13

Wenn man den gängigen Studien Glauben schenken mag, trifft es mehr als jeden zweiten Menschen in Deutschland: jeder Zweite hat wenigsten einmal in seinem Leben Rückenschmerzen.

Dabei gilt es zu beachten: Rückenschmerz ist nicht gleich Rückenschmerz. Der erfahrene Therapeut weiß: Bei 10 Patienten mit Rückenschmerzen haben wir es sehr wahrscheinlich mit 10 verschiedenen Schmerz-auslösenden Mechanismen und in der Therapie auch mit 10 verschiedenen Herangehensweisen bezüglich der effektivsten Behandlung zu tun.

Grundlegend können Rückenschmerzen, bezogen auf ihre Ursache, in zwei Gruppen eingeteilt werden (Tab. 13.1), nämlich in sogenannte spezifische Rückenschmerzen und unspezifische Rückenschmerzen.

Sehr häufig treten Rückenschmerzen im Bereich der lumbalen und zervikalen Wirbelsäulenabschnitte auf, im Vergleich dazu seltener im thorakalen Bereich der Wirbelsäule.

Bei lumbalen Dysfunktionen sind meist lokale Schmerzen, sowohl paravertebral (bilateral und unilateral) als auch zentral, signifikante Bewegungsstörungen der Wirbelsäule, der Beckengelenke/ISG oder der angrenzenden Hüftgelenke oder irritierende (ausstrahlende) Beschwerden anzutreffen. Diese Symptomgruppen kommen in der physiotherapeutischen Praxis nicht nur häufig vor und haben in der Konsequenz meist auch nicht nur lokale Effekte zur Folge, sondern bringen zudem auch noch erhebliche Auswirkungen für die unmittelbar angrenzenden und verbundenen Strukturen mit sich. So ergeben sich sowohl funktionelle als auch strukturelle Adaptionsreaktionen wie beispielsweise Tonusveränderungen, Schutz- und Schonhaltungen, Bewegungsunwilligkeiten, zunehmende Steifigkeiten der chondralen Gelenkflächen und der ligamentären/faszialen Strukturen. Oft sind die Ursachen multikausal und die Patienten zeigen vielfältige Funktionsstörungen und Symptome. Als Ursachen sind häufig unphysiologische und ungewohnte Belastungen, abnorme Körperhaltungen über einen längeren Zeitraum oder seltener auch direkte Traumata in Betracht zu ziehen. Je länger ein Organismus dabei diesen ungünstigen Verhältnissen ausgesetzt ist, desto weiter gehen die Kreise der funktionellen Beeinflussung und desto länger wird zwangsläufig die Liste der beteiligten Strukturkomplexe.

Dabei können die daraus entstandenen Funktionsstörungen sowohl bei alltäglichen Belastungen und Tätigkeiten auftreten, als auch bei intensiveren Belastungen, wie sie beispielsweise bei sportlicher Aktivität vorkommen.

Genau diese reproduzierenden Tätigkeiten oder ähnliche Aktivitäten aus dem Alltag des Patienten (Tab. 13.2) sollten in der physiotherapeutischen Diagnostik abgefragt, dokumentiert und auch in den Wiederbefund integriert werden. In ihnen liegt ein großes Potenzial an Information über die Effektivität der angewandten therapeutischen Interventionen.

Die Symptomatik von lumbalen WS-Beschwerden ist – wie die möglichen Funktionsstörungen – ebenfalls als sehr individuell und vielschichtig zu bezeichnen, was die Interpretation der Befunde in Bezug auf die Therapierelevanz und die Therapiemöglichkeiten sehr interessant gestaltet. Die folgende Tabelle (Tab. 13.3) zeigt häufig vorkommende Symptome auf und stellt mögliche beteiligte Strukturen gegenüber. Auf dem Weg der Entscheidungsfindung müssen Hinweise auf die beteiligten Strukturen aus der Anamnese und der körperlichen Untersuchung gefunden werden, die dazu dienen, die zu Beginn aufgestellten Hypothesen zu erhärten, um damit eine möglichst zielgerichtete und individuelle Behandlung aufbauen zu können.

Tab. 13.1 Kausale Einteilung von Rückenschmerzen)

Spezifische Rückenschmerzen	Unspezifische Rückenschmerzen
- ca. 10 % aller Rückenschmerzen - Bandscheibenvorfall (5–8 %): Wurzelreiz- oder Kompressionssyndrome - Tumor (<1 %) - Entzündung: Infektion, Rheuma - Stoffwechsel: Osteoporose - Verletzung: Fraktur	- ca. 90 % aller Rückenschmerzen - keine direkte Ursache bekannt - Funktionsstörung durch Über-, Fehlbelastung - einseitige Körperhaltung/Bewegungsstereotype - zu wenig Bewegung/Abwechslung

Tab. 13.2 Häufige lumbale Funktionsstörungen und deren Vorkommen im Alltag

Häufig vorkommende Funktionsstörungen	Vorkommen im Alltag
Dysfunktionen der lumbalen Wirbelsäule (Facettengelenke, Bandscheiben, Ligamente, Muskeln, Nerven oder Faszien) mit Bewegungseinschränkung von Flexion, Extension, Rotation oder Lateralflexion	- Aufstehen, Hinsetzen - Schuhe, Socken oder Hosen anziehen - Oberkörper Umdrehen - Geldbörse aus der Gesäßtasche ziehen - Shirt in die Hose stopfen - Abtrocknen nach dem Duschen
Mobilitätsstörungen der Hüftgelenke (als direkt angrenzende Gelenkstrukturen): häufig in Flexion, Abduktion und Innenrotation	- Treppen steigen (auf, bzw. auch hinab) - ins Auto ein-, bzw. aussteigen - Schuhe, Socken oder Hosen anziehen
Dynamische Belastungsintoleranzen beim Gehen, Treppensteigen oder auch beim Heben und Tragen von Gegenständen	- Spaziergang, Wanderung (Rucksack tragen) - Einkaufen, Einkaufstasche tragen - Sprudelkisten in den Keller tragen (auch aus dem Kofferraum heben)
Statische Belastungsintoleranzen bei langem Sitzen, längerem Stehen oder beim Autofahren	- Schreibtischarbeitsplatz (PC-Arbeitsplatz) - Hausarbeit (Bügeln, Putzen etc.) - langes Sitzen in der Schule
Leistungsdefizite bei sportlicher Aktivität	Je nach ausgeübter Sportart lassen sich die dabei belasteten Strukturen als Ursache oder als beitragender Faktor lokalisieren.

Tab. 13.3 Symptome mit beteiligten Strukturen

Häufige Symptome bei lumbalen Beschwerden	Mögliche beteiligte Strukturen – erste Clinical-Reasoning-Gedanken
Lokale Schmerzen (unilateral oder bilateral paravertebral, zentral)	- Gelenkstrukturen - Kapsel-Band-Apparat - neurale Hüllstrukturen (bindegewebiger Anteil) - lokales Muskelgewebe - Fasziengewebe
Ausstrahlende Schmerzen (in die Gesäßregion, in die Vorderseite/Rückseite der Oberschenkel, in den Rumpf)	- periphere neurale Strukturen (bindegewebige Hüllschichten, Nervenfasern) - Nervenwurzel-Bereich - Duramanschette - Fasziengewebe
Bewegungsstörungen (Bewegungsunwilligkeiten, Steifigkeiten, Ausweichmechanismen, Schonhaltung etc.)	Flexion/Extensionsproblematik: - Bandscheiben Rotationsproblematik: - Facettengelenk - Fasziengewebe
Parästhesien (lokal, untere Extremität)	- neurale Strukturen - Fasziengewebe
Muskelschwächen der unteren Extremität	- neurale Strukturen - Fasziengewebe

Die üblichen beteiligten Strukturen bei lumbalen Symptomen sind in der folgenden Abbildung schematisiert dargestellt (Abb. 13.1). Die Therapierelevanz – welche Struktur eher primär kausal in Frage kommt oder sekundär eine beteiligte Rolle einnimmt – ist stets abhängig von den erhaltenen Informationen aus der Anamnese (aus denen auch die ersten Arbeitshypothesen evaluiert werden können) und den gewonnenen Ergebnissen aus einer strukturiert durchgeführten körperlichen Untersuchung. Damit lassen sich dann auch die Hypothesen stützen und zu einer effektiven Therapiestrategie ausbauen, bei der der Patient mit seinen individuellen Symptomen stets im Zentrum der Bemühungen steht.

Gewappnet mit diesen Gedanken können bereits im Vorfeld – während der Anamnese – verdächtige Strukturen in den Fokus der weiteren Untersuchung gestellt werden und die weiteren Aktivitäten bzgl. Untersuchung und Behandlung können somit besser geplant werden.

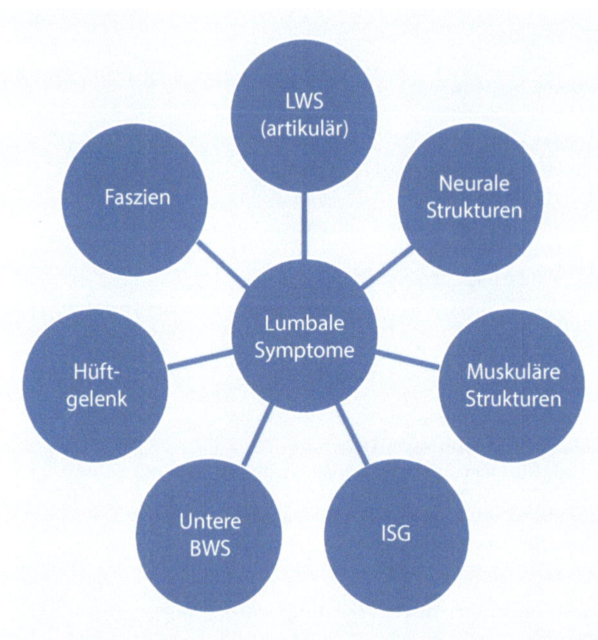

Abb. 13.1 Häufig beteiligte Strukturen bei lumbalen Wirbelsäulenbeschwerden

13

Kasuistik

Eine Patientin stellt sich mit lumbal betonten Rückenschmerzen und folgenden anamnestischen Angaben in der Praxis zur Therapie vor:

- Alter: 26 Jahre
- Beruf: Studentin (in Prüfungssituation) – Studium der Rechtswissenschaften
- Hobbys: Volleyball (Leistungskader), Schwimmen, Mountainbike, Inlineskate, Snowboard
- Ärztliche Diagnose: Lumbalsyndrom

Vorgeschichte

Seit ca. 2 Jahren klagt die Patientin über rezidivierende Beschwerden in der lumbalen Wirbelsäule. Sporadisch treten nun auch seit ca. 4 Wochen ausstrahlende Beschwerden in das linke Bein (Oberschenkel dorsal) auf. Diese Ausstrahlungen reichen etwa bis zur Mitte des dorsalen Oberschenkels. Zu Beginn waren es sporadische und kurze Schmerzintervalle von 1–2 Stunden, die 1- bis 2-mal wöchentlich auftraten (meist nach langem Sitzen wie Vorlesung und Literaturstudien). Diese weiteten sich im Laufe der letzten 8 Monate auf bis zu 12 Stunden Dauerschmerz aus. Die Schmerzintervalle wurden zum einen häufiger und in der Intensität zunehmend; zum anderen reduzierte sich auch die beschwerdefreie Zeit dazwischen.

Akute Episode und Symptome

Die akute Episode besteht seit etwa 7 Wochen und äußert sich durch ausstrahlende Schmerzen in das linke Bein bis zur Mitte des Oberschenkels (Rückseite). Angefangen hatten die Beschwerden nach einer intensiven Trainingseinheit Volleyball: Sprungtraining zum Schmetterball am Netz. Die Beschwerden zeigten sich in Form von lokalen Schmerzen lumbal links (auf der Höhe L2-4) und in ausstrahlenden ziehenden Schmerzen entlang des linken Oberschenkels (Rückseite). Ein pelziges taubes Gefühl im Oberschenkelbereich sowie ein drückender lokaler Schmerz im lumbalen Rückengebiet kam zeitnah hinzu. Motorische Bewegungsauffälligkeiten gibt die Patientin beim schnellen Gehen und bei Sprungbewegungen an. Dabei entsteht vor allem ein „kraftloses Gefühl" im gesamten linken Oberschenkel. Der lumbale WS-Abschnitt kennzeichnet sich durch ein hohes Spannungsgefühl: „als wäre etwas zu kurz".

Provokation

Diese Beschwerden treten beim Gehen oder auch bei längerem Sitzen (Spaziergang von mehr als 45 Minuten) deutlicher auf und steigern sich mit zunehmender Belastungsdauer – die Patientin benötigt dann eine Pause (muss sich kurz – für 5 Minuten – setzen), bis sich die Symptome etwas reduzieren. Besonders stellt sich bei längerem Sitzen (in der Vorlesung oder zuhause am Schreibtisch in der Lernphase) ein starkes lokales „Ziehen" und ein nach distal über die Gesäßregion ausstrahlendes Spannungsgefühl ein. Dabei hat die Patientin das Gefühl, als wäre der gesamte untere Rücken „zu kurz". Auch machen sich die Symptome nachts bei längerer Bauchlage oder bei schnellen Drehbewegungen im Bett bemerkbar. Bei sportlicher Aktivität treten die Schmerzen ebenfalls verstärkt auf, weshalb die Patientin zur Zeit auf ihr übliches intensives sportliches Training verzichtet und lediglich ein wenig Krafttraining durchführt. Bücken verursacht einen lokalen Schmerz in der lumbalen Wirbelsäule – linksseitig und verstärkt das lokale Spannungsgefühl.

Inhibition

Wenn die Belastung abgebrochen wird und die Patientin die Körperhaltung optimieren kann, reduzieren sich die Beschwerden innerhalb der ersten 5–10 Minuten auf ein erträgliches Maß und die Belastung kann dann auch erneut wieder aufgenommen werden. Repetitiv durchgeführte Beugebewegungen des Rumpfes im Sitzen (mit abgestützten Armen auf den Oberschenkeln) lassen das Spannungsgefühl weniger werden. Dabei genügen oft bereits schon 15–20 Wiederholungen.

24h-Verlauf

Die Symptome treten vor allem abends auf und sind nach längeren Vorlesungen (>4 h) besonders intensiv. Auch lassen sich die Beschwerden durch mechanische Belastungen (Bücken, Sport) deutlich reproduzieren.

Entscheidungsfindungsprozess (Clinical-Reasoning-Gedanke)

Aufgrund dieser ersten Informationen können vorläufige Arbeitshypothesen erstellt werden, anhand derer die weitere körperliche Untersuchung geplant und durchgeführt wird.

1. Für die Symptome existiert ein Auslöser: repetitive Sprungbewegung beim Volleyball mit anschließendem Schmetterball. Dies kann als Überbelastung angesehen werden, da die Patientin von einem sehr intensiven Training gesprochen hat.
2. Hauptsymptome sind lokale Schmerzen mit Spannungsempfindung lumbal sowie ausstrahlende Schmerzen und Parästhesien im linken Bein. Diese Symptome könnten

zu vorgeschädigten und veränderten lumbalen Segmenten L3/4 und L4/5 passen (Clinical-Reasoning-Gedanke: ambitionierte Sportler mit hohem Trainingsaufwand erleiden häufig kleinere Verletzungen, die zunächst nicht bemerkt werden).

3. Die Patientin zeigt deutliche neurologische Symptome (Ausstrahlungen, Kraftlosigkeit) – neurale Strukturen werden irritiert und eine neurologische Untersuchung ist zwingend erforderlich.
4. Die Beschwerden sind ernst zu nehmen (Vorgeschichte der Patientin), jedoch kann die Patientin ihre Alltagsaktivitäten und auch die berufliche Situation (das Studium) noch in reduzierter und angepasster Form ausführen, was für eine gute Belastbarkeit der Patientin spricht.
5. Das bestehende Spannungsgefühl weist auf strukturelle und/oder mechanisch-funktionelle Veränderungen an den lumbalen WS-Gelenken, den Muskeln und den bindegewebigen Strukturen (Faszien) hin. Diese erklären eine signifikant adaptierte Belastungs-Deformations-Kurve des faszialen Systems und die damit einhergehende Spannungs-, bzw. Tonusdysregulationen bei statischer Haltungsbelastung.

Erste Arbeitshypothesen

Unter Berücksichtigung der Informationen aus der Anamnese und der Symptome der akuten Episode liegt die Hypothese einer myofaszialen Dysfunktion der thorakolumbalen Faszie und einer akuten Reizung der neuralen Strukturen der lumbalen Höhe L4/5 nahe. Eventuell bestehende Veränderungen (BSV oder BSP, altes Trauma etc.) in den lumbalen Segmenten sowie die rezidivierenden LWS Beschwerden (die evtl. auch diskogen bedingt sein können) sind gute Erklärungen für die bestehenden Symptome. Auch weisen die von der Patientin geschilderten Symptome auf eine mögliche Veränderung der diskalen Strukturen mit Überlastungsproblematik hin. Zur weiteren Differenzialdiagnostik wäre eine bildgebende Diagnostik zu empfehlen, um den momentanen Status der Bandscheibenfächer und die Tendenz zur Progredienz beurteilen zu können (CT oder MRT).

Mit der ersten Hypothese als Basis, kann nun die physiotherapeutische Untersuchung wie folgt durchgeführt werden:

1. **Aktive Bewegungsprüfung**: Sie zeigt, wie viel die Patientin bereit ist, zu bewegen, oder wie viel sie noch bewegen kann (auch Ausweichmechanismen oder Schutzdeformitäten werden erkennbar).
2. **Neurologische Untersuchung**: Da neurologische Symptome vorhanden sind, ist schnell abzuklären, wie stark diese sind und welche Einflussfaktoren sich daraus für die weitere Diagnostik und Therapie ergeben (Abklärung evtl. vorhandener Kontraindikationen und Vorsichtsmaßnahmen für die Therapie: Sensitivität der betroffenen Gewebe). Im Wesentlichen besteht die erste neurologische Untersuchung aus den Bereichen Reflextests, Sensibilität und Kennmuskeltest (neurofunktionelle Untersuchung: NFU) und der neuromechanischen Untersuchung (NMU): Nervenpalpation sowie neurodynamische Tests.
3. **Passive Bewegungsprüfung**: Dadurch kann v. a. die segmentale Bewegung objektiviert werden (Quantität, Qualität, Schmerz und Endgefühl werden bewertet).
4. **Palpation** der lokalen Strukturen: Gibt Aufschluss über die lokalen Gewebereaktionen und -veränderungen.
5. Erste **Probebehandlung**

Die neurofunktionelle Untersuchung (NFU) soll als erstes einen schnellen Aufschluss über die Funktionsfähigkeit und Irritierbarkeit der neuralen Strukturen geben. Zu diesem frühen Zeitpunkt ist es wichtig herauszufinden, ob die neuralen Strukturen einen großen Einfluss auf die weitere Untersuchung und die darauf folgende Behandlung haben können. Zudem sollen die Ergebnisse der neurologischen Untersuchung auch mögliche Vorsichtsmaßnahmen und eventuell bestehende Kontraindikationen darstellen. So abgesichert können dann die nächsten Schritte in der Diagnostik und Behandlung geplant werden.

Neurofunktionelle Untersuchung (NFU: Reflexe – Kennmuskeln – Sensibilität)

- **Reflexe**
  - Die Reflexe (Patellarsehnenreflex und Achillessehnenreflex) zeigen sich seitengleich, regelkonform und ohne pathologische Auffälligkeiten.
- **Sensibilität**
  - Die Sensibilitätsprüfung der Dermatome L3/4 sowie das Dermatom L5 zeigen linksseitig signifikante Auffälligkeiten in Form von leichten Hypästhesien. (Mit Wattestäbchen und Büroklammer können die sensiblen Qualitäten sicher und effektiv geprüft werden.)

Praxistipp

Das Einzeichnen und Fotografieren solcher Bereiche mit auffälligen Veränderungen der sensiblen Wahrnehmung erleichtert den späteren Wiederbefund. Allerdings sollten Sie dafür stets die Einwilligung des Patienten einholen und sich dies auch immer schriftlich bestätigen lassen. Evtl. können Sie die Aufnahmen auch mit dem Smartphone des Patienten machen. Dann verbleiben diese beim Patienten und die Datenschutzproblematik hat sich somit erledigt.

Kennmuskulatur

Beim Test der Kennmuskulatur L2–S2 sind kleine Auffälligkeiten im Seitenvergleich zu finden.

- L4: Dorsalextension mit Inversion (M. tibialis anterior) – kleiner Unterschied im Re/Li-Vergleich; Rechts: 6 vs. Links: 5
- L5: Extension der Großzehe (M. extensor hallucis longus) – auch hier zeigt der Test einen Seitenunterschied: Rechts: 6 vs. Links: 5

Gestützt durch die Ergebnisse des ersten Teils der neurologischen Untersuchung (NFU), lässt sich eine Funktionsstörung der neuralen Strukturen vorerst bestätigen.

Ein weiterer Baustein der neurologischen Untersuchung innerhalb der körperlichen Untersuchung besteht in der Palpation der peripheren Nerven zur Beurteilung der mechanischen Irritierbarkeit der neuralen Strukturen und ihrer Hüllgewebe.

In dieser neuromechanischen Untersuchung geht es vermehrt an die Lokalisation der neuralen Strukturen und deren Druckempfindlichkeit oder um die Beurteilung ihrer mechanischen Anpassungsfähigkeit auf Bewegung und Deformation.

Neuromechanische Untersuchung (NMU: Palpation der peripheren Nerven und neurodynamische Tests)

- Nervenpalpation
  - Der deutlichste Befund ergibt sich bei der Palpation des N. ischiadicus unterhalb des Tuber ossis ischii linksseitig. Hier lassen sich lokale Druckschmerzen und ein deutliches „stechendes Ziehen" im Verlauf bis zur Mitte des dorsalen Oberschenkels auslösen. Auch im Bereich des M. piriformis lässt sich dieselbe Druckempfindlichkeit auslösen.
  - Die Palpation des N. peroneus communis am Caput fibulae links ist ebenfalls von einer unangenehmen Empfindung der Patientin begleitet.
  - Bei der genaueren Lokalisation des N. peroneus superficialis lassen sich linksseitig drückende Missempfindungen und ein leichter stechender lokaler Schmerz auslösen.
  - Die Palpation des N. suralis – zwischen der Achillessehne und dem Malleolus lateralis gelegen – löst keine Hauptsymptome, sondern lediglich eine lokal unangenehme Empfindung aus.

13

Auch mit den Ergebnissen der neuromechanischen Untersuchung lässt sich die Hypothese einer Störung der neuralen Strukturen, durch die ausgelösten Symptome im peripheren Verlauf der neuralen Strukturen, bestätigen. Die Dysfunktionen betreffen sowohl die intraneuralen, als auch die extraneuralen Hüllgewebe.

Weitere wichtige körperliche Befunde sind in der folgenden Tabelle dargestellt (Tab. 13.4).

Behandlungsplanung

Aus diesen ersten Untersuchungen ergibt sich nun die Konsequenz, dass die Facettengelenke der lumbalen Wirbelsäule, die neuralen Strukturen sowie das Fasziensystem mit seinen vielseitigen Verzweigungen und netzwerkartigen Verbindungen in das symptomatische Geschehen involviert sind.

Mit der Patientin gemeinsam erarbeitete Therapieziele

- Schmerzreduktion
- Verbesserung der funktionellen Mobilität von LWS und der Becken/Hüftregion
- Optimierung der funktionellen Stabilität
- Kräftigung der Rumpfmuskulatur
- Optimierung der elastischen Fähigkeiten der faszialen Gewebe

Entsprechend der erhobenen Befunde müssen diese Strukturen nun auch in der Therapie mit geeigneten Therapieinterventionen behandelt werden. Für die Behandlungsplanung kommen nun sowohl artikuläre Mobilisationstechniken als auch Weichteiltechniken (an Muskulatur und Bindegewebe) und Mobilisationen der neuralen Strukturen zum Einsatz.

In den ersten Behandlungssitzungen kommen zudem auch verstärkt fasziale Techniken – v. a. aktive Release-Techniken (Rollouts und Triggertechniken) für die Gestaltung eines Home-Training-Programms zum Einsatz. Weiterhin wird das Home-Training durch Ausdauer- und Kräftigungsübungen für die Rumpf- und Beckenmuskulatur – und mit Übungen zur Eigenmobilisation für die beteiligten Gelenkregionen ergänzt.

Tab. 13.4 Körperliche Hauptbefunde mit Therapierelevanz

Aktive Bewegungsprüfung	- LWS-Flexion reproduziert ausstrahlende Schmerzen (2/10) in den linken Oberschenkel (FBA: 19 cm) (Clinical Reasoning: bei der lumbalen Flexion wird die neurale Struktur – N. ischiadicus – irritiert und verursacht die Ausstrahlungen) - LWS-Extension ist unangenehm, jedoch ohne Schmerzverstärkung - LWS Rot links verstärkt den ausstrahlenden Schmerz (3/10) und löst zudem auch noch einen linksseitigen lokalen Schmerz lumbal aus (2/10) (Clinical Reasoning: eine rotatorische Symptomreproduktion weist auf eine Gelenkbeteiligung hin)
Passive Bewegungsprüfung	- unilaterale p/a Bewegung Grad III – auf L4 links: lokaler Schmerz (2/10) - unilaterale p/a Bewegung Grad III – auf L5 links: lokaler Schmerz (2/10) (Clinical Reasoning: die Druckdolenz weist auf eine Veränderung der lokalen Gewebe und der lokalen Rezeptoren hin.)
Palpation	- muskulärer Hypertonus paravertebral (v. a. im Bereich L3–L5 rechtsseitig) - Schwellungsneigung im Bereich der lumbalen Gelenkkapseln v. a. linksseitig - reduzierte Gewebeabhebbarkeit im Lumbalbereich mit lokaler Schmerzreaktion (2/10) - Fascia thorakolumbalis zeigt sich bis in die Übergangsregion sakral und an das Os ilium (Crista iliaca) steif und unelastisch mit geringer Verschiebefähigkeit – ab L4 auch schmerzhaft

13.2 Patientenbeispiel Knie

Lokal schmerzhafte Zustände des Kniegelenkes und der gelenknahen Strukturen sowie funktionelle Dysfunktionen der Knieregion können meist auf knöcherne/artikuläre, ligamentäre und muskuläre Veränderungen zurückgeführt werden. Dabei sind häufig das „eigentliche" Kniegelenk (Art. tibio-femorale) und seine Binnenstrukturen (Menisken, Kreuzbänder und chondrale Gleitflächen) sowie die umgebenden Strukturen des Kniegelenkes (Kollateralbänder, inserierende Sehnen der umgebenden Muskulatur, myofasziale Leitungsbahnen) sowie die das Kniegelenk führenden und bewegenden Muskeln selbst betroffen und in den Veränderungsprozess (traumatisch oder degenerativ) involviert.

Kausal kommen häufig traumatische Ereignisse (auch Mikrotraumata der faszialen oder muskulären und kapsulären Strukturen), Überlastungsschäden (nach sportlicher oder auch nach ungewohnter Aktivität) und nicht zuletzt auch degenerative Prozesse (Arthrose) in Frage (◘ Abb. 13.2). In der physiotherapeutischen Untersuchungskaskade soll zunächst herausgefunden werden, welche Strukturkomplexe die Symptome des Patienten reproduzieren können und in welchem Maße diese Strukturen traumatisiert oder degenerativ verändert sind. Daraus ergeben sich in der Konsequenz mögliche Herangehensweisen für die physiotherapeutische Behandlung zur bestmöglichen Wiederherstellung der Funktionsfähigkeit und zur Reduktion der vorhandenen Symptome bis zur Symptomfreiheit. Zudem ist es für die erfolgreiche Therapie wichtig, mit dem Patienten vor Beginn der Behandlungen gemeinsame Zielvereinbarungen zu treffen. So können Unstimmigkeiten zeitnah ausgeräumt oder auch zu hohe Erwartungen der Realität angepasst werden.

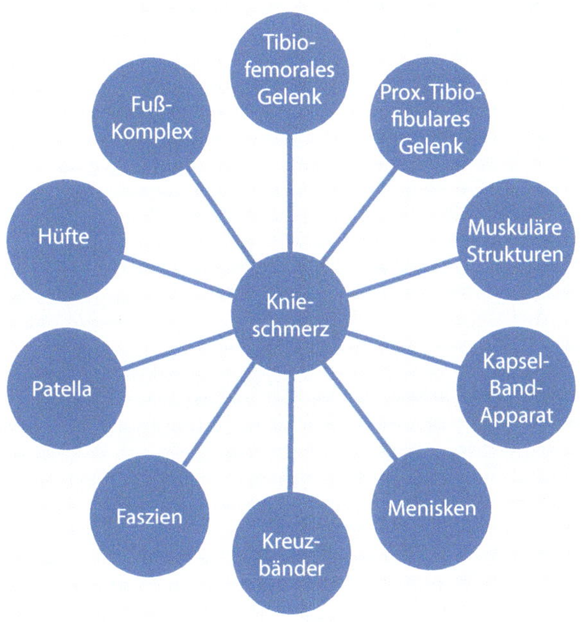

◘ **Abb. 13.2** Häufig betroffene Strukturen bei Kniestörungen, an die zumindest für die physiotherapeutische Differenzialdiagnostik gedacht werden sollte

Die klinisch häufigsten Störungen können auf vier Regionen bzw. Strukturgruppen am Knie aufgeteilt werden. Zum einen geht es hier um das **eigentliche Kniegelenk** zwischen **Femur** und **Tibia** (Tib.-Fem.-Gelenk). Hierzu gehören zunächst alle gelenkbildenden Strukturen: Femur, Tibia und die chondralen Gleitflächen dazwischen. Es etablieren sich vornehmlich degenerative Prozesse oder traumatische Ereignisse, die chondrale Gleitzone (Gelenkknorpel) betreffend.

Als nächstes fallen die **Menisken** klinisch gehäuft durch Verletzung auf. Dabei kommt es meist zu sogenannten Quer- und Längseinrissen im meniskalen Gewebe. Meniskusschäden können im Laufe der Zeit auch degenerative Prozesse (z. B. Arthrose) begünstigen und unterhalten. Bei einer Meniskusschädigung kann klinisch zwischen dem Innen- und Außenmeniskus und dort wiederum zwischen einer Schädigung des Vorderhorns und des Hinterhorns unterschieden werden. Auch die Stabilisationsbänder (vorderes und hinteres Kreuzband, mediales und laterales Seitenband) fallen durch eine signifikante Verletzungsanfälligkeit auf und sind häufig Ursache und beteiligte Komponenten von Dysfunktionen und schmerzhaften Zuständen am Kniekomplex.

Die vierte Strukturgruppe mit klinischer Häufigkeit betrifft die **Patella** sowie die lokalen ligamentären und artikulären Verbindungen, inklusive dem retropatellaren Gleitlager (◘ Tab. 13.5).

▪ Kasuistik

Der Patient wird mit medial betonten Schmerzen am rechten Kniegelenk in der Praxis zur Therapie vorstellig. Die Beschwerden sind seit mehreren Jahren persistent und seit ca. 6 Wochen, nach einer längeren Wanderung, akut vorhanden.

- Alter: 57 Jahre
- Beruf: kaufmännischer Angestellter – Schreibtisch-/PC-Arbeitsplatz
- Hobbys: Wandern, Schach, sporadisch Tischtennis (früher aktiv im Verein – durchaus auch leistungsorientiert)
- ärztliche Diagnose: Gonarthrose
- Anamnese

▪ Vorgeschichte

Rezidivierende Kniebeschwerden bestehen seit etwa 15 Jahren. Vor 12 Jahren wurde bereits eine arthroskopische Knie-OP durchgeführt, bei der der mediale Meniskus teilweise entfernt wurde. Seit diesem operativen Eingriff treten die Kniebeschwerden (lokaler Schmerz, manchmal mit Schwellung, Bewegungseinschränkung der Knieflexion, Zunahme einer allgemeinen Bewegungssteifigkeit) im Durchschnitt etwa 2- bis 3-mal pro Jahr auf. Dabei gibt der Patient an, dass die Episoden seit den letzten 7 Jahren zunehmen (es dauert länger, bis die Beschwerden wieder nachlassen, und die Beschwerden treten häufiger auf: aktuell bis zu 5-mal pro Jahr). Der Patient war mit seinen Beschwerden in den letzten Jahren immer wieder in physiotherapeutischer Behandlung. Dadurch konnten sie zwar wieder reduziert, jedoch im letzten Jahr nicht mehr komplett beseitigt werden. Seit nunmehr 1 Jahr hat der Patient einen variablen Dauerschmerz (mal

Tab. 13.5 Häufig betroffene Strukturkomplexe des Kniegelenkes mit häufigen Symptomen

Oft betroffene Struktur	Häufig vorkommende Symptome
Kniegelenk	- lokale Schmerzen (medial, lateral) - Schwellungsneigung - Bewegungsschmerz (Flexion, Extension, Rotation)
Menisken	- bewegungsabhängiger Schmerz Clinical Reasoning: ein Flexionsschmerz spricht eher für eine Hinterhornläsion, ein Extensionsschmerz eher für die seltenere Vorderhornläsion - Einklemmungsgefühl - Gelenkgeräusche, Gelenkschnappen - Schwellungsneigung
Kreuzbänder/Kollateralbänder	- Bewegungsschmerz Clinical Reasoning: bei Bewegungen, die eine Zugbelastung auf die verletzte Struktur übertragen, wird der Schmerz zunehmen - wackeliges/instabiles Gefühl beim Bewegen (Gehen, Sport) - lokaler Schmerz - evtl. Entzündungszeichen
Patella (retropatellares Gleitlager/ patello-femorales Gelenk)	- Gelenkgeräusche (bei Flexion, Extension) Clinical Reasoning: Gelenkgeräusche an der Patella bei Kniebewegungen (Krepitus/Reiben oder Knacken) sprechen für eine erhöhte Friktion an der retropatellaren Gleitfläche - sporadisches „Verkanten" der Patella Anlaufschmerz nach längerem Sitzen (sogenanntes „Kinoknie") - druckempfindliche Sehnenansatzstellen medial/lateral um Patella

13

stärker, mal schwächer – jedoch konstant vorhanden). Waren die Beschwerden anfangs des Jahres noch recht schwach vorhanden, steigerte sich der Dauerschmerz in den letzten 3 Monaten deutlich. Auch die Bewegungseinschränkungen im Alltag (Anlaufschmerz nach längerem Sitzen, morgendlicher Anlaufschmerz und deutliches Beugedefizit) sind seither zunehmend und beeinträchtigen den Patienten vermehrt im Alltag (z. B. beim Treppensteigen, beim Anziehen von Socken und Hosen oder auch beim Aufheben von Gegenständen vom Boden) und damit auch deutlich in der Lebensqualität. Bei der Ausführung seiner Hobbys Wandern und Tischtennis nimmt der Patient eine deutliche Abnahme der Leistungsfähigkeit war, die zeitgleich mit einer Zunahme der Beschwerden (schmerzhafte Bewegungen und Steifigkeit) während und nach der Belastung einhergeht.

Akute Episode und Symptome

Vor ca. 6 Wochen war der Patient mit Freunden auf einer intensiven und extensiven Tageswanderung (800 Höhenmeter – 7 Stunden) unterwegs, wonach sich die Kniebeschwerden verstärkten und das Kniegelenk abends eine deutliche Schwellung aufwies. Die Schmerzen auf der Knieinnenseite sind seither in derselben Stärke (4/10) konstant vorhanden. Dabei sind die Schmerzintensität (auch die Schmerzprogression) und die Schwellungsneigung stark von der Tagesform und den durchgeführten Aktivitäten und Belastungen abhängig. Die Beugefähigkeit ist seither ebenfalls deutlich eingeschränkt und der Patient zeigt einen Entlastungsmechanismus (Hinken) beim Gehen. Manchmal ziehen die Schmerzen auch von der Knieinnenseite in die Kniekehle und der Patient nimmt dort eine deutliche Drucksteigerung wahr.

Provokation

Abgesehen von einem deutlichen morgendlichen Anlaufschmerz, treten variable Knieschmerzen bei verschiedenen Alltagaktivitäten auf. Langes Stehen (>2 h) erhöht das Schmerzniveau auf (5–6/10). Auch sind die ersten Schritte nach längerem Sitzen (>1 h), wie es bei der täglichen Büroarbeit vorkommt, deutlich mit einem stärkeren Schmerz verbunden. Dieser lässt allerdings nach ein paar Schritten bereits wieder nach. Beim Einsteigen in das Auto auf der Fahrerseite, treten ebenfalls kurzfristig stärkere Schmerzen (5/10) auf, die dann aber nach etwa 2–3 Minuten wieder auf das übliche Niveau absinken und nachlassen – außer die Autofahrt dauert mehr als 2 h, dann steigert sich das Schmerzniveau aufgrund der ungünstigen Knieposition in flektierter Haltung länger anhaltend. Eine allgemeine Steifigkeit des rechten Kniegelenkes kann der Patient beim Anziehen von Hosen oder Socken feststellen. Durch die Gelenksteifigkeit hat der Patient auch zunehmend Probleme damit, das Gleichgewicht beim Anziehen auf einem Bein zu halten. Er muss dazu sitzen oder sich abstützen, da sonst bei ruckartigen Ausgleichsbewegungen auch wieder stärkere Schmerzen auftreten.

Inhibition

Um die Beschwerden zu reduzieren, sind für den Patienten vor allem Bewegung und Kühlung effektive Hilfen. Moderate Bewegungsübungen (z. B. Pendelübungen im Sitzen mit hängendem Unterschenkel an der Esstischkante oder auch sitzend kontrolliert durchgeführte Beuge- und Streckbewegungen in langsamem Tempo) und kurzzeitig applizierte Kältereize (mehrmals pro Tag: Cool Pack aus dem Kühlschrank für 1 Minute auf den schmerzenden Kniegelenkbereich) helfen dabei, sowohl das

Schmerzniveau als auch die Schwellungsneigung für kurze Zeit zu reduzieren. Der Schmerz kann so auf (2/10) kurzzeitig (für ca. 20–30 Minuten) reduziert werden. Dann stellt sich sukzessive das alte Schmerzniveau wieder ein.

24h-Verlauf

Es handelt sich bei den Kniebeschwerden um einen Dauerschmerz mit variabler, belastungsabhängiger Steigerungsmöglichkeit. Der normale Ruheschmerz liegt bei (4/10), der maximale Belastungsschmerz steigert sich auf bis zu (7/10). Bis auf den morgendlichen Anlaufschmerz am rechten Kniegelenk sind die Beschwerden, vor allem in den Spitzen, von der jeweilig durchgeführten Aktivität und den dabei entstehenden Belastungen für das Kniegelenk abhängig.

Entscheidungsfindungsprozess (Clinical-Reasoning-Gedanken)

Bei der vorliegenden Patientenvorstellung können mehrere Erklärungsmodelle erstellt und zur Planung der weiteren Untersuchung und der anschließend folgenden Therapie genutzt werden.

1. Aufgrund der langen Beschwerdegeschichte des Patienten können zu Recht degenerative Prozesse angenommen werden, die die aktuelle Episode (das Entstehen der Schmerzen und Bewegungseinschränkungen am Kniegelenk) erklären können.
2. Es ist anzunehmen, dass das Kniegelenk des Patienten auch ältere Verletzungen erlitten hat, die das Entstehen einer degenerativen Arthrose begünstigen und unterstützen.
3. Fehlende regelmäßige sportliche Belastungen durch gezieltes Training fehlen weitgehend beim Patienten, was eine Voraussetzung für eine dynamisch elastische Belastbarkeit des gesamten Bewegungsapparates ist. Zudem lässt dies auf eine dekonditionierte Gesamtsituation des Patienten schließen – sie begünstigt gemeinhin das Entstehen von Überlastungsschäden und degenerativen Prozessen.
4. Für die aktuelle Episode existiert ein plausibler Auslöser (eine mechanische Überlastung durch Wanderung von 7 h Dauer mit Überwältigung von 800 Höhenmetern), der eine akut traumatische Entstehung dieser Episode ebenfalls erklären kann.
5. Die anamnestische Schilderung der Beschwerden des Patienten zeigt mechanische Störungen auf (Bewegungseinschränkungen), aber auch eine entzündliche Komponente (die Schwellungsneigung). Dies lässt Raum für Spekulationen in beide Richtungen: mechanische Dysfunktion durch chronische Degeneration (Arthrose) und akute Traumatisierung (mir resultierender Entzündungsreaktion).
6. Obwohl der Patient konstante Dauerschmerzen im rechten Kniegelenk hat, ist er dennoch in der Lage, seinen beruflichen und freizeitlichen Pflichten und Neigungen nachzugehen. Das heißt, er ist nicht komplett in seinen alltäglichen Aktivitäten eingeschränkt. Er kann noch am sozialen Leben partizipieren, seine beruflichen Aufgaben erfüllen und den Alltag zuhause und in der Freizeit meistern.

Erste Arbeitshypothesen

Nach diesen ersten Informationen aus der subjektiven Untersuchung (Anamnese), liegt eine akute Traumatisierung einer degenerativen Situation des Kniegelenkes vor. Die Überlastung (mit wahrscheinlichem Mikrotrauma) durch die Wanderung erklärt die akuten Symptome des Patienten. Die bereits lange bestehenden Beschwerden erklären die degenerative Situation des Kniegelenkes im Allgemeinen. Diese Informationen zeigen mögliche Wege zur weiteren Vorgehensweise in der körperlichen Untersuchung.

Bei der aktiven Bewegungsprüfung werden mit großer Wahrscheinlichkeit Mobilitätseinschränkungen am Kniegelenk zu finden sein (evtl. sogar noch in den angrenzenden Hüftgelenken). Mit der passiven Bewegungsprüfung können vermutlich Veränderungen an den chondralen Gleitflächen des Gelenkknorpels gefunden werden. Da der Patient keine neurologischen Symptome angibt, ist eine neurologische Untersuchung vorerst auch nicht erforderlich. In der palpatorischen Untersuchung erwarte ich vor allem lokale Druckempfindlichkeiten (auch schmerzhafte Strukturen) an den kapsulären Anteilen der medialen Knieregion und vor allem in den durch Schwellung ausgezeichneten Gebieten.

Körperliche Untersuchung – Planung (◘ Abb. 13.3)

Zur Untersuchung auf körperlicher Ebene stehen nun zunächst die direkt betroffenen Bereiche und die angrenzenden Gelenkregionen an. In der ersten Behandlungssitzung sollte stets die lokal betroffene Körperregion untersucht werden. Nach dem Motto „da wo es weh tut" ist somit das Kniegelenk der erste Untersuchungsort. Danach sollten unbedingt die benachbarten Gelenkregionen in die physiotherapeutische Betrachtung und Beurteilung einfließen, um evtl. funktionelle Irritationen und Beeinflussungen (sog. aufsteigende

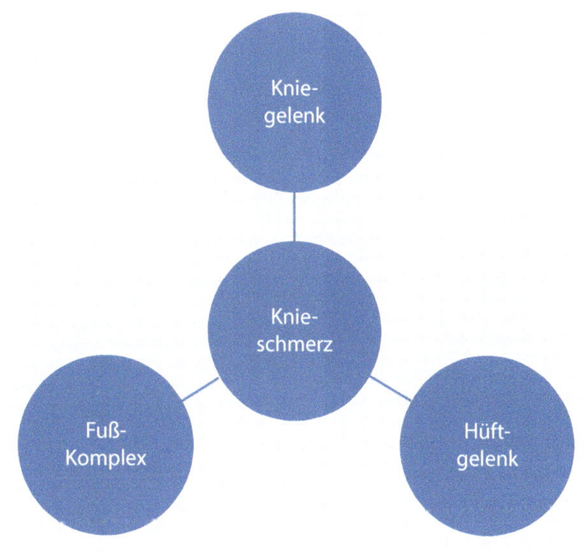

◘ **Abb. 13.3** Zu untersuchende Körperregionen – lokale Schmerzregion mit angrenzenden Gelenkkomplexen

oder absteigende Ursache-Folge-Ketten) zu erkennen und diese dann auch in die Behandlung integrieren zu können.

1. **Aktive Bewegungsprüfung**: Sie zeigt, wie viel der Patient bereit ist zu bewegen, oder wie viel er noch bewegen kann (auch Ausweichmechanismen oder Schutzdeformitäten werden erkennbar).
2. **Neurologische Untersuchung**: Sind neurologische Symptome vorhanden, ist schnell abzuklären, wie stark diese sind und welche Einflussfaktoren sich daraus für die weitere Diagnostik und Therapie ergeben (Abklärung evtl. vorhandener Kontraindikationen und Vorsichtsmaßnahmen für die Therapie: Sensitivität der betroffenen Gewebe). Im Wesentlichen besteht die erste neurologische Untersuchung aus den Bereichen Reflextests, Sensibilität und Kennmuskeltest (neurofunktionelle Untersuchung: NFU) und der neuromechanischen Untersuchung (NMU): Nervenpalpation sowie neurodynamische Tests. Sind keine neurologischen Symptome in der Patientengeschichte (frühere Beschwerden und aktuelle Episode) detektierbar, kann vorläufig auf die neurologische Untersuchung verzichtet werden.
3. **Passive Bewegungsprüfung**: Dadurch kann v. a. die artikuläre Bewegungsfähigkeit (physiologische Bewegungen und translatorische Zusatzbewegungen) sowie die mechanischen Eigenschaften der Gelenkanteile bei passiven Bewegungsreizen objektiviert werden (Quantität, Qualität, Schmerz und Endgefühl werden bewertet).
4. **Palpation** der lokalen Strukturen: gibt einen Aufschluss über die lokalen Gewebeveränderungen und die Reaktion auf direkten mechanischen Druck.
5. **Behandlungsplanung.**

13

▪ Neurofunktionelle Untersuchung (NFU: Reflexe – Kennmuskeln – Sensibilität)

Da der Patient nicht über neurologische Symptome klagt (kein Kribbeln, keine Parästhesien, kein Taubheitsgefühl oder ausstrahlende Schmerzen mit neurologischem Charakter), ist eine neurologische Untersuchung der funktionellen Qualitäten des Nervensystems (Reflexe, Sensibilität und Kraft der Kennmuskulatur) zu diesem frühen Zeitpunkt der physiotherapeutischen Untersuchung noch nicht zwingend erforderlich. Dennoch sollte dieser Untersuchungsgang für einen späteren Zeitpunkt noch im Hinterkopf behalten werden, wenn es um das endgültige differenzialdiagnostische Ausschließen des Nervensystems als Symptomquelle geht.

▪ Neuromechanische Untersuchung (NMU: Palpation der peripheren Nerven und neurodynamische Tests)

Da periphere Nerven auch als strukturelle Symptomquelle mit lokalen Beschwerden (z. B. bei Schmerzen durch Mikrotraumatisierung der bindegewebigen Hüllstrukturen der peripheren Nerven) in Frage kommen, sollte die Palpation der peripheren Nerven im Kniebereich als differenzierende Untersuchung durchgeführt werden. Nur so lassen sich diese Nerven als lokale Quelle der bestehenden Symptome ausschließen.

▪ Nervenpalpation

Bei der Palpation des N. ischiadicus und seiner distalen Verästelungen (N. tibialis und N. peroneus communis) lassen sich im Nervenverlauf keine Symptome finden.

Auch die palpatorische Untersuchung der ventralen Anteile des neuralen Systems (N. femoralis, N. saphenus) gibt keine Anhaltspunkte für klinische Symptomreproduktionen.

▪ Weitere wichtige körperliche Befunde (◘ Tab. 13.6)

▪ Spezielle Tests

Mit der Anwendung spezieller Testverfahren (Struktur-spezifische Tests) sollen Verletzungen an besonders anfälligen Strukturen direkt ausgeschlossen oder aufgefunden werden. Für das Kniegelenk bedeutet dies eine Testreihe für folgende Strukturen:

1. **Lachman-Test**, Test der Kreuzbänder: Über die vordere und die hintere Schublade kann der strukturelle Zustand der Kreuzbänder im Kontext zu den vorherrschenden Symptomen beurteilt werden. Dazu wird versucht mit dem vorderen oder dem hinteren Lachman-Test jeweils eine vordere oder hintere Schublade (Verschiebung der Tibia gegen den Femur) auszulösen.
2. **Steinmann I+II**, Test für die Kollateralbänder: Mit seitlichen Bewegungsstresstests (Varus- und Valgus-Stresstest) lassen sich auch die Seitenbänder und die mediale und laterale Kapselschale des Kniekomplexes beurteilen.
3. **Meniskustests**: Mit Hilfe der Testreihe der Meniskustests lässt sich auch der Zustand der Menisken (Innen-, und Außenmeniskus) der Kniegelenke prüfen. Da die Menisken eine häufig verletzte Struktur am Kniekomplex darstellen, ist eine differenzierende physiotherapeutische Untersuchung hier unerlässlich. Ein Test alleine hat allerdings keine sehr hohe Aussagekraft, weshalb es sich empfiehlt, stets mehrere Tests durchzuführen. Aus der klinischen Erfahrung haben sich in den meisten Fällen 6–8 Tests als ausreichend erwiesen, um für klinische Sicherheit in der Untersuchung und der Therapie zu sorgen.

Alle drei Testreihen (Kreuzbandtests – Kollateralbandtests – Meniskustests) sind bei diesem Patienten ohne besondere Auffälligkeiten. Somit lassen sich diese Strukturen vorerst ausschließen.

▪ Gemeinsam erarbeitete Therapieziele

- Für den Patienten stehen neben der Schmerzreduktion vor allem die Optimierung der Bewegungsfähigkeit und der Belastbarkeit im Vordergrund.
- Aus therapeutischer Sicht können diese Behandlungsziele unterstützt und wie folgt spezifiziert werden:

▪▪ Kurzfristige Behandlungsziele (in den nächsten 2–4 Wochen)

Eine Reduktion der Schmerzwahrnehmung sollte in den nächsten 30 Tagen realisierbar sein. Dazu kommen vor allem

Tab. 13.6 Körperliche Hauptbefunde mit Therapierelevanz

Aktive Bewegungsprüfung	Die aktive Flexion des rechten Kniegelenkes ist bei 100° schmerzhaft limitiert (5/10). Auch die Extension ist lediglich bis zur Nullstellung aktiv durchführbar, hier jedoch ist die Bewegungsrichtung schmerzfrei limitiert. Auch das gleichseitige Hüftgelenk zeigt Defizite der aktiven Range of Motion (ROM): - F/E – 120/0/5 - Abd/Add – 30/0/5 - AR/IR – 50/0/20 Ebenso zeigen sich Bewegungsauffälligkeiten am Oberen Sprunggelenk (OSG): - PFlex/DExt – 35/0/5 Somit ergeben sich vielfältige Ansätze zur Mobilisations- und Übungsbehandlung der rechten Extremität auf unterschiedlichen Gelenketagen (Fußkomplex, Kniegelenk, Hüftgelenk).
Passive Bewegungsprüfung	In der passiven Bewegungsprüfung zeigen sich die Untersuchungsergebnisse für das rechte Kniegelenk wie folgt: - Flexion: Aufbau des progressiven Bewegungswiderstandes ab 90°, zunehmend schmerzhaft ab 110°, schmerzhaft limitiert ab 125°; im Bewegungsraum zwischen 100° und 120° ist ein deutlicher Krepitus (Reibegeräusch) im rechten Kniegelenk (tibio-femoral) zu spüren - Extension: auch bei der passiven Extension ist ein progressiver Bewegungswiderstand ab 0° wahrnehmbar; initial tritt ein kurzer Krepitus zu Beginn der Extensionsbewegung auf - Innenrotation: die passive Innenrotation zeigt ab 5° einen zunehmenden Widerstand mit Schmerz ab ca. 12°. - Außenrotation: die Außenrotation ist mit 30° altersentsprechend und nahezu symptomfrei (lediglich ein dezenter Krepitus ist fühlbar – ohne Symptome auszulösen) In den symptomatischen Bewegungsrichtungen können nun Gleitmobilisationen durchgeführt werden, um damit die Gleitfähigkeit der chondralen Knorpelflächen und die Produktion und Verteilung von synovialer Flüssigkeit zu verbessern.
Palpation	Druckdolent zeigen sich folgende Strukturen in der Palpation: - Patellarsehne medial betont - medialer Gelenkspalt - Lig. collaterale mediale - medialer Patellarand (bis Patellaspitze) - Pes anserinus (v. a. M. sartorius, M. semitendinosus) - M. biceps femoris (myotendinöser Übergang)

eine funktionelle Übungsbehandlung, passive Techniken zur mechanorezeptiven Überlagerung mit passiver Gelenkmobilisation und Weichteiltechniken, sowie thermische Überlagerung durch Kälteapplikation zum Einsatz.

Mittelfristige Behandlungsziele (in den nächsten 2–3 Monaten)

Eine Verbesserung der Gleitfähigkeit der Knorpelzone sollte in den nächsten 3 Monaten durch eine gezielte Übungsbehandlung (Mobilisations- und Kräftigungsübungen) umsetzbar sein. Auch eine Entlastung des Gelenkkomplexes durch Stabilisation und vor allem einer verbesserten Koordinationsleistung durch angepasstes Bewegungsverhalten soll angestrebt werden.

Langfristige Behandlungsziele (bis in einem Jahr)

Auf längere Sicht sollte der Patient sein Bewegungsverhalten optimieren und lernen, Gelenkbelastungen besser zu kontrollieren und an die Tagesform anzupassen. Auch soll ein langfristig angelegtes Trainingsprogramm etabliert werden, das der Patient auch nach Beendigung der Therapie selbsttätig weiterführt.

Weitere langfristige Ziele sind in diesem Zusammenhang eine Verbesserung der Ausdauerleistungsfähigkeit, Steigerung der Kraftleistungen der unteren Extremität und ein verbessertes Elastizitätsverhalten (Deformationskapazität) der Gelenkstrukturen (Kapsel und Stabilisationsbänder).

Auf der Untersuchung basierende Behandlungsplanung

Aus den bisher erhobenen Befunden ergeben sich vorläufig folgende Behandlungsmöglichkeiten zur Verbesserung der Symptome des Patienten:

- Aktive Mobilisationsübungen für das betroffene Kniegelenk – achsengerechtes Bewegen mit gesteigerter Aufmerksamkeit bzgl. des optimalen mechanischen Bewegungsverhaltens des Kniegelenkes – hier müssen Ausweichbewegungen und Schonmechanismen erkannt und reduziert, bzw. eliminiert werden
- Verbesserung der Körperwahrnehmung (Optimierte Körperhaltung – Instruktion von Belastungsverschiebung bei Bewegungen im Alltag – Stabilisation des Kniegelenkes durch gezielte Muskelkontraktion etc.)
- Passive Mobilisation des Kniegelenkes (auch Sprunggelenk und Hüftgelenk) zur Verbesserung der Mobilität der limitierten Bewegungsrichtungen
- Instruktion von Übungen zur Eigenmobilisation von Knie, Hüfte und Sprunggelenk

- Applikation von Kurzzeiteis am rechten Kniegelenk zur gesteigerten Schwellungsresorbtion und zur sukzessiven Erhöhung der individuellen Schmerzschwelle (hierzu sind auch elektrische Stimulation (Reizstrom/Ultraschall möglich)
- Stabilisation der Beinachse durch Kräftigungsübungen
- Weichteiltechniken an myofaszialen Strukturen (Kniegelenk zentriert und peripher in der Verlaufskette der myofaszialen Leitungsbahnen – Extremität bis Rumpf)

13.3 Patientenbeispiel Schulter

Das Schultergelenk wird im therapeutischen Alltag mit einer Vielzahl von strukturellen Traumatisierungen und/oder auch funktionellen Dysfunktionen auftreten. Dabei gibt es sicherlich einige klinisch besonders auffällige Störungen, die gehäuft vorkommen. Bei der Symptompräsentation der Patienten bestimmen vor allem die Lokalisation der Beschwerden, die Intensität und die zeitliche Dauer die ersten physiotherapeutischen Überlegungen zur wahrscheinlich betroffenen Struktur und der Ursache der Beschwerden. Diese Überlegungen führen dann in der Folge zu einer gezielten Untersuchung und Therapie der Beschwerden. Vor der eigentlichen Fallvorstellung hier einige Überlegungen aus dem Entscheidungsfindungsprozess des Clinical Reasoning, die bereits in der Anamnese dabei helfen können, die Wahrscheinlichkeit eines Krankheitsbildes zu Beurteilen.

13

An dieser Stelle zunächst ein paar klinisch motivierte Vorüberlegungen zu pathologischen Veränderungen der Schulterregion im Allgemeinen:

Lokale Schulterbeschwerden mit vermuteter Kausalität an den Schulterstrukturen

1. Der Patient kann einen lokalen Schmerzpunkt unterhalb des Schulterdaches (subacromial: acromio-humerales Gelenk) angeben und direkt zeigen: hier ist vor allem die gelenkige Verbindung zwischen dem Acromion und dem Oberarmkopf betroffen. Von besonderer Bedeutung sind hier Beweglichkeit und Position des Oberarmkopfes im Gelenk.
2. Besteht ein lokaler Schmerzpunkt an der Vorderseite des Schultergelenkes, deutet dies eher auf eine Störung des eigentlichen Schultergelenkes hin (G/H: glenohumerales Gelenk). Dabei kann sowohl die Gelenkkapsel, als auch die Knorpelzone (auch aufgrund arthrotischer Degeneration) betroffen sein.
3. Eine weitere häufige Störung betrifft vor allem den M. trapezius – einen wichtigen Muskel der Nackenregion. Er ist besonders anfällig für Verspannungen und sorgt für die Entstehung von Triggerpunkte (oder auch Triggerzonen). Nicht selten sind auch noch HWS-Störungen, evtl. auch mit Ausstrahlung zum Nacken, vorhanden, die die Therapie nicht selten umfangreicher gestalten.
4. Ausstrahlende Beschwerden, die vor allem den oberen Anteil des Oberarmes und die Achselregion betreffen, sind ebenfalls sehr häufig. Diese betreffen meist die vordere Gelenkkapsel und die lokal verlaufenden Bindegewebsstrukturen (auch Faszien: z. B. die vordere Armfaszie). Auch eine Beteiligung der HWS kann nicht ausgeschlossen werden.
5. Ein lokaler Schmerz an der Außenseite des Oberarmes auf der Höhe der Tuberositas deltoidea kann ein Hinweis auf eine Bursitis (Bursa subdeltoidea) sein. Manchmal zeigen sich in diesem Zusammenhang auch noch andere chronisch entzündliche Beschwerden.

Irritationszonen am Oberarm – mit ursächlicher Beteiligung aus den angrenzenden Strukturgebieten der zervikalen und thorakalen Wirbelsäule

1. Eine **bandförmige Ausstrahlung** (etwa wie ein schmales Halsband in der Ausdehnung), die rund um den Oberarm (etwa in der Mitte des Oberarmes) verläuft, wird häufig durch Störungen der Halswirbelsäule ausgelöst und durch Störungen aus dieser Region ggf. weiter unterhalten.
2. Hingegen weist eine **strumpfförmige Ausstrahlung** entlang des gesamten Oberarmes auf eine chronische Störung der oberen Brustwirbelsäule oder der unteren Halswirbelsäule hin.
3. **Punktförmige Schmerzen** am inneren Rand des Schulterblattes sind ernstzunehmende Hinweise auf eine Störung der zervikalen Wirbelsäulenregion und dort vorrangig der Bandscheiben. Entlang des inneren Schulterblattrandes liegen sogenannte Irritationszonen der Halswirbelsäule, die bei entsprechender Störung aktiv werden und lokale, zum Teil sehr starke Schmerzen auslösen können.
4. Ein **lokaler Schmerz auf der Oberkante des Schulterblattes** (in der Fossa supraspinata) spricht für eine muskuläre Reizung der Rotatorenmanschette. Eine Störung der HWS-Region wirkt sich ebenfalls häufig auf diese Irritationszone aus – mit sog. fortgeleiteten Schmerzen.
5. Betreffen die **Ausstrahlungen** tendenziell den **gesamten Arm**, bis in den Unterarm hinein, ist meist auch die HWS mit betroffen. Ausstrahlungen treten dann meist in Kombination mit Sensibilitätsstörungen (Wahrnehmungsveränderungen an der Hautoberfläche) oder mit einem Kraftverlust auf.

Häufige Schultererkrankungen: Impingement

Unter einem klassischen Impingement der Schulter versteht man eine Einklemmung von Sehne oder Schleimbeutel. Die Sehne des Supraspinatusmuskels durchquert in ihrem Verlauf eine Engstelle: eine knöcherne Mulde zwischen dem Schulterdach (das Acromion). An dieser Stelle kann die Sehne bei bestimmten Bewegungen vom Humeruskopf eingeklemmt werden. Dort liegt auch ein Schleimbeutel (Bursa subacromialis) zwischengelagert, als zusätzliche Schutzeinrichtung für die durchziehende Sehne. Dieser schützt die Sehne vor zu starkem Druck und Reibung bei allen Bewegungen des Armes. Steht nun der Oberarmkopf im Gelenk zu weit cranial, oder ist die

Sehne oder der Schleimbeutel durch rezidivierende Überlastung und mechanische Reizung traumatisiert, entzündet und deshalb auch angeschwollen, kommt es bei einem Impingement der Schulter zu einer mechanischen Einklemmungsproblematik. Dies geschieht meist bei bestimmten Bewegungen des Armes. Vor allem ist dabei das seitliche Anheben des Armes (Abduktion) und manchmal auch das frontale Anheben (Flexion) schmerzhaft. Dabei werden die Supraspinatussehne oder der Schleimbeutel vom Oberarmkopf so stark gegen das Acromion (Schulterdach) gedrückt und eingeklemmt, dass mitunter sehr starke Schmerzen entstehen können.

▪▪ Frozen shoulder (adhäsive Kapsulitis)

Hierbei handelt es sich um eine immer wiederkehrende entzündliche Erkrankung der Schulter, die meist einseitig auftritt und mit einem zunehmenden Elastizitätsverlust einhergeht. Als Auslöser kommen kleine Verletzungen (Mikrotraumata) in Frage. Durch degenerative Prozesse begünstigt, treten immer wiederkehrend kleine Verletzungen an der Schulter (vorwiegend an Sehnen und der Gelenkkapsel) auf. Diese führen im Laufe der Zeit zu einer chronifizierten Entzündung mit struktureller Veränderung der bindegewebigen Strukturen mit den typischen Symptomen wie Weichteilschwellung und lokale Überwärmung.

▪▪ Schulterluxation

Unter einer Luxation versteht man ein sogenanntes „Auskugeln" eines Gelenkes. Dabei springt ein Gelenkpartner aus der Gelenkpfanne. Der Gelenkkopf steht dann an einer eigentlich nicht dafür vorgesehenen Position. Begleitet wird eine Luxation der Schulter von Schmerzen, einer deutlichen Bewegungseinschränkung und evtl. von Begleitverletzungen, wie z. B. einem Labrumabriss an der Gelenkpfanne des Schultergelenkes. 50 % aller Luxationen am menschlichen Körper sind Schulterluxationen (◘ Tab. 13.7).

▪ Häufige Frakturen in Schulternähe

In der Schulterregion sind vor allem Femur-, Klavikula- und Skapulafrakturen häufig vorzufinden. Oberarmfraktur, also Knochenbrüche in der unmittelbaren Nähe des Schultergelenkes, machen in der Gesamtheit ca. 5 % aller Frakturen bei Erwachsenen aus.

▪ Häufige Krankheitsbilder der Schulter im Überblick (◘ Tab. 13.8)

▪ Rotatorenmanschettenverletzungen

Bei einer sogenannten Rotatorenmanschettenverletzung sind die Sehnen der Schultermuskeln betroffen. Es können verschiedene Ausprägungen (je nach Größe der Verletzung) unterschieden werden. So unterscheiden wir eine Komplettruptur (dabei ist die gesamte Sehne eines Muskels durchtrennt) von einer Teilruptur (die Sehne ist nicht komplett durchtrennt – es bestehen noch faserige Verbindungen) und von einer deutlich geringer ausgeprägten Faserverletzung. Oft führen kleinere Verletzungen (sogenannte Mikrotraumen) und schwächende Veränderungen, wie z. B. einseitiger Gebrauch und permanente Fehl- oder Überbelastung, im Laufe der Zeit zu einer gesteigerten Anfälligkeit der Sehnen. Dann genügt häufig eine unscheinbare Bewegung (wie z. B. Betten/Decken oder Kissen ausschütteln) um sich eine dieser Verletzungen zuzuziehen.

Das klinische Bild einer Rotatorenmanschettenverletzung weist zunächst meist die für die einzelnen Wundheilungsphasen typischen Symptome auf. Dazu gehören vor allem die initialen Entzündungssymptome in den ersten 5–10 Tagen post-traumatisch, die individuell je nach Patienten und auch je nach Tagesform mehr oder weniger stark ausgeprägt sein können. Für die physiotherapeutische Rehabilitation sind die Vorgänge der Wundheilung von immenser Bedeutung für die zentrale Steuerung der therapeutischen

◘ **Tab. 13.7** Klinisches Bild einer operativ versorgten Schulterluxation

Epidemiologie	Schulterluxationen sind die häufigsten Gelenkluxationen (bis zu 50 % aller Luxationen). Über 90 % der Schulterluxationen sind traumatisch bedingt. Die Inzidenz liegt bei 1–2 %.
Ätiologie	Meist sind knöcherne oder kapsuläre Traumatas der Auslöser für eine Schulterluxation. Ebenfalls häufig sind rezidivierende Mikrotraumatas als Auslöser oder zumindest als beitragender Faktor zu finden.
Pathogenese	Bei rezidivierenden Schulterluxationen (traumatisch habituell) sind oft Propriozeptionsdefizite, Koordinations- und Kraftverluste sowie deutliche Bewegungseinschränkungen vorzufinden.
Symptomatologie	Die Patienten klagen über eine auffällige Bewegungsvorsicht und eine regelrechte Angst vor Luxationen. Instabilitäten zeigen sich ebenfalls oft, v. a. bei Rückbewegungen z. B. aus Flexion oder Abduktion zurück in die Nullstellung. Auch findet sich häufig eine exzentrische Kontrollproblematik.
Therapie	Die Therapie richtet sich nach den Kriterien aus der Diagnostik und berücksichtigt vor allem - evtl. vorhandene Begleitpathologien (z. B. Rotatorenmanschettendefekt, Knorpelläsion, knöcherne Defekte) - das aktuelle Aktivitätsniveau des Patienten - Compliance - primäre Therapieziele im Gesamtmanagement sind - Mobilisation der chondralen Gleitflächen - Schmerzreduktion durch mechanozeptive und thermische Überlagerung - funktionelle Stabilisation in allen Ebenen - myozentrische Muskelaktivierung - Erarbeiten eines Eigenprogramms

Tab. 13.8 Häufige Schulterpathologien mit Einteilungen

Diagnose	Häufige Symptome	Physiotherapeutische Untersuchungen	Physiotherapeutische Behandlung
Omarthrose	- Bewegungsschmerz - spontane Entzündung	- manuelle Untersuchung zur Beurteilung der Funktionsstörung - Gelenkspieltests: zur Beurteilung des Ausmaßes der Degeneration	- Krafttraining - Mobilisation der betroffenen Gelenke - Optimierung der Körperhaltung - Entlastungshaltungen - Kryotherapie - Elektrotherapie
Impingement	- Bewegungsschmerz (painful arc) - Einschränkung	- manuelle Untersuchung zur Beurteilung der Funktionsstörung	- Mobilisation - Vergrößerung des subacromialen Raumes - Kräftigung
Rotatorenmanschettenverletzung	- Entzündung - Schwellung - Schmerz - Bewegungseinschränkung	- manuelle Untersuchung zur Beurteilung der Funktionsstörung	Je nach Ausmaß: - Mobilisation - an die Wundheilung angepasste – Maßnahmen
Frozen shoulder (adhäsive Kapsulitis)	- stechende Schmerzen - zunehmende Steifigkeit - Phasenverlauf	- manuelle Untersuchung zur Beurteilung der Funktionsstörung	- Lösung der myofaszialen Gewebe - Mobilisation - Stabilisation
Schulterluxation	- Schmerz - Fehlposition des Oberarmes	- an die Wundheilung angepasste Tests	- Physiotherapie in der Rehabilitation - an die Wundheilung angepasste Maßnahmen
Frakturen	- Schmerz - Funktionsstörung - Schonhaltung	- an die Wundheilung angepasste Tests	- Physiotherapie in der Rehabilitation - an die Wundheilung angepasste Maßnahmen
Kalkschulter	- Schmerz - Steifigkeit - Bewegungseinschränkung	- manuelle Untersuchung zur Beurteilung der Funktionsstörung	- Physiotherapie - Ultraschall/Elektrotherapie

Interventionen. In der Planung der post-traumatischen Untersuchung und der daraufhin durchzuführenden Behandlung werden die aktuellen Wundheilungsverläufe berücksichtigt und bestimmen hier vor allem sowohl die Intensität der Untersuchung und Behandlung, als auch die Akzeptanz der Reproduktion von Symptomen dabei. Kenntnisse der physiologischen Vorgänge und auch der möglichen Abweichungen von der Normalität, können zielführend dazu beitragen, in den einzelnen Wundheilungsphasen (Tab. 13.9) die passenden Behandlungstechniken auszuwählen und so die Effektivität der therapeutischen Maßnahmen deutlich zu steigern. Auch helfen diese Erkenntnisse dem Therapeuten letztlich dabei, den Patienten in den Phasen der Regeneration nicht zu über- oder zu unterfordern.

Generelles Vorgehen (Planung) bei Schulterpatienten

Auch für Symptome in der Schulterregion gilt das grundlegende physiotherapeutische Vorgehen der Befunderhebung unter Einhaltung der Untersuchungskaskade. Zunächst sollten immer die lokalen Strukturen direkt im Symptomgebiet untersucht und evaluiert werden (Abb. 13.4). Dann folgen die direkt angrenzenden Strukturkomplexe und in einem dritten Schritt können noch funktionelle Komponenten (Körperhaltung, neurale Spannungssituationen, aufsteigende oder absteigende Ursache-Folge-Ketten etc.) in die Untersuchung integriert werden.

Im ersten Schritt werden die lokalen artikulären Strukturen des Schulterkomplexes (gleno-humerales Gelenk, acromio-klavikulares Gelenk, sterno-klavikulares Gelenk, skapulo-thorakales Gelenk und das subacromiale Nebengelenk) untersucht und beurteilt. Danach sollten muskuläre, fasziale und neurale Strukturen des Schulterkomplexes in die Untersuchungskaskade eingebunden werden.

Der zweite Schritt beinhaltet eine strukturierte Untersuchung der angrenzenden Körperregionen zum Schulterkomplex. Hier finden direkte funktionelle Interaktionen statt, die eine Beeinflussung der Symptomregion nahelegen (Abb. 13.5).

Ein dritter Schritt untersucht die funktionellen Abhängigkeiten der Schulterregion von weiter entfernten Körpergebieten und damit auch statische, myofasziale Beeinflussungen der Symptomregion (Abb. 13.6). Hier geht es um die Beurteilung, ob aus diesen Systemen eine Erklärung im Sinne von

Tab. 13.9 Wundheilungsphasen und die Konsequenzen für die physiotherapeutische Rehabilitation

Wundheilungsphase	Physiologische Vorgänge und Therapieschwerpunkte
Entzündungsphase (normal: 2–10 Tage nach Traumatisierung)	Vaskuläre Phase (1. Tag): hier dominieren Vorgänge zur Blutungsstillung und zur Vorbereitung für eine optimale Entzündung: - Vasodillatation (Weitstellung der Blutgefäße im Verletzungsgebiet) - Etablierung der 5 Kardinalsymptome einer Entzündung (Calor, Rubor, Dolor, Tumor und Functio laesa) ***Therapeutische Ziele***: Ruhigstellung und Schmerzreduktion ***Zelluläre Phase*** (bis zu 20 Tage): Hier dominieren Stoffwechselvorgäng in der Zelle zur optimalen Versorgung des Wundgebietes und für bestmögliche Versorgung des erforderlichen neugebildeten Gewebes. - Kollagenasenaktivität - Makrophagenaktivität - Kommunikation mit dem ZNS zur Steuerung der Wundheilung ***Therapeutische Ziele***: moderate angepasste Stoffwechselsteigerung mit minimaler mechanischer Belastung (lokale aerobe Ausdauer). Angepasste Maßnahmen zur Schmerzreduktion (thermische oder auch mechanische Überlagerung der Schmerzreize). Moderate Mobilisation.
Proliferationsphase (im Durchschnitt bis zu 21 Tage vom Verletzungstag an)	Aktivität von - Bindegewebszellen mit dem Ziel der Gewebeneubildung und von - Myofibroplasten: bilden ein kontraktiles Zytoskelett zur Stabilisation der Wundränder In der Proliferationsphase werden vom neu gebildeten Gewebe typische Funktionsreize erkannt und entsprechende Adaptionsmechanismen aufgebaut. ***Therapieziele***: Hier braucht das Proliferationsgewebe bereits gewebespezifische Therapiereize: - Bänder brauchen zyklische Zugreize und moderate Torsionsreize - Muskeln benötigen Kontraktionsreize - Knochen benötigen Biege-, und Druckreize Ein gezielter Einstieg in die aktive Therapie und die Trainingstherapie sind ab hier möglich und umsetzbar
Remodellierungsphase (von 60 bis zu 360 Tagen und teilweise länger, vom Verletzungstag an)	Hier findet der endgültige Umbau des bereits spezialisierten Proliferationsgewebes statt. ***Therapieziele***: an den jeweiligen Befund angepasste individuelle Therapie mit Progression der Belastung. Trainingstherapie mit exzentrischen und koordinativ anspruchsvollen Belastungen. Individuelle Belastbarkeitsmessungen einzelner Gewebe und Strukturen sind nun in vollem Umfang möglich.

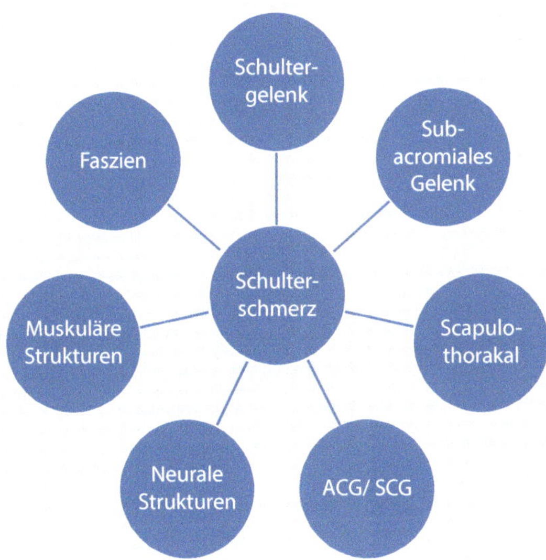

Abb. 13.4 Mögliche lokale Beteiligungen an einer Schulterproblematik

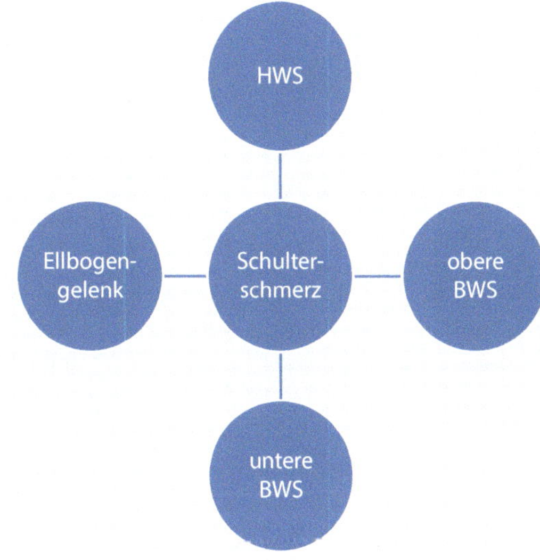

Abb. 13.5 Direkt angrenzende Einflussfaktoren bei Schulterbeschwerden

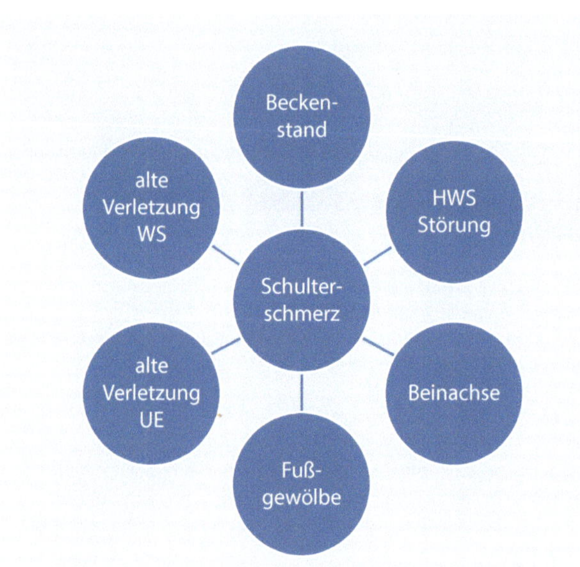

Abb. 13.6 Funktionelle Beeinflussungen

initiierenden, beitragenden oder unterhaltenden Faktoren gefunden werden kann. Ein initiierender Faktor ist ein direkter Auslöser für die aktuelle Episode. Als beitragender Faktor sind ungünstige Bedingungen zu verstehen, die zur bestehenden Problematik beitragen. Ein unterhaltender Faktor sorgt dafür, dass das Problem auch weiterhin bestehen kann. Dabei werden auch ältere Verletzungen und deren Folgen für das funktionelle System berücksichtigt. So kommen dann auch
13 aufsteigende (z. B. Zustand nach einem Supinationstrauma des Fußes), oder absteigende (Z. n. Schleudertrauma) Ursache-Folge-Ketten in die Beurteilung des Patientenproblems.

Kasuistik

Ein Patient wird mit akut schmerzhafter und bewegungseingeschränkter rechter Schulter zur physiotherapeutischen Behandlung in der Praxis vorstellig.

- Alter: 31 Jahre
- Beruf: Sportlehrer am Gymnasium
- Hobbys: Tennis, Badminton, Radfahren, Klettern, Basketball
- ärztliche Diagnose: Partielle Rotatorenmanschettenruptur (Faserbündelriss des M. supraspinatus)

Anamnese: Vorgeschichte

Durch leistungsorientierten Sport (Tennis und Badminton) in der Jugend bis zum Erwachsenenalter, erlitt der Patient verschiedene Verletzungen quer durch den gesamten Bewegungsapparat. Dazu gehörten mehrere Supinationstraumen beider Füße, Muskelverletzungen am Oberschenkel (M. rectus femoris Anriss rechts) und auch Überlastungsschäden an Ellbogen (radiale Epicondylitis rechts) und Schultergelenk (Reizung der Rotatorenmanschette rechts). So lassen sich mehrere Veränderungen an den betroffenen Körperbereichen erklären (ausgelöst durch Wundheilung und Regeneration), die in der Folge auch die Entstehung der aktuellen Episode der rechten Schulter mit beeinflussten. Zudem war die rechte Schulter bereits einer Verletzung/Überlastung ausgesetzt und somit evtl. auch anfälliger für erneute traumatische Ereignisse.

Akute Episode und Symptome

Vor 5 Wochen traten bereits erste leichte Schmerzen im Tennistraining auf, was der Patient auf seinen neuen Schläger (Materialwechsel: neuer Schläger und neue, ungewohnte Bespannung) zurückführte und nicht näher beachtete. Vor 2 Wochen, während der Vereinsmeisterschaften im Tennis, nahm der Patient im Spiel einen stechenden Schmerz in der rechten Schulter wahr. Dieser trat nach einem überrissenen Rückhandschlag auf und führte zum Abbruch des Spiels, da der darauf folgende Schmerz ein normales Bewegen für den Patienten unmöglich machte. Der Patient gibt an, etwa 2 Stunden nach der Verletzung bereits ein „geschwollenes" Gefühl in der rechten Schulter wahrgenommen zu haben, das auch mit einer subjektiven Temperatursteigerung in der Schulter einherging (Patient: „Die Schulter ist manchmal regelrecht heiß"). Als dieses Schwellungsgefühl und der Schmerz 3 Tage später immer noch vorherrschend waren, suchte der Patient einen Arzt (Sportmediziner) auf. Dieser stellte dann die Diagnose: „Partielle Rotatorenmanschettenverletzung – Faserbündelriss der Supraspinatussehne rechts" (wurde per Sonografie nachgewiesen) und überwies den Patienten zur Physiotherapie. Aus eigener Verletzungserfahrung startete der Patient ein Mobilisationsprogramm (Pendelübungen und Bewegungsübungen im schmerzfreien Bereich), bereits vor der ersten Therapiesitzung. Zudem wurde die verletzte Schulter mit einem Coolpack gekühlt. Eine Woche nach der Verletzung hatte der Patient dann den ersten Termin in der Physiotherapie zur Untersuchung und Behandlungsplanung.

Provokation

- **Alltagsprovokationen**: Nachts tritt der lokale Schmerz in der Schulter verstärkt auf, wenn der Patient auf dem Arm oder der Schulter liegt. Er wacht am Schmerz auf und muss sich und den Arm umlagern, um den Schmerz wieder zu reduzieren. Ebenfalls führen schnelle oder ruckartige Bewegungen mit dem Arm zum selben lokalen Schmerzerlebnis. Auch das Anheben des Armes über die Seite (Abduktion) von mehr als 70°, oder das Anheben nach vorne (Flexion) über 110° lösen einen verstärkten Schmerz aus. Schwere Gegenstände heben und tragen (Wäschekorb oder Sprudelkisten) sind zwar unangenehm, lösen aber nicht den eigentlichen Schulterschmerz aus. Allerdings reagiert die Schulter mit Schmerz auf Graben und Harken im Garten. Auch das Anschnallen beim Autofahren führt zu einem Schulterschmerz.
- **Provokationen im Sport**: Die Durchführung von typischen Tennis- oder Badmintonbelastungen (Schläge über Kopf, Rückhand und auch kräftige Vorhandschläge) führen zu einem sofortigen Schmerz in der rechten Schulter und werden zur Zeit vom Patienten vermieden. Um sich dennoch etwas fit zu

halten, fährt der Patient momentan verstärkt Fahrrad. Wobei auch bei einer Radtour von mehr als 1 Stunde Dauer das Abstützen auf dem Lenker mit dem rechten Arm etwas schmerzhaft wird. Klettern und Basketball sind für die Schulter zu provozierend und werden vom Patienten ebenfalls noch vermieden. Der Patient führt Zuhause ein Hanteltraining (5 kg), mit dem Ziel der Kräftigung, durch. Beim Seitheben, Frontheben und Übungen für die Pektoralismuskulatur (Bankdrücken und Fliegende Bewegungen) treten unangenehme Empfindungen auf. Überschreiten die Trainingsbewegungen einen bestimmten Winkelbereich (Abduktion >70°, Flexion >100°), werden die Schmerzen deutlich stärker.

- **Arbeitsprovokation**: Im Sportunterricht kann der Patient aufgrund der Verletzung und der Beschwerden nicht alle Übungen vormachen. Auch die Hilfestellung beim Boden- oder Geräteturnen fallen ihm schwer, da schnelle und ruckartige Bewegungen schmerzhaft sind. Daher versucht der Patient seinen Sportunterricht gerade den Verhältnissen anzupassen.

Inhibition

Bei minimal-intensiven und kleinen Bewegungen (Pendelbewegungen mit hängendem Arm, kleine Bewegungen in Flexion und Extension bei gehaltener Ellbogenbeugung etc.) reduziert sich die Gewebespannung und auch die Schmerzempfindlichkeit lässt deutlich nach. Kühlung der Schulterregion mit einem Coolpack reduziert die Schwellungsneigung und ebenfalls die Schmerzintensität. Dabei wird das Coolpack aus dem Kühlschrank für 2 Minuten auf die Schulter gelegt. Danach sind die Beschwerden für ca. 2 Stunden reduziert. Der Patient benutzt auch eine schmerzstillende Salbe (Voltaren) lokal an der Schulter. Die Position des Armes im Schlaf hat ebenfalls einen Einfluss auf die Beschwerden: wird der Arm auf ein kleines Kissen neben dem Körper positioniert (in neutraler Rotation – mit nur minimaler Abduktions- und Flexionskomponente), sind die Beschwerden deutlich reduziert.

24h-Verlauf

Die stärkeren Schmerzen des Patienten treten unabhängig von einer bestimmten Tageszeit auf. Vielmehr sind die Symptome von einem direkten, eher mechanischen Auslöser (z. B. einer Belastung durch Bewegung oder Aktivität) abhängig. Auch die Schwellungsneigung der Schulterregion hängt im Wesentlichen von der täglichen Belastung/Bewegung ab und nimmt mit intensiver Bewegung deutlich zu.

Entscheidungsfindungsprozess (Clinical-Reasoning-Gedanken)

1. Es existieren Vorverletzungen in der Geschichte des Patienten, die die aktuelle Episode mit verursacht oder begünstigt haben können.
2. Somit sind auch degenerative Prozesse am Gelenk und den Gelenk-sichernden Strukturen (Kapsel, Führungsbänder, myofasziale Übertragungsketten) anzunehmen.
3. Es ist weiterhin anzunehmen, dass es beim Tennismatch vor 2 Wochen, bedingt durch einen Rückhandschlag, zu einer akuten Traumatisierung der Supraspinatussehne kam.
4. Es gibt Anzeichen für eine Entzündungsreaktion: Schwellungsneigung, Schmerz, Funktionsdefizit, subjektiv „heißes" Gefühl an der Schulter. Somit sind bereits 4 der 5 Kardinalsymptome einer Entzündung durch die Anamnese abgeklärt.
5. Es gibt auch mechanische Auslöser für die Symptome: schnelle oder ruckartige Bewegungen, Druckbelastung durch auf dem Arm Liegen, Ausholbewegung mit dem Arm, Anschnallen im Auto.

Erste Arbeitshypothesen

Aufgrund der Vorschädigungen und des aktuellen Traumas kann von einer strukturellen Schädigung ausgegangen werden. Die entzündliche Komponente ist vorhanden (Wundheilung), jedoch reagiert das Gewebe stärker auf die mechanische Belastung. Somit müssen beide Komponenten (Entzündung + Wundheilungsphasen auf der einen Seite, mechanische Belastungsintoleranz auf der anderen Seite) in der Therapieplanung berücksichtigt werden.

Körperliche Untersuchung

1. **Aktive Bewegungsprüfung**: Sie zeigt, wie viel der Patient bereit ist zu bewegen, oder wie viel er noch bewegen kann (auch Ausweichmechanismen oder Schutzdeformitäten können hier erkannt werden).
2. **Neurologische Untersuchung**: Wenn neurologische Symptome vorhanden sind, ist immer direkt abzuklären, wie stark diese sind und welche Einflussfaktoren sich daraus für die weitere Diagnostik und Therapie ergeben (Abklärung evtl. vorhandener Kontraindikationen und Vorsichtsmaßnahmen für die Therapie: Sensitivität der betroffenen Gewebe). Im Wesentlichen besteht die erste Neurologische Untersuchung aus den Bereichen Reflextests, Sensibilität und Kennmuskeltest (neurofunktionelle Untersuchung: NFU) und der neuromechanischen Untersuchung (NMU): Nervenpalpation sowie neurodynamische Tests. Sind keine neurologischen Symptome in der Patientengeschichte (frühere Beschwerden und aktuelle Episode) persistent, kann vorläufig auf die neurologische Untersuchung verzichtet werden.
3. **Passive Bewegungsprüfung**: Dadurch kann v. a. die intraartikuläre Bewegung objektiviert werden (Quantität, Qualität, Schmerz und Endgefühl werden bewertet).
4. **Palpation** der lokalen Strukturen: gibt einen Aufschluss über die lokalen Gewebereaktionen und -veränderungen.
5. **Behandlungsplanung.**

Eine neurologische Untersuchung ist bei diesem Patienten initial noch nicht erforderlich, da keine neurologischen Symptome vorliegen. Gegebenenfalls kann die neurologische

Tab. 13.10 Körperliche Hauptbefunde mit Therapierelevanz

Aktive Bewegungsprüfung	Schulter rechts Flexion/Extension: 110/0/45 (ab 110° Flexion nimmt der Schmerz zu) Abduktion/Adduktion: 70/0/20 (ab 70° Abduktion besteht eine deutliche Schmerzunahme) IR/AR: 85/0/30 (bei 30° Außenrotation tritt ein verstärkter Schulterschmerz auf)
Passive Bewegungsprüfung	In der passiven Bewegungsprüfung fallen folgende Befunde auf: Flex/Ext: 140/0/50 Abd/Add: 100/0/25 IR/AR: 90/0/45
Palpation	Folgende Palpationspunkte sind an der rechten Schulter auffällig und symptomatisch: Knöchern: - Acromionspitze ventral und laterale Kante - Fossa supraspinata - Humeruskopf dorso-lateral Muskulär: - M. supraspinatus - M. infraspinatus - M. teres minor - M. pectoralis major pars clavicularis - M. trapezius pars descendens - M. bizeps brachii caput longum - Mm. rhomboidei

Untersuchung zu einem späteren Zeitpunkt nachgeholt und ergänzt werden um das Nervensystem differenzialdiagnostisch als Symptomquelle auszuschließen.

Weitere wichtige körperliche Befunde (Tab. 13.10)

13

Gemeinsam erarbeitete Therapieziele

Die Patientenwünsche in der Therapie sind bezogen auf Schmerzfreiheit und volle Funktionsfähigkeit in Sport und Beruf.

Darauf eingehend wurden folgende Therapieziele definiert:

1. Schmerzlinderung durch manuelle Mobilisation (mechanorezeptive Überlagerung) sowie Thermoanwendungen (Kurzzeiteisapplikation) in Kombination mit Elektrotherapie.
2. Mobilisation unter Berücksichtigung der Wundheilungsphasen und der individuellen Regenerationszeit der verletzten Gewebe.
3. Unter Berücksichtigung der Belastbarkeit (Deformationsfähigkeit) der Strukturen auch progressive Kräftigungsübungen und Stabilisation/Koordinationsübungen bis zur Symptomfreiheit und zur vollen Belastbarkeit.

Auf der Untersuchung basierende Behandlungsplanung

Aus den bisher erhobenen Befunden ergeben sich vorläufig folgende Behandlungsmöglichkeiten zur Verbesserung der Symptome des Patienten:

- Aktive Mobilisationsübungen für das betroffene Schultergelenk – achsengerechtes Bewegen – hier müssen Ausweichbewegungen und Schonmechanismen erkannt und reduziert, bzw. eliminiert werden
- Verbesserung der Körperwahrnehmung (Optimierte Körperhaltung – Instruktion von Belastungsverschiebung der Schultergelenke bei Bewegungen des Rumpfes)
- Passive Mobilisation zur Verbesserung der Mobilität der limitierten Bewegungsrichtungen
- Instruktion von Übungen zur Eigenmobilisation und Information über die normale Wundheilung
- Schwellungsresorption
- Stabilisation und Kräftigungsübungen
- Weichteiltechniken an myofaszialen Strukturen

13.4 Patientenbeispiel Hüfte

Vor dem eigentlichen Patientenbeispiel, hier im Vorfeld einige klinische Überlegungen zur Hüftregion. Das Hüftgelenk zeichnet sich durch eine große und multidirektionale Beweglichkeit aus (3 Freiheitsgrade: Flexion/Extension – Abduktion/Adduktion – Innenrotation/Außenrotation), die sich mitunter durch muskuläre Führung stabilisiert. In der täglichen Benutzung des Hüftkomplexes (sowohl im Sport als auch im normalen Alltag oder in einem Arbeitskontext) werden in der Hüftregion Belastungen zwischen Oberkörper/bzw. Rumpf und der unteren Extremität moduliert, übertragen und ausgeglichen. Auch in der Hüftregion (am Hüftgelenk) treten klinisch betrachtet bestimmte Erkrankungen gehäuft auf. Das heißt, die Wahrscheinlichkeit eine dieser Erkrankungen bei Patienten mit Hüftbeschwerden vorzufinden, ist dementsprechend als hoch zu bewerten.

Häufige Erkrankungen der Hüftgelenke

Werden Patienten mit Symptomen in der Hüftregion in der physiotherapeutischen Praxis zur Behandlung vorstellig, ist vor allem an häufig verbreitete Pathologien zu denken. Dabei gilt zu Beginn der Therapie besonderes Augenmerk der Anamnese. Häufig lassen sich dabei bereits erste Anhaltspunkte für eine spezielle Pathologie finden. So kann die später folgende körperliche Untersuchungskaskade gezielter aufgebaut und durchgeführt werden. Kann keine der typischen Erkrankungen direkt ermittelt werden, können evtl. einige Pathologien durch entsprechende Befunde ausgeschlossen werden.

1. **Arthritis** (traumatisch bei Sportlern – nicht-traumatisch im Sinne von Gicht, Rheuma oder bei Synovitis): Zeigt der Patient keine akuten Gelenkverletzungen und berichtet er auch nicht von chronisch bestehenden Erkrankungen, beispielsweise im Sinne von Stoffwechselerkrankungen (Rheuma, Gicht etc.), kann diese Pathologie vorerst ausgeschlossen werden.
2. **Arthrose** als eine der häufigsten Gelenkerkrankungen weltweit: Arthrose hat zuweilen viele Gesichter, kann in verschiedenen Altersbereichen auftreten und zeichnet sich zudem durch eine ganz ordentliche Anzahl von typischen – oder weniger typischen – Symptomen aus. So gehören morgendliche Anlaufschmerzen oder eine Morgensteifigkeit des Hüftgelenkes, evtl. seit Jahren bestehende rezidivierende Beschwerden, direkter Druckschmerz in der Leiste oder auch sporadische Überwärmung am Hüftgelenk definitiv genauso zu diesen typischen Erscheinungsformen einer arthrotisch degenerativen Veränderung, wie beispielsweise eine Belastungsintoleranz, Hinkmechanismen oder auch Schonhaltungen und eingeschränkte Beweglichkeiten der Hüftgelenke. Ist der Patient ein begeisterter und ambitionierter Sportler, oder in einer körperlich anstrengenden und belastenden beruflichen Situation, können die folgenden Erkrankungen/Veränderungen an den Hüftgelenken auch belastungsinduziert auftreten.
3. **Bursitiden**: Sogenannte Schleimbeutelentzündungen treten häufig durch Überlastung oder ein direktes Trauma an der betreffenden Bursa auf. Dabei kann anhand der Lage der lokalen Symptome bereits eine Struktur spezifische Zuordnung gemacht werden. Treten die Symptome direkt in der Leistenregion auf, ist tendenziell eher die Bursa iliopectinea betroffen. Dabei kommen als Symptome oft ein bewegungsabhängiger Leistenschmerz mit Ausstrahlung in den ventralen Oberschenkel, eine deutlich schmerzhafte Hüftflexion mit rotatorischer Mobilitätseinschränkung vor. Sind die Beschwerden dagegen eher an der Außenseite des Oberschenkels gelegen, ist die verantwortliche Struktur eher die Bursa subtrochanterica. Dabei kommen vor allem Schmerzen am Trochanter major mit Ausstrahlung in den lateralen Oberschenkel zum Tragen.
4. **Pubalgie**: Eine klassische Pubalgie kann vorliegen, wenn der Patient Schmerzen direkt am Tuberculum pubicum in Verbindung mit einem ausgeprägten Leistenschmerz angibt. Nicht selten kommen dabei auch Unterbauchschmerzen und Belastungsschmerzen am Schambein vor. Auch ist der knöchern, sehnige Bereich des Tuberculum pubicum druckempfindlich und es lässt sich ein lokaler Palpationsschmerz auslösen.
5. **Tendopathien**: Sehnenreizungen treten besonders häufig im sogenannten tendo-myotischen (Muskel-Sehnen-Übergang) oder im tendo-ossären (Sehnen-Knochen-Übergang) Bereich auf. In diesen Zonen treten bei Belastungen jeder Art auch die größten mechanischen Deformationskräfte an der Sehne auf, die in der Folge auch Verletzungen (sog. Mikrotraumen) direkt an der Sehnenstruktur oder am tendo-faszialen Hüllgewebe hervorrufen können. In der Hüftregion sind hier vor allem der M. rectus femoris, M. sartorius, M. iliopsoas, die Adduktorengruppe sowie die Glutealmuskulatur betroffen. Typische Symptome sind hierbei bewegungsabhängige Schmerzen, evtl. auch mit schmerzbetonter Bewegungseinschränkung, Schmerzvermeidungsverhalten wie z. B. Hinkmechanismen oder Schonhaltungen und nicht zu vergessen eine lokale Druckdolenz.
6. **Überdehnungen**: Überdehnungen oder auch Zerrungen sind klassische Überlastungsfolgen, die besonders häufig nach unkontrollierten und ruckartigen Belastungen oder Bewegungen (wie sie besonders häufig in sportlichen Aktivitäten vorkommen) auftreten. In der Hüftregion sind klinisch gehäuft vor allem der Tractus iliotibialis oder der Muskelbauch/bzw. die lange Sehne des M. tensor fasciae latae betroffen. Dabei sind eine deutliche Belastungsintoleranz (auch mit Ausweich-, und Schonmechanismen), eine lokale Druck-, oder Berührungsempfindlichkeit und auch lokale Schmerzen typisch. In der Anamnese können Patienten dabei häufig einen Auslöser oder einen Verletzungsmechanismus angeben. Sind die Hüftpatienten im Kinder- oder Jugendalter, so ist besonders an folgende Erkrankungen zu denken, bei denen das Alter der Patienten oder evtl. auch bestimmte Vorerkrankungen eine Rolle in der ersten Beurteilung und der weiteren Untersuchung und Behandlung spielen können.
7. **Morbus Perthes** (häufig bei Kindern im Alter zwischen 3 und 10 Jahren): Aufgrund einer Durchblutungsstörung des Hüftgelenkes kommt es zu einer Minderversorgung der örtlichen Strukturen mit resultierendem Absterben von Knochengewebe (Nekrose). Dies führt im weiteren Krankheitsverlauf zu einer Fehlbildung des Femurkopfes mit Mobilitätseinschränkungen des betroffenen Hüftgelenkes. Typische Symptome: Gangbildveränderung (Hinken: positiver Trendelenburg), Leistenschmerz, Knieschmerz, Mobilitätseinschränkung (Abspreizhemmung: Patrick-Sign positiv).
8. **Coxitis fugax** (Hüftschnupfen: bei Kindern unter 10 Jahren). Eine entzündliche Hüfterkrankung stellt der sogenannte „Hüftschnupfen" dar. Diese akute Hüftgelenksentzündung entsteht bei noch bestehender A. capitis femoris (der arteriellen Blutversorgung des Femurkopfes im Kindesalter) nach einer Infektion (Erkältung). Dabei treten die Symptome vor allem bei Belastung in Hüft- und Knieregion auf.
9. **Epiphysiolysis capitis femoris** (häufig bei Kindern zwischen 10 und 15 Jahren): präpubertäre Entwicklungs-

störung mit Lösung der Epiphysenfuge (Wachstumsfuge) des Femurkopfes vom Collum femoris. Dabei kommt es zu einem Untergang von Gewebe (Nekrose) und weiteren knöchernen Veränderungen. Typische Symptome hierbei sind unter anderem Kniegelenksbeschwerden, Hüftschmerzen, Schonhaltung in Außenrotation (Verlust der aktiven Innenrotation) sowie einem Hüfthinken als Entlastungsmechanismus.

10. **Hüftdysplasien**: Dabei handelt es sich um knöcherne Fehlbildungen im Bereich des Beckenknochens (Hüftgelenkspfanne) oder dem Femurkopf. Solche Fehlentwicklungen führen in der Regel zu gesteigerter mechanischer Belastung und Abnutzung der Hüftgelenke und damit auch häufig zu typischen Arthrosesymptomen.

Neben Überlegungen zu speziellen Krankheitsbildern, die trotz klinisch auffälliger Häufung relativ selten vorkommen, sind natürlich die lokalen Strukturen und deren deutlich harmloseren Veränderungen zu beachten und zu untersuchen.

Gerade bei der physiotherapeutischen Vorgehensweise in der körperlichen Untersuchung von Hüftstörungen ist es sinnvoll, die möglichen verdächtigen Strukturen entsprechend ihrer Wahrscheinlichkeit einzuteilen und die nötigen Untersuchungen dementsprechend vorzuplanen (◻ Abb. 13.7). So sollte auch bei einem Hüftpatienten stets mit den lokalen Strukturen begonnen werden, die dem Symptomgebiet am nächsten lokalisiert sind. Von dort ausgehend kann und muss der Untersuchungsradius sukzessive um die Strukturen erweitert werden, die in dieser Planung eine eher zweitrangige oder gar drittrangige Rolle einnehmen können. In der letzten Konsequenz sollten immer auch sogenannte aufsteigende oder absteigende Ursache-Folge-Ketten berücksichtigt werden. Dabei werden dann eher funktionelle Zusammenhänge aus älteren Verletzungen (deren Auswirkungen) oder aus Haltungsgewohnheiten und Ausweichmechanismen in den Therapiegedanken integriert und auf mögliche Beteiligung zu den aktuellen Symptomen hin untersucht und beurteilt.

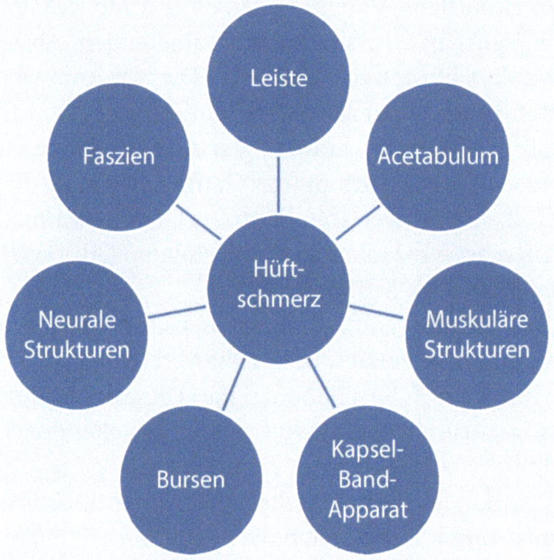

Auch kann bei entsprechend symptomatischen Bewegungsrichtungen auf die evtl. beteiligte Muskulatur geschlossen werden. Bei aktiven Bewegungen lassen sich die Hüftmuskeln in einem groben Aktionsraster zur Differenzialdiagnostik nach ihrer Funktion (Hauptfunktion) anordnen und so können auch weiterreichende klinische Überlegungen, bzgl. erforderlichen Testverfahren ausgewählt werden. Zeigt der Patient Dysfunktionen (Schmerz oder Bewegungseinschränkungen) in eine bestimmte Bewegungsrichtung des Hüftgelenkes (◻ Tab. 13.11), können somit einige einfache Rückschlüsse auf die evtl. besonders betroffenen Muskeln gemacht werden. Diese gilt es dann, in einem manuellen Muskelfunktionstest genauer unter die Lupe zu nehmen.

Bei den unmittelbar lokalen Strukturen sind das Hüftgelenk, das Kniegelenk, das Ileosakralgelenk und die Gelenke der lumbalen Wirbelsäulenabschnitte zu berücksichtigen. Das heißt, diese 4 Strukturkomplexe sollten in der körperlichen Untersuchung vorrangig beurteilt werden (◻ Abb. 13.8), da ein Zusammenhang zu den Symptomen sehr naheliegend ist. All diese Strukturen sind durchaus in der Lage, in der Hüftregion Symptome auszulösen, oder diese Symptome zu unterhalten. Dabei übermitteln die LWS und die ISG (beidseits)

◻ **Abb. 13.7** Lokale Strukturen bei Hüftsymptomen

◻ **Tab. 13.11** Muskelbeteiligung bei Hüftbewegungen

Bewegungsrichtung	Aktive Hauptmuskeln
Flexion	- M. psoas major - M. iliacus - M. rectus femoris - M. sartorius
Extension	- M. gluteus maximus - M. biceps femoris - M. semitendinosus - M. semimembranosus
Abduktion	- M. gluteus medius - M. gluteus minimus - M. tensor fasciae latae - M. sartorius
Adduktion	- M. gracilis - M. pectineus - M. adductor longus - M. adductor magnus - M. adductor brevis
Innenrotation	- M. tensor fasciae latae - M. gluteus medius - M. gluteus minimus - M. iliopsoas - Adduktorengruppe
Außenrotation	- Mm. obturatorius internus et externus - M. piriformis - Mm. gemelli (superior et inferior) - M. quadratus femoris

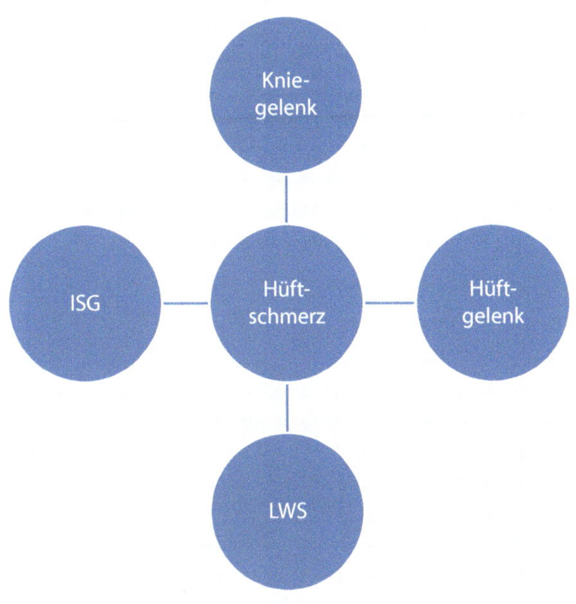

Abb. 13.8 Primär zu untersuchende Körperregionen bei Patienten mit Hüftsymptomen

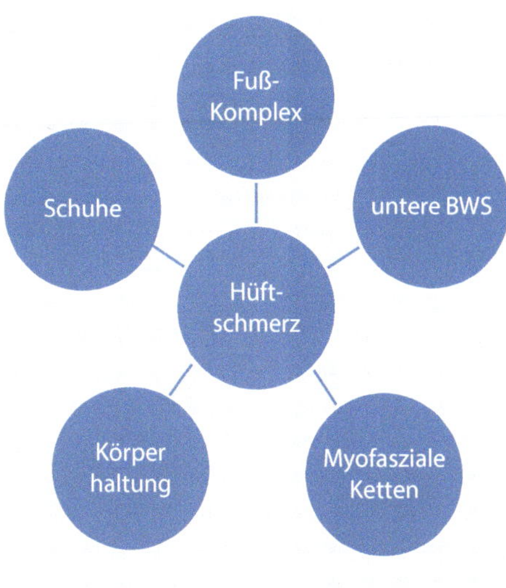

Abb. 13.9 Weiter entfernte Körperregionen und Haltungskomponenten bei Dysfunktionen der Hüftgelenke

Bewegungen und Belastungen vom Rumpf an die Hüfte, während das Kniegelenk die statische Situation der unteren Extremität an die Hüftregion weiterleitet. Unter Beachtung dieser funktionellen Abhängigkeiten kann eine umfassende körperliche Untersuchung geplant und durchgeführt werden.

Je weiter die untersuchten Strukturen vom eigentlichen **Symptomgebiet** entfernt lokalisiert sind (Abb. 13.9), desto geringer wird aller Wahrscheinlichkeit nach auch ihr Einfluss auf das Symptomgeschehen sein. Dennoch dürfen diese Strukturen nicht unterschätzt oder gar komplett vergessen werden. Auch beitragende Faktoren wie Schuhwerk oder die Körperhaltung können Symptome in der Hüftregion unterhalten und damit zu einem Krankheitserleben der Patienten beitragen. Existieren solche Einflussfaktoren, sollten sie auch in der Behandlung berücksichtigt werden.

Kasuistik

Eine Patientin stellt sich mit akuten rechtsseitigen Hüftschmerzen in der Leistenregion (Hüftgelenk und Adduktorenbereich) zur physiotherapeutischen Untersuchung und Behandlung in der Praxis vor.

- Alter: 19 Jahre
- Beruf: Studentin (Sport)
- Hobbys: Fußball (leistungsorientiert – früher im Landesauswahlkader, nun im Verein: 4x Training/Woche + Spiele am Wochenende), Joggen, Krafttraining, Klettern
- ärztliche Diagnose: Adduktorenzerrung

Anamnese: Vorgeschichte

Die Patientin gibt sporadische muskuläre Reaktionen auf intensive Trainingseinheiten wie beispielsweise Muskelkater oder manchmal auch geschwollene Kniegelenke an. Abgesehen von einigen kleineren Verletzungen (Prellung von Weichteilgewebe an Rumpf/Schulter/Beinen, rezidivierenden Muskelzerrungen im Bereich des M. rectus femoris und der Adduktoren, vor 2 Jahren ein Supinationstrauma mit Kapsel-Band-Verletzung am rechten Fußgelenk) sind keine größeren Traumatas bekannt. Gerade in den letzten 2 Jahren hatte die Patientin eher keine körperlichen Beschwerden (oder eher geringe: siehe Muskelkater) und auch keine Verletzungen in diesem Zeitraum. Alle anderen Körperbereiche (bis auf die rechte Hüfte) sind momentan beschwerdefrei. An den Hüftgelenken hatte die Patientin bisher noch keine Beschwerden oder Symptome.

Akute Episode und Symptome

Vor etwa 6 Wochen traten zum ersten Mal stechende Schmerzen in der rechten Hüfte während des Fußballtrainings, von der Leiste in den ventralen und medialen Bereich des Oberschenkels, auf. Der Schmerz trat nach einem Gegenspielerkontakt auf, wobei die Patientin einen Schlag gegen den rechten vorderen Oberschenkel bei einem Zusammenprall abbekam. Beim Sprinttraining war der Schmerz dann so stark, dass die Patientin die Belastung abbrechen musste. Sie ging dann in ein leichtes Lauftraining über und ignorierte den Schmerz weitgehend. In den nächsten 7 Tagen etablierte sich der Schmerz in der Leiste und zog vermehrt in den Adduktorenbereich. in dieser Zeit hatte die Patientin auch ein „überwärmtes“ Gefühl in der Leiste und im Adduktorenbereich, was aber nach etwa einer Woche nahezu verschwand. Danach war der Schmerz ausschließlich bei Belastungen spürbar. Als die Beschwerden nach 4 Wochen nicht besser, sondern bei Belastung eher wieder intensiver wurden, suchte die Patientin einen Arzt (Orthopäde – Mannschaftsarzt) auf. Die Patientin gibt aktuell einen bewegungsabhängigen lokalen Schmerz an Leiste und hüftnahem Oberschenkel rechts an. Auch bestehen Bewegungsunwilligkeiten (Flexion, Rotation und Adduktion) und die rechte Leiste ist mittlerweile auch sehr druckempfindlich. Die Schmerzen lassen sich durch entsprechende Belastungssteigerung (Laufen, Training) noch steigern und sind für die Patientin sehr belastend, da sie ihren Sport nicht mehr ausüben kann.

▪▪ Provokation

Die aktuellen Symptome (Schmerz in Leiste und hüftnahem Oberschenkel) zeigen sich momentan vor allem bei schnellen Schritten oder ruckartigen Richtungswechseln und bei Kraftbeanspruchung der Hüftmuskulatur (z. B. Kniebeugen, Ausfallschritten etc.). Jedoch auch beim Treppensteigen (bei jedem Schritt mit dem rechten Bein auf die nächste Stufe tritt ein stechender Schmerz in der Leiste mit Ziehen im Adduktorenbereich auf) treten dieselben Symptome auf. Dehnungen der Oberschenkelmuskulatur (ventral: M. quadriceps) toleriert die rechte Hüfte gar nicht und wird dabei sofort schmerzhaft. Nach langem Sitzen (mehr als 2 Stunden) sind die Schmerzen vorerst ebenfalls stärker zu spüren. Diese intensivere Schmerzwahrnehmung hält für etwa 20 Minuten an. Manchmal sind die Schmerzen auch beim Anziehen von Hose, Socken oder Schuhen spürbar – je nach Bewegungstempo und Bewegungsdurchführung. Beim Einsteigen in das Auto (auf der Fahrerseite) treten ebenfalls Schmerzen auf.

▪▪ Inhibition

Langsames und kontrolliertes Bewegen des rechten Beines und des Hüftgelenkes reduzieren die Schmerzempfindlichkeit. Auch Hinlegen und das rechte Bein etwas erhöht ablegen sind entlastend. Kälte auf den Leistenbereich reduzieren die Schmerzempfindung für ca. 15 Minuten. Leichte Belastungen wie Gehen auf der Ebene ohne Richtungswechsel, Pendelübungen mit dem rechten Bein an der Treppenstufe oder auch sanfte Selbstmassagen der Schmerzregion bringen der Patientin Entlastung.

▪▪ 24h-Verlauf

Die Patientin gibt im Tagesverlauf steigende Schmerzen an, wenn die vermehrt sitzen muss oder wenn sie zu viele schnell und unbedachte Bewegungen durchgeführt hat. Ansonsten sind die Schmerzen eher von mechanischen Belastungen und ruckartigen Bewegungen abhängig und können, je nach Belastung, zu jeder Tageszeit auftreten.

▪ Entscheidungsfindungsprozess (Clinical-Reasoning-Gedanken)

1. Es existiert ein direkter Auslöser für die akute Episode: Der Zusammenprall mit einer Mitspielerin im Training – danach waren die Schmerzen sofort vorhanden.
2. Die Patientin hat sich danach weitere 5 Wochen belastet, versucht trotz Beschwerden weiter zu trainieren, bevor ein Arzt aufgesucht und die gezielte Behandlung des Problems begonnen wurde: in dieser Zeit sind weitere Verletzungen (Mikrotraumatas) denkbar, die den Ausgangszustand nicht unbedingt verbessert haben dürften.
3. In der früheren Geschichte der Patientin gab es bereits ein paar kleinere Verletzungen, die für den gesamten Bewegungsapparat ebenfalls nicht ganz ohne Folgen geblieben sein dürften: Ein Supinationstrauma der rechten Seite kann zu einer aufsteigenden Problemkette für die Extremität werden und so auch die Gelenke dieser Kette in Mitleidenschaft ziehen – damit ergeben sich aus diesen alten Verletzungen zumindest sogenannte „beitragende Faktoren", die eine Rolle spielen werden.
4. Die Patientin ist jung, motiviert und sportlich – mit einem guten Körpergefühl/einer guten Wahrnehmung. Dies sollte positiv zu einer effektiven Therapie beitragen und mit der richtigen Steuerung und Aufklärung auch schnell zu positiven Veränderungen und einer Reduktion der Beschwerden führen.
5. Momentan ist keine große Entzündungsneigung zu erkennen, auch fehlen die typischen Entzündungszeichen in der Anamnese der Patientin.
6. Die mechanische Präsentation der Symptome, wie beispielsweise die größere Abhängigkeit von bestimmten Belastungen und Bewegungen, überwiegt.

▪ Erste Arbeitshypothesen

Bei der vorliegenden akuten Verletzung des Hüftgewebes durch den Zusammenprall kann von einer strukturellen Schädigung im Bereich der Leiste/Adduktoren/Sehnenbereich ausgegangen werden. Die entzündliche Komponente ist nicht mehr primär vorhanden (Wundheilung) und das Gewebe reagiert bevorzugt auf die mechanische Belastung und Deformationsreize. Somit richtet sich der Hauptfokus der weiteren Untersuchung auf das Auffinden mechanischer Störungen auf struktureller Ebene, um evtl. auch eine Differenzialdiagnostik vornehmen zu können (um vor allem die nicht betroffenen Strukturen auszuschließen). In der Therapieplanung muss vor allem das aktuelle Wundheilungsstadium (Remodellierungsphase) und die deutliche Mechanosensitivität des betroffenen Gewebes berücksichtigt werden.

▪ Körperliche Untersuchung

1. **Aktive Bewegungsprüfung**: Sie zeigt, wie viel die Patientin bereit ist zu bewegen, oder wie viel sie noch bewegen kann (auch Ausweichmechanismen oder Schutzdeformitäten werden erkennbar).
2. **Neurologische Untersuchung**: Bei bestehenden neurologischen Symptomen sollten diese schnell abgeklärt werden. Je nachdem, wie stark diese sind und welche Einflussfaktoren sich daraus für die weitere Diagnostik und Therapie ergibt (Abklärung evtl. vorhandener Kontraindikationen und Vorsichtsmaßnahmen für die Therapie: Sensitivität der betroffenen Gewebe), muss auch der Therapieplan angepasst werden. Im Wesentlichen besteht die erste neurologische Untersuchung stets aus den Bereichen Reflextests, Sensibilität und Kennmuskeltest (neurofunktionelle Untersuchung, NFU) und der neuromechanischen Untersuchung (NMU); Nervenpalpation sowie neurodynamische Tests.

Tab. 13.12 Körperliche Hauptbefunde mit Therapierelevanz

Aktive Bewegungsprüfung	Hüfte: - F/E – 120/0/20 - Abd/Add – 45/0/10 - IR/AR – 20/0/50
Passive Bewegungsprüfung	- F/E – 140/0/20 - Abd/Add – 45/0/20 - IR/AR – 35/0/55 Bei der Überprüfung der passiven Bewegungen des Hüftgelenkes ist in Flexion, Adduktion und Innenrotation ein deutlich zu festes Endgefühl mit zunehmendem Widerstand festzustellen. Zudem tritt in endgradiger Flexion und Innenrotation ein deutlicher Schmerz auf.
Palpation	Der N. femoralis ist an der Durchtrittsstelle im Leistenkanal schmerzempfindlich. Auch zeigt die vordere Gelenkkapsel des Hüftgelenkes v. a. im medialen Bereich Druckdolenzen. Bei den muskulären Strukturen fallen vor allem der M. pectineus, M. adductor longus et magnus an der Ursprungssehne sowie der M. tensor fasciae latae durch druckempfindliche und schmerzhafte Bereiche auf. Knöchern sind das Tuberculum pubicum und die Spina iliaca anterior inferior auffällig schmerzhaft.

3. **Passive Bewegungsprüfung**: Dadurch kann v. a. die artikuläre Bewegung (auch translatorische Gleitfähigkeit der chondralen Gelenkflächen) objektiviert werden (Quantität, Qualität, Schmerz und Endgefühl werden bewertet).
4. **Palpation** der lokalen Strukturen: Gibt einen Aufschluss über die lokalen Gewebereaktionen und -veränderungen.
5. **Behandlungsplanung.**

Da keine neurologischen Symptome vorhanden sind und in der früheren Geschichte der Patientin auch nicht vorkommen, kann vorläufig auf eine neurologische Untersuchung (neurofunktionell und neuromechanisch) verzichtet werden.

Wichtige körperliche Befunde (Tab. 13.12)

Nervenpalpation

Der N. femoralis zeigt in der Durchtrittsstelle des Leistenkanals eine lokal schmerzhafte Reaktion auf den Palpationsdruck.

Gemeinsam erarbeitete Therapieziele

Für die Patientin sind neben der Schmerzreduktion und der Schmerzbeseitigung vor allem die Steigerung und Wiedererlangung der normalen sportartspezifischen die Kernstücke der Therapie.

Aus therapeutischer Sicht können diese Behandlungsziele unterstützt und wie folgt spezifiziert werden:

Kurzfristige Behandlungsziele (in den nächsten 2–4 Wochen)

Eine Reduktion der bestehenden Hüftschmerzen sollte in dieser Zeitspanne möglich sein, zumal die Hüfte der Patientin keine nennenswerten Vorschädigungen oder andere chronische Veränderungen aufweist. Dazu eignen sich primär passive Techniken (manuelle Therapie) zur mechanorezeptiven Überlagerung mit passiver Gelenkmobilisation und Weichteiltechniken sowie thermische Überlagerung durch Kälteapplikation und ein angepasstes individuelles Übungsprogramm zur Mobilisation und Stabilisation der Hüfte.

Mittelfristige Behandlungsziele (in den nächsten 5–8 Wochen)

Bei einsetzender Schmerzreduktion kann die Belastung und der Trainingsumfang langsam wieder gesteigert werden. In dieser Phase sind vor allem Kräftigung und Stabilisationstraining im Vordergrund der Therapie. Auch sollen hier vor allem die ligamentären und kapsulären Strukturen gekräftigt und in ihrer Deformationsfähigkeit optimiert werden.

Langfristige Behandlungsziele (8–12 Wochen)

In dieser Zeitspanne von 8–12 Wochen sollte die Patientin mit sukzessive gesteigertem Trainingsumfang wieder auf den alten Stand ihrer Belastungsfähigkeit kommen. Auch soll ein langfristig angelegtes Trainingsprogramm etabliert werden, das die Patientin auch nach Beendigung der Therapie in ihr Training integrieren kann.

Weitere langfristige Ziele sind in diesem Zusammenhang eine Verbesserung der lokalen Ausdauerleistungsfähigkeit, Steigerung der Kraftleistungen der unteren Extremität und ein verbessertes Elastizitätsverhalten (Deformationskapazität) der Gelenkstrukturen (Kapsel und Stabilisationsbänder).

Auf der Untersuchung basierende Behandlungsplanung

Aus den bisher erhobenen Befunden ergeben sich vorläufig folgende Behandlungsmöglichkeiten zur Verbesserung der Symptome der Patientin:

- aktive Mobilisationsübungen Hüftgelenk – achsengerechtes Bewegen mit gesteigerter Aufmerksamkeit bzgl. des optimalen mechanischen Bewegungsverhaltens – hier müssen Ausweichbewegungen und Schonmechanismen erkannt und reduziert, bzw. eliminiert werden
- Verbesserung der Körperwahrnehmung (Optimierte Körperhaltung – Instruktion von Belastungsverschiebung bei Bewegungen im Alltag – Stabilisation durch

gezielte Muskelkontraktion von Hüft- und Rückenmuskulatur etc.)
- passive Mobilisation des betroffenen Gelenkes und der angrenzenden Gelenkstrukturen, zur Verbesserung von Mobilität und Elastizität
- Instruktion von Übungen zur Eigenmobilisation
- Applikation von Kurzzeiteis
- Stabilisation der Beinachse durch Kräftigungsübungen
- Weichteiltechniken an myofaszialen Strukturen

Literatur

Alfredson (2002) High intratendinous lactate levels in painful chronic Achilles tendinosis. J Orthop Res 20:934

Andersen JC (2005) Stretching before and after exercise: effect on muscle soreness and injury risk. J Athl Train 40(3):218–220

Backhaus K, Erichson B, Plinke W, Weiber R (2006) Multivariate Analysemethoden: eine anwendungsorientierte Einführung, 11., überarb. Aufl. Springer, Berlin

Bäumer F (2007) Wie viel Professionalisierung müsste es denn sein? Einschätzungen und Meinungsbild zur Professionalisierung in der Physiotherapie – eine Fragebogenuntersuchung. Z Physiother 59(2):138–148

Bäumer F (2006) Was bewegt die Physiotherapie? – Wunschvorstellungen von einer zukünftigen Physiotherapie in Deutschland. Z Physiother 58(4):314–324

Bandy WD, Irion JIM, Briggler M (1997) The effect of time and frequency of static stretching on flexibility of the hamstring muscles. Phys Ther 77:1090–1096

Bartrow K 2015 Untersuchen und Befunden in der Physiotherapie – Untersuchungstechniken und Diagnoseinstrumente, 1. Aufl. 2011; 2. Aufl. 2015. Springer, Berlin

Bartrow K 2010 Ski-Unfall mit Folgen – Rehabilitation nach vorderer Kreuzbandruptur und Kreuzbandplastik. pt Z Physiother 62:57–62, Pflaum, München (9/2010)

Bartrow K 2013 Physiotherapeutische Rehabilitation nach Mehrfach-OP der Schulter. pt Z Physiother 65:10–14, Pflaum, München (06/2013)

Begert B, Hillebrecht M (2003) Einfluss unterschiedlicher Dehntechniken auf die reaktive Leistungsfähigkeit. Spectr Sportwissenschaften 15:6–25

Bentley (2003) A prospective randomised comparison of autologous chondrocyte implantation versus mosaicplasty for osteochondral defects in the knee. J Joint Bone Surg 85:223

Böhni, Lauper, Locher (2015) Manuelle Medizin 1. Thieme, Stuttgart

Böhni, Lauper, Locher (2012) Manuelle Medizin 2. Thieme, Stuttgart

Bormann NP, Trudelle-Jackson E, Smith SS (2011) Effect of stretch positions on hamstring muscle length, lumbar flexion range of motion, and lumbar curvature in healthy adults. Physiother Theory Pract 27(2):146–154. Epub 2010 Aug 8. PMID: 20690869 [PubMed – indexed for MEDLINE]

Brittberg – Autologous chondrocytes used for cartilage repair – update: Clin Orthop Relat Res 2001; (391 Suppl):337–348

Brosseau L, Tonsignant M, Budd J et al (1997) Intratester and intertster reliability and criterion validity of the parallelogram and universal goniometers for active knee flexion in healthy subjects. Physiother Res Int 2(3):150–166

Butler DS (1998) Mobilisation des Nervensystems. Springer, Heidelberg

Biefang S, Schuntermann MF (2000) Diagnostik und Assessment in der Rehabilitation. In: Bengel J, Koch U (Hrsg) Grundlagen der Rehabilitationswissenschaften. Springer, Berlin, S 104–120

Biefang S, Potthoff P, Schliehe F (1999) Assessmentverfahren für die Rehabilitation. Hogrefe, Göttingen, S 15–25

Bös K (Hrsg) (2001) Handbuch Motorische Tests, 2., vollst. überarb. u. erw. Aufl. Hogrefe, Göttingen

Bortz J, Döring N (2006) Forschungsmethoden und Evaluation: für Human- und Sozialwissenschaftler, 4., überarb. Aufl. Springer, Heidelberg

Cotta, Heipertz, Hüter-Becker, Rompe (1990) KG Band 5 „Orthopädie", 2. Aufl. Thieme, Stuttgart

de Vries HA (1962) Evaluation of static stretching procedures for improvement of flexibility. Res Q 33:222–228

Diemer F, Sutor V (2007) Praxis der medizinischen Trainingstherapie. Thieme, Stuttgart

De Bie R (1998a) Die Notwendigkeit von Effektivitätsstudien als Grundlage für die Physiotherapie, Teil 1. Man Ther 2:61–65

De Bie R (1998b) Die randomisierte kontrollierte Studie in der Physiotherapie, Teil 2. Man Ther 2:131–137

Decoster LC, Cleland J, Altieri C, Russell P (2005) The effects of hamstring stretching on range of motion: a systematic literature review [online]. J Orthop Sports Phys Ther 35(6):377–387. http://www.ncbi.nlm.nih.gov/pubmedhealth/PMH0021989/. Zugegriffen am 02.09.2012

Dorenburg U, Tiefensee J (2000) Qualitätssicherung in der medizinischen Rehabilitation. In: Bengel J, Koch U (Hrsg) Grundlagen der Rehabilitationswissenschaften. Springer, Berlin, S 197–213

DGQ & ZVK (Deutsche Gesellschaft für Qualität e.V. & Deutscher Verband für Physiotherapie Zentralverband der Physiotherapie/Krankengymnasten) (Hrsg) (2003) Qualitätsmanagement in physiotherapeutischen Einrichtungen

Engel GL (1979) Die Notwendigkeit eines neuen medizinischen Modells: eine Herausforderung der Biomedizin. In: Keupp H (Hrsg) Normalität und Abweichung. Fortsetzung einer notwendigen Kontroverse. Urban & Schwarzenberg, München, S 123–143

Etnyre BR, Abraham LD (1986) Gains in range of ankle dorsiflexion using three popular stretching techniques [online]. Am J Phys Med 65(4): 189–196. http://www.ncbi.nlm.nih.gov/pubmed/3740242. Zugegriffen am 18.08.2012

Esser H Chr (2006) Die Zukunft des Gesundheitssystems. Mitteilungen des Zentralverbandes. Deutscher Verband für Physiotherapie (ZVK) (8):4–5

Fabbriciani C, Milano G, Demontis A, Fadda S, Ziranu F, Mulas PD (2004) Arthroscopic versus open treatment of Bankart Lesion of the shoulder: a prospective randomized study. Arthroscopy 20:456–462

Feland JB, Myrer JW, Schulthies SS, Fellingham GW, Meason GW (2001) The effect of duration of stretching of the hamstring muscle group for increasing range of motion in people aged 65 years or older. Phys Ther 81:1100–1117

Feland JB, Marin HN (2004) Effect of submaximal contraction intensity in contract-relax proprioceptive neuromuscular facilitation stretching [online]. Br J Sports Med 38(4):E18. http://search.pedro.org.au/pedro/browserecord.php?recid=16089. Zugegriffen am 05.06.2012

Ferrari J, Malone-Lee J (2002) The shape of the Metatarsal Head as a cause of hallux abductovalgus. Foot Ankle Int 23(3):236–242

Ford P, McChesney J (2007) Duration of maintained hamstring ROM following termination of three stretching protocols [online]. J Sport Rehabil 16(1):18–27. Available from: http://www.ncbi.nlm.nih.gov/pubmed/17699884. Zugegriffen am 18.08.2012

Freiwald (2009) Optimales Dehnen. Sport – Prävention – Rehabilitation. Spitta

Fransen, J. & de Bruin, E. D. (2000). Evidence Based Medicine in der Manuellen Therapie. Man Ther, 4(3),95-102

Freedman KB, Smith AP, Romeo AA, Cole BJ, Bach BR (2004) Open Bankart repair versus arthroscopic repair with transglenoid sutures or bioabsorbable tacks for recurrent anterior instability of the shoulder. Am J Sports Med 32:1520–1527

Gerdes N (2006) Zielorientierung in der Ergebnismessung. 15. Rehabilitationswissenschaftliches Kolloquium. In: Frisch H (Hrsg) Programmierte Untersuchung des Bewegungsapparates, 9. Aufl. Springer, Heidelberg. 2009

Glück S, Schwarz M, Braun C, Maxeiner J, Wydra G (2002a) Stress as well as relaxation induced influences during a flexibility training. Int J Sports Med 23(Supplement):138–139

Glück S (2004) Physiologische und psychologische Aspekte des Beweglichkeitstrainings. Dissertation, Universität des Saarlandes, Saarbrücken

Glück S, Schwarz M, Hoffmann U, Wydra G (2002b) Bewegungsreichweite, Zugkraft und Muskelaktivität bei eigen- bzw. fremdregulierter Dehnung. Dtsch Z Sportmed 53:66–71

Gremion G (2005) Is stretching for sports still useful? A review of the literature. Rev Med Suisse 1(28):1830–1834

Hallmann U (1999) Effizienznachweis in der Physiotherapie. Z Physiother 51(10):1744–1746

Handbuch – Standardisierte Ergebnismessung in der Physiotherapie-Praxis. Zusammengestellt von der Physio-Akademie gGmbh im Auftrag des Deutschen Verbandes für Physiotherapie-Zentralverband der Physiotherapeuten/Krankengymnasten e.V.

Hangody, Rathonyi (2004) Microplasty in active sportsmen. Sportorthopädie Sporttraumatology 20:159

Hart L (2005) Effect of stretching on sport injury risk: a review. Clin J Sport Med 15(2):113

Herbert RD, Gabriel M (2002) Effects of stretching before and after exercising on muscle soreness and risk of injury: systematic review. Br Med J 325:468–472

Holt LE, Pelham TW, Holt J (2010) Flexibility: a concise guide to conditioning, performance enhancement, injury prevention and rehabilitation. Humana Press

Horas (2003) Autologous chondrocyte implantation and osteochondral cylinder transplantation in cartilage repair of the knee joint. J Bone Joint Surg 85-A:185

Hovelius L, Olofsson A, Sandström B, Augustini BG, Krantz L, Fredin H, Tillander B, Skoglund U, Salomonsson B, Nowak J, Sennerby U (2008) Nonoperative treatment of primary anterior shoulder dislocation in patients forty years of age and younger. A prospective twenty-five-year follow-up. J Bone Joint Surg Am 90:945–952

Ingraham SJ (2003) The role of flexibility in injury prevention and athletic performance: have we stretched the truth? Minn Med 86(5):58–61

Itoi E, Hatakeyama Y, Sato T, Kido T, Minagawa H, Yamamoto N, Wakabayashi I, Nozaka K (2008) Immobilization in external rotation after shoulder dislocation reduces the risk of recurrence. A randomized controlled trial. J Bone Joint Surg Am 89:2124–2131

Järvinen (2005) Achilles tendon disorders. Etiology and epidemiology. Foot Ankle 10:255

Klee A (2003a) Methoden und Wirkungen des Dehnungstrainings. Die Ruhespannungs- Dehnungskurve – ihre Erhebung beim M. rectus femoris und ihre Veränderung im Rahmen kurzfristiger Treatments. Habilitationsschrift. Hofmann, Schorndorf

Klee A, Wiemann K (2002) Zur Problematik des Dehnens in der Gymnastik – theoretische und experimentelle Überlegungen. In: Gutsche K-J, Medau HJ (Hrsg) Gymnastik im neuen Jahrtausend. Herausforderungen – Perspektiven – Innovationen. Hofmann, Schorndorf, S 100–111

Klee A, Wiemann K (2004) Beweglichkeit und Dehnfähigkeit. Schriftenreihe Praxisideen. Hofmann, Schorndorf

Klee A (2003b) Methoden und Wirkungen des Dehnungstrainings. Hofmann, Schorndorf

Klein P, Sommerfeld P (2004) Biomechanik der Wirbelsäule. Urban & Fischer, München

Klemme B, Geuter G, Willimczik K (2007) Physiotherapie – über eine Akademisierung zur Profession. Physioscience 3:80–87

Knobloch (2003) Kongressbericht vom VII IOC Olympic World Congress on Sport Science 54:336

Laube W (2009) Sensomotorisches System. Thieme, Stuttgart

Lenters TR, Franta AK, Wolf FM, Leopold SS, Matsen FA III (2007) Arthroscopic compared with open repairs for recurrent anterior shoulder instability. A systematic review and meta-analysis of the literature. J Bone Joint Surg Am 89:244–254

Maitland GD (1994) Manipulation der Wirbelsäule. Springer, Heidelberg

Markworth P (1983) Sportmedizin. Rowohlt, Hamburg

Martinek (2003a) Therapie von Knorpelschaden. Dtsch Z Sportmed 54:70

Martinek (2003b) Anatomie und Pathophysiologie des hyalinen Knorpels. Dtsch Z Sportmed 54:166

Müller-Wohlfahrt (Hrsg) (2014) Muskelverletzungen im Sport, 2. Aufl. Thieme, Stuttgart

Nelson AG, Kokkonen J, Eldredge C, Cornwell A, Glickman-Weiss E (2001) Chronic stretching and running economy. Scand J Med Sci Sports 11:260–265

Oesch P, Hilfiker R, Keller S, Kool J, Luomajoki H, Schädler S, Tel-akabi A, Verra M, Widmer Leu C (2011) Assessments in der Rehabilitation. Band 2: Bewegungsapparat, 2. Aufl. Hans Huber

O'Hora J, Cartwright A, Wade CD, Hough AD, Shum GL (2011) Efficacy of static stretching and proprioceptive neuromuscular facilitation stretch on hamstrings length after a single session. J Strength Cond Res 25(6):1586–1591

Payne J, Moriso S, Seibeneicher S, Langois M (2003) Comparison of three stretching techniques of the hamstring muscels strength. J Orthop Sports Phys Ther 33:A-39

Peterson (2002) Autologous chondrocyte transplantation. Am J Sports Med 30:2

Pfund R, Zahnd F (2003) Leitsymptom Schmerz, Bd 1+2. Thieme, Stuttgart

Rehabilitation und Arbeitswelt (2006). 13. bis 15. März 2006 in Bayreuth (DRV-Schriften, Tagungsband, S 111–112)

Russlies (2003) Biomechanische Eigenschaften von Knorpelersatzgewebe nach verschiedenen Methoden der Knorpeldefektbehandlung beim Schaf. Z Orthop 141:465

Sackett DJ, Kunz R (1999) Evidenzbasierte Medizin (EBM-Umsetzung und Vermittlung), Deutsche Ausgabe. Zuckschwerdt, München

Salter (1980) The biological effects of continuous passive motion on healing of full thickness defects in articular cartilage: experimental study in the rabbit. J Bone Joint Surg 62:1232

Sangha O, Stucki G (1997) Patientenzentrierte Evaluation der Krankheitsauswirkungen bei muskuloskelettalen Erkrankungen: Übersicht über die wichtigsten Outcome-Instrumente. Z Rheumatol 56:322–333

Sayers SP, Guralnik JM, Newman AB, Brach JS, Fielding RA (2006) Concordance and discordance between two measures of lower extremity function: 400 meter self-paced walk and SPPB. Aging Clin Exp Res 18(2):100–106

Schabus R, Bosnia E (2007) Das Knie – Diagnostik – Therapie – Rehabilitation. Springer, Wien

Schämann A (2005) Akademisierung und Professionalisierung der Physiotherapie: „Der studentische Blick auf die Profession". Dissertation. Zugriff unter: http://edoc.hu-berlin.de/dissertationen/schaemann-astrid-2005-07-06/HTML/front.html

Schämann A (2003) Zur Bedeutung einer Forschungsstiftung im Kontext des Professionalisierungsprozesses der Physiotherapie. Z Physiother 55(10):1750

Scherfer E (2003) Standardisierte Tests und Assessments: Bindeglied zwischen Forschung, Praxis, Qualitätssicherung und einer ganzheitlicheren Perspektive, Folge 6. Z Physiother 55(2):1178–1184

Schönthaler S, Ohlendorf K (2002) Biomechanische und neurophysiologische Veränderungen nach ein- und mehrfach seriellem passivstatischem Beweglichkeitstraining. Sport und Buch Strauß, Köln

Seidenspinner D (2005) Training in der Physiotherapie. Springer, Berlin/Heidelberg

Shacklock M (2008) Angewandte Neurodynamik. Urban & Fischer

Sheard PW, Paine TJ (2010) Optimal contraction intensity during proprioceptive neuromuscular facilitation for maximal increase of range of motion. [online] Sports Therapy and Rehabilitation, University of Bedfordshire, Luton, United Kingdom. http://www.ncbi.nlm.nih.gov/pubmed/20124794. Zugegriffen am 05.06.2012

Shrier I (2004) Does stretching improve performance? A systemic and critical review of the literature. Clin J Sport Med 14(5):267–273

Thacker SB, Gilchrist J, Stroup DF, Kimsey CD Jr (2004) The impact of stretching on sports injury risk: a systematic review of the literature. Med Sci Sports Exerc 36(3):371–378

Wanivenhaus A, Bock P, Gruber F, Ivanic G, Klein C, Siorpaes R, Schneider W, Steinböck G, Trieb K, Trnka HJ (2009) Deformitätsassoziierte Behandlung des Hallux valgus Komplexes. Springer Medizin, Der Orthopäde CME

Westerhuis P, Wiesner R (2011) Klinische Muster in der Manuellen Therapie. Thieme, Stuttgart

Wondracek A. Fußfehlstellungen im Überblick, Orthopress 28-29, 2/2007

Wülker N (2005) Taschenlehrbuch Orthopädie und Unfallchirurgie. Thieme, Stuttgart

Wülker N, Wirth CJ (1996) Differenzierte Therapie des Hallux valgus. Dtsch Ärztebl 93(17):1111–1115. (45)

Wydra G (2004) Assessmentverfahren – eine Übersicht. In: Wydra G, Winchenbach S, Schwarz M, Pfeiffer K (Hrsg) Assessmentverfahren in Gesundheitssport und Bewegungsthe-rapie. Messen, Testen, Beurteilen, Bewerten. Jahrestagung der dvs-Kommission Gesundheit vom 23.– 24. September 2004 in Saarbrücken. Czwalina, Hamburg, S 10

van den Berg F (2003a) Angewandte Physiologie Bd. 1 – Das Bindegewebe des Bewegungsapaprates verstehen und beeinflussen, 2. Aufl. Thieme, Stuttgart

van den Berg F (2000) Angewandte Physiologie Bd. 3 – Therapie, Training, Tests. Thieme, Stuttgart

van den Berg F (2003b) Angewandte Physiologie Bd. 4 – Schmerzen verstehen und beeinflussen. Thieme, Stuttgart

van den Berg F (2003c) Angewandte Physiologie, Bd 4. Thieme, Stuttgart

van den Berg F (2011) Angewandte Physiologie, Bd 1. Thieme, Stuttgart

Vasara (2005) Indentation stiffness of repair tissue after autologous chondrocyte transplantation. Clin Orthop Relat Res 433:233

Wallin D, Ekblom B, Grahn R, Nordenborg T (1985) Improvement of muscle flexibility. A comparison between two techniques. Am J Sports Med 13(4):263–268

Weineck (2009) Optimales Training. Leistungsphysiologische Trainingslehre unter besonderer Berücksichtigung des Kinder- und Jugendtrainings, 16. Aufl. Spitta

Weldon SM, Hill RH (2003) The efficacy of stretching for prevention of exercise-related injury: a systematic review of the literature. Man Ther 8(3):141–150

Wiemann K (2000) Effekte des Dehnens und die Behandlung muskulärer Dysbalancen. In: Sievers M (Hrsg) Muskelkrafttraining. Kiel

Wiemeyer J (2002) Dehnen – eine sinnvolle Vorbereitungsmaßnahme im Sport? Spectr Sportwissenschaften 14:53–80

Wiemeyer J (2003) Dehnen und Leistung – primär psychophysiologische Entspannungseffekte? Dtsch Z Sportmed 54:288–294

Witvrouw E, Mahieu N, Danneels L, McNair P (2004) Stretching and injury prevention: an obscure relationship. Sports Med 34(7): 443–449

Woo (2000) Anatomy, biology and biomechanics of tendon and ligament: orthopaedic basic science. American Academy of Orthopaedic Surgeons

Wydra G (2002) Dynamisches Dehnen besser als Stretching? Gesundheitssport Sporttherapie 18:124–128

Wydra G, Glück S, Roemer K (1999) Kurzfristige Effekte verschiedener singulärer Muskeldehnungen. Dtsch Z Sportmed 50:10–16

Wydra G, Glück S (2004) Zur Effektivität des Dehnens. In: Cachey K, Halle A, Teubert H (Hrsg) Sport ist Spitze. Reader zum Sportgespräch/18. Internationaler Workshop am 16. und 17. Juni 2003 in Oberhausen. Meyer & Meyer, Aachen, S 88–102

Wydra G, Bös K, Karisch G (1991) Zur Effektivität verschiedener Dehntechniken. Dtsch Z Sportmed 42(9):386–400

Yagishita (2004) Healing potential of meniscal tears without repair in knees with anterior cruciate ligament reconstruction. Am J Sports Med 32:1953

Zentralverband der Physiotherapeuten (ZVK) (2005) Standardisierte Ergebnismessung in der Physiotherapiepraxis. Mitteilungen des ZVK e.V.

Zintl, Eisenhut (2001) Ausdauertraining. BLV Sportwissen

Lernziel- und Fragenkatalog zur Überprüfung des praktischen und theoretischen Wissens

K. Bartrow, *Untersuchen und Befunden in der Physiotherapie*, Physiotherapie Basics,
https://doi.org/10.1007/978-3-662-58298-5_14

Lernziel ist die **praktische Umsetzung** der physiotherapeutischen Befunderhebung am Patienten. Die einzelnen Lernzielschritte können als Übungsanweisungen genutzt werden; sie sollen die Inhalte des Buchs durch praktisches Üben vertiefen.

14.1 Praktische Lernziele

1. Umfangmessung OE
2. Längenmessung OE
   - Gesamte Armlänge
   - Oberarmlänge
   - Unterarmlänge
   - Ellenlänge
   - Handlänge
3. Eigenreflexe
   - ASR
   - BSR
   - TSR
   - PSR
4. Umfangmessung UE
5. Längenmessung UE
   - Oberschenkellänge
   - Unterschenkellänge
   - Funktionelle Beinlänge
   - Anatomische Beinlänge
   - Funktionelle Fußlänge
   - Anatomische Fußlänge
6. Palpation Becken
   - Knöchern ventral
   - Knöchern dorsal
   - Muskulär
7. Palpation Knie
   - Medial
   - Lateral
8. Palpation Ellenbogen
   - Medial
   - Lateral
9. Palpation Schulter
   - Knöchern
   - Muskulär
10. Palpation Knie
    - Muskulär
    - Knöchern
11. MFP: Schulter
    - Flexion
    - Extension
    - Innenrotation
    - Außenrotation
    - Abduktion
    - Adduktion
    - Horizontale Zirkumduktion nach hinten
    - Horizontale Zirkumduktion nach vorne
12. MFP: Ellenbogen
    - Flexion
    - Extension
13. MFP: Unterarm
    - Pronation
    - Supination
14. MFP: Hand
    - Dorsalextension
    - Palmarflexion
15. MFP: Hüfte
    - Flexion
    - Extension
    - Abduktion
    - Adduktion
    - Innenrotation
    - Außenrotation
16. MFP: Knie
    - Extension
    - Flexion
17. MFP: Fußkomplex
    - Dorsalextension
    - Plantarflexion
18. Winkelmessung Schulter
    - Abd/Add
    - IR/AR
    - Flex/Ext
19. Winkelmessung Ellenbogen
    - Flex/Ext
    - Pro/Sup
20. Winkelmessung Hand
    - D'ext/P'flex
    - U'abd/R'abd
21. Winkelmessung Hüfte
    - IR/AR
    - Add/Abd
    - Flex/Ext
22. Winkelmessung Knie
    - Flex/Ext
    - IR/AR
23. Winkelmessung Fuß
    - D'ext/P'flex
    - Ev/Inv
24. Umfangmessung Fuß
25. Inspektion
    - Ansicht von dorsal
    - Ansicht von ventral
    - Ansicht von lateral
26. Passive Bewegungsprüfung
    - Schulter
    - Ellenbogen
    - Hand
    - Hüfte
    - Knie
    - Fuß
27. Aktive Bewegungsprüfung
    - Schulter
    - Ellenbogen
    - Hand
    - Hüfte

- Knie
- Fuß
- WS:
  - Schober-Zeichen
  - Ott-Zeichen
  - Finger-Boden-Abstand (FBA)

28. Ganginspektion
29. Palpation Becken knöchern
30. Palpation und MFP der zervikalen Kennmuskulatur
31. Palpation und MFP der lumbalen Kennmuskulatur
32. Sensibilitätsprüfung
    - Lumbale Dermatome
    - Zervikale Dermatome

14.2 Fragenkatalog zu theoretischen Inhalten

Kapitel 1

1. Welche Ziele verfolgt eine strukturierte Befunderhebung?
2. Wie ist der grundlegende Aufbau einer physiotherapeutischen Befunderhebung?
3. Erläutere die Patientenebene in der Befunderhebung.
4. Erläutere die Therapeutenebene in der Befunderhebung.
5. Nenne Hauptziele der subjektiven Untersuchung.
6. Benenne Hauptziele der objektiven Untersuchung.
7. Welche Inhalte hat eine subjektive Befunderhebung?
8. Welche Inhalte finden sich in der objektiven Befunderhebung?
9. Beschreibe und erläutere den Begriff des Clinical Reasoning.
10. Nenne Clinical Reasoning-Formen.
11. Welche Faktoren beeinflussen das Clinical Reasoning auf Therapeutenebene?
12. Nenne die grundlegenden Schritte im Clinical Reasoning-Prozess.
13. Was muss der Therapeut im Clinical Reasoning-Prozess am Patienten bewerten?
14. Welche Entscheidungen muss der Therapeut im Clinical Reasoning-Prozess treffen?
15. Was ist ein „Wiederbefund"?
16. Was sind subjektive Befunde?
17. Was sind objektive Befunde?
18. Was ist die ICF?
19. Nenne Beurteilungskriterien der ICF.
20. Nenne Klassifikationen der ICF.

Kapitel 2

21. Welche Grundvoraussetzungen sind für eine erfolgreiche Anamnese zu erfüllen?
22. Wie kann eine Anamnese aufgebaut werden?
23. In welche Gruppen lassen sich Patienten einteilen?
24. Wie unterscheiden sich Hauptsymptome und Begleitsymptome?
25. Welche Faktoren gehören in ein klinisches Muster?
26. Welche Rolle spielt die Hypothese in der physiotherapeutischen Diagnostik?
27. Was ist unter den „Ressourcen" eines Patienten zu verstehen?
28. Wie kann die Anamnese nach ICF-Kriterien eingeteilt werden?
29. Welche Ziele verfolgt eine Anamnese?
30. Benenne die Formen der Anamnese.
31. Was ist unter einer „Sozialanamnese" zu verstehen?
32. Welche Schmerzverteilung spricht für eine arthrotische Degeneration?
33. Welche Schmerzverteilung spricht eher für eine entzündliche Komponente?
34. Nenne W-Fragen.
35. Welche Hypothesenkategorien gibt es?
36. Wie kann die körperliche Untersuchung geplant werden?
37. Was versteht man unter einem primären, sekundären und tertiären Untersuchungsgang?
38. Was sind Kontraindikationen und Vorsichtsmaßnahmen?
39. Erläutere den Begriff „Yellow Flags".
40. Erläutere den Begriff „Red Flags".

Kapitel 3

41. Wie kann eine Inspektion grundlegend eingeteilt werden?
42. Was ist eine Inspektion?
43. Was sind „auslösende Beteiligungen"?
44. Was ist unter dem Begriff „unterhaltende Beteiligung" zu verstehen?
45. Nenne Einflussfaktoren auf die Körperhaltung.
46. Welche Haltungstypen gibt es?
47. Beschreibe die sterno-symphysale Belastungshaltung.
48. Welche Ziele verfolgt die Inspektion der Körperhaltung?
49. Was ist eine Haltungsinsuffizienz?
50. Was ist unter einem Haltungsfehler zu verstehen?
51. Was ist Haltungskontrolle?
52. Welche Inhalte stecken in einer offenen Inspektion?
53. Was wird unter dem Begriff „Proportion" beurteilt?
54. Was wird unter dem Begriff „Symmetrie" beurteilt?
55. Nenne Inspektionspunkte für die Ansicht von dorsal.
56. Nenne Inspektionspunkte für die Ansicht von lateral.
57. Was ist unter einer Ganginspektion zu verstehen?
58. Nenne die Parameter zur Beurteilung des Gangbilds.
59. Was ist der Gangzyklus?
60. Welche Gangphasen gibt es? Welche Unterphasen sind darin enthalten?
61. In welchen Körperregionen sind häufig Gangabweichungen lokalisiert?
62. Nenne Gangabweichungen.
63. Was ist unter dem Begriff „Schrittgeschwindigkeit" zu verstehen?
64. Wie kann die Schrittgeschwindigkeit gemessen werden?
65. Wie kann der Untersucher die Schrittgeschwindigkeit berechnen?
66. Nenne die Kardinalsymptome einer Entzündungsreaktion.

Kapitel 4

67. Was sind ADL?
68. Was sind differenzierende Untersuchungen?
69. Nenne typische symptomatische ADL bei einem Patienten mit Schulterschmerz.
70. Was ist der Barthel-Index?
71. Was ist die IADL?
72. Erkläre den DASH Score.

Kapitel 5

73. Welche Kriterien können helfen, eine aktive Bewegung zu beurteilen?
74. Was sind strukturelle Veränderungen?
75. Was sind funktionelle Veränderungen?
76. Nenne mögliche Ursachen für eine Gelenkdysfunktion.
77. Wie können quantitative Beurteilungen einer aktiven Bewegung durchgeführt werden?
78. Wie können qualitative Beurteilungen einer aktiven Bewegung durchgeführt werden? Was wird beurteilt?
79. Nenne die Normwerte der Mobilität für alle Gelenke und alle Bewegungen.
80. Was ist die Neutral-Null-Methode?
81. Wie werden Bewegungen nach der Neutral-Null-Methode dokumentiert?
82. Wie ist eine Gelenkinstabilität gekennzeichnet?
83. Wie unterscheiden sich funktionelle und strukturelle Instabilität?
84. Welche Merkmale werden bei der quantitativen Bewegungsuntersuchung beurteilt?
85. Wie kann eine Schmerzsensation beurteilt werden?
86. Welche neuralen Strukturen der HWS sind bekannt?
87. Welche Aufgaben hat der Plexus cervicalis?
88. Welche Aufgaben hat der Plexus brachialis?
89. Wie kann die HWS funktionell eingeteilt werden?
90. Welche Aufgaben hat der Plexus lumbalis?
91. Welche Aufgaben hat der Plexus sacralis?
92. Erkläre das mechanische Bewegungsverhalten der lumbalen Bandscheibe bei LWS-Flexion.
93. Was ist unter „kombinierten Bewegungen" zu verstehen?
94. Was sind „weiterlaufende Bewegungen"?

Kapitel 6

95. Welche zwei Einteilungen beinhaltet eine neurologische Untersuchung?
96. Erkläre die Aufgaben des Nervensystems.
97. Was ist die neurofunktionelle Untersuchung?
98. Welche Elemente werden bei der neurofunktionellen Untersuchung beurteilt?
99. Was sind neuromechanische Tests?
100. Welche neuromechanischen Tests gibt es an der oberen/unteren Extremität, am Rumpf?
101. Wann ist eine neurologische Untersuchung erforderlich?
102. Welche Grundregeln sind bei der neurofunktionellen Untersuchung zu befolgen?
103. Welche Regeln sind bei der neuromechanische Untersuchung einzuhalten?
104. Benenne die zervikalen Kennmuskeln mit zugehörigem Segment.
105. Welche Reflexe sind für die obere Extremität von besonderer klinischer Bedeutung?
106. Wo liegt das Dermatom für den Bereich C6?
107. Beschreibe den Reflexkreis für monosynaptische Eigenreflexe.
108. Benenne alle relevanten Faktoren für den Trizepssehnenreflex: Auslösung? Segmentale Höhe der Umschaltung? Peripherer Nerv? Muskel? Reaktion?
109. Nenne klinische Merkmale einer peripheren N. radialis-Läsion.
110. Nenne klinische Merkmale einer segmentalen Dysfunktion C5/6.
111. Welche lumbalen Kennmuskeln gehören zu den Etagen L3, L5 und S2?
112. Welche Reflexe sind für die untere Extremität klinisch besonders relevant?
113. Benenne alle relevanten Faktoren für den Achillessehnenreflex: Auslösung? Segmentale Höhe der Umschaltung? Peripherer Nerv? Muskel? Reaktion?
114. Beschreibe die topographische Lage der Dermatome L3, L5 und S1.
115. Nenne klinische Merkmale einer peripheren N. femoralis-Läsion.
116. Nenne klinische Merkmale einer segmentalen Dysfunktion L3/4.
117. Welche Hautrezeptoren gibt es?
118. Nenne Ursachen einer neurogenen Funktionsstörung.
119. Nenne Ursachen einer muskulo-skeletalen Funktionsstörung.
120. Welche grundlegenden Mechanismen haben die neuralen Strukturen, um sich an Bewegungen anzupassen?
121. Wann ist die Anwendung neuraler Spannungstests an der oberen Extremität indiziert?
122. Beschreibe den peripheren Verlauf des N. radialis.
123. Beschreibe die einzelnen Komponenten des Spannungstests für den N. ulnaris.
124. Welcher Test prüft die Spannungstoleranz des N. femoralis?
125. Was testet der SLR?
126. Beschreibe den peripheren Verlauf des N. ischiadicus.
127. Nenne anatomische Nervenengpässe an der oberen Extremität.
128. Welche Nerven sind an der oberen Extremität palpabel?
129. Welche Nerven sind an der Ventralseite der unteren Extremität palpabel?
130. Nenne palpable Nerven an der Dorsalseite der unteren Extremität.
131. Welche anatomischen Nervenengpässe gibt es an der unteren Extremität?

14

Kapitel 7

132. Welche Kriterien werden bei der passiven Bewegungsprüfung beurteilt?
133. Beschreibe drei Varianten des passiven Endgefühls.
134. Welche Ursachen können hinter dem Symptom „Gelenkgeräusche" stecken?
135. Welche mechanischen Veränderungen vollziehen sich bei Druck/Zug an einem Gelenk?
136. Welche mechanischen Ereignisse sind bei einer Rollbewegung charakteristisch, welche für eine Gleitbewegung?
137. Wie verhält sich körpereigenes Gewebe, wenn es unter Zugbelastung gebracht wird?
138. Wie sind die passiven Bewegungsgrade nach dem Maitland-Konzept definiert?
139. Was sollte sich der Untersucher vor der Durchführung einer passiven Bewegung überlegen?

Kapitel 8

140. In welche zwei Gruppen kann die Palpation eingeteilt werden?
141. Welche Körpergewebe können palpiert werden?
142. Welche Kriterien werden bei der allgemeinen Palpation beurteilt?
143. Welche Kriterien werden bei einer speziellen Palpation beurteilt?
144. Beschreibe die Parameter bei der Muskelpalpation.
145. Welche Parameter werden bei der Palpation von Ligamenten und Gelenkkapsel beurteilt?
146. Nenne Palpationspunkte in der Schulterregion.
147. Nenne Palpationspunkte in der Ellenbogenregion.
148. Nenne Palpationspunkte im Hüft-Becken-Bereich.
149. Nenne Palpationspunkte in der Knieregion.
150. Wie wird der Sulcus intertubercularis palpiert?

Kapitel 9

151. Welche Funktionen haben Muskeln?
152. Welche Arten von Muskelarbeit gibt es?
153. Welche Maximalkraft lässt sich den Formen der Muskelarbeit zuordnen?
154. Welche Faktoren beeinflussen die Muskelkraft und damit auch die Maximalkraft?
155. Welche Muskelfasern gibt es?
156. Welche grundlegenden Möglichkeiten gibt es bei der Beurteilung eines Muskelfunktionstests?
157. Beschreibe die Muskelfunktionswerte (MFW).
158. Nenne die Hauptmuskeln für die Schulterflexion/-extension.
159. Nenne die Hauptmuskeln für die Ellenbogenflexion/-extension.
160. Nenne die Hauptmuskeln für die Hüftaußenrotation.
161. Nenne die Hauptmuskeln für die tibiale AR/IR.

Kapitel 10

162. Nenne die grundlegenden Messverfahren in der physiotherapeutischen Diagnostik.
163. Nenne Längenmessungen mit zugehörigen Distanzpunkten an der oberen/unteren Extremität.
164. Welche Messungen an der Wirbelsäule sind klinisch besonders bedeutsam?
165. Nenne Indikationen zur Umfangmessung.
166. Wie wird die „Figure of Eight" an der Hand gemessen, wie am Fuß?
167. Was sollte generell bei der Winkelmessung beachtet werden?

Kapitel 11

168. Welche subjektiven Symptome treten bei einer Instabilität auf?
169. Nenne objektive Symptome bei einer Instabilität.
170. Nenne typische Stabilitätstests für das Schultergelenk.
171. Welche vier Strukturen spielen für die Stabilität des Kniegelenks eine klinische Rolle?
172. Beschreibe einen Test zur Stabilitätsprüfung des vorderen Kreuzbands.
173. Wie können LCF und LCT geprüft werden?
174. Welche typischen Symptome treten bei einer Patellaproblematik auf?
175. Beschreibe den Patella-Verschiebetest und erläutere seine Aussage.
176. Wie können Meniskusverletzungen entstehen?
177. Nenne typische Symptome bei einer Meniskusverletzung.
178. Welche mechanischen Komponenten werden in einem Meniskustest zusammengeführt?
179. Nenne Meniskustests und beschreibe deren Durchführung und Aussage.

Serviceteil

K. Bartrow, *Untersuchen und Befunden in der Physiotherapie*, Physiotherapie Basics,
https://doi.org/10.1007/978-3-662-58298-5

Stichwortverzeichnis

A

B

D

E

F

G

H

I

K

L

M

N

O

Q

R

S